본초여행

본초여행

초판 1쇄 인쇄 2015년 3월 5일
초판 1쇄 발행 2015년 3월 10일

발행인 박해성
발행처 정진출판사
글·사진 홍승표
만화 정설
편집 김양섭, 박유미
기획마케팅 이훈, 이현주
본문디자인 프리콤
표지디자인 로그트리
출판등록 1989년 12월 20일
주소 136-130 서울특별시 성북구 화랑로 119-8
전화 02-917-9900
팩스 02-917-9907
홈페이지 www.jeongjinpub.co.kr

ISBN 978-89-5700-129-5   *13510

- 본 책은 저작권법에 따라 한국 내에서 보호받는 저작물이므로 무단전재와 복제를 금합니다.
- 이 도서의 국립중앙도서관 출판예정도서목록(CIP)은 서지정보유통지원시스템 홈페이지(http://seoji.nl.go.kr)와 국가자료공동목록시스템(http://www.nl.go.kr/kolisnet)에서 이용하실 수 있습니다. (CIP제어번호 : CIP2015005159)
- 파본은 교환해 드립니다. 책값은 뒤표지에 있습니다.

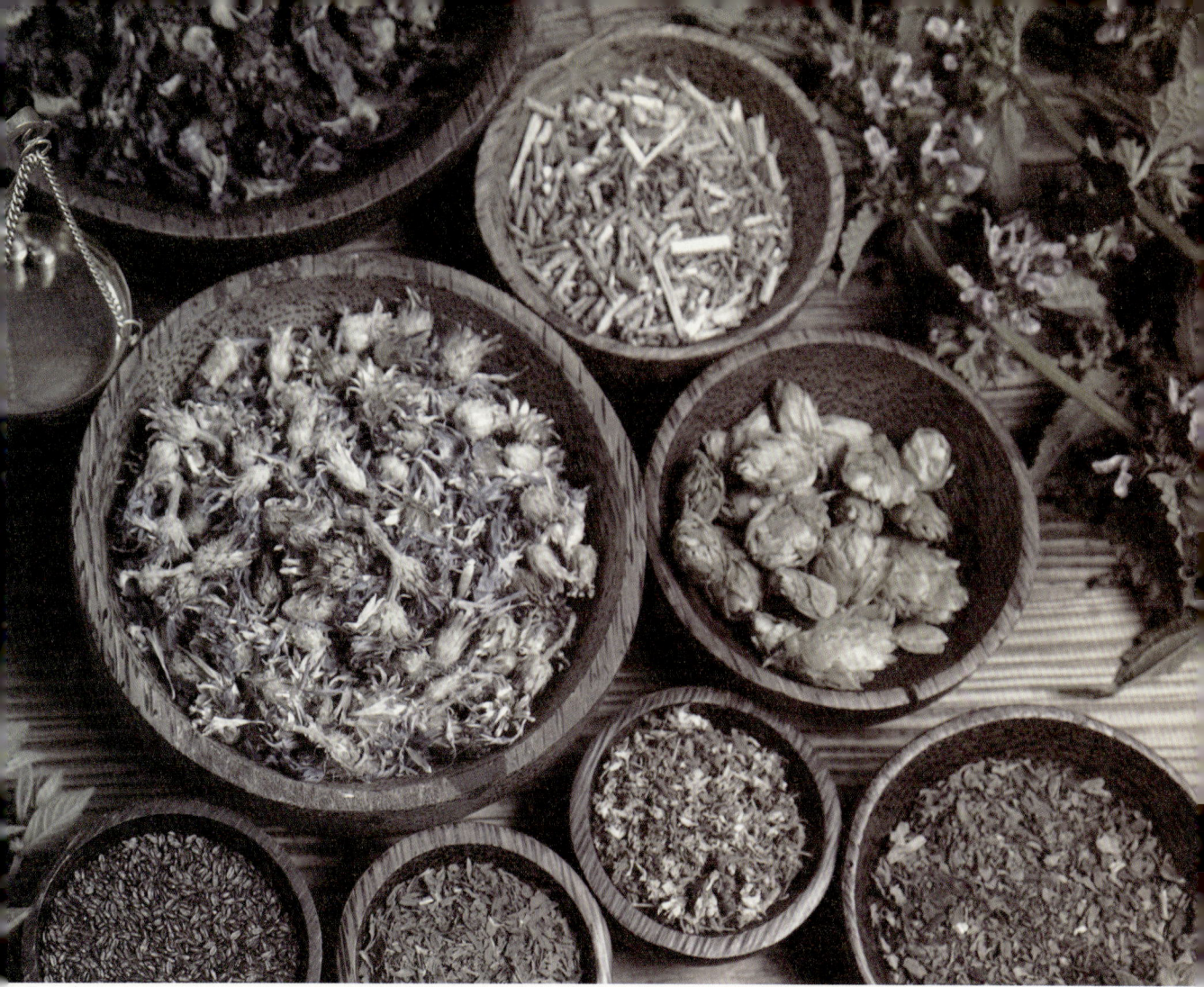

본초여행

글·사진 홍승표 만화 정 설

정진출판사

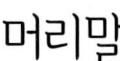

머리말

가보고 싶다.
　질병 없는 세상, 아픔 없는 세상. 이런 곳이 있으면 얼마나 좋을까?

　온갖 질병으로 고통당하는 사람들을 불쌍히 여기신 조물주. 천사들을 보내어 동식물 속에 약효물질을 숨겨두었다. 그중 식물의 뿌리·꽃잎·열매·이파리·줄기·나무껍질 등이 본초이다. 지혜로운 사람들은 반복된 경험을 통하여, 혹은 우연히 그 본초들에 질병을 치료하는 약효가 있음을 알고는, 그 내용을 글로 쓰고 그림으로 남겼다.

『황제내경』·『신농본초경』·『상한론』·『본초강목』(중국), 『향약집성방』·『동의보감』·『광제비급』·『제중신편』(한국), 『마테리아 메디카』·『식물의 역사』(서양) 등이 그 문헌들이다. 오늘날에도 변함없이 활용되고 있는 소중한 유산들이다. 그 안에 어떤 내용들이 있는지 한번 살펴보자.

한자로 빼곡히 쓰여 있어 첫 페이지부터 숨이 막힌다. 한자사전을 찾아가며 생경한 문장들을 한 글자 한 글자 해석하였다. 동양철학사상과 의술로 기록된 것을 서양과학의 잣대로 이해하려니 모든 표현이 귀신 씨나락 까먹는 소리 같고 피부에 와 닿지 않는다. 생각을 바꿔 동양철학적 사고방식으로 접근해 내용들을 살펴보았다. 자연의 현상과 인체의 관계가 자연스럽게 해석되고 이해되었다.

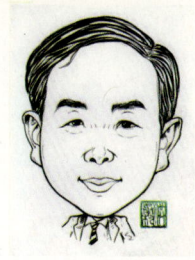

흥미가 깊어지자 옛 문헌에 등장하는 약재들이 궁금했다. 세월의 때가 겹겹이 쌓인 한약장 서랍을 열어 보았다. 어두컴컴한 상자 속에 한약재들이 특유한 향기를 내뿜는다. 아무리 살펴보아도 원래의 모습은 간 데 없고 쪼글쪼글, 길쭉길쭉, 동글동글, 울퉁불퉁… 벌들을 유혹하던 아름다운 얼굴도 없어졌다. 질서정연하게 붙어 있던 이파리들은 다 어디 갔을까? 아삭하게 씹히던 열매의 속살도 사라져 버렸다. 든든하게 기둥을 감쌌던 껍질도 댕강 잘렸다.

문득 수년 전 경주 황룡사 절터에서 느꼈던 가슴 찡한 순간이 떠올랐다. 분황사를 나오자 너른 벌판에 우뚝 선 당간지주 돌기둥이 반겼다. 황량한 들판에 홀로 서서 눈을 지그시 감으니 과거가 현실로 바뀌었다. 과거 신라시대의 화려하고 번성했던 영화가 되살아났기 때문이다.

맞다, 맞아.
보이는 것만으로는 실체를 알 수 없어. 숨막히는 답답한 공간에 갇혀 있는 한약재들. 그들의 원래 모습이 보고 싶었다. 그들이 사는 모습을 보고 싶었다. 숨쉬는 소리를 듣고 싶었다. 속살을 만져 보고 싶었다. 향기를 느껴 보고 싶었다. 그리고 이야기 나누고 싶었다. 그들의 간직한 옛 전설과 사연과 애환…

그들을 만나기 위해 기회만 있으면 본초여행을 떠났다. 식물원, 박물관, 오지 마을, 전시장, 캐나다, 일본, 중국… 본초를 볼 수 있는 곳이라면 어디든지 찾아다녔다. 계곡에 자리잡은 허브 농원에도 찾아가, 식물들의 향기를 맡고 허

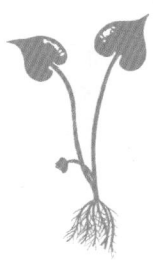

 들이 숨쉬는 소리를 들었다. 본초 속에서 살아가는 귀한 사람들도 만나 이야기를 나누었다. 어떤 때는 옛 기억의 편린도 맞춰 보며 추억을 더듬었다. 박물관에나 있을 법한 희귀한 고서들도 어렵게 구했다.

여행하는 기분으로 본초의 매력에 빠져 보자. 쉽고 재미있게 표현된 만화를 즐기며, 또 현장감 있는 사진을 음미하며, 본초에 얽힌 이야기를 떠올리며, 즐겁게 본초여행을 떠나 보자. 본초들을 삶에 적용하여 건강을 누리기 바란다.

자, 까부리 약사 따라오세요. 여행은 즐거운 것이잖아요.
본초여행, 떠나 볼까요?
추울발~
짠~

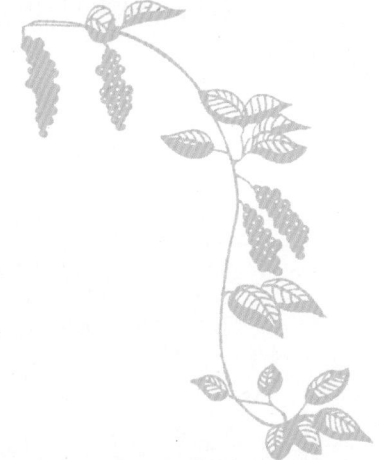

까부리 약사

두 번째 이야기를 펴내면서

처음 까부리 약사를 연재하기 시작한 게 2007년 3월이었다. 그해 첫째 아들 '건'이 4월에 태어났는데 그 아이가 벌써 초등학교에 다니고 있고, 사랑스런 둘째 딸 '원'이도 유치원에 다니고 있다. 까부리 약사와 함께 아이들이 성장했다 해도 과언이 아니다.

내 생활은 처음 연재를 시작한 2007년이나 지금이나 변함이 없다. 오전에 강의하고, 오후에 강의 준비하거나 원고 작업을 하고, 저녁에 또 강의하고… 늦은 밤 퇴근해서는 와인 한 잔 마시며 책 좀 읽고….

건강만화를 그리는 내가 너무 무리하게 일만 해서인지 아이러니하게도 요즘 건강이 신통치 않다. 어느덧 불혹의 나이이기도 하지만 너무 무리하게 건강을 챙기지 않고 달려온 탓이리라. 꽤 건강하고 튼튼하다고 자부했는데 요즘은 영 아니다. 어찌 생각하면 건강하고 튼튼했으니 그렇게 달리고 버텨왔는지도 모른다.

건강을 잃으면 아무 소용이 없다. 생각해보라. 수험생이 열심히 공부해서 서울대에 합격한다 한들 합격 후 쓰러지면 무슨 소용이 있겠는가? 직장에서 열심히 일해 사장으로 승진했는데 쓰러지면 무슨 소용이 있겠는가? 사업을 성공시켰는데 건강을 잃고 일을 더 할 수 없는 지경이 되면 무슨 소용이 있겠는가? 건강이 최고이다. 까부리 약사를 통해서 조금이나마 소중한 건강에 보탬이 되길 바란다. 나부터라도 당장 일도 좋지만 건강을 좀 챙기면서 지내야겠다.

흘러온 시간을 돌이켜보면 감사한 분들, 고마운 일들이 참 많다. 가장 먼저 생각나는 건 묵묵히 뒷바라지를 해준 아내이다. 대학원에 다니며 작가활동과 강의를 하는, 미래가 전혀 보장되지 않은, 가시밭길이 뻔한 사람의 아내라는, 선뜻 내키지 않는 결정(?)을 흔쾌히 하고, 지금도 가족들을 위해 묵묵히 자기를 희생하며 가정을 돌보는 아내가 가장 먼저 생각나고 한없이 고마울 따름이다.

모든 부모가 다 그렇듯이 첫 학교생활 잘할지 걱정했는데 다행히도 잘하고, 블록놀이를 좋아하는 아들 '건'. 딸바보라고 내 눈엔 한없이 예뻐 보이고, 디즈니공주와 핑크색을 좋아하는 새침데기 딸 '원'. 두 아이가 밝게 자라주고 있어서 너무너무 감사하고 행복하다.

만화가를 하겠다는 큰아들을 지켜보면서 얼마나 속이 타들어갔을까? 그래도 묵묵히 지켜봐 주신 부모님께도 감사하다. (지금은 오히려 다행이고 잘했다고 생각하시겠지만…)

홍 약사님과도 남다른 인연이라고 생각한다. 오랜 시간을 함께 일해 왔지만, 재미있게도 우리 둘은 한 번도 만난 적이 없다. 요즘같이 이기적인 시대에 서로에 대한 신뢰가 깔리지 않으면 상상도 하기 힘든 일인데, 오랜 시간 인터넷과 전화로만 일을 처리하면서도 서로 믿고 별다른 잡음 없이 지금까지 일해 오고 있다. 참 좋은 분이라 생각한다. 이 자리를 빌려 감사하다는 말씀 꼭 전하고 싶다.

앞으로 몇 권의 책을 더 집필할 계획이다. 이제는 건강도 좀 챙겨가면서 열심히 달릴 생각이다. 더 좋은 책으로 또 만날 날을 기대하면서 이만…

2014년이 저물어가는 어느 겨울날 광주에서

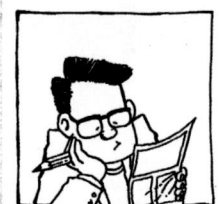

목차

머리말 / 4
까부리 약사 두 번째 이야기를 펴내면서 / 7

01 **본초란 무엇인가** / 16
02 **경옥고의 추억** / 19
03 **인삼** 생명을 보존하고 불로장생하게 하는 약초 / 30
04 **지황** 혈액과 진액을 만들어주는 털북숭이 약초 / 36
05 **복령** 소나무의 정이 담긴 땅속의 보물 / 44
06 **문경 오미자 마을** / 52
07 **오미자** 폐와 간을 지켜주는 붉은 군자 / 60
08 **오미자청 만들기** / 70
09 **구례 산수유 마을** / 74
10 **산수유** 남자들한테 참 좋은 빨간 열매 / 82

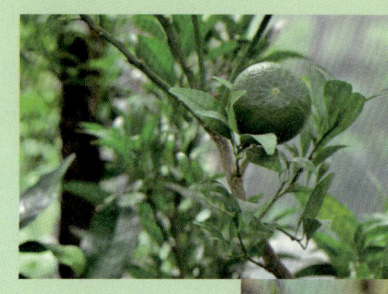

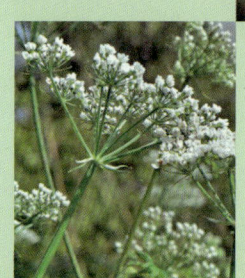

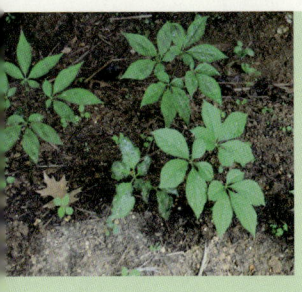

11 **느릅나무** 콧병과 아토피를 해결해 주는 일명 코나무 / 88

12 **유근피** 코막힘·콧물·재채기 치료제로 활용되는 한약재 / 92

13 **신이** 차가운 기운을 몰아내는 붓 모양의 꽃봉오리가 매력 만점 / 96

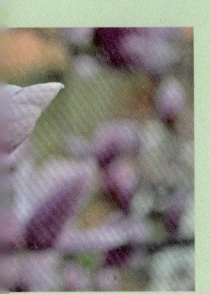

14 **당귀** 여성을 위한 천사 같은 보혈 약초 / 98

15 **천궁** 혈액을 힘차게 끌고 다니는 향기 강한 약초 / 104

16 **맥문동** 보라색 꽃잎이 매력적이고, 폐를 촉촉이 적셔주는 알뿌리 / 112

17 **녹용** 새싹처럼 돋아나 양(陽)의 기운이 강한 녹용 / 120

18 **사향** 톡 쏘고 잘 통하게 하는 희귀한 사향노루 분비물 / 124

19 **작약** 꽃다발처럼 화사한 꽃 중의 꽃 / 126

20 **모란** 혈액 찌꺼기를 내보내는 혈액청소부 약초 / 130

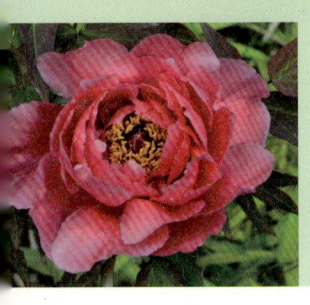

21 **진피**　버림받은 껍질도 요긴하게 대접받는 약재 / 132

22 **반하**　독하지만 담음을 없애주는 신기한 약초 / 142

23 **출-창출, 백출**　묵은 뿌리와 새 뿌리가 한 가족인 약초 / 146

24 **택사**　물먹는 하마보다 습기를 잘 없애는 수생식물 / 150

25 **모과**　과일은 못생겼어도 꽃과 향기가 아름다운 약초 / 154

26 **곶감**　하나도 버릴 것 없는 감나무 / 158

27 **마황**　감기와 다이어트에 으뜸인 약초 / 162

28 **세신**　애호랑나비가 엄청나게 좋아하는 족두리풀의 뿌리 및 뿌리줄기 / 170

29 **연**　마음을 정화시키는 청초한 약초 / 178

30 **금은화**　수정되었음을 꽃으로 알려주는 인동덩굴 / 182

31 **개나리**　희망을 약속하는 해열·소염제 약초 / 188

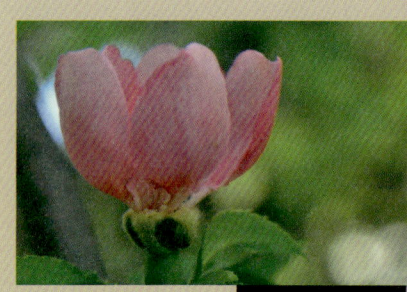

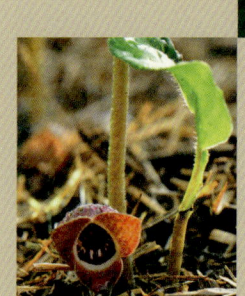

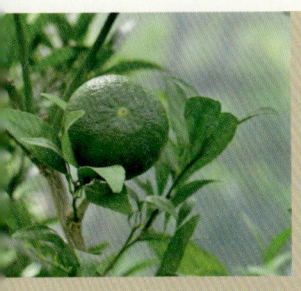

32 **대나무** 마디를 맺으며 쭉쭉 뻗어 시원한 대나무 / 190

33 **삼칠** 운남백약(雲南白藥)으로 명품 대접 받는 피를 다스리는 약재 / 194

34 **시호** 추웠다 더웠다 하는 열을 꺼주는 해결사 약초 / 200

35 **황금** 가슴의 열독을 꺼주는 약초 / 204

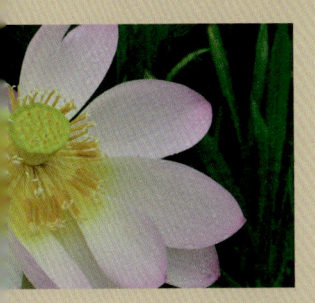

36 **용담** 감청색 꽃이 인상적인 방광염에 좋은 약초 / 206

37 **은행나무** 살아 있는 화석, 혈액을 맑게 하는 약초 / 212

38 **황기** 봄날처럼 따스한, 땀을 다스리는 보양 약초 / 214

39 **구기자** '피로야, 저리 가라' 할 만한 천연 피로회복 약초 / 218

40 **녹차** 참새의 혀와 같이 파랗고 여린 순 / 222

41 **커피 이야기** 정신을 맑게 하고 볶으면 맛이 좋아지는 붉은 열매 / 226

42 **오키나와 모즈크** 암세포를 자살하게 하는 해조류 / 232

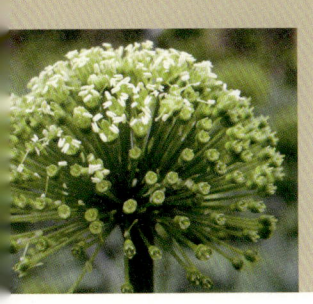

43 **차가버섯** 암으로 고통받는 사람들에게 희망을 주는 버섯 / 238

44 **허브의 역사** 허브에 관한 고전으로 사랑받는 책 / 248

45 **평창 허브나라** / 250

46 **라벤더** 곤충은 내쫓고 향기로 유혹하는 허브 / 258

47 **캐모마일** 향긋한 사과향을 풍기는 허브 / 262

48 **로즈마리** 머리카락을 윤기나고 튼튼하게 하는 허브 / 266

49 **펜넬** 소화를 돕고 다이어트 효과도 있는 허브 / 270

50 **세이지** 치약과 요리에 없어서는 안 될 허브 / 272

51 **타임** 살균작용이 뛰어난 허브 / 278

52 **바질** 달콤하면서도 향기로워 요리에 쓰이는 허브 / 280

53 **민트** 시원하고 상쾌한 허브 / 282

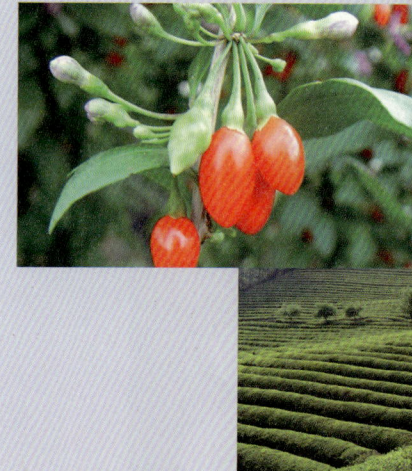

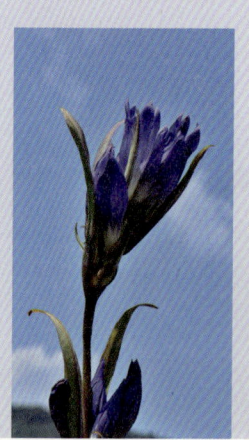

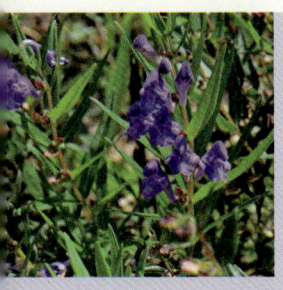

54 **에키네시아** 북미 원주민들이 민간약으로 사용한 허브 / 284

55 **유칼립투스** 시원하고 상쾌한 향을 내뿜는 허브 / 288

56 **신농본초경** 현존하는 가장 오래된 본초학 서적 / 290

57 **황제내경** 중국에서 가장 오래된 중의학 문헌 / 294

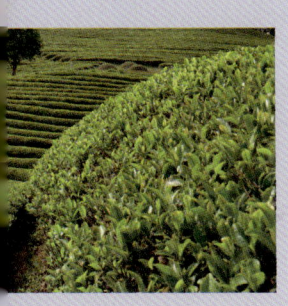

58 **상한론** 고대 중의학을 집대성한 책 / 304

59 **동의보감** 허준이 지은 조선 최고의 의학서적 / 314

60 **본초강목** 중국 명나라 때 이시진이 지은 본초의 백과사전 / 316

61 **제중신편** 조선 정조 때 강명길이 지은 의학책 / 322

62 **방약합편** 조선시대 황도연이 임상적 처방에 따라 엮은 의학책 / 326

63 **한독의약박물관** 우리나라 최초의 전통 의약학 전문박물관 / 330

맺음글 / 334

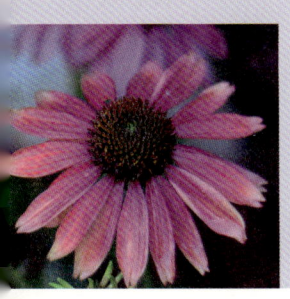

본초란 무엇인가 01

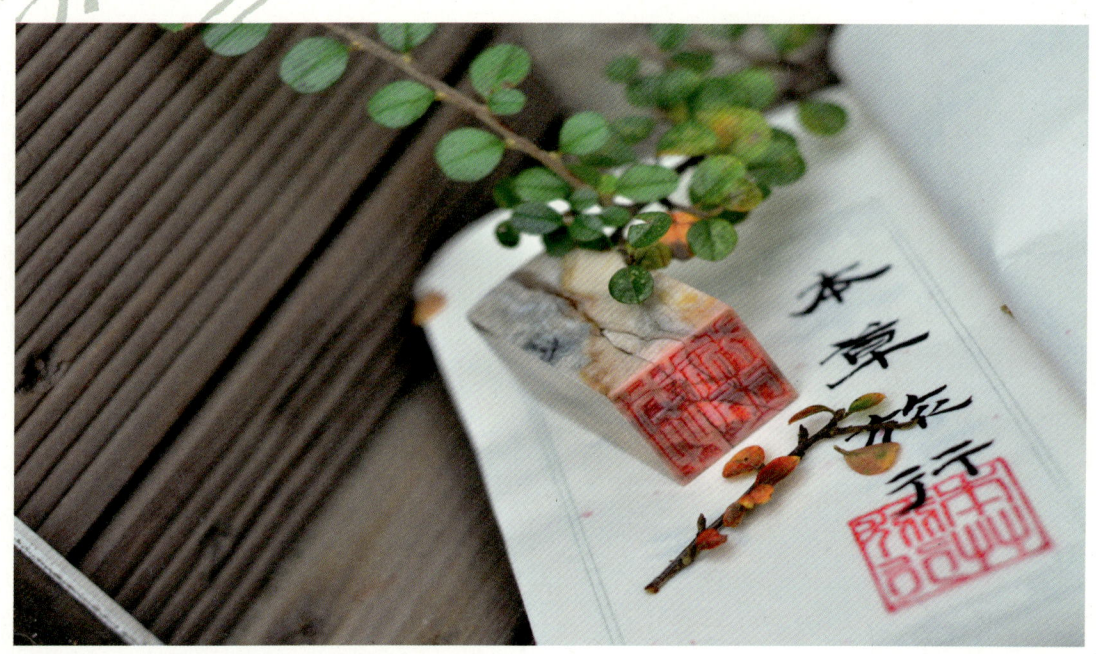

추석 연휴에 서울 중심 인사동에서는 한·중문화교류 행사가 열렸다. 중국 예술품들을 감상하고 중국문화를 느낄 수 있는 좋은 기회였다. 중국 예술가가 한자로 도장을 새겨주는 이벤트도 진행되고 있었다. 본초여행 책에 찍기 위해 돌멩이에 글씨를 새겨 달라고 하였다. 유명한 중국 예술가는 즉석에서 '본초여행'이라는 글씨를 새겨주었다. 예리한 칼로 돌을 파내어 새기는 글씨를 유심히 관찰하였다. 새겨지는 한자를 소리 내어 읽어 보았다. "보~온 초~오 여~어 해~앵."

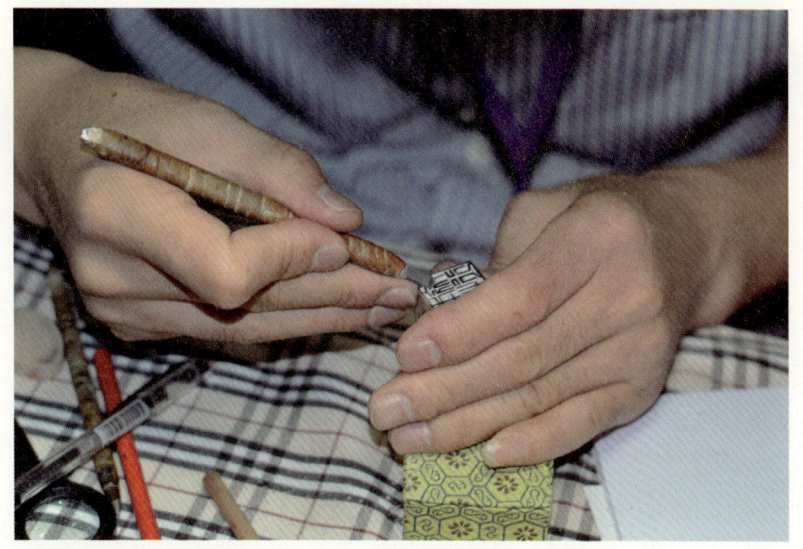

중국의 예술가가 '본초여행'이라는 글자를 돌에 새기고 있다.

本 草 旅 行

본초라는 글자를 보자. 과연 '본초'란 무엇인가?
'본초'란 말이 처음으로 나오는 문헌은 반고班固가 지은 책 『한서漢書』이다. '본초석지한온本草石之寒溫'이라고 기록되어 있다. 그후로 약초 책들의 제목엔 '본초'라는 말이 들어간다. 『신농본초경』·『본초강목』·『본초신편』…

'본本'은 근본, 즉 나무의 뿌리이고 '초草'는 풀이다. 다시 말해 '본초'란 약으로 쓰이는 식물의 뿌리나 풀을 말한다. 물론 약으로 쓰이는 것에는 동물이나 광물질 등도 있지만, 나무의 뿌리와 풀이 가장 흔하게 사용되므로 본초라 하였다.

자연 속에 존재하는 수많은 본초의 효능을 어떻게 알아냈을까? 서양에서는 식물의 구성물질을 찾아내 약효를 밝히려 하였지만, 신농씨神農氏는 본초의 효능을 알아내기 위해 맛을 보고 먹어 보았다. 이시진李時珍도 산을 헤매고 다녔다. 이처럼 동양에서는 경험을 통하여 본초가 가진 성질을 찾았다. 그렇게 발전된 동양의학 본초이론이 '기미론氣味論'이다. 기미론은 본초를 분류할 때 뜨겁게 혹은 차게 작용하는 기운, 보태주는 것과 내보내주는 기운, 약을 올리고 내리는 승강기운, 발산하는 것과 수렴하는 기운, 안과 밖으로 작용하는 기운으로 분류하였고, 또 본초의 맛을 산酸・고苦・감甘・신辛・함鹹 등으로 분류하였다. 그러므로 본초를 이해하려면 기미를 잘 살펴야 한다. 본초의 성질을 기억하기 쉽게 함축한 노래가 약성가藥性歌이다.

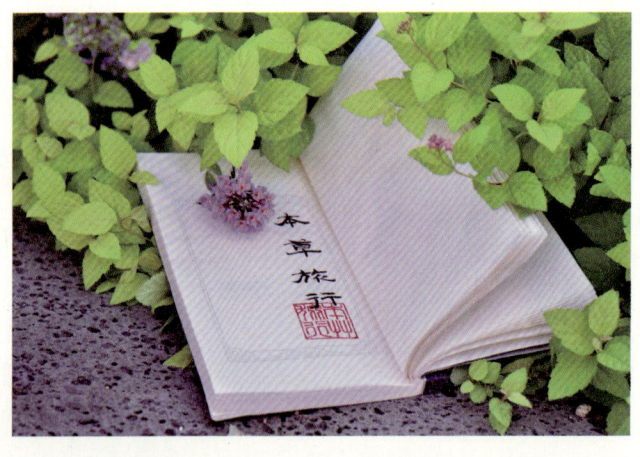

'본초여행' 도장이 찍힌 미니 노트

경옥고의 추억[02]

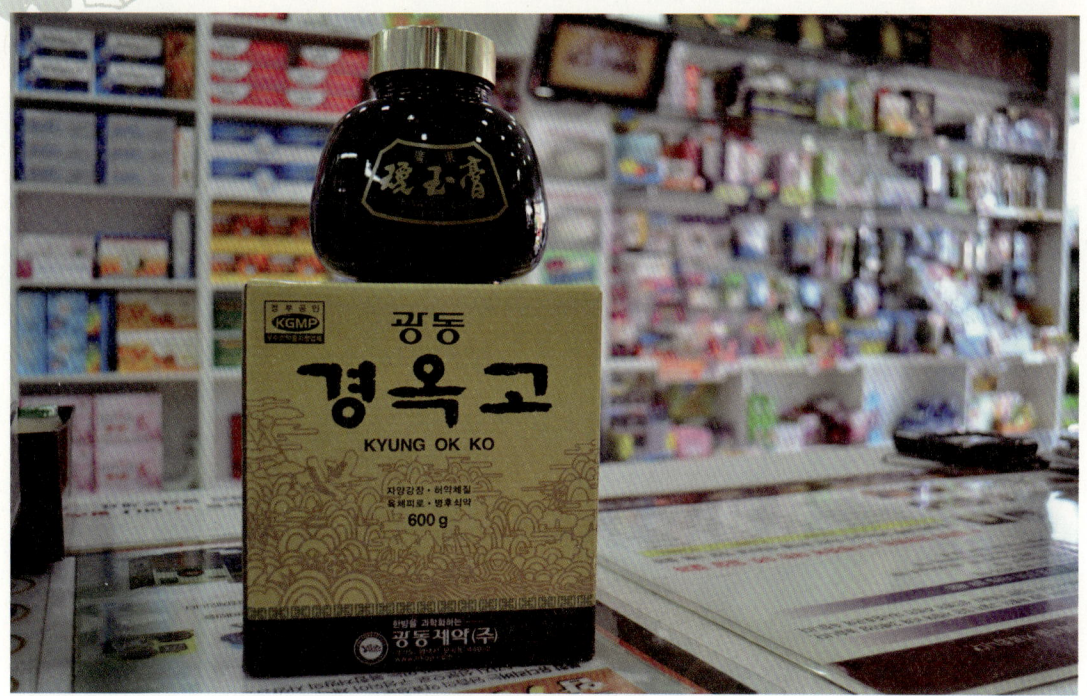

1965년. 그해 여름은 오징어가 많이 잡혀 동네 강아지들 입에도 오징어 다리가 매달려 있었다. 마을 공터에 누런 천막이 펄럭이며 하늘을 가리기 시작하자 야외무대 앞엔 가마니들이 나란히 줄맞추어 벌러덩 누웠다. 휘날리는 전단지를 잡으러 개구쟁이들은 하늘을 올려다보며 달렸다.

한복을 곱게 입은 여인들의 춤과 노랫소리로 떠들썩해지고 분위기가 절정에 오르면 영락없이 그들은 이상한 약들을 팔았다. 그들 말대로라면 안 나을 병이 하나도 없는 진귀한 명약들이었다. 그러기에 약을 소개하는 시간은 지루하고 짜증나는 것이 아니라 기다리고 기다리던 상품을 만나는 반가운 시간이었는지도 모른다.

그 당시 우리 집은 국수를 파는 가게였다. 어느 날 아버지는 국수 판 돈을 세어 본 후 그 희한한 약을 사 오셨다. 온 식구가 모여 앉아 초점을 모으니 눈동자마다 긴장이 된다. 베니어판 상자 안에는 사기로 만든 꿀단지가 들어 있었고, 몸통엔 한자로 '경옥고瓊玉膏'라고 굵직하게 새겨져 있었다. 아버지가 한 수저 드시더니 어머니께도 한 입 넣어 주셨다. 금방 건강이 회복된 듯 두 분의 얼굴엔 흐뭇한 표정이 역력하였다. 아버지는 경옥고는 신통한 약이며 보약 중의 보약이라고 하셨다. 어른들이 먹는 보약이라고 강조하며 장롱 위에 모셔 놓는 걸 보니 우리에게 주실 생각은 조금도 없는 것 같아 침만 꿀꺽 삼켰다. 아버지 안 계실 때 그 꿀단지 속의 보약을 우리도 먹어 보자고 밀약하고는 장롱 위를 힐끗 쳐다보니 동생도 좋다고 싱긋 웃었다.

그 다음날 계모임으로 두 분이 나가자 우리는 회심의 미소를 지었다. 재봉틀 의자를 질질 끌고 와서는 동생에게 누가 오나 망을 보라고 했다. 의자에 올라가 장롱 위의 꿀단지를 조심스레 끌어내렸다. 분홍색 보자기를 헤치니 시커먼 꿀 같은 것이 항아리에 담겨 있었다. 우린 한 숟가락 푹 찔러 반씩 입안에 넣고 눈을 감고 음미했다. 이게 무슨 맛이야? 달콤하기도 하고 아리한 맛에 입안이 얼얼하였다. 괜히 먹었다는 생각이 들기 시작하자 두려움이 찾아왔다. 그날 밤 아버지는 술에 취했는지 그 약을 찾지 않으셔서 다행이었다.

50여 년이 지나서 서울 등촌동에 있는 '허준박물관'을 찾아갔다. 빛바랜 『동의보감』 원본이 유리벽 속에 자랑스럽게 전시되어 있었다.

눈길이 머문 곳은 『동의보감』 처방 경옥고였다. 유리벽에 비친 내 모습에서 아버지의 하얀 머리가 떠올랐다. 아버지도 하얀 머리카락 때문에 경옥고를 드신 게 아니었을까? 불현듯 옛날 아버지가 즐기셨던 경옥고가 무척 먹고 싶었다. 나는 주저하지 않고 인터넷으로 광동제약 경옥고를 주문했다. 며칠 후 배달된 경옥고를 보자마자 가슴이 콩닥거리기 시작했다. 조심스레 상자를 열었더니 까만 도자기 병이 들어 있었다. 그러나 실망한 것은, 그 안에 담긴 번쩍이는 스테인리스 숟가락 때문이었다. '경옥고는 쇠붙이로 떠먹는 게 아니야'라고 혼잣말로 중얼거리면서 대나무 숟가락으로 경옥고를 한 숟가락 떠서는 입안에 살짝 머금었다. 수십 년 전 아버지가 드셨던 경옥고의 맛이 되살아났다.

경옥고 한 병을 보자기에 싸들고는 강원도 바닷가로 향했다. 해변가 나지막한 산에 있는 아버지 산소를 찾아갔다. '경옥고를 귀하게 여기셨던 아버지. 당신이 그토록 좋아하셨던 경옥고를 갖고 왔어요.' 경옥고를 생수에 희석해 무덤에 뿌려 드렸다. 거무스름한 액체가 눈물에 섞여 대지로 스며들었다. 깊이 잠든 영혼을 깨우면서 산소를 촉촉이 적셨다.
나는 아버님의 영혼에게 속삭였다.

"사랑하는 아버님, 아버님이 좋아하셨던 경옥고는 홍씨가 처음으로 만들었대요. 같은 홍씨니까 어쩌면 우리 남양 홍씨의 선조인지도 모르겠어요. 자! 이제 평안히 영면하세요. 질병과 고통이 없는 곳에서 영원한 안식을 누리세요… "

어려서 처음 먹어 본 경옥고는 참으로 신비스러웠다. 단지에 담긴 거무스름한 그 한약은 무슨 약재로 만들었을까? 네 가지 본초로 구성된 아주 단순한 처방이다. 인삼·복령·숙지황·꿀로 경옥고가 탄생된 것이다.

경옥고는 어느 문헌에 처음 수록되었을까? 중국 남송南宋 시대에 홍준洪遵(1120~74)이란 분이 있었다. 그는 자신의 경험과 전수받은 것들을 모아 처방집을 편찬했다. 『홍씨집험방洪氏集驗方』이 그것이다. 그 책에 경옥고의 처방이 실려 있다.

경옥고란?

'오랜 병을 씻은 듯 낫게 하는 보배 같은 약'이란 뜻이다. 경옥고를 만드는 방법을 살펴보자. 생지황을 찧어서 즙을 만든 후 꿀을 넣어 잘 섞은 다음 복령 가루와 인삼 가루를 항아리에 넣고 창호지로 항아리 입구를 여러 번 싸서 봉한다. 그런 다음 뽕나무로 불을 피워 사흘 밤낮 약한 불로 끓인다. 만드는 방법 또한 도를 쌓듯이 지극정성을 다해야 제대로 된 경옥고가 만들어진다.

경옥고
=인삼+복령+숙지황+꿀

그 효능을 아주 쉽게 이야기하면, 경옥고는 인체의 에센스인 정수精髓를 더해 주고, 흰 머리카락을 검게 해주며, 빠진 이가 다시 나오게 하고, 젊음을 되찾아주고, 새처럼 가볍게 걸어다니게 하고, 날마다 복용할 경우 하루 종일 배고픈 줄을 모른다. 또한 심지가 강해져서 하루에 일만 자를 외울 수 있고, 해박한 지식을 갖게 되며, 밤에 꿈을 꾸지 않고 깊은 잠을 잘 수 있다. 마른기침에 특별히 효과가 좋다.

경옥고의 효과를 한자용어로 요약하면 '자음윤폐滋陰潤肺, 익기보비益氣補脾'이다. 지황은 음陰을 더해 주고 수水를 더해 준다. 백밀(꿀)은 달콤하고 폐를 촉촉하게 적셔준다. 인삼과 복령은 비장을 보충하여 폐를 살려준다. 인삼은 폐기肺氣를 도와서 화火를 사瀉해 주고, 복령은 폐열肺熱을 제거시키며 생진生津해 준다. 즉, 인삼과 복령은 보토생금補土生金해 준다.

위 에피소드는 광동제약 에피소드 공모전에 2등으로 당선되었다.

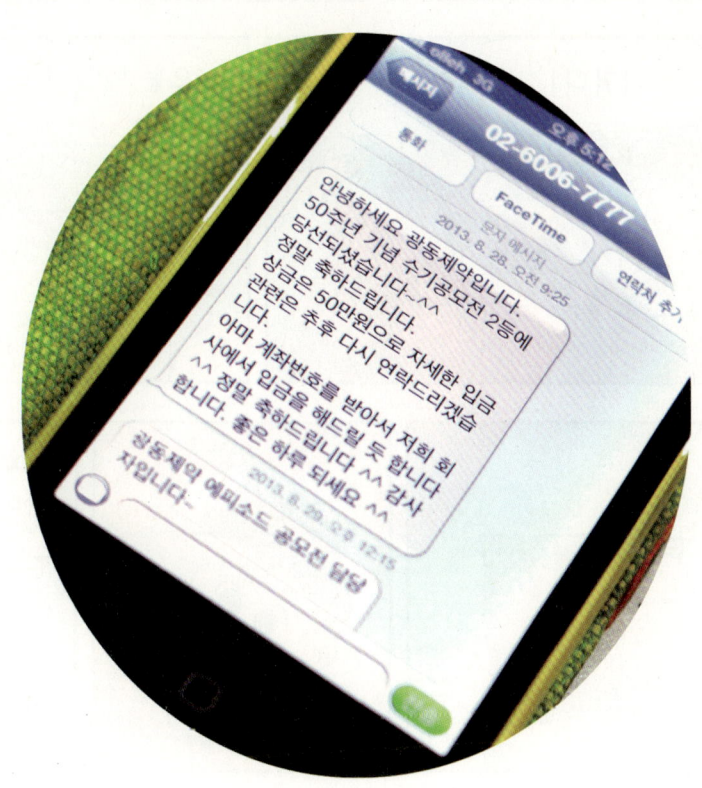

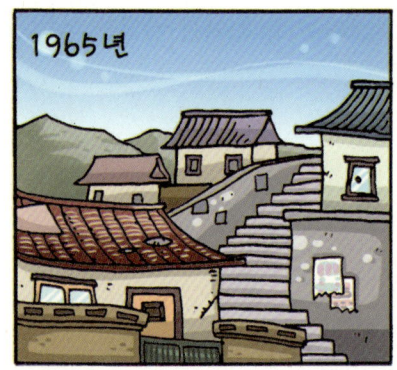
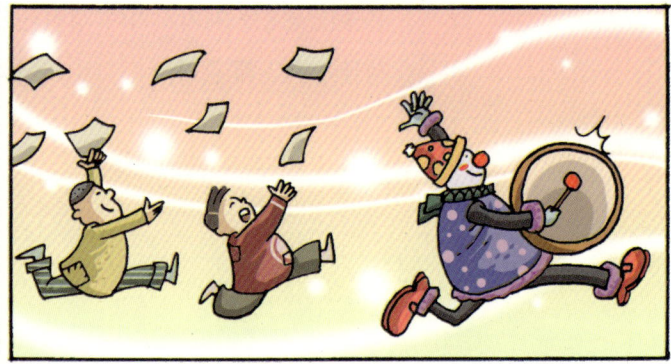
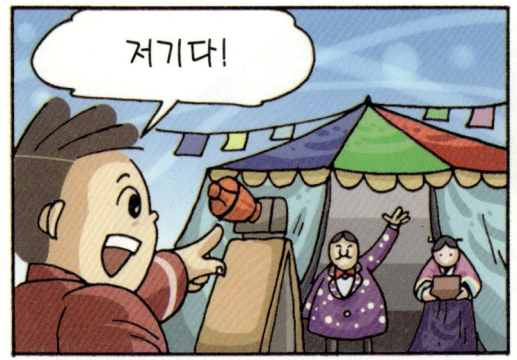
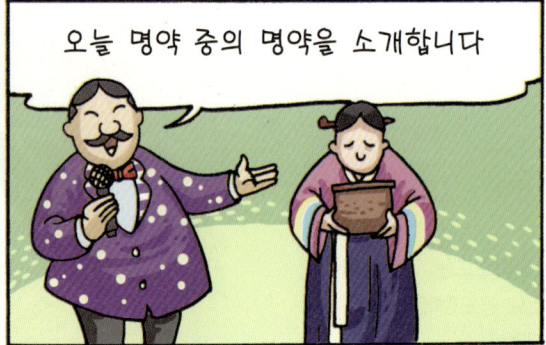
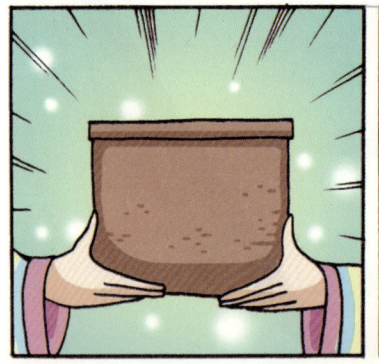
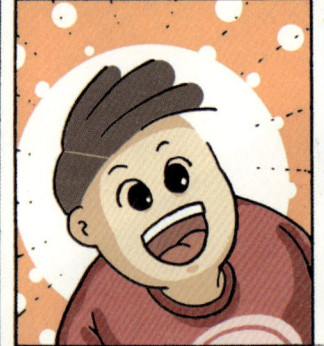
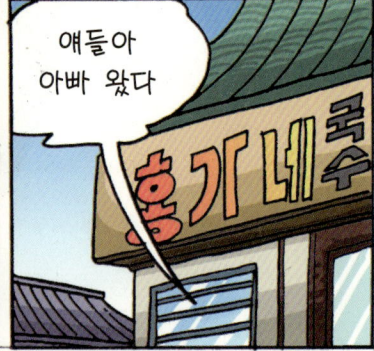
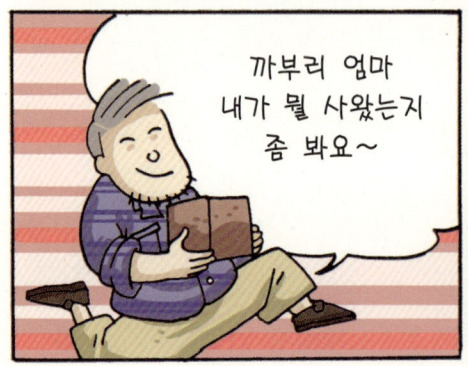
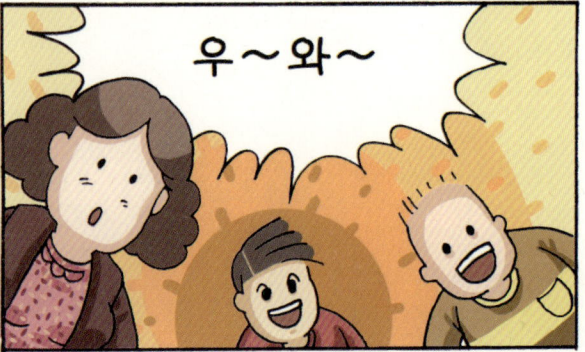

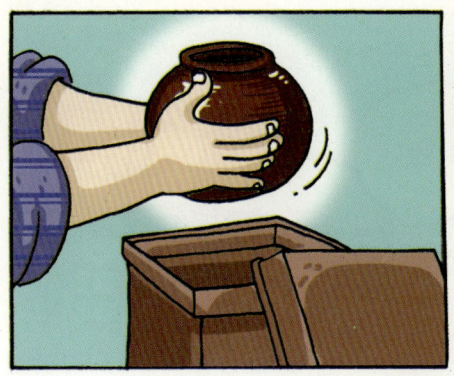
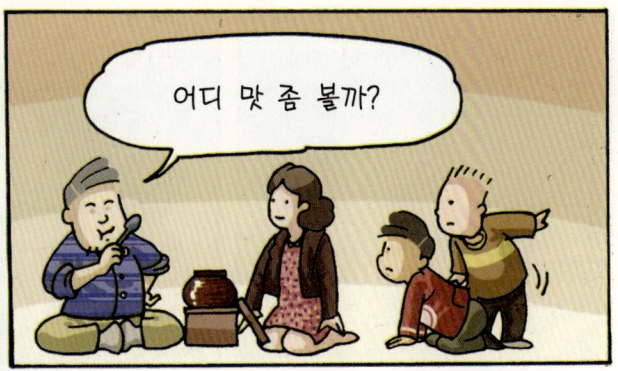
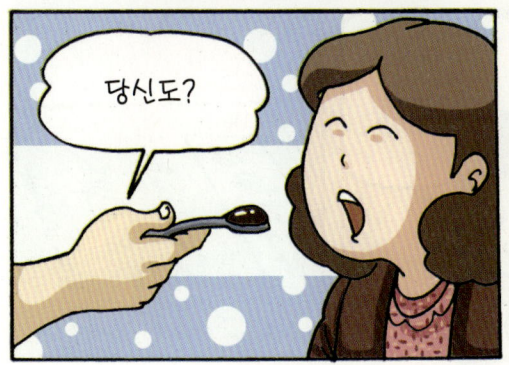
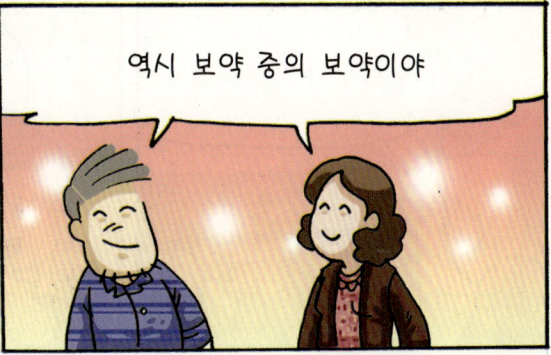
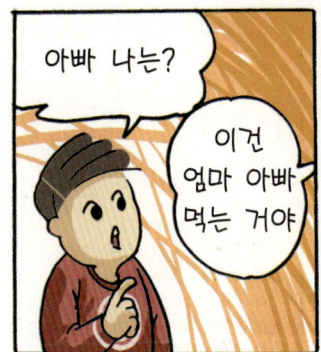
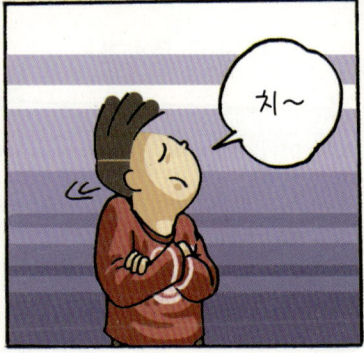
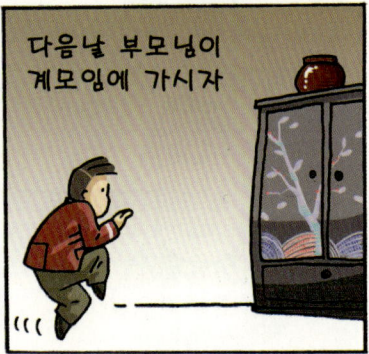
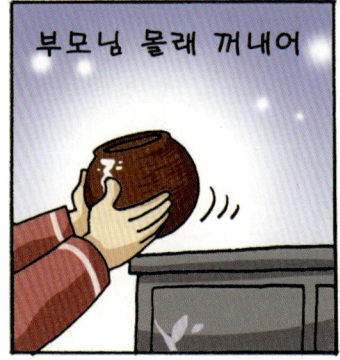
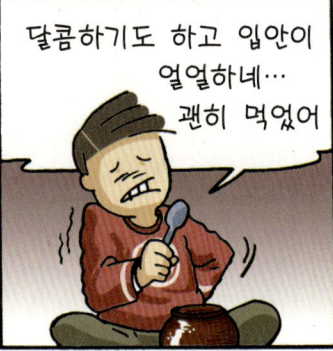
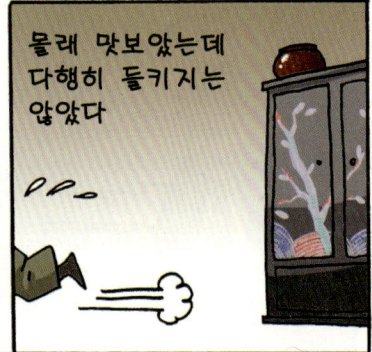

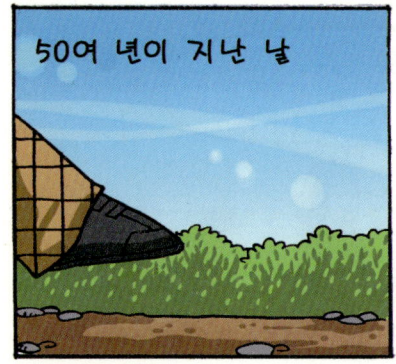
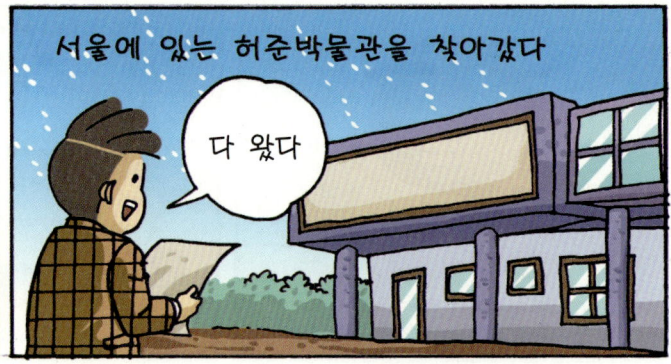
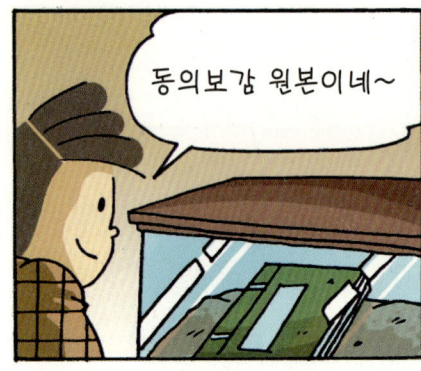
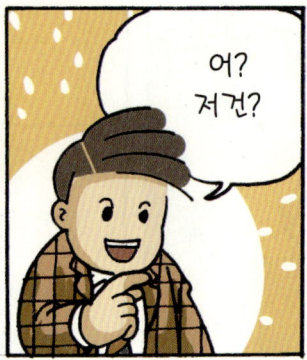
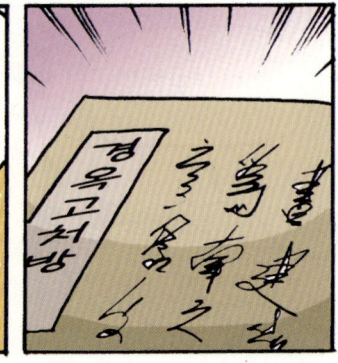
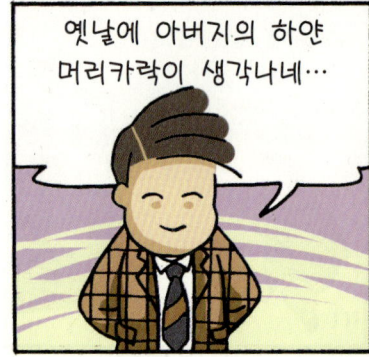
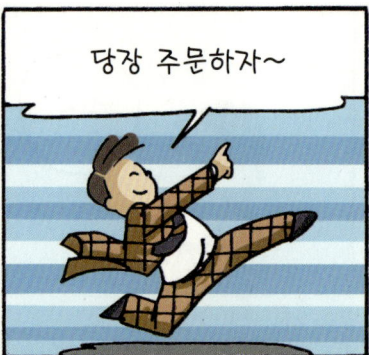
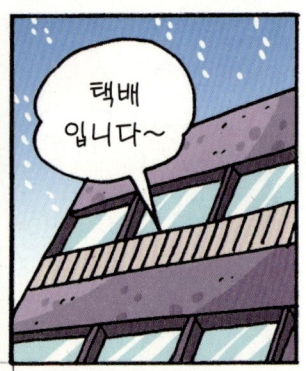
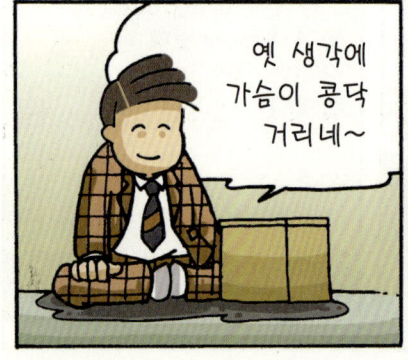
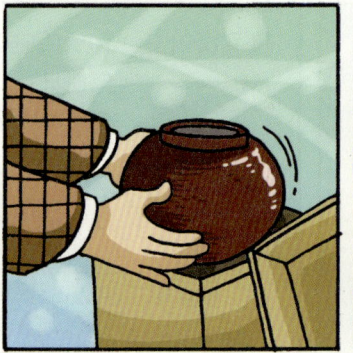
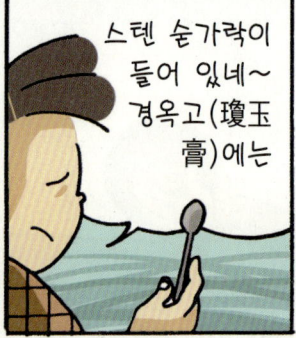

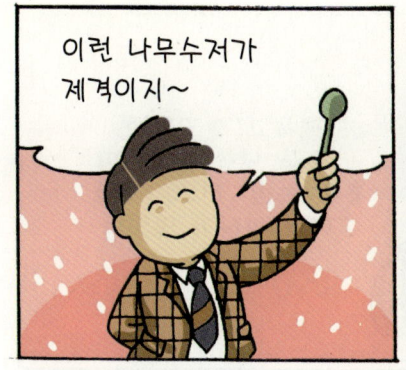
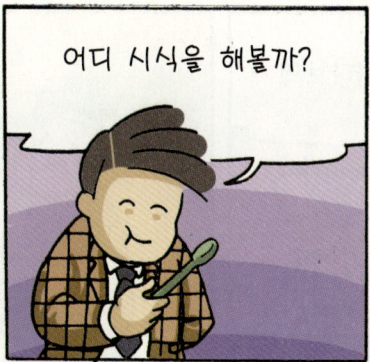
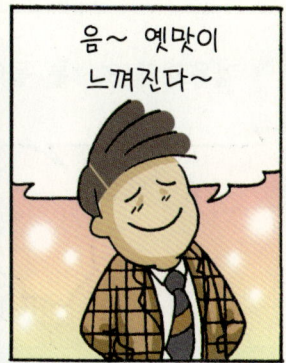
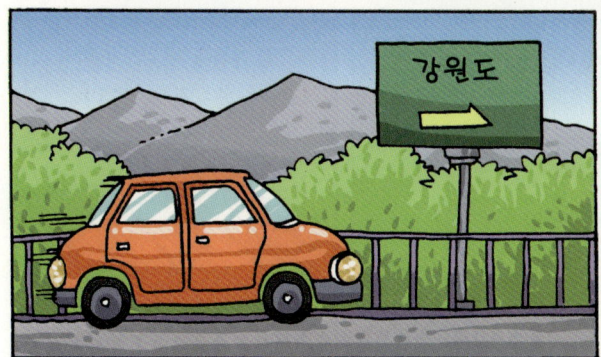
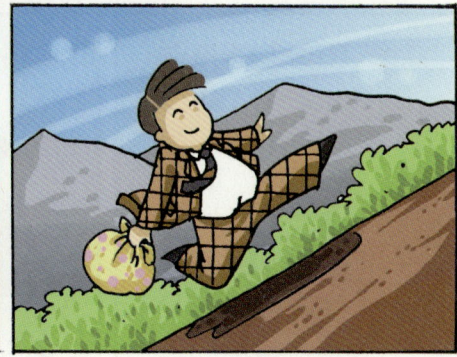
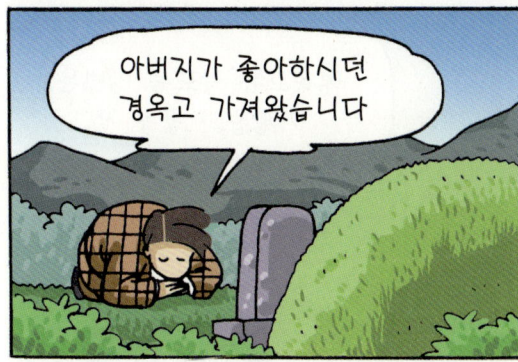
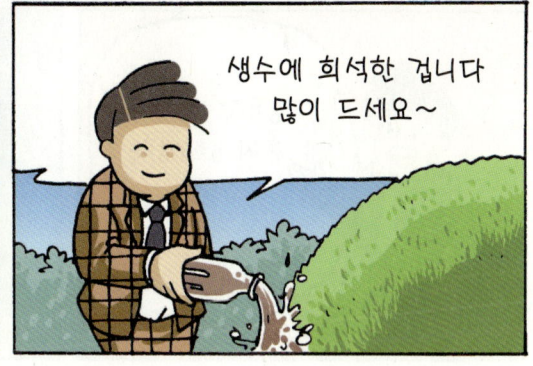
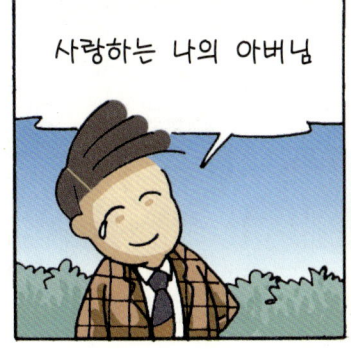
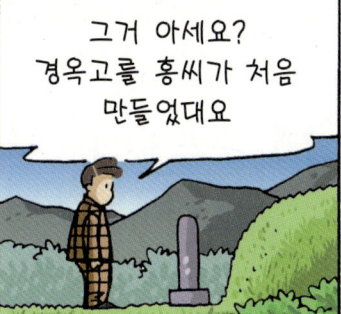
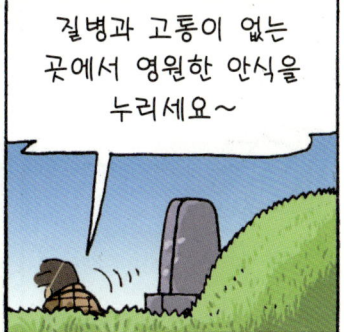

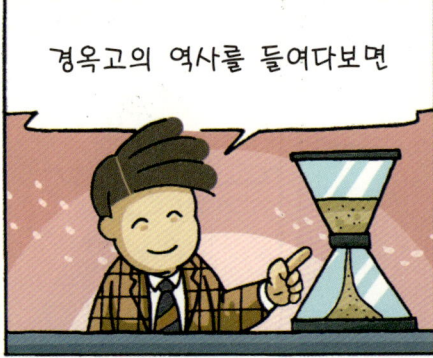
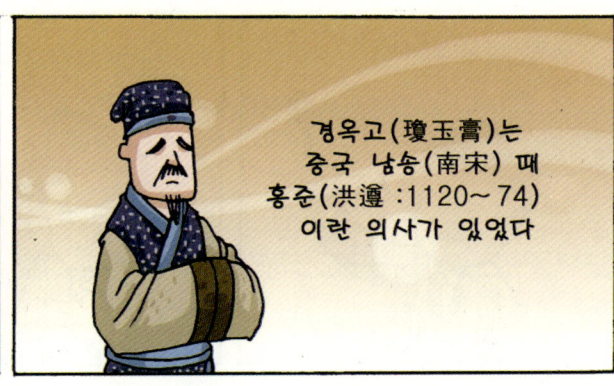
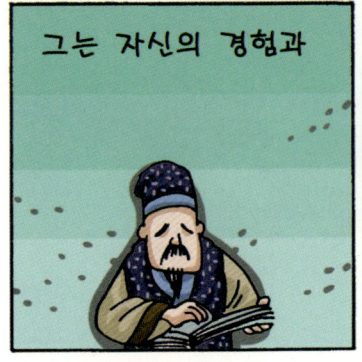
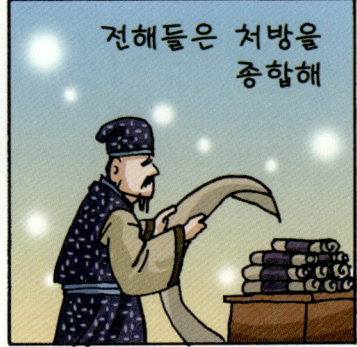
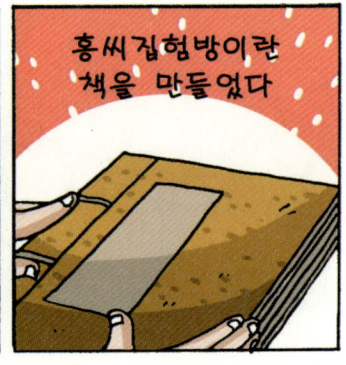
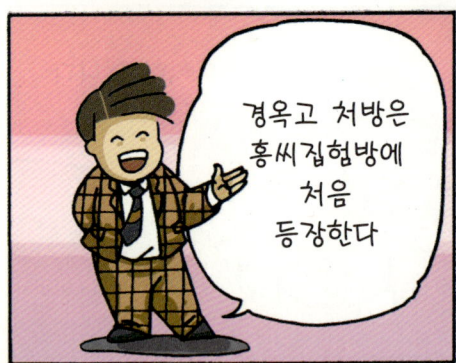
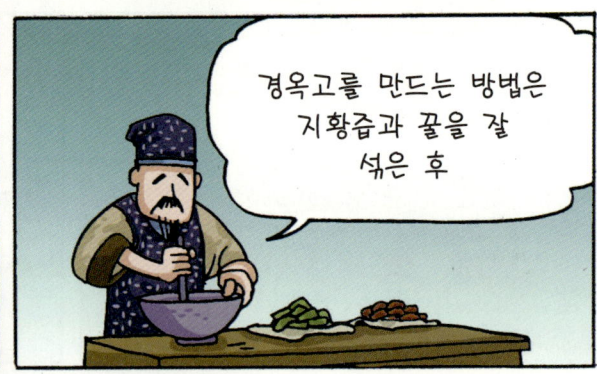
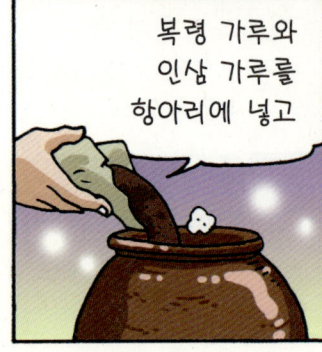
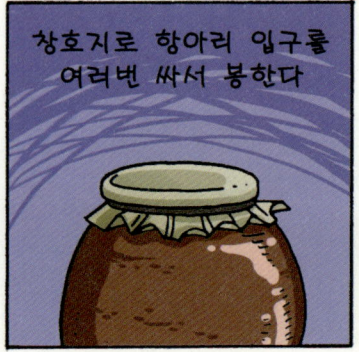
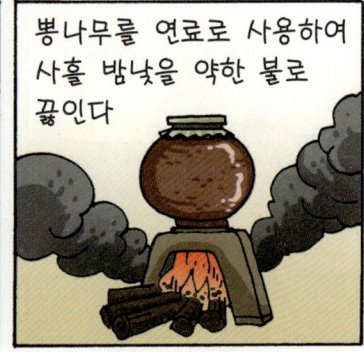

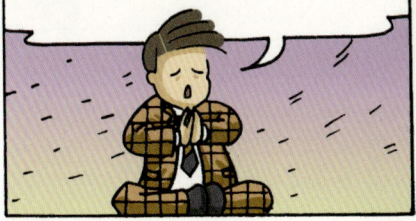
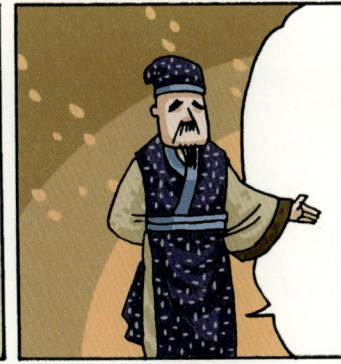
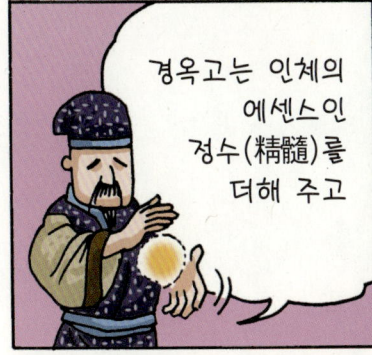
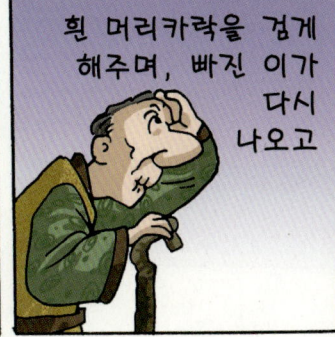
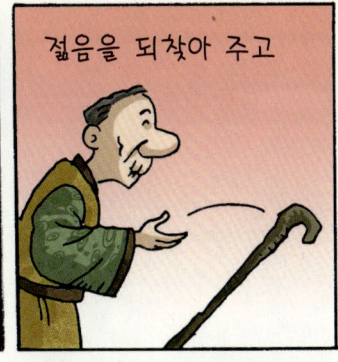
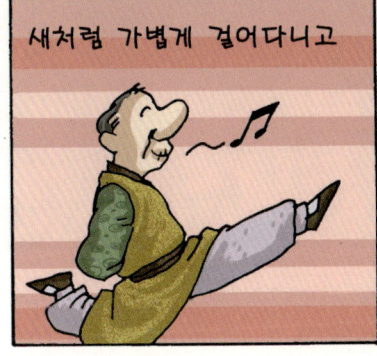
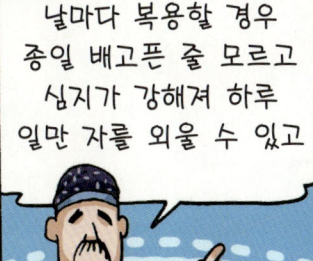
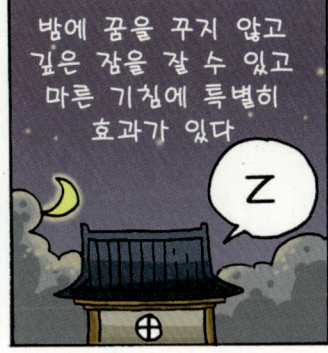
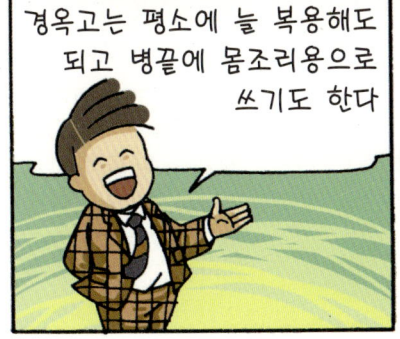

인삼 03

人蔘
Panax ginseng

생명을 보존하고 불로장생하게 하는 약초

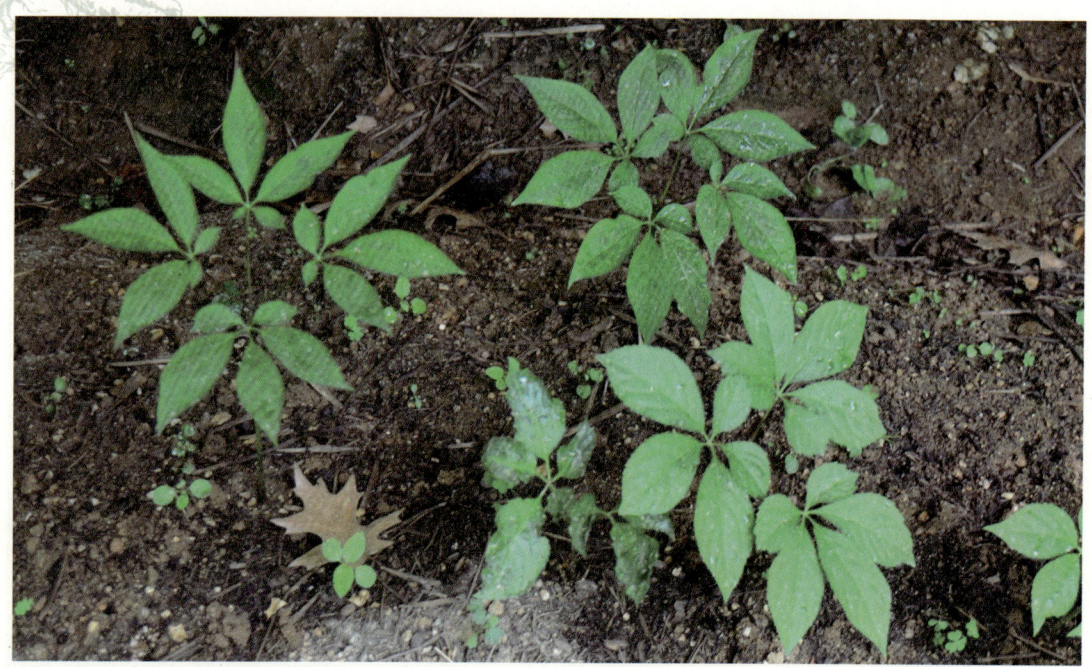

본초 최고의 문헌인 『신농본초경』에서 인삼을 생명을 보전하는 불, 장생의 약으로 분류하고 있다. 그것만 보아도 인삼은 보약 중의 명약임에 틀림없다.

양梁나라의 도홍경陶弘景(456~536)은 인삼의 생김새에 대하여 다음과 같이 노래하였다.

생태·채취

삼은 깊은 산속에서 야생 상태로 자라고 인삼은 반그늘 상태의 밭에서 자란다. 5장의 잎이 돌려서 나고, 연록색의 꽃이 피고 나서 타원형의 빨간 열매를 맺는다.

> 줄기는 셋이고
> 잎은 다섯 갈래네.
> 해를 등지고 그늘과 같이하나니
> 인삼이 나를 찾아온다면
> 잎 큰 나무 아래에서 만나리라.

맛과 성질
인삼 뿌리의 맛은 달고 쓰고 성질은 따뜻하다.

산삼 山蔘, wild ginseng

인삼을 재배하기 전에는 산삼만 있었다. 산삼은 심산유곡에 야생 상태로 자생한다. 진짜 자연에서 자란 산삼을 천종산삼天種山蔘이라 한다. 심마니들도 천종산삼은 평생에 한 번 만나기 힘들다. 희귀하여 감정가가 억대가 될 만큼 비싸다. 오래된 산삼은 밑으로 길게 자라지 않고 뿌리들이 잘려 나가며 둥근 모양으로 커지며, 아래에 배꼽 모양이 생기며 맛은 약간의 흙냄새와 함께 달짝지근하다. 이런 천종산삼을 어떻게 만날 수 있을까? 그러나 산삼은 도도하여 아무에게나 자기를 보여주지 않는다. 자연을 사랑하고 산삼을 참으로 사랑하는 자에게 나타난다. 산삼은 물을 좋아하나 습기를 싫어하고 음지를 좋아한다. 그러므로 삼을 찾으려면 깊은 산으로 들어가야 한다. 설악산·오대산·태백산 등 백두대간 중심에서 자라는데, 마사토가 깔려 있고 그 위에 부엽토가 푹신하게 덮여 있다.

산삼의 나이는 뇌두의 숫자로 알 수 있는데 잎이나 줄기의 개수로도 참작을 한다. 산삼이 성장하는 단계별로 별명이 있다.

처음 싹이 나서 잎이 3개가 되면 −3행
시간이 흘러 잎이 5개가 되면 −5행

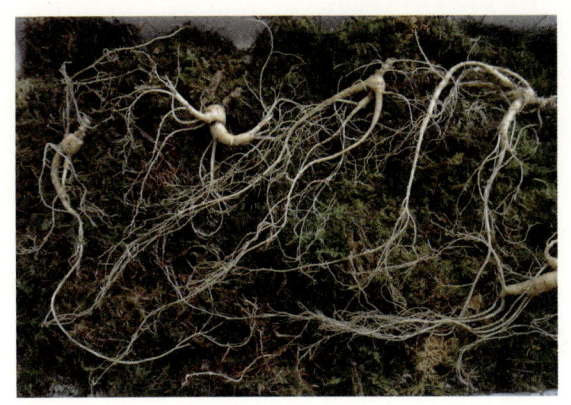

산삼

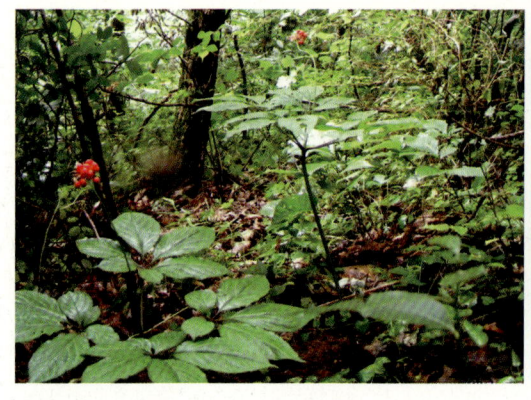
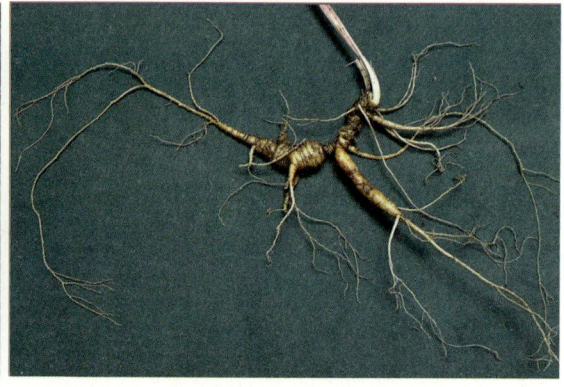

산양산삼

시간이 더 지나 가지가 2개로 갈라지면 -각구
가지가 3개, 4개, 5개가 되면 -3구, 4구, 5구
가지가 6개가 된 것은 -육구만달
가지가 7개인 것은 -두루부치

인삼 人蔘, Panax ginseng

Panax는 그리스어로 '모든 것^{Pan}+의약^{axos} =만병통치', 즉 인삼이야말로 만병통치의 효과가 있다. 진생^{ginseng}은 인삼의 중국 음이다.

인삼의 생리활성물질은 사포닌^{saponin}이다. 인삼의 사포닌은 다른 식물에서 발견되는 것과는 다른 화학구조와 약리효능도 특이하여, 인삼의 배당체라는 의미로 진세노사이드^{ginsenoside}라 불린다. 사포닌이라는 것은 라틴어의 sapona(비누)에서 유래되었다. 사포닌은 비누처럼 물에 녹여 흔들면 거품이 잘 생기는 성질이 있다. 특히 진세노사이드는 피로회복·면역력 증강·혈류 개선·항노화 작용·성기능 개선 등 만병통치에 가까운 효능이 있다고 밝혀졌다.

인삼은 오장을 튼튼하게 하고 정신을 안정시킨다.

인삼의 약효성분 연구의 대가는 러시아의 브레크만 교수이다. 브레크만 교수는 "인삼은 우리 몸에 부족한 것은 보충하고 많은 것은 줄

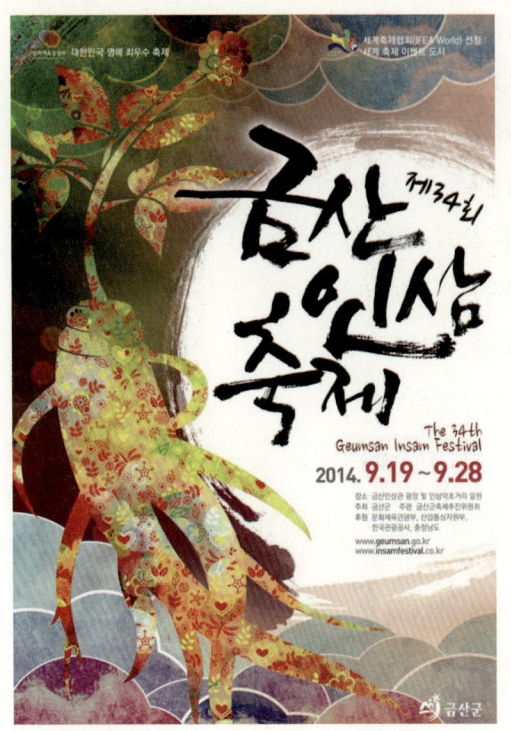

금산인삼축제

여 몸의 상태를 항상 일정하게 해준다"라고 하였다. 그것이 능력의 항상성恒常性, homeostasis 작용이다.

인삼 사포닌의 약리작용은 연구하면 할수록 무궁무진하였다.

G-R0 : 알코올 해독, 항감염 효능, 항염증 작용
G-Rb1 : 중추신경억제, 해열진통, 간기능 보호
G-Rb2 : 항당뇨, 항동맥경화, 간세포 증식
G-Rc : 진통작용, 단백질 및 지질합성 촉진
G-Rd : 부신피질호르몬 분비 및 촉진용
G-Re : 간 보호, 골수세포 합성 촉진 작용
G-Rf : 뇌신경세포 진통작용, 지질과산화 억제
G-Rg1 : 학습기능 개선, 항피로 작용
G-Rg2 : 혈소판 응집 억제, 기억력감퇴 개선 작용
G-Rg3 : 항치매, 혈압강하, 암세포 전이 억제, 항암제 내성 억제
G-Rh1 : 간 보호, 항종양 작용, 혈소판 응집 억제
G-Rh2 : 암세포 증식 억제, 종양 증식 억제, 피부면역 효과

『신농본초경』에서 인삼의 효과에 대해 다음과 같이 설명하고 있다.

1. 보기구탈補氣救脫 : 원기를 보하고 허탈을 다스린다.
2. 익혈복맥益血復脈 : 혈액생성을 촉진하고 맥박을 고르게 한다.
3. 양심안신養心安神 : 마음을 편안하게 하고 정신을 안정시킨다.
4. 생진지갈生津止渴 : 체액을 보충하고 갈증을 해소한다.
5. 보폐정서補肺定瑞 : 폐를 보하고 숨을 고르게 한다.
6. 건비지사建脾止瀉 : 위장의 기능을 항진시키며 설사를 멈추게 한다.

7. 탁독합창托毒合瘡 : 체내의 독을 제거하고 종기를 삭혀 준다.

역시 대단한 보약이다. 서양과학에서는 인삼 뿌리에 함유된 활성 성분만을 주목하지만, 동양의학에서는 본초의 형태, 성질 등 기미가 중요하다. 인삼의 기미를 살펴보면 오장의 기를 길러준다. 양기陽氣를 품어 따뜻하고, 흰색을 띠고 있어 폐기肺氣를 돕고, 맛은 달아서 비위로 들어가 작용한다. 또한 토기土氣를 튼튼하게 해서 몸의 진액을 만든다. 토土가 튼튼하면 온 몸이 다 튼튼하다. 인삼을 잘 쓰면 전신의 기능이 좋아진다. 인삼 먹었는데 머리가 아프면 양이 많거나 열이 많은 사람이다.

『방약합편』 약성가에서는 인삼의 성질을 다음과 같이 노래한다.
'인삼은 미감하고, 원기를 보하고, 갈증을 멎게 하고, 진액이 나게 하며, 영(동맥혈)과 위(정맥혈)를 조절한다.'

진생베리 Ginseng Berry

모두가 인삼 뿌리에만 관심이 있지만 그 열매를 주목해 보자. 인삼은 4년 이상 자라면 7월 하순쯤 새빨간 열매가 열린다. 딱 일주일 동

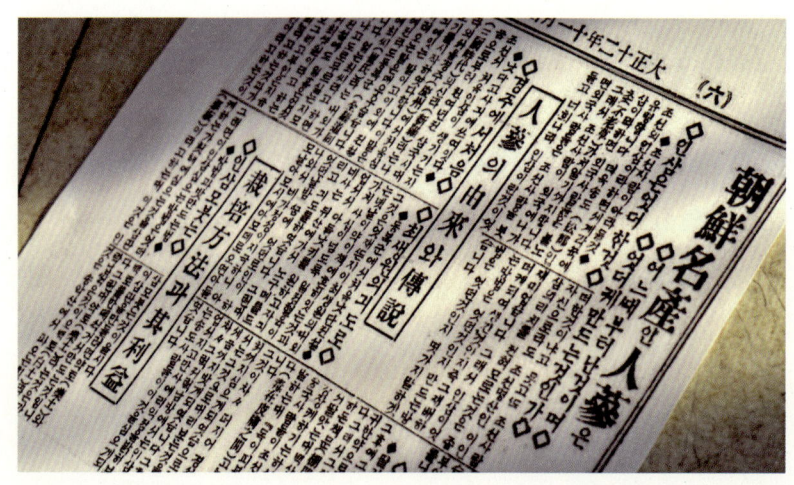

옛 신문에 실린 인삼 기사

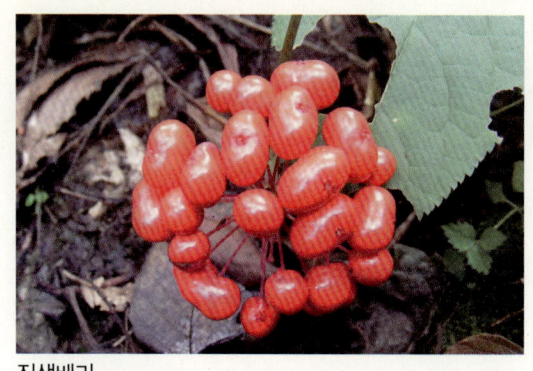

진생베리
[사진제공 이성호]

안만 볼 수 있는 보기 드문 귀한 열매 진생베리이다. 진생베리에는 인삼 뿌리보다 사포닌 함량이 두세 배 더 많다.

인삼 복용법

1. 생인삼으로 먹는 법
수삼을 물로 깨끗하게 씻어서 씹어 먹는다.

2. 달여 먹는 법
수삼 30~50g에 물 5컵 정도, 대추 3~4개, 생강 1쪽을 넣고 물이 3분의 1로 줄어들 때까지 달인 후, 건더기는 걸러내고 추출액을 따뜻하게 하여 마신다.

3. 꿀에 섞어 먹는 법
수삼을 얇게 썰어서 유리병에 인삼과 꿀을 1 대 1 비율로 3분의 2 정도 넣고 골고루 섞이도록 잘 저은 후, 한 달 정도 재어 두었다가 한 숟가락씩 떠먹는다.

4. 인삼셰이크 만들어 먹는 법
수삼 40g을 믹서기로 갈아 우유 한 잔에 섞어서 마신다.

5. 인삼튀김 만들어 먹기
깨끗하게 씻은 인삼을 절편처럼 얇게 썰어 튀김가루로 걸쭉하게 반죽한 후, 끓는 식용유에 바삭하게 튀기면 간식처럼 먹을 수 있다.

6. 인삼담금주 만들기
소독된 유리 용기에 도수 높은 소주를 붓고 수삼을 넣은 다음, 밀봉해 1년 정도 숙성시키면 인삼 내용물이 추출되어 인삼주가 된다.

지황 04

地黃
Rehmannia glutinosa

혈액과 진액을 만들어주는 털북숭이 약초

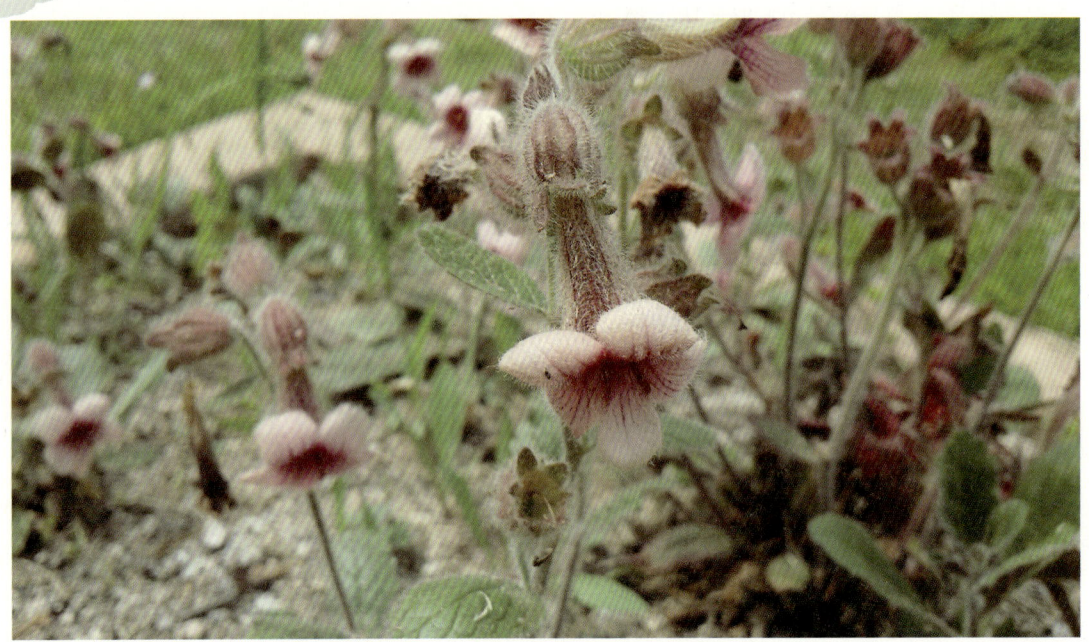

털북숭이 지황

어여쁜 꽃을 피우는 본초 지황. 현삼과에 속하는 여러해살이 식물이다. 회백색의 긴 털과 선모(샘털)가 송송 나 있다. 털북숭이 본초라고 이름 붙여주고 싶다. 길쭉한 꽃모양이 영락없는 나팔꽃 같다.

숙지황의 탄생

생지황들은 물속에 풍덩 던져진다. 바닥에 가라앉은 것은 지황地黃,

생태 · 채취

줄기와 전체에 잔털이 많고 꽃은 여름에 홍자색으로 핀다. 뿌리는 길쭉하고 통통한 황색이다. 덩이뿌리를 건조하거나 쪄서 한약재로 쓴다.

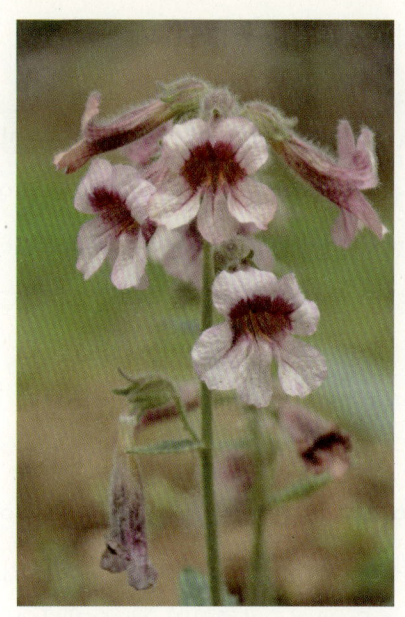

맛과 성질

지황은 단맛과 쓴맛을 내는데, 생지황(生地黃)의 성질은 차고 숙지황(熟地黃)의 성질은 따뜻하다.

중간에 있는 것은 인황人黃, 물 위에 둥둥 떠 있는 것은 천황天黃.

바닥에 가라앉은 지황이 숙지황의 주인공이다. 인황과 천황은 건져내 짜서 즙으로 만든다. 이처럼 간택된 깨끗한 지황들만 물에 씻겨 찜통으로 들어간다.

"앗, 뜨거워! 살려주세요!"

"참아라. 뜨거워도 참아. 참아야 한다. 고통 후에는 신분이 달라질 거야."

익은 지황에 찹쌀로 빚은 청주를 골고루 뿌려 햇볕에 말린다. 아까 찜통이 얼마나 뜨거웠는지 햇볕은 오히려 시원하다. 마르고 나면 인황·천황으로 짜낸 즙 속에 담가 하룻밤 재운다. 다음날 바구니에 건지는데, 반나절이 지나면 그것을 다시 찜통에 찐다. 맨 처음에는 땀이 나왔는데 이제 진액마저 다 빠져, 온 몸이 머그팩을 한 듯 까맣게 되었다. 이렇게 하기를 아홉 번. 구증구포. 아홉 번 반복하는 데 보름이 걸린다. 도중에 날이 흐리거나 비가 오면 실패이다. 그야말로 지극정성이 들어가야 한다.

구증구포 과정을 거치면 누렇던 지황의 몸뚱이가 새까맣게 변한다. 드디어 숙지황이 태어났다. 쓴맛은 달콤한 맛으로 바뀌었다. 차가웠던 성질도 따뜻하게 변하였다. 숙지황은 생지황의 분신이다. 생지황 20근이 들어가 숙지황 1근이 만들어진 것이다. 생긴 것은 검고 볼품없지만 보혈·강장에는 효과가 최고인 한약재이다.

숙지황의 효능

지황의 주요 성분은 이리도이드계 화합물, 올리고당 등이다. 이리도이드계 화합물인 카타폴은 혈당강하·이뇨·완화작용이 있다. 생지황 뿌리를 잘라서 단면을 보면, 기름처럼 생긴 것이 서려 있다. 황토의 기운이 담겨 있는 것이다. 여러 번 찌는 사이 지황의 진액이 한 곳에 모인 것이다.

현대과학으로 숙지황이 탄생하는 과정을 살펴보면, 지황의 만니톨·과당 성분이 전화당으로 변하면서 검은색이 된다. 구증구포를 하는 동안 바뀐 전화당은 소화흡수력이 좋다. 또한 지황 속에 들어 있는 철분이 녹아들어 혈액성분이 된다.

숙지황은 한약재 중 가장 좋은 보혈약으로 사용된다. 숙지황은 건지황과는 약효가 다르다. 오래된 혈열을 식히고 음陰(피+진액)을 보충해 준다.

진짜 음으로 가득 차 있는 장부가 신腎이다. 숙지황은 사람의 뿌리를 돕는 한약이다. 인체의 뿌리, 즉 하초가 든든해지면 수염과 머리카락이 검어지고, 골수가 든든해지고, 근골이 튼튼해진다. 양기부족을

숙지황은 조혈작용이 강하고 강장효과가 있다.

도와 정력이 좋아지고 귀와 눈이 밝아진다. 그래서 숙지황이 들어간 약들은 보약들이 많다. 경옥고·사물탕·육미지황환·십전대보탕이 대표적이다.

숙지황과 생무(날무)를 같이 먹으면 안 된다. 숙지황은 음을 대표하는 약재이고, 무는 양을 대표하여 서로 상극이므로 같이 먹으면 효과가 없다. 그러므로 숙지황은 간과 신을 보한다. 표表에는 자음滋陰과 보혈하는 음의 성질을 갖지만 이裏에는 신의 양기를 돕는 양의 성질을 내포하고 있다.

숙지황은 생무(날무)와 상극이므로 같이 먹으면 효과가 없다.

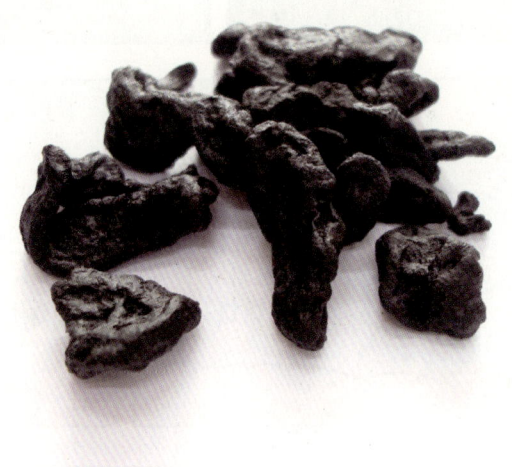

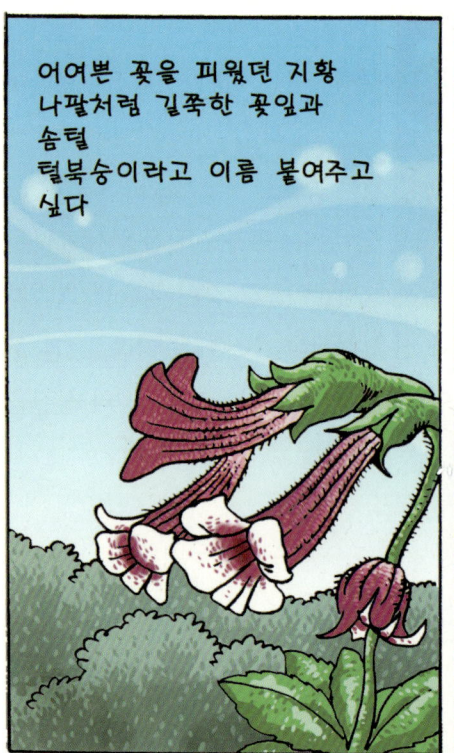
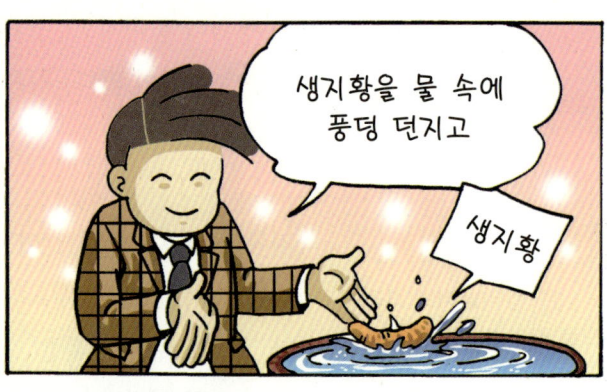
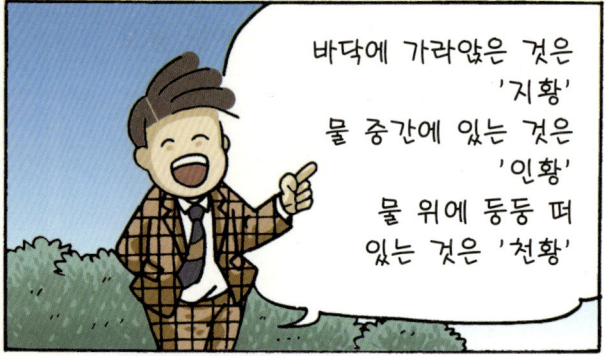
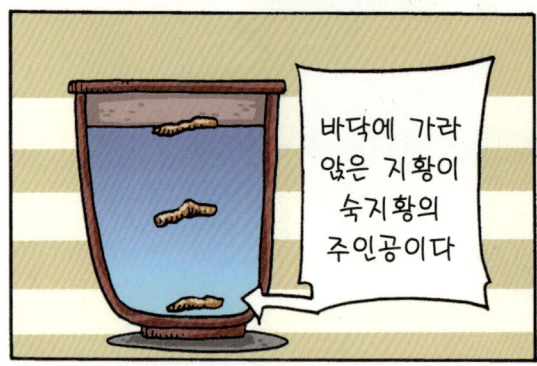
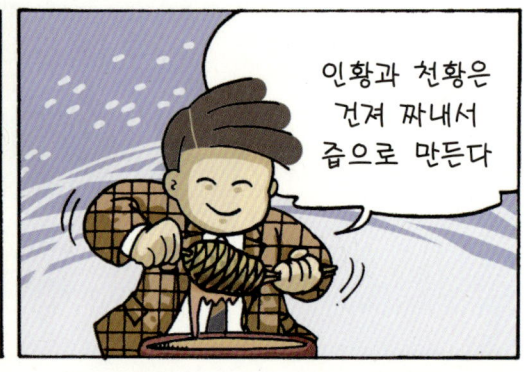
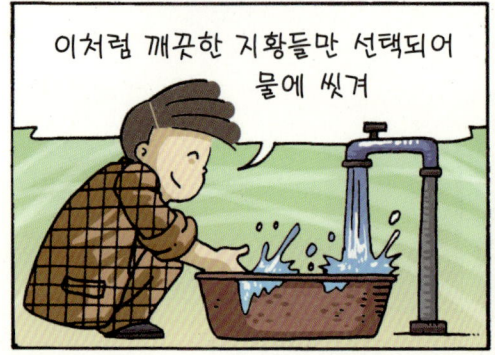
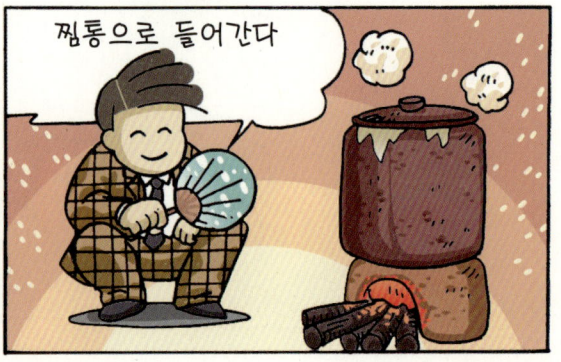

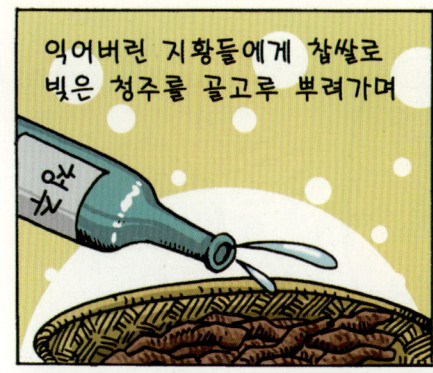
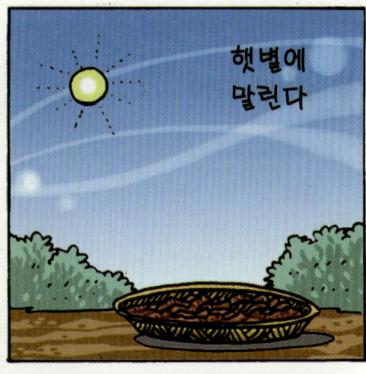
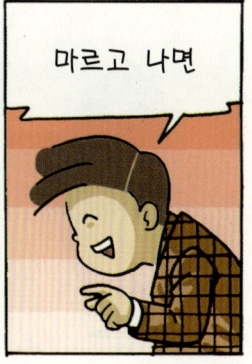
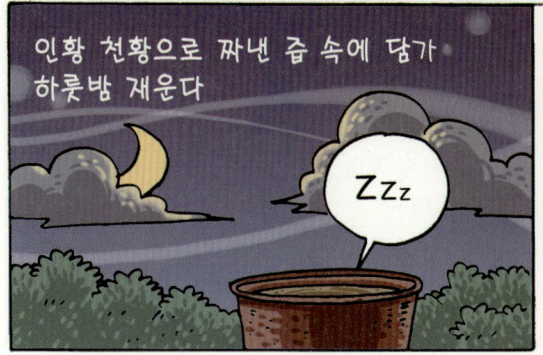
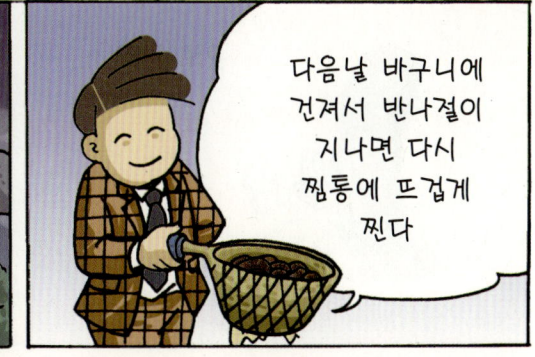
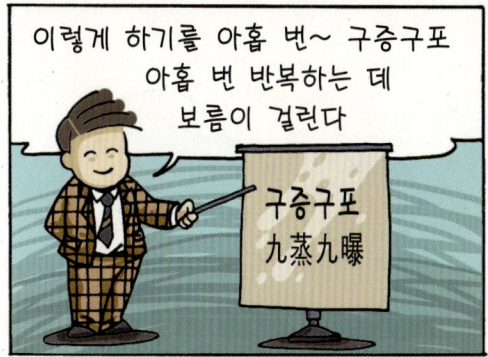
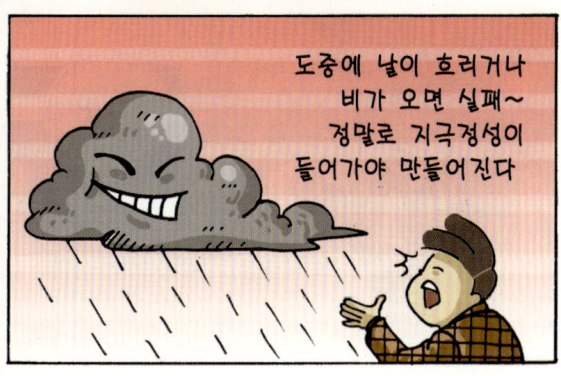
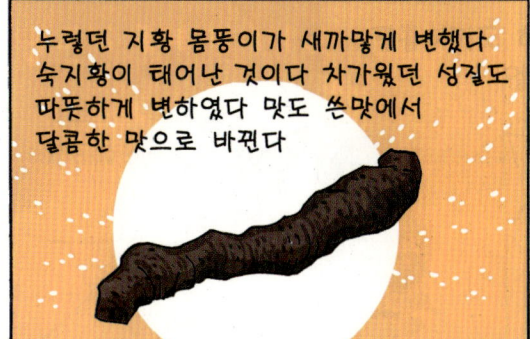
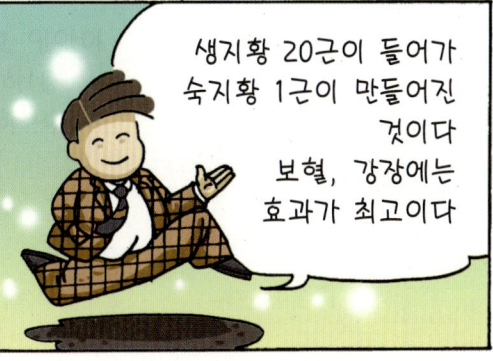

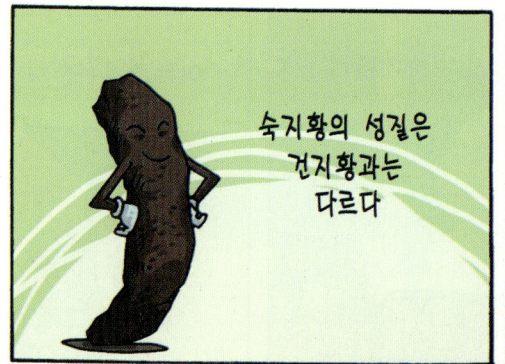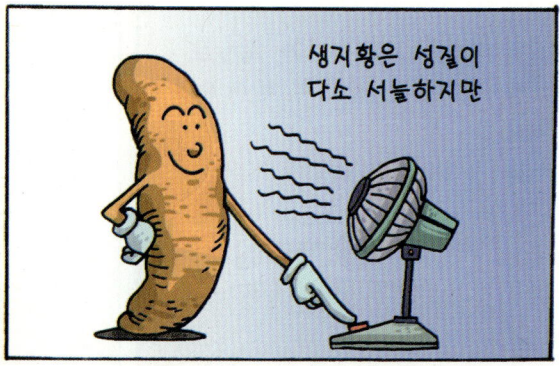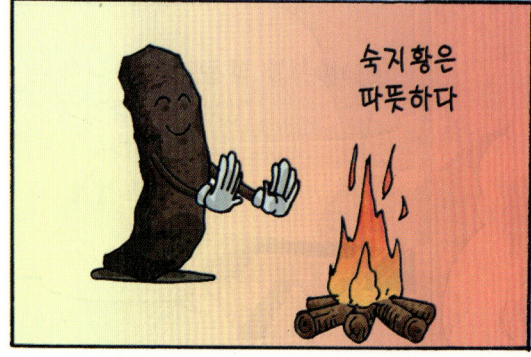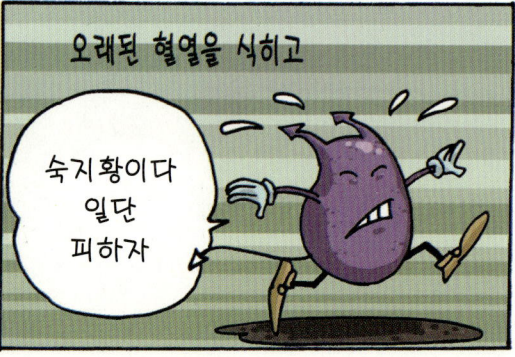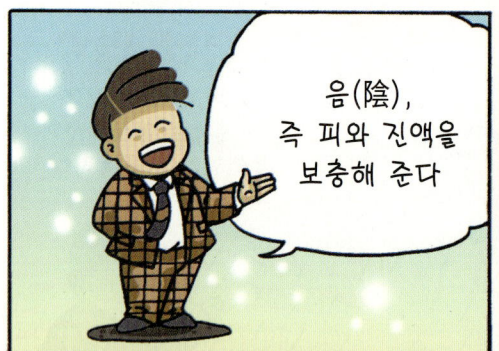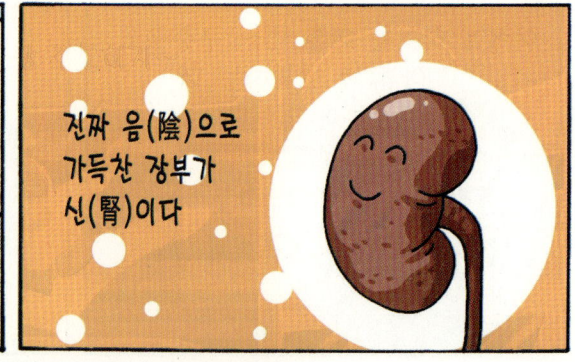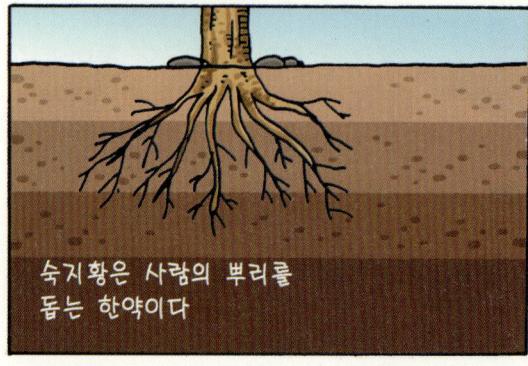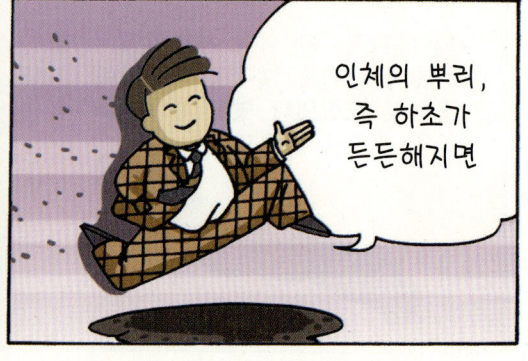

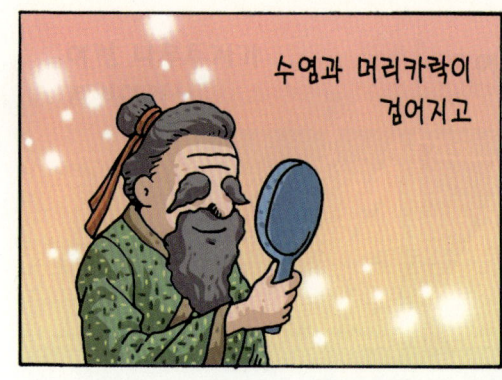
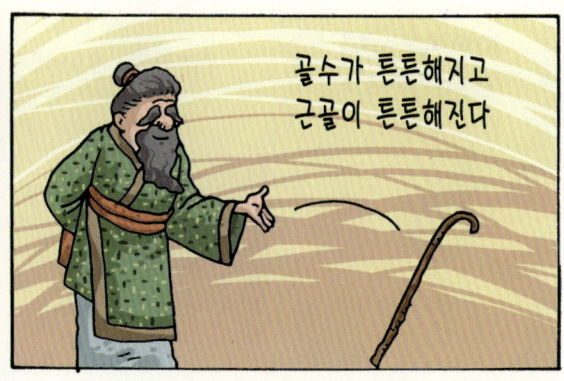
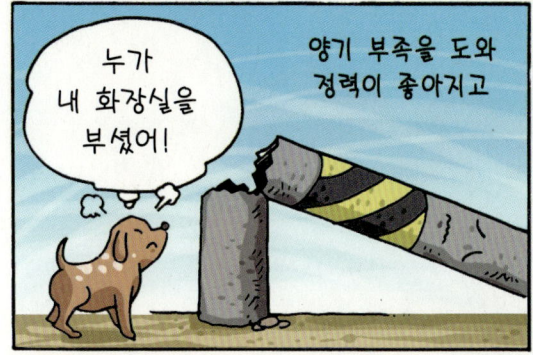
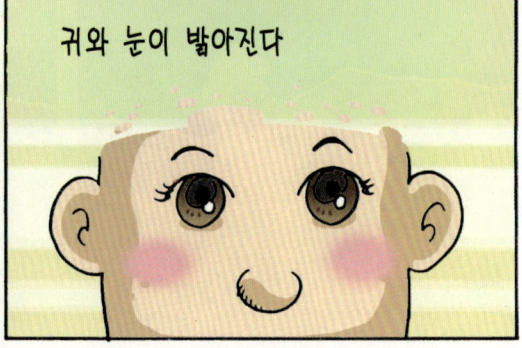
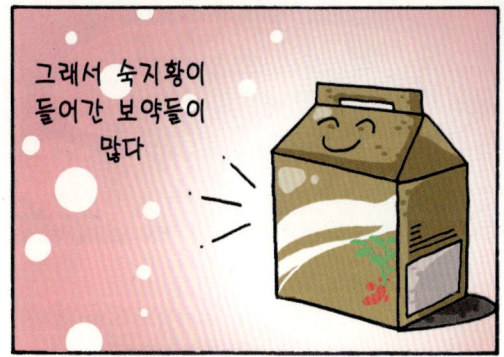
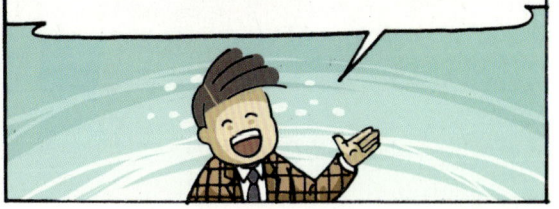
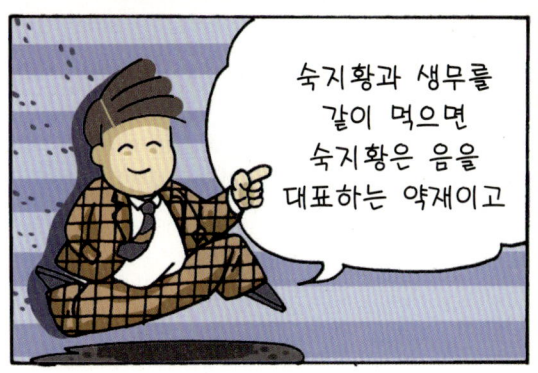
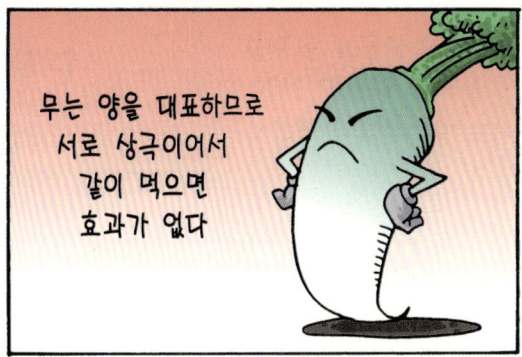

복령 05
茯笭
Poria cocos

소나무의 정이 담긴 땅속의 보물

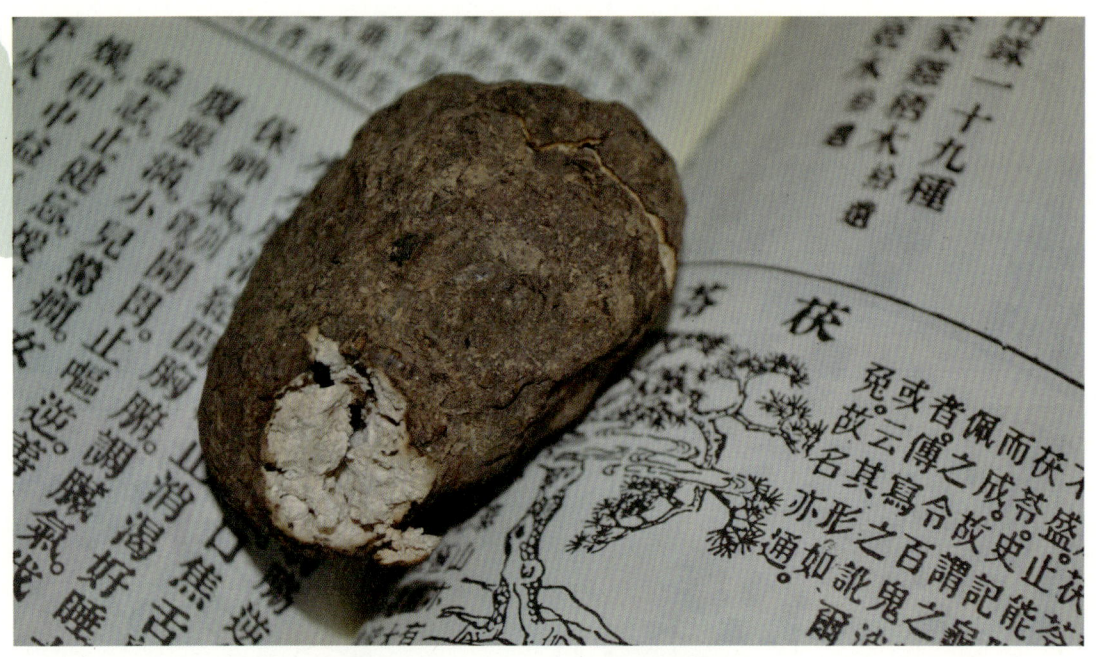

호랑이는 죽어서 가죽을 남기고
소나무는 죽어서 복령을 남긴다.

하늘 향해 기세등등하던 아름드리 소나무. 우직한 몸체가 부러져 죽어도 땅속뿌리는 굴하지 아니하고 생명을 이어간다. 소나무의 힘찬 정기는 더 이상 위로 오르지 못해 아래 뿌리로 내려와 깜깜한 땅속에서 맴돌다 뿌리의 무성한 가지마다 하얗게 엉겨붙는다. 그러면 새

생태·채취

겉모양은 고구마처럼 생겼고 속에는 말랑말랑한 하얀 가루가 꽉 차 있다.
기둥 잘린 소나무 뿌리에 생긴 것을 채취한다.

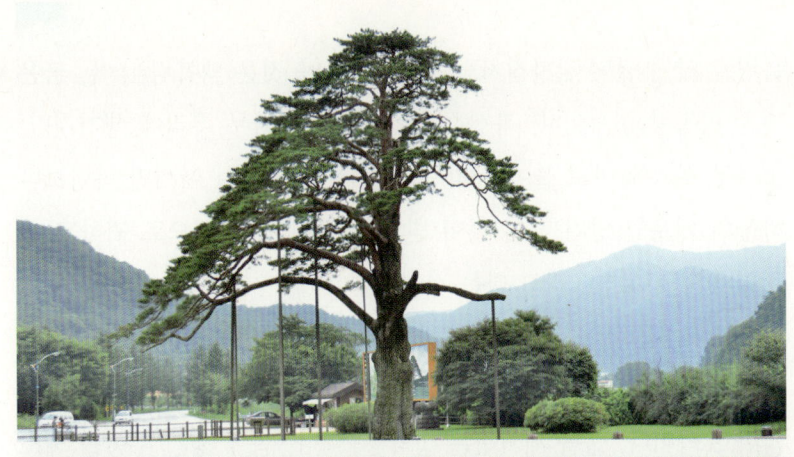

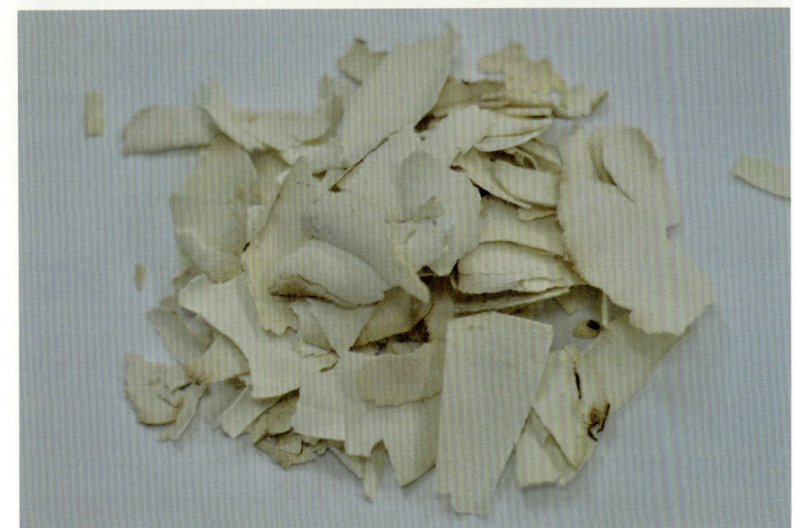

맛과 성질

맛은 달고 담담하다. 성질은 평온하다.

로운 박테리아 생명체인 복령이 잉태된다. 말랑말랑하고 하얀 가루로 꽉 채워진 덩어리, 겉보기에는 고구마처럼 둥그스레하다. 복령에는 소나무의 정기와 숨소리가 들어 있고, 소나무의 신령한 기운을 받았으니 땅속의 보물이다.

복령은 약초라고 하기엔 다소 자연스럽지 않다. 풀뿌리가 아니라 오히려 버섯에 가까운 편이다. 소나무 뿌리에 기생하는 버섯 균체菌體니 말이다.

복령은 얇게 썰면 감자칩처럼 생겼다. 하얀 것은 백복령白茯苓, 붉은 것은 적복령赤茯苓이다. 복신茯神은 똑같이 소나무 뿌리에 생기지만, 소나무 뿌리에 바로 붙어 땅의 음기를 품고 있으니 어쩌면 복령보다 하늘의 기운인 양기를 더 많이 받았을 것이다. 그러므로 귀하고 신령하게 여겨 복신이라고 하는 것이다.

이뇨제로 소변이 잘 나오게 한다. 물을 빼내지만 진액을 고갈시키지 않아 보약이다. 습을 제거하는 성약聖藥이다. 몸에 생긴 수종을 해소시킨다. 백복령은 보補하고 적복령은 사瀉한다. 『본초강목』에 '복령을 오래 복용하면 혼이 편안해지고, 배가 고프지 않고 장수한다'고 기록되어 있다. 선경仙經에서는 복령은 음식 대신 먹어도 좋다고 했다. 그만큼 복령은 오랫동안 먹어도 안전한, 평平한 약재이다. 조심해야 할 사람은 몸이 아주 허약하고 차고 유정遺精이 있는 경우이다.

복령은 습을 제거하고 수종(水腫)을 해소시킨다.

복령은 소나무의 정을 얻어 목성이 있어, 비脾로 들어가면 뭉쳐 있던 토를 성기게 하여 비를 건강하게 만든다.(목극토)

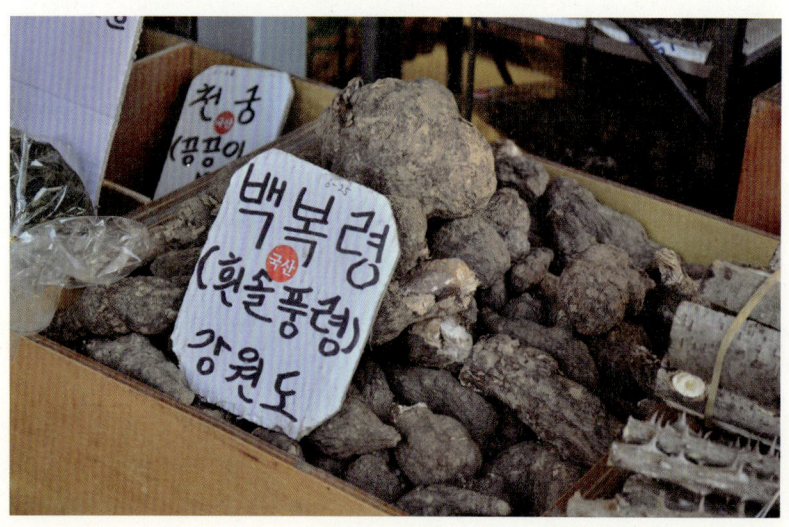

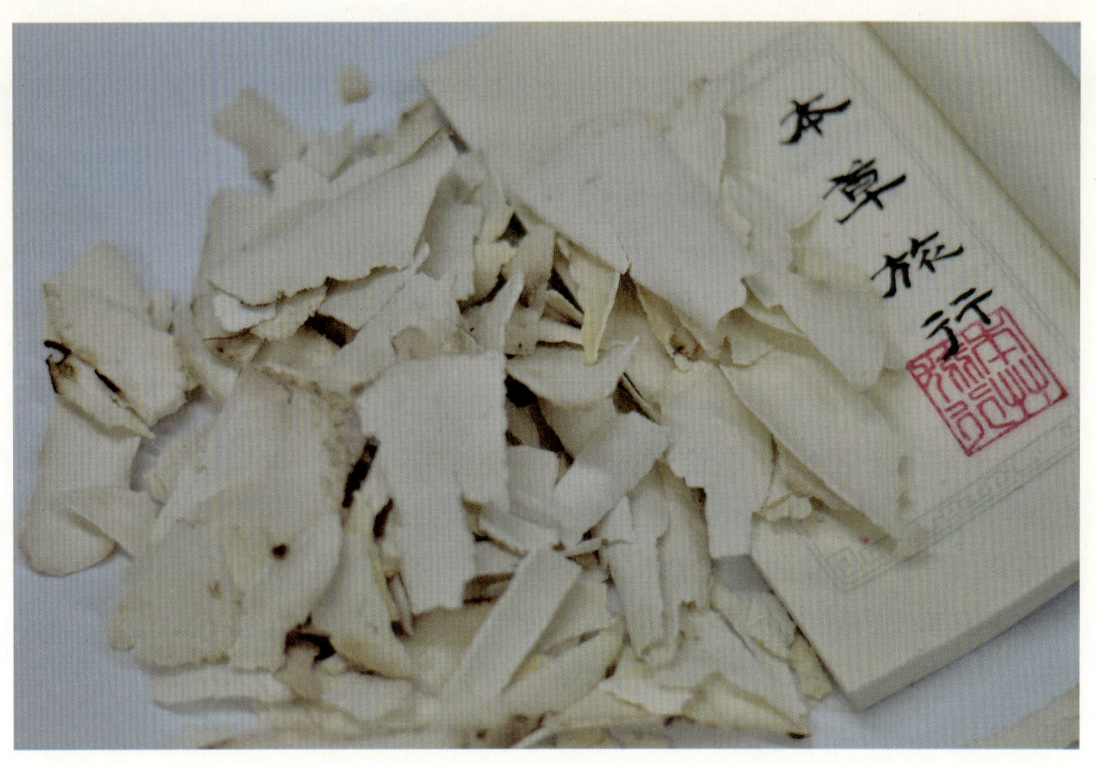

소설가 고 최명희님의 대하소설「혼불」을 읽어 보면 복령에 대해 묘사한 대목이 아주 재미있다.

'관목으로 잘라낸 아름드리나무 밑동의 뿌리는, 둥치가 베어져 없어져도 그대로 살아서 여전히 무서운 기세로 땅의 정기를 빨아들여 위로위로 솟구쳐 올려보내는 것이다. 자기가 죽은 것을 아직 모르는 것일까? 아니면 지상의 양명 속에 선 둥치는 이미 베어져 죽었을지라도, 지하의 어둠 속에 뻗은 뿌리는 따로 살아남은 것일까. 나무는 지상의 둥치와 지하의 뿌리가 그 길이나 모양이나 굵기가 똑같다고 하니, 하늘을 찌르게 높았던 소나무의 푸른 꼭대기 그만큼 땅속의 땅속… 저 깊은 어둠의 골骨에 뿌리의 끝이 닿아 있으리라.

헌데 분수처럼 위로 솟구친 양분은 둥치가 잘렸으므로 더 가지 못하고 다시 뿌리로 내려간다. 그 소나무 정기가 뿌리의 끝까지 하얗게 어리어 백설기처럼 덩어리져 엉겨 있는 것이 바로 백복령이다. 캄캄한 땅속의 뿌리에 무성한 가지마다 눈부시게 하얀 덩어리로 엉기어 있는 백복령의 한가운데는, 소나무 뿌리들이 꿩 꼬리마냥 박혀 있는데, 이런 나무 한 자리에서 캐내는 백복령이 보통 몇 가마니씩 된다. 이것은 백복신이라고도 한다. 옛날에도 귀한 집 사람들은 이걸로 떡을 해 먹었느니라. 이걸 찹쌀하고 버무리기도 하고 멥쌀하고 버무리기도 해서, 여기다 인삼 가루를 곱게 빻아 가지고 같이 버무려, 팥 한 켜 놓고 백복령 버무린 쌀 한 켜 놓고, 형형색색 맛있는 것들도 놓고 시루에다 찌면 된다. 이것이 정말 몸에 좋은 떡이니라. 오죽이나 귀하고 좋은 약재면 백복신이라고 신神자를 붙여 부르겠느냐. 이걸로 떡을 해서 노나 먹자. 그러다가 신선 될라.

얼마만한 기운이면 나무가 베어져 없어진 다음에도 이 년씩이나 더 살 수 있는 것인가, 백복령이 그렇게 어리는 것이 어찌 하루아침의 일이리오. 살아 있는 줄 알고 전심전력 힘차게 솟구쳐 올려보낸 기운이 제 몸통 잘려 버린 자리에서 얼마나 허망했을까. 거기 이미 둥치는 없고, 막막한 하늘만 무심한데… 가자, 도로 가자. 갈 곳이 없다. 어둠 속으로 우우 내려가는 그 기운은, 어쩌면 몸을 잃은 혼백일는지도 모른다.

어둠의 뿌리 끝으로 다시 돌아가는 기운이야 솟구치는 기운하고 어찌 같으리. 적막한 혼백을 뿌리에 부리고 눈물같이 하얗게 어리는데, 그런 줄도 모르고 뿌리는 다시 새 기운을 빨아올려 지상으로 보냈다가 도로 내려와 뿌리 끝에 어리는 세월이 칠백여 일. 이 년이나 쌓이면 이토록 휘황한 한세상이 열리는 것이다.

효원은, 백복령을 뿌리에 하얗게 남겨두고 온 소나무 관목으로 짠 관 속에 누우실 할머님을 생각해본다. 그리고 효원의 가슴속에 뻗으신 할머님의 뿌리에 백복신 정령이 서럽게 눈부시게 어리는 것이 보이는 것만 같다. 아아, 할머님 구슬은 어디에 열리시려는고.…'

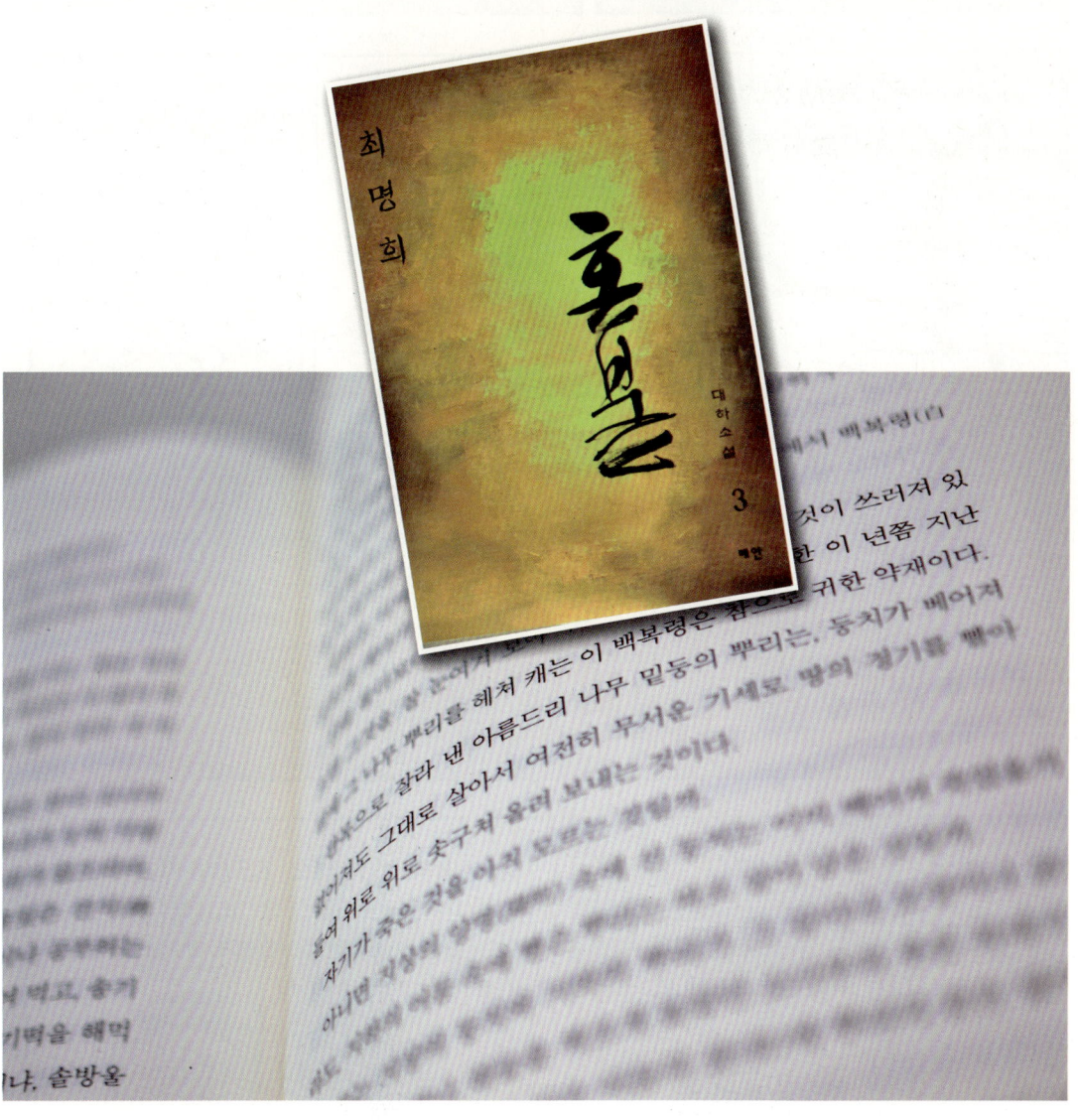

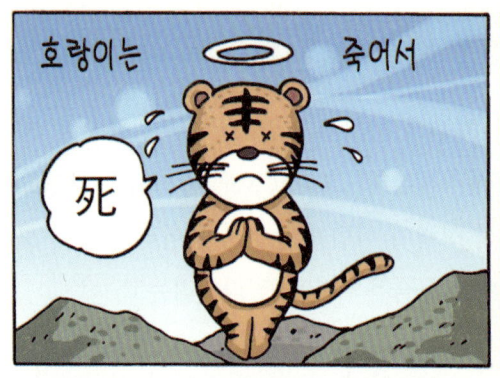
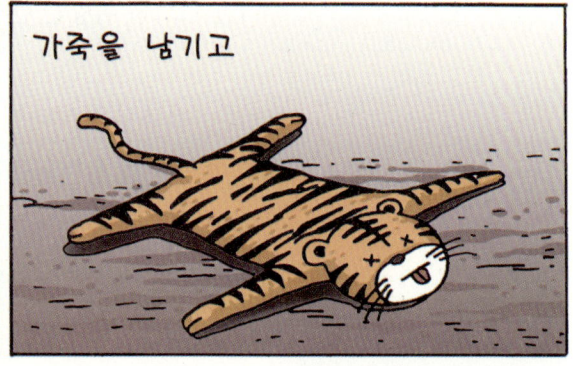
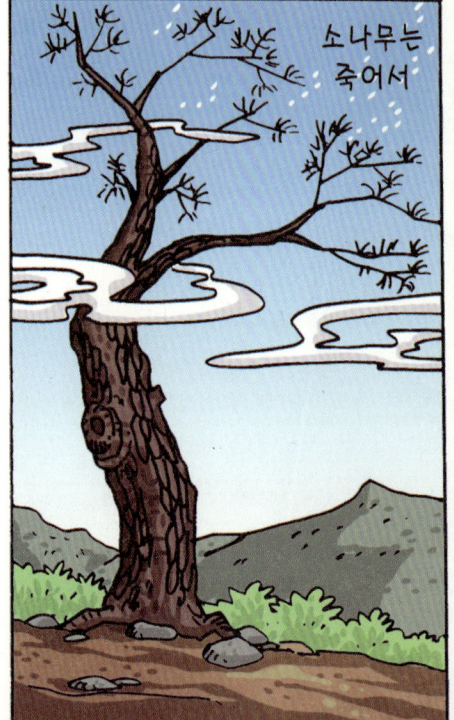
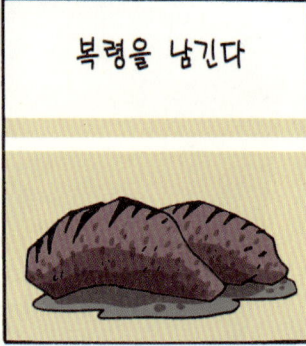
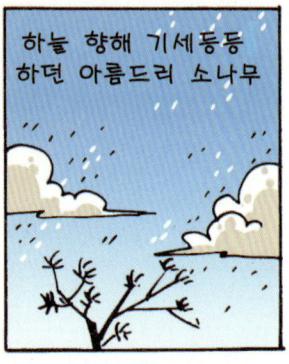
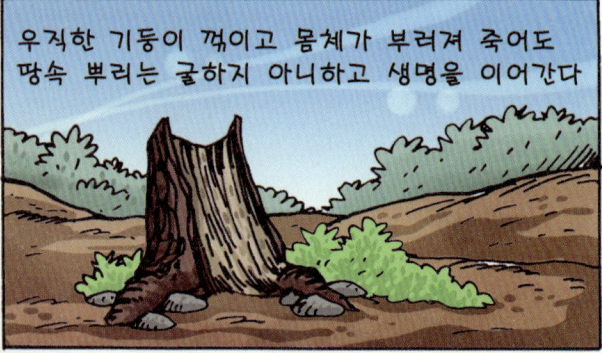
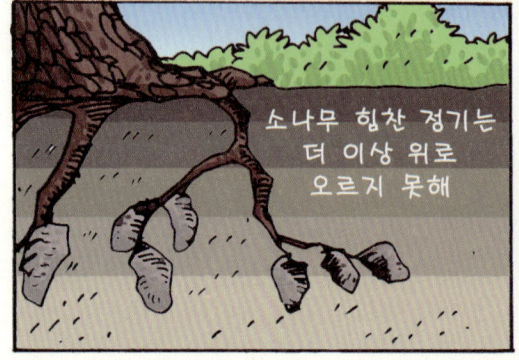

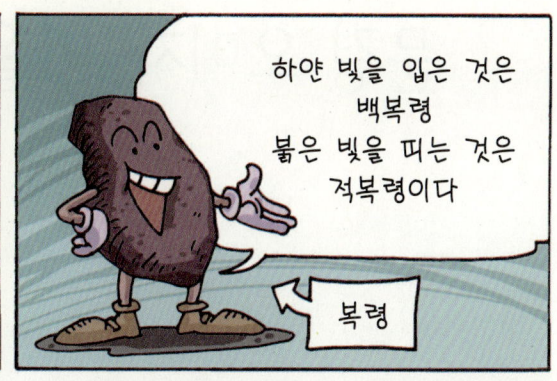
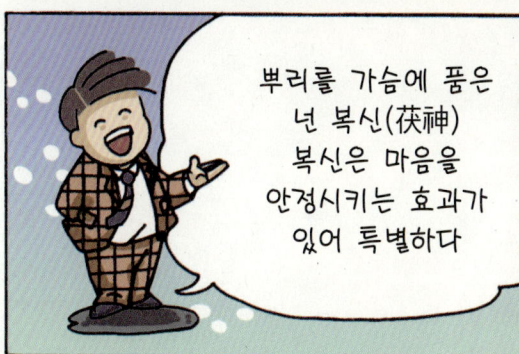
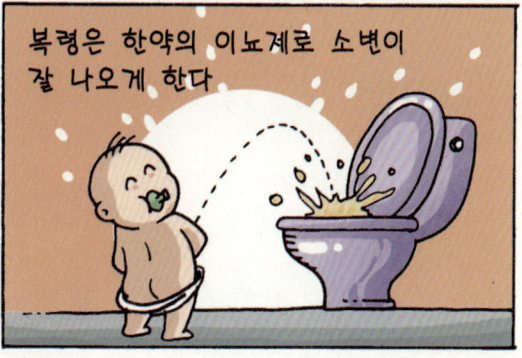
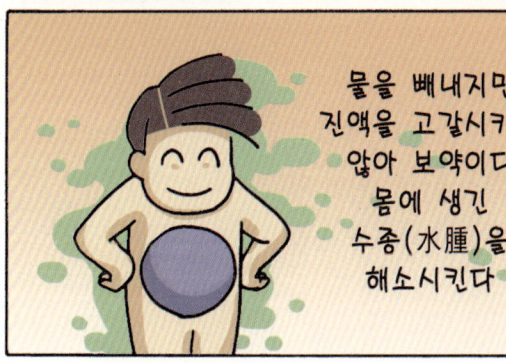
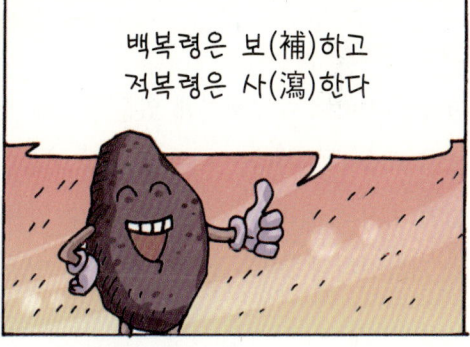
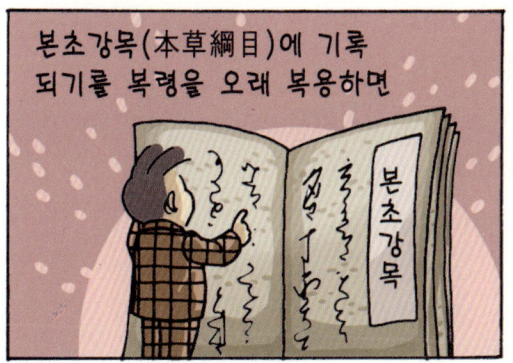
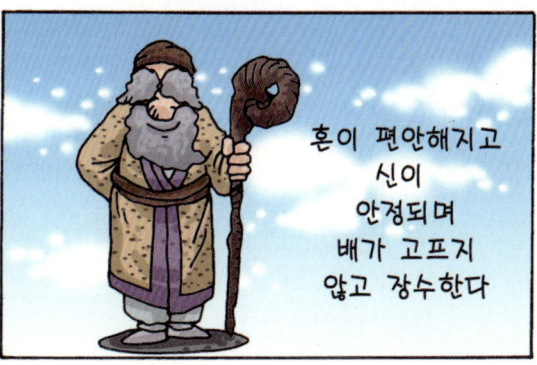

문경 오미자 마을 06

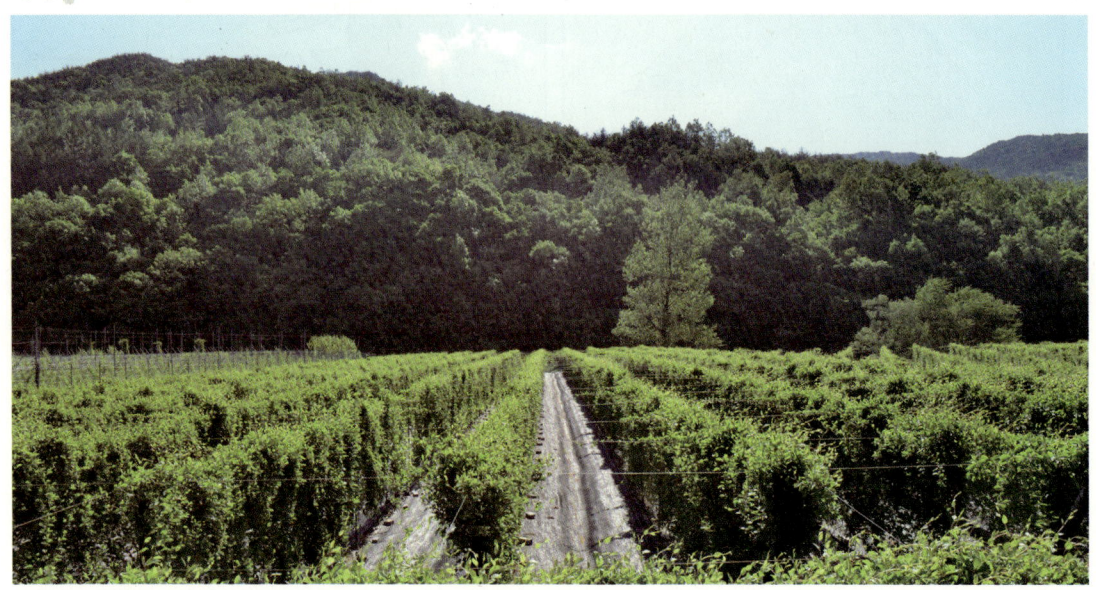

오미자 꽃에 취하다

한약장 서랍에 시무룩하게 있는 검붉은 여인 오미자五味子… 쭈글쭈글한 모습이 미자라는 이름과 전혀 어울리지 않았다. 5월이 되면 이번엔 미자의 예쁜 얼굴을 직접 볼 수 있을 거야. 중순이 되기를 손꼽아 기다렸더니 5월은 정말로 빨리 다가왔다.

경북 문경시 점촌행 야간 마지막 고속버스에 몸을 실었다. 문경시 동로면이 오미자 재배로 유명하다기에 훌쩍 떠난 것이다. 아는 사람 하나도 없는 낯선 곳이라 불안하지만 기대감이 앞섰다. 금상첨화로 까만 치마를 입은 아가씨가 옆자리에 앉으니 기분마저 좋다. 들나귀처럼 돌아다니는 것을 싫어하는 아내 얼굴이 갑자기 떠오른다.

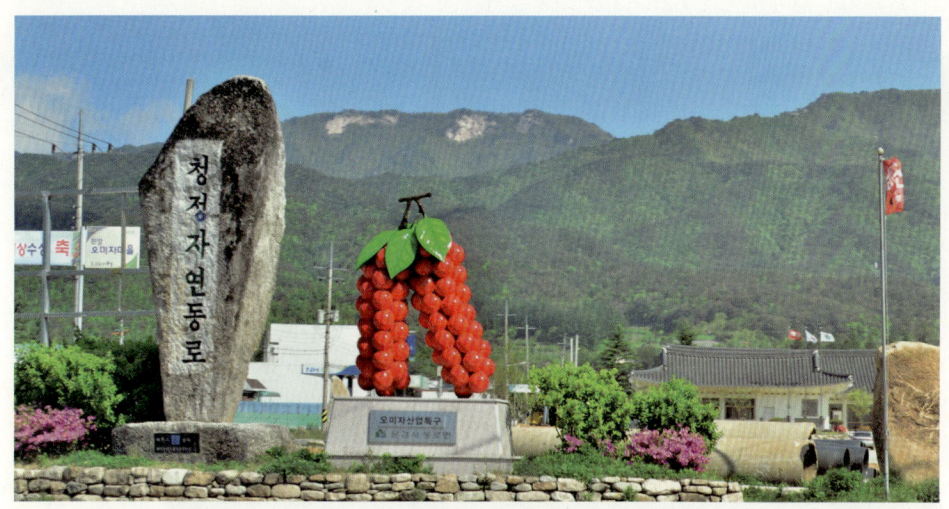

옆자리 아가씨는 문경 시내 간호학과 졸업반 학생이었다. 집은 점촌인데 서울에서 어학시험 치고 내려가는 길이란다. 자기네 친척집도 오미자를 재배하고 있단다. 정말 문경은 오미자로 유명한가 보다. 이야기를 나누다 보니 어느새 점촌 터미널이다. 서울서 점촌까지는 생각보다 가깝게 느껴졌다. 시골이라 모텔에 방이 있으리라 여긴 것은 잘못이었다. 문경에서 열린 행사로 이곳까지 방이 동난 것이다. 주룩주룩 내리는 비를 피해 돌아보았지만 빈방이 없다. 겨우겨우 수소문하여 허름한 모텔에서 하룻밤을 지냈다. 찬란한 햇살에 잠이 깨었다. 모텔 이름을 보고는 피식 웃었다. 러브모텔…

외딴 마을에서 오미자밭을 보려면 어디로 갈까? 운행시간표를 요리조리 보고는 동로행 시외버스에 올랐다. 젊은이는 없고 할머니들만 몇 분 버스를 듬성듬성 채운다. 함께 탑승한 할머니한테 오미자 농사짓느냐고 물었더니, 동로면에는 모두 대부분 오미자를 재배하고 있단다. 그렇다면 할머니네 오미자밭에 가서 사진을 좀 찍고 싶다니까, 할아버지한테 물어보겠다면서 전화를 하셨다. 할아버지는 오늘 어딜 가야 한다며 손님 데리고 오지 말라고 한다. 갑자기 어디로 가

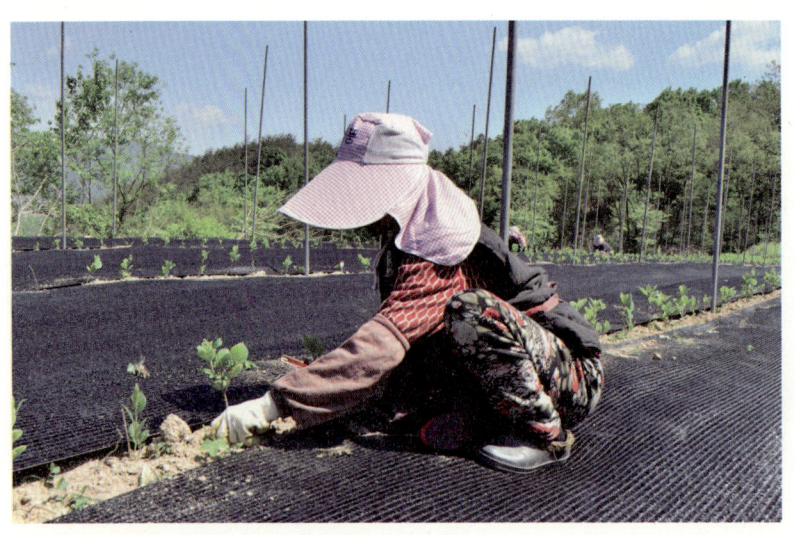

야 할지 난감해졌다. 할머니한테 누구네가 오미자 농사 많이 짓느냐고 물었더니, 이젠하우스를 찾아가라고 일러주셨다. 이젠하우스? 이름이 이상하다. 마치 건축회사 같다.

인터넷에서 검색하니 바로 나온다. 전화를 걸어 보았더니, 오늘은 공휴일이라 회사가 쉰단다. 사장님 연락처를 겨우 알아내어 전화를 했더니 받으신다. 이젠하우스가 재배하는 오미자밭을 찾아가 사진을 찍고 싶다고 했더니, 초면에 약속도 없는지라 당황하는 목소리가 분명하였지만 오미자꽃을 찍으려는 내 마음을 이해하신 듯 오라고 하셨다. 오미자밭이 산기슭에 있어 걸어갈 수 없으니 차로 태우러 오겠다며, 호수 지나 수평리에서 내려서 기다리란다. 드디어 눈앞에 아름다운 호수가 나타났는데 어마어마하게 크다.

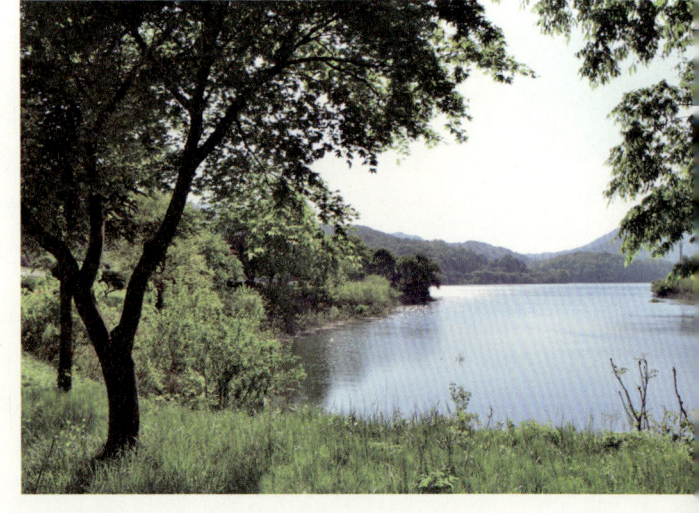

굽이굽이 도는 호수를 따라 숲이 우거지고 예쁜 꽃이 피어 있다. 물도 풍부하고

54 본초여행

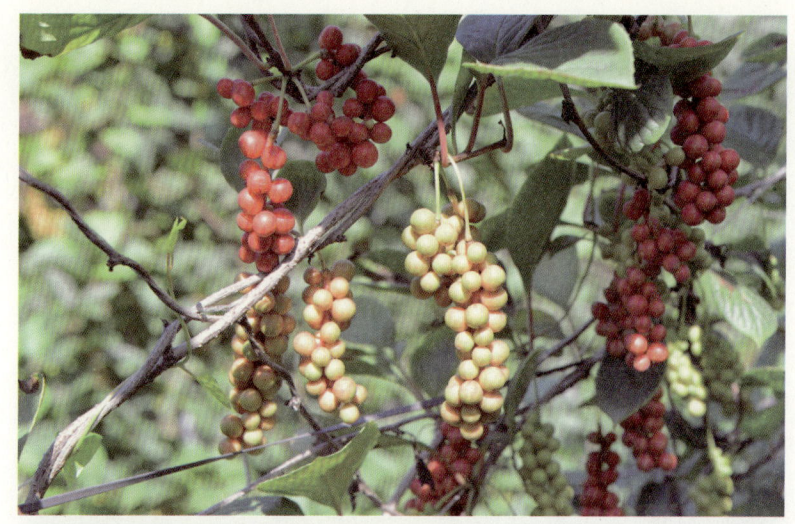

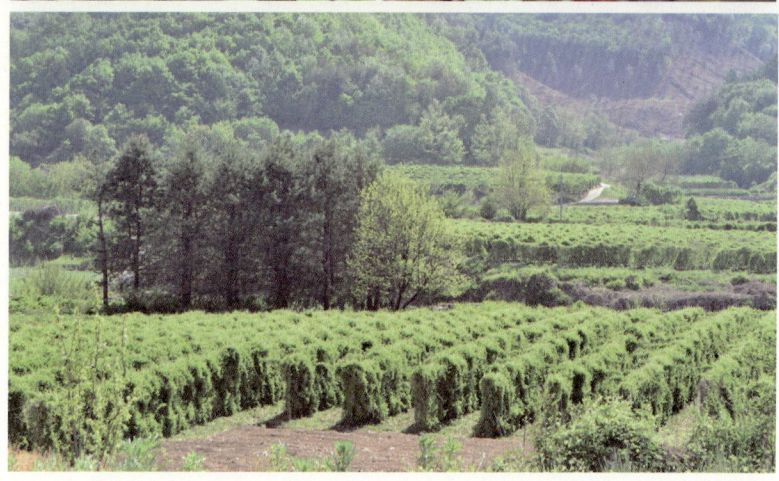

메기·꺽지·피라미·잉어·붕어·쏘가리들이 노닐 듯하니, 피서객들뿐 아니라 강태공들에겐 구미가 당길 만한 명소로 보였다. 이런 저런 생각을 하다 보니 벌써 호수가 끝나는 지점이다. 수평리 정거장이다. 이정표에는 '무라이마을'이라고 씌어 있다. 무라이? 사무라이? 일제시대 일본사람들이 살던 마을일까? 전화벨이 울린다. 아, 이젠하우스 사장님이 승용차로 오셨다. 처음 뵙는 분인데 성품이 온화하고 서로 이야기가 잘 통할 듯싶었다. 그분은 여행 가이드가 명소를 안내하듯 재미있게 이야기를 들려주었다. 무라이마을이라는 동네 이름이 특이하다고 했더니 유래를 알려준다. 수평리水坪里는 물이 평평하게 차 있는 마을임을 의미한단다. 원래 40가구 정도가 살았는데 1989년 경천 댐이 생기면서 마을이 수몰되고 말았단다. 호수를 배경으로 산기슭 아래 오미자밭이 나타난다. 푸른 들판에 오미자밭이 포도덩굴 우거지듯 펼쳐져 있다.

밭에 들어가 보니 오미자가 싱그럽게 자라고 있었다. 처음 보는 오미자 농장. 내 키보다 더 크게 나란히 담을 이루고 있었다. 풍성히 자라는 오미자를 보며 감탄하는 나에게 이젠하우스 사장님은 더 높은 곳으로 가자고 재촉한다. 높은 산기슭에서 자란 오미자는 일교차가 커서 맛도 더 좋단다.

오미자밭 뒤로 전개된 멋진 천주산이 인상적이다. 붕어가 입을 벌리고 오물거리는 형태를 하고 있다. 우뚝 선 것이 하늘에서 내린 기둥

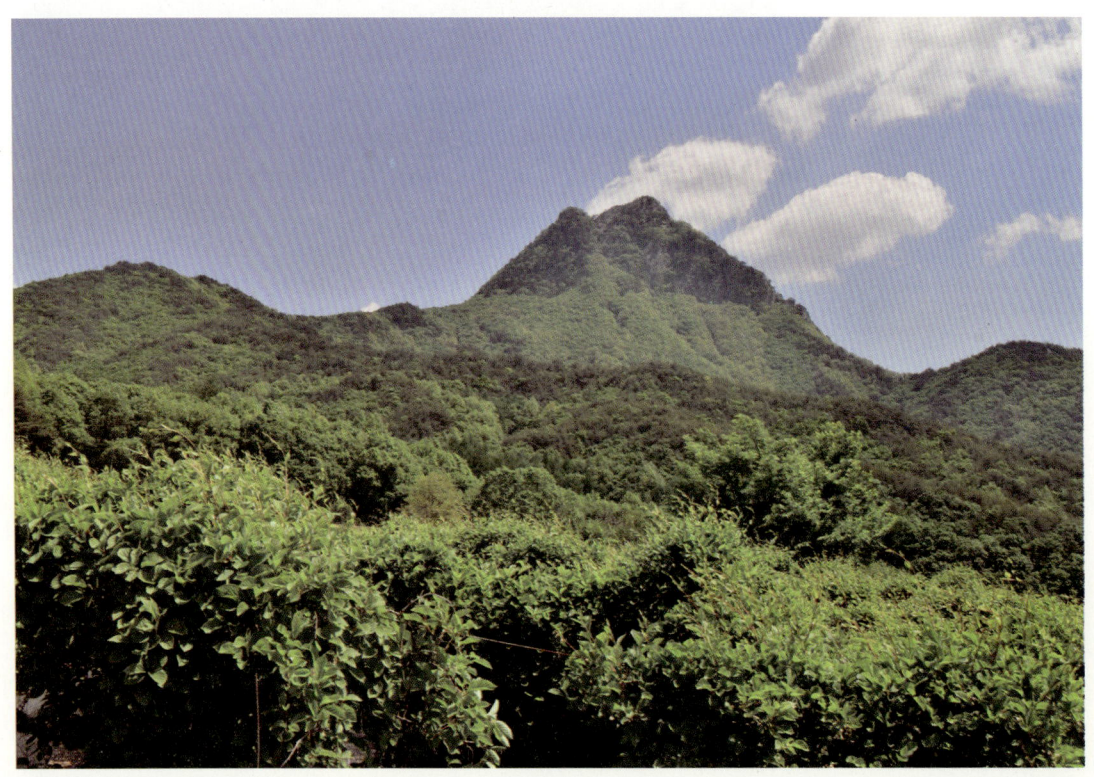

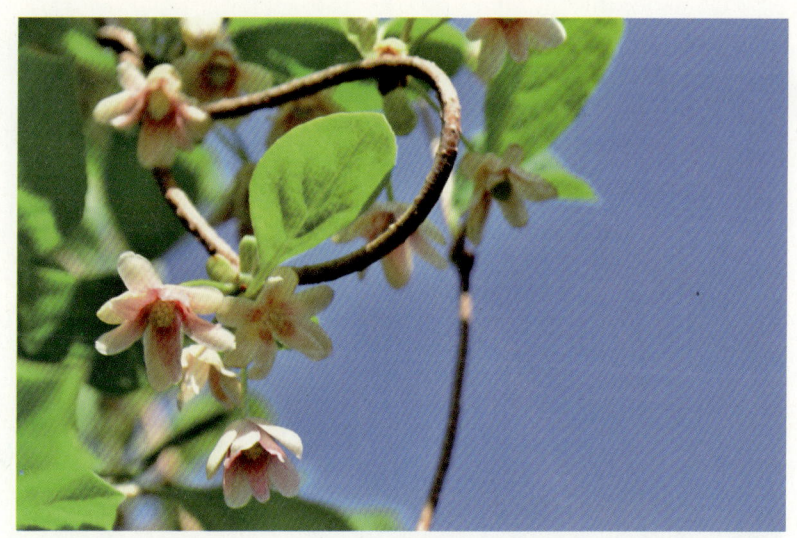

처럼 보였다. 산중턱 비스듬한 경사에 오미자밭이 광활하게 펼쳐져 있다. 오미자 덩굴이 하늘을 향해 뻗쳐오르다 줄을 타고 꿈틀거린다. 암꽃과 수꽃들이 방긋 웃으며 하얗고 예쁜 얼굴을 자랑하고 있다. 오미자나무는 암수꽃이 한 나무에 동시에 피는 식물인데, 바람이 불면 서로 부대끼면서 자연스럽게 수정이 이루어진다. 꽃잎 속은 발그스레하고 연둣빛 알갱이가 오밀조밀 뭉쳐 있다. 아, 이런 알갱이를 품은 것이 암꽃들이구나. 다른 꽃도 살펴보았다. 수꽃들이다. 꽃이 피었지만 알갱이들이 보이지 않는다. 암꽃아, 많이많이 피어라.

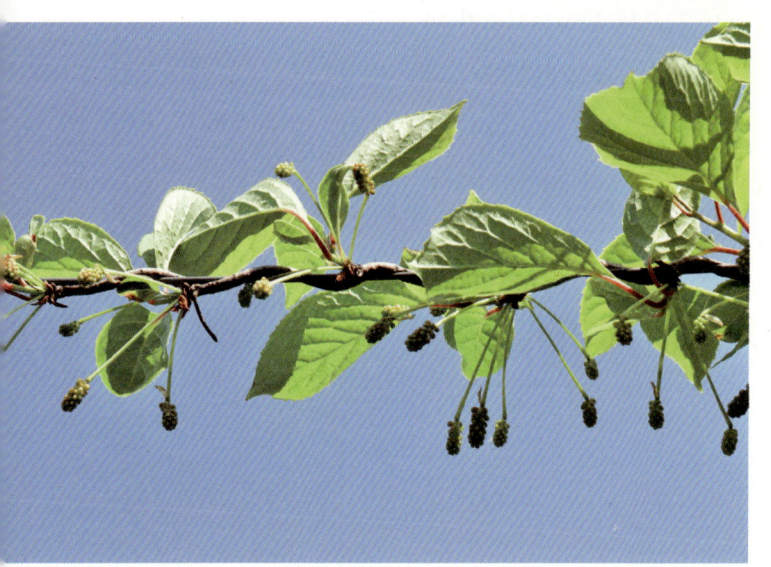

수꽃 피면 열매 없고 암꽃 피면 열매 넘친다. 꽃잎 속에 몽실몽실 모여 있는 파란 암꽃 알갱이마다 오순도순 이야기 나누며 붉은 열매의 꿈을 꾸고 있다. 나도 모르게 절로 콧노래가 나왔다. 맞아, 한약장 서랍에 쭈그리

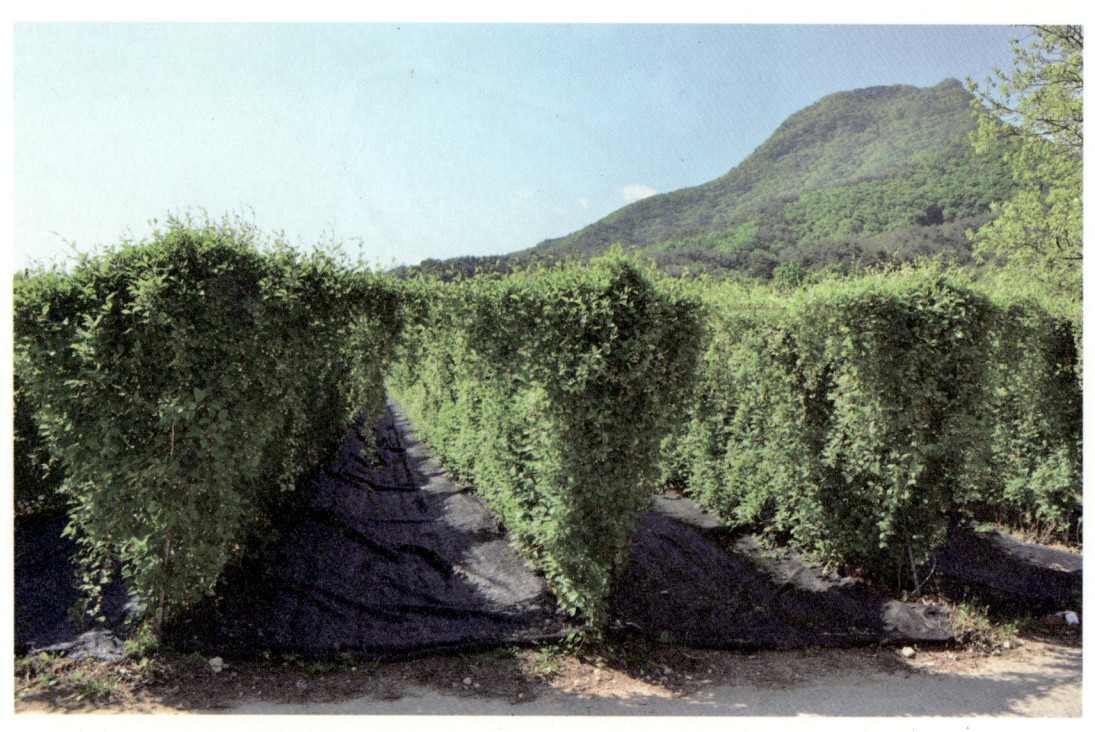

고 있던 오미자의 원래 모습이 이거야. 이렇게 예쁜 아가씨를 답답한 공간 속에 가두어 놓았다니.

파란 하늘 아래 바람이 살랑거리자 오미자 꽃향기가 기분 좋게 콧속으로 들어왔다. 꽃향기에 취해 눈을 지그시 감으니 황홀하다. 긴 머리 아름다운 여인의 모습이 아른거린다. 샤워하고 금방 욕실에서 나온 듯하다. 촉촉한 머리카락에서 풍기는 상큼한 샴푸 향기 같다. 누가 이 향기를 느껴 보았을까? 오미자 꽃향기가 이렇게 상큼한 줄 누가 알까?
오미자 향기에 취해 시간 가는 줄 모르고 있다가, 더 오래 햇빛이 드는 오미자밭으로 이동하였다. 브이(V)자로 세워놓은 기둥이 터널을 이루었다. 오미자가 더 잘 자라고 있었다. 땅 가까이에는 꽃이 거의 없고 이파리들만 무성하게 그늘을 이루고 있다. 울타리 위쪽에 열매가 보인다. 꽃이 지고 난 자리에 파란 알갱이들이 작은 오디송이처럼 오밀조밀 매달려 싱그럽게 자라고 있었다.

문경을 떠나오며 오미자가 익어 가는 모습을 상상했다. 여름이면 파랗던 알갱이들이 노르스름하게 커지고, 가을이 되면 빨간 구슬처럼 탐스럽게 영글어 가겠지. 빨갛게 익은 오미자 열매를 머릿속에 떠올리자, 갑자기 신맛이 느껴지면서 입안에 침이 고이기 시작했다.

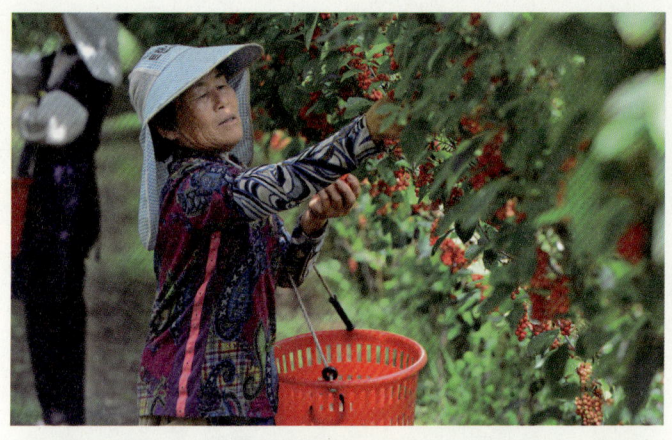

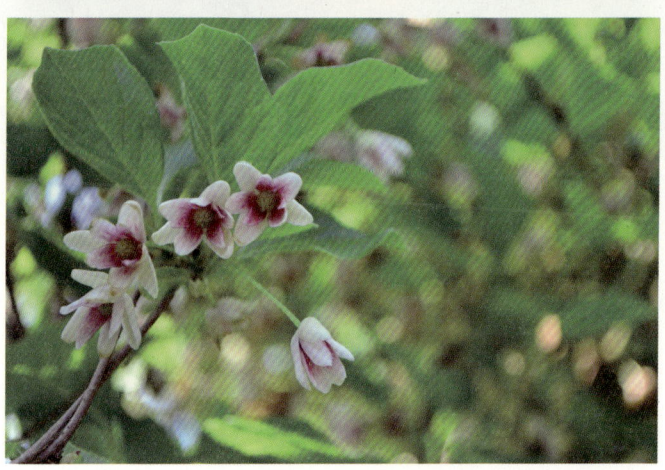

오미자[07]

五味子
Schisandra chinensis

폐와 간을 지켜주는 붉은 군자

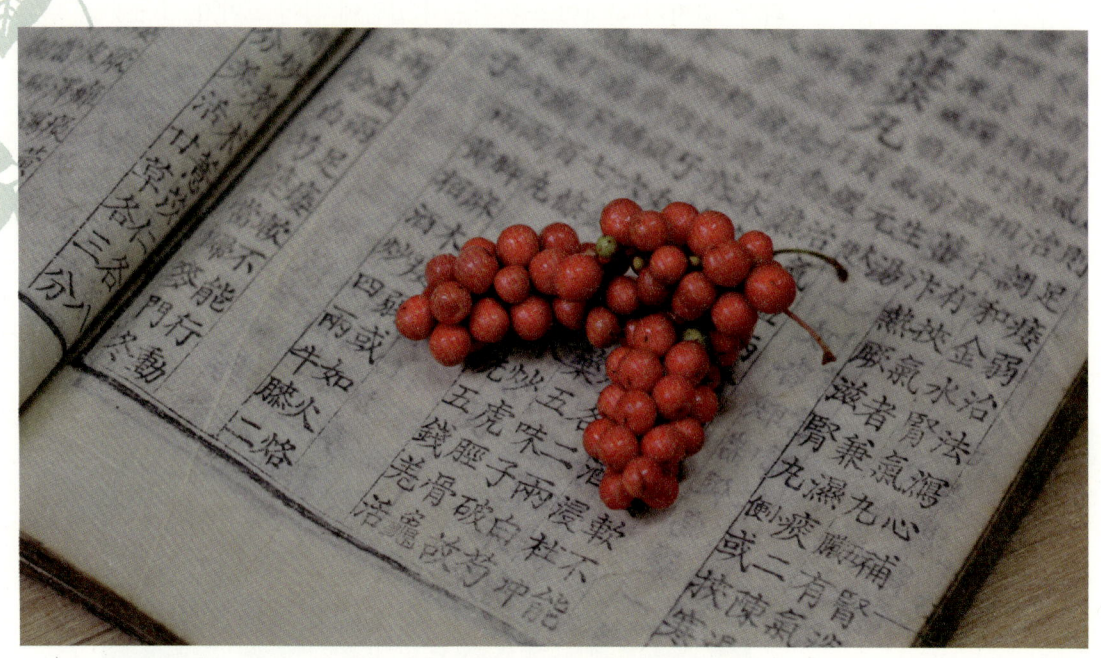

오미자의 꽃말은 '다시 만납시다'. See You Again
발그스레한 아가씨. 예쁘니까 '미자'라 부르면 어떨까?
아름다울 미美가 아니라 맛 미味.
다섯 가지 맛을 간직했으니 오미자五味子.
달콤한 맛甘(달감)은 껍질에,
신맛酸(실산)은 육질에 간직하고,

생태·채취

5~6월에 노란빛이 감도는 흰 꽃이 피고 꽃이 진 자리에 오디송이 같은 열매가 맺힌다.
9월에 빨갛게 익은 열매를 수확한다.

맛과 성질

신맛 · 단맛 · 매운맛 · 쓴맛 · 짠맛 모두 있지만 신맛이 가장 강하게 느껴진다.
따뜻하고 모으고 거두어들이는 성질이 있다.

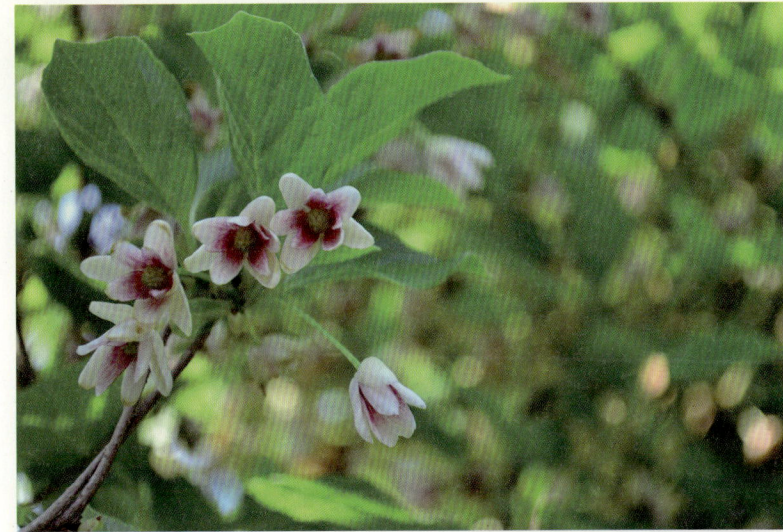

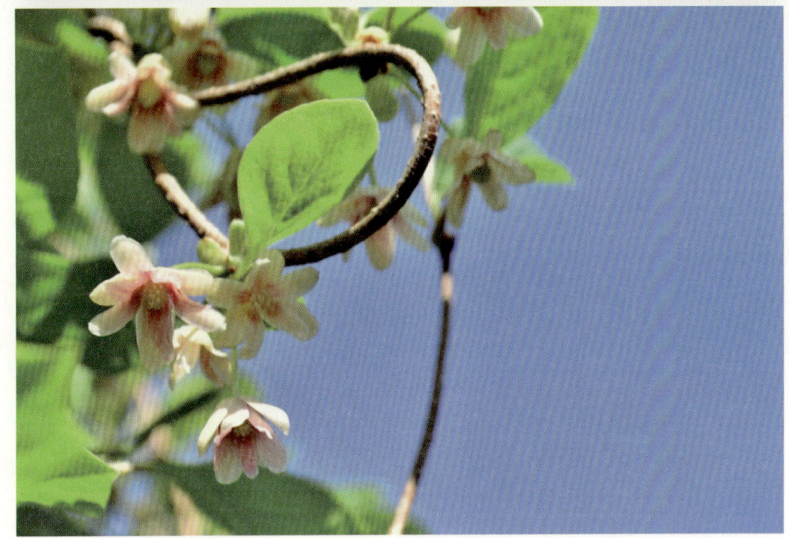

맵고辛(매울신) 쓰고苦(쓸고) 짠맛鹹(짤함)은 씨앗에 감추어두었네.
가장 인상적인 맛은 신맛이군.
한두 가지 맛도 알아내기 어려운데,
시고, 달고, 맵고, 쓰고, 짠 다섯 가지 맛 다 느끼고 찾아낸다면
당신이야말로 맛의 달인.

조선시대 선비 이행李荇(1478~1534), 그는 오미자에 대해 다음과 같은 시를 지었다.

덩굴로 바위 구멍에 붙어 자라는데
색깔·향기·맛 세 가지가 훌륭하여라.
색깔은 청색·황색·자색으로 바뀌고
맛은 다섯 가지를 모두 갖추었구나.
바람이 지나가면 은은한 향기이니
이런 까닭에 이것이 귀중한 것이지.
『용재집』 중에서

오미자꽃 향기를 맡아 보았는가? 그렇지 않다면 꽃향기에 대하여 말하지 말라. 그만큼 오미자꽃 향기는 상큼하고 특별하다.

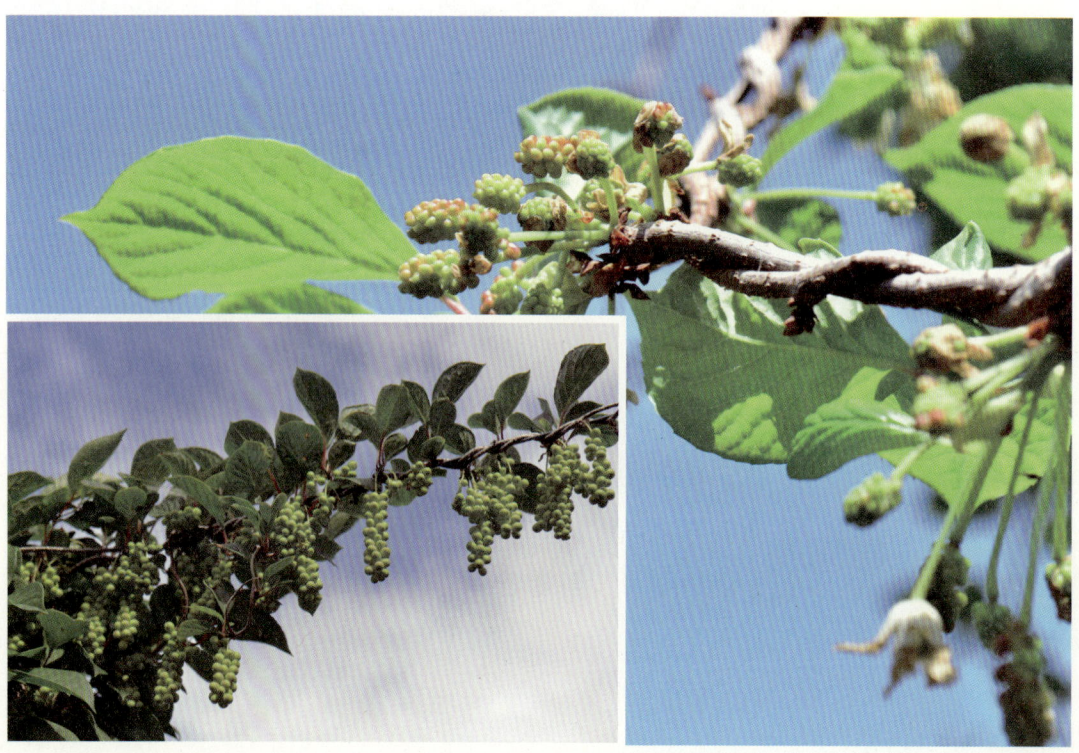

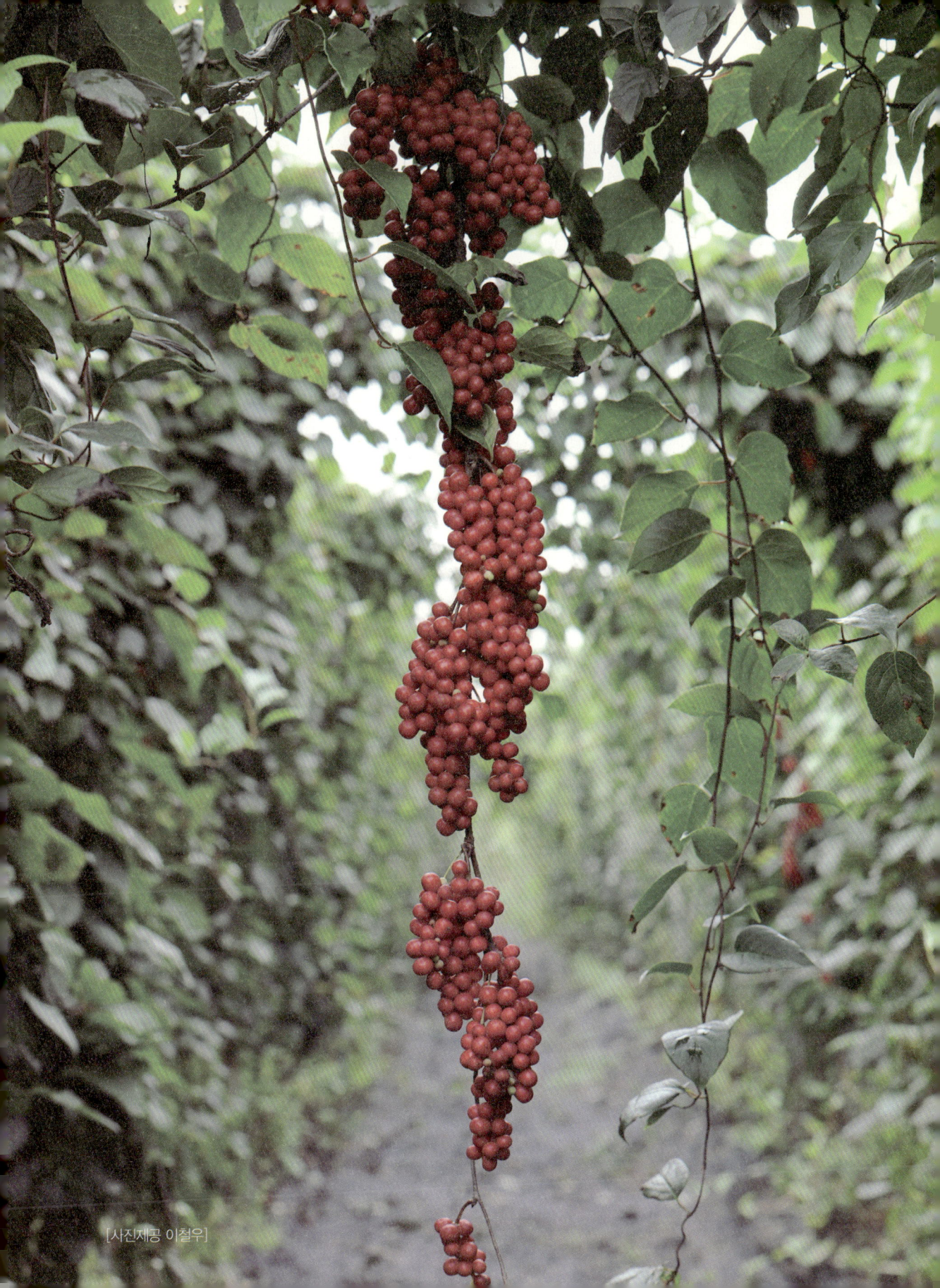

[사진제공 이철우]

오미자는 잎에서 열매까지 하나도 버릴 것이 없다. 잎은 어릴 때 채취하여 데쳐서 말려 나물로 활용하고, 줄기는 우려서 두부를 만들 때 간수로 활용한다. 또 줄기에서 우러난 물로 머리를 감으면 모발이 윤택해진다. 그러나 역시 가장 많이 활용되는 부위는 열매다.

오미자 열매는 간기능 개선과 항염증 작용 및 피부보호에 효과가 있다.

오미자 열매 속에는 어떤 물질이 들어 있을까?
달콤한 당분이 에너지를 만들고, 신 유기산들은 새콤한 맛으로 입맛을 돋운다. 오미자의 지표성분인 시잔드린은 간기능 개선에 효과가 있다. 또 다른 중요물질인 고미신은 항염증 작용과 피부보호 효과가 있다. 시잔드린을 바탕으로 개발된 간장약이 바로 디디비^{DDB}이다. 디디비는 간기능 검사수치$^{GOT, GPT}$를 정상화시킨다. 실제로 현대의학에서 B형 간염치료제로 널리 사용된다.

이젠 오미자를 한의학적 관점에서 보자. 오미자는 옛 의서에 오래

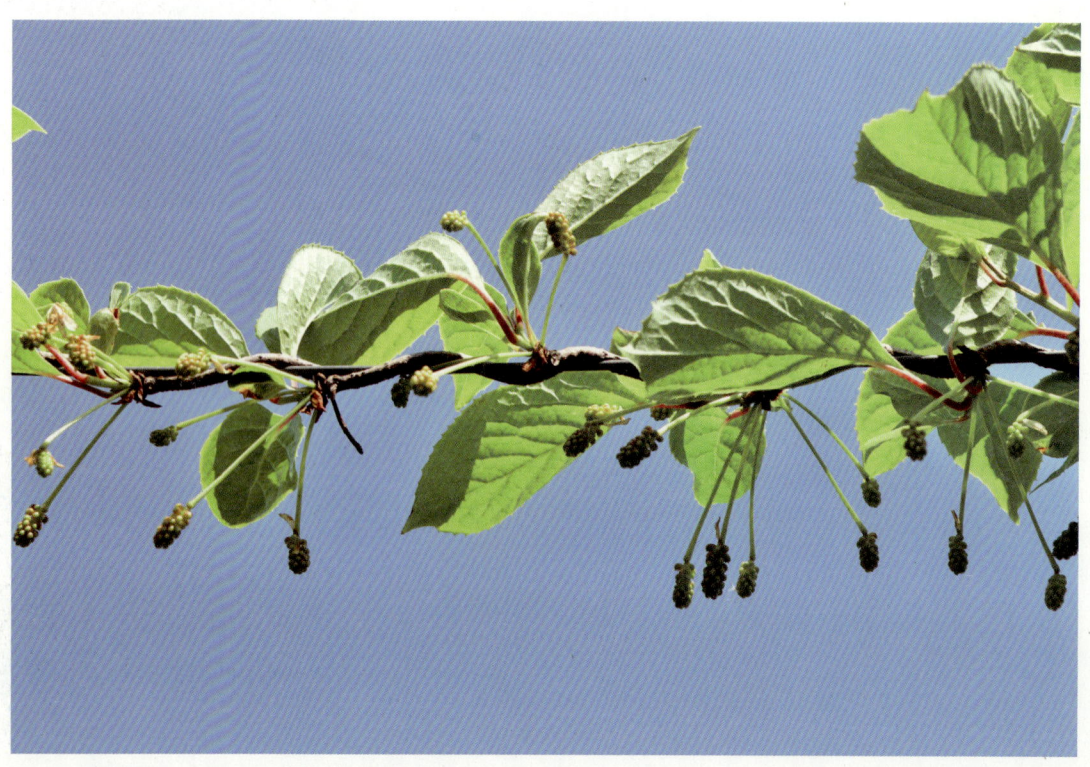

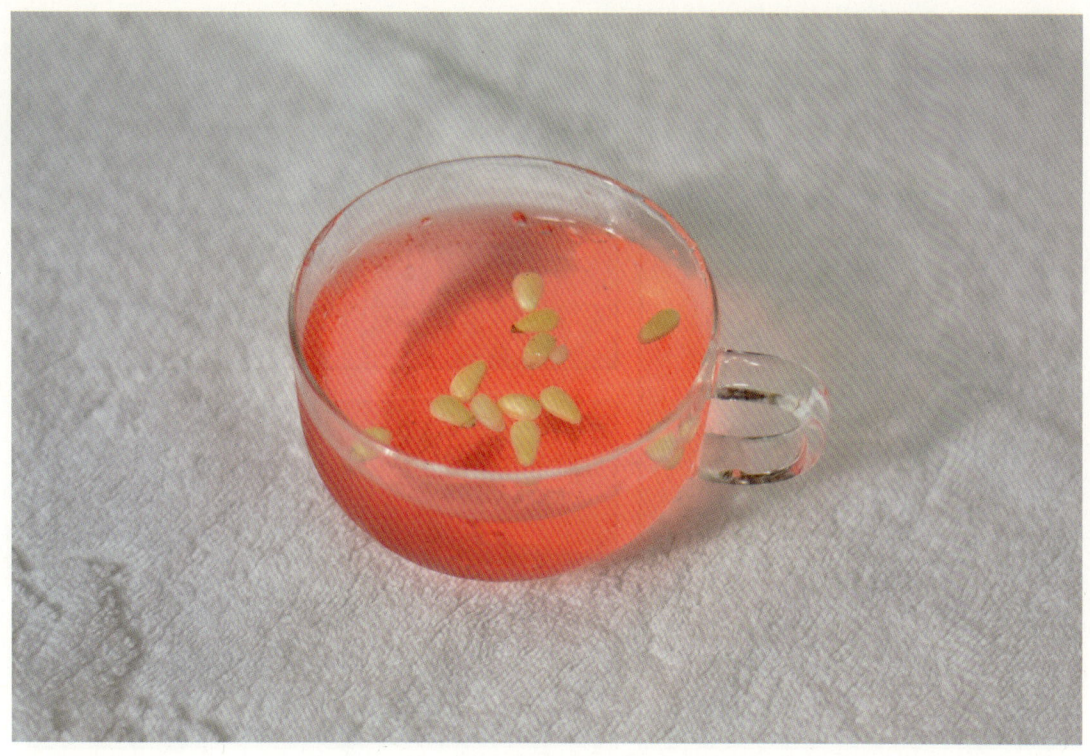

오미자는 오래된 기침을 낫게 하고, 진액을 보충하고, 간을 살려준다.

전부터 기록되어 왔다. 오미자의 성질은 산온酸溫, 즉 신맛에 따뜻하다. 귀경歸經(한약이 선택적으로 작용하는 장부와 경락)은 폐肺와 신腎이다. 오미자는 소모되고, 흩어진 폐금肺金을 수렴하고 고갈된 신수腎水를 길러주어 진액을 보충한다. 그러므로 위로는 폐를 보하여 기침을 멎게 하고 아래로는 신을 보해 갈증을 가라앉힌다.

오미자의 신맛은 간목肝木을 수렴收斂(거둬들이고 붙잡아둠)한다. 또한 고삽固澁(빠져나가는 것을 막음)한다. 즉, 수분을 포함한 체액(정액과 소변)이 빠져나가는 것을 막는다. 조루·유정·몽정·요실금에 응용할 수 있다.

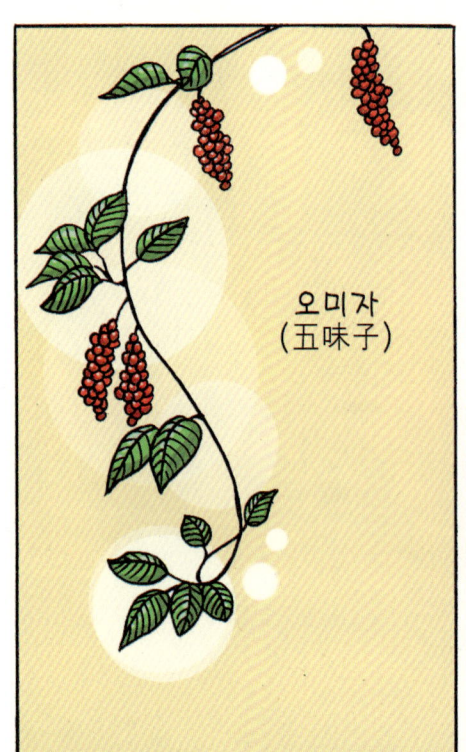
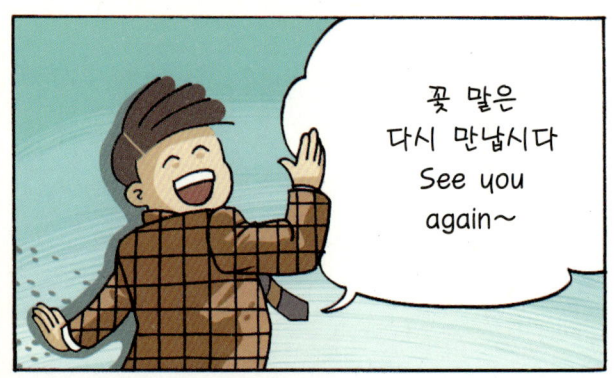
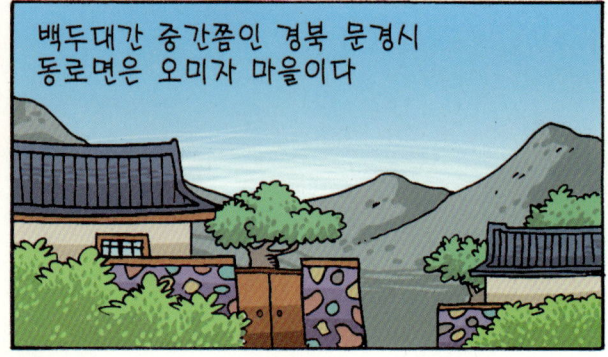
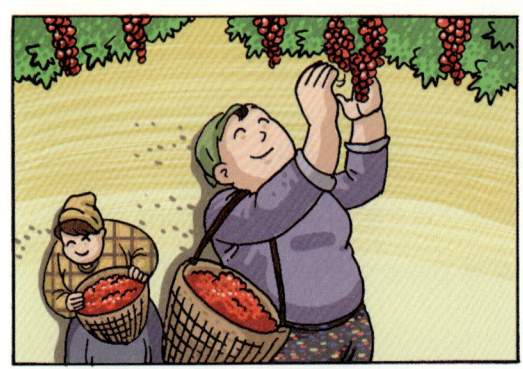
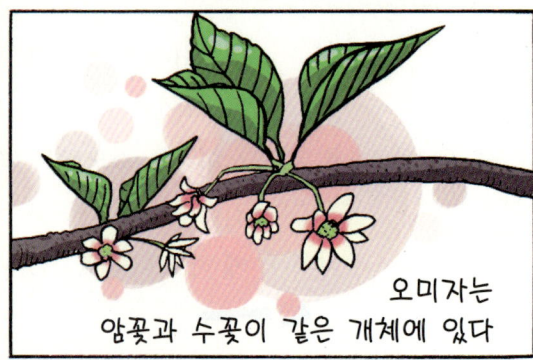
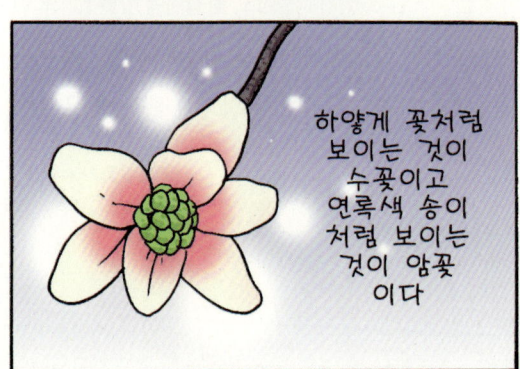
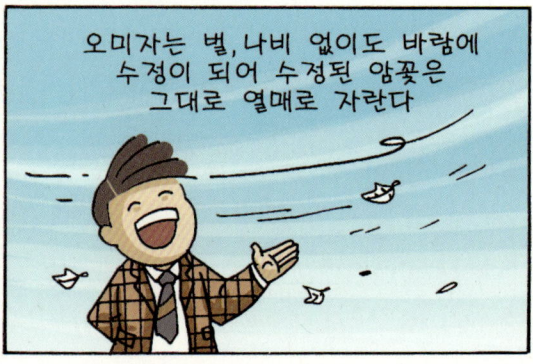

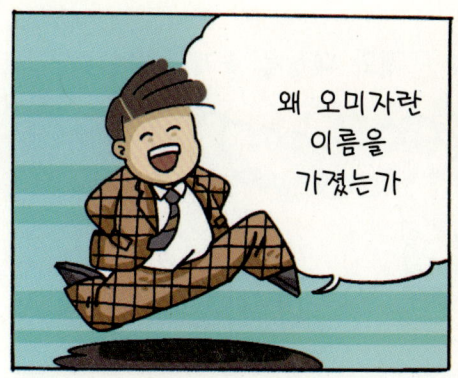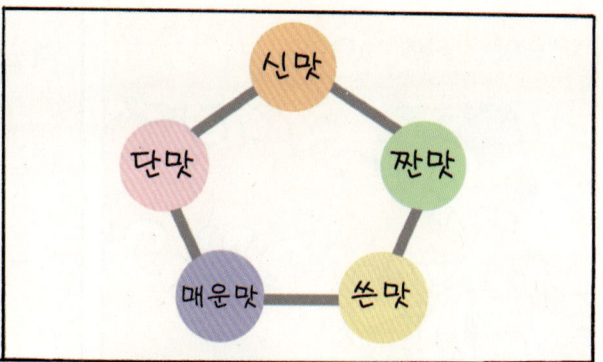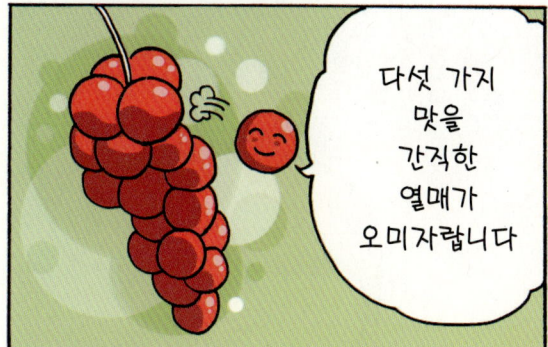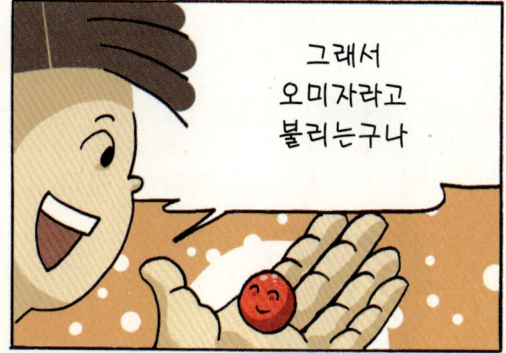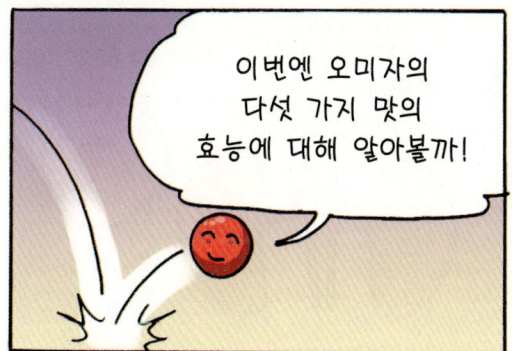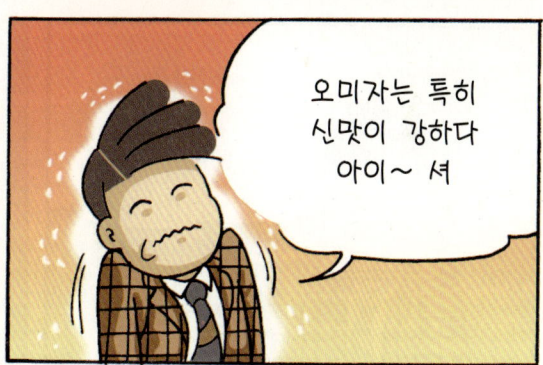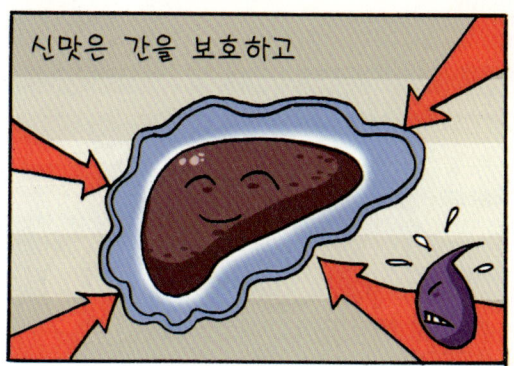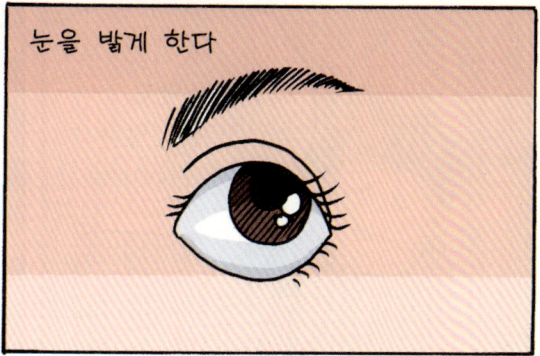

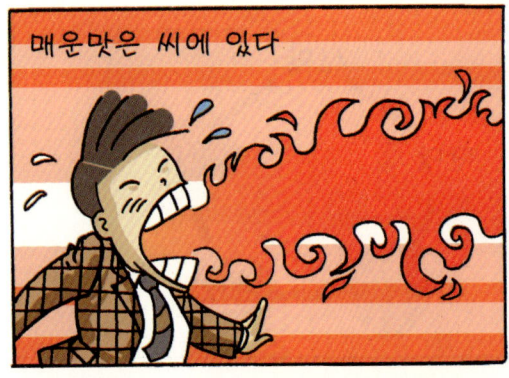
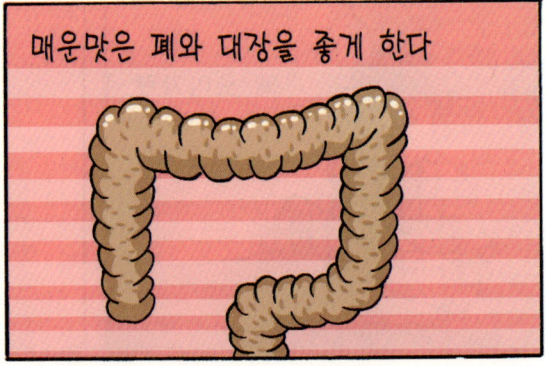
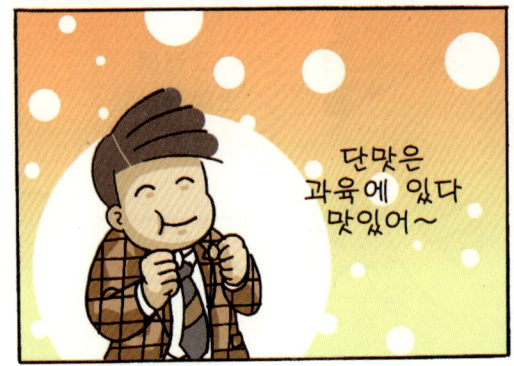
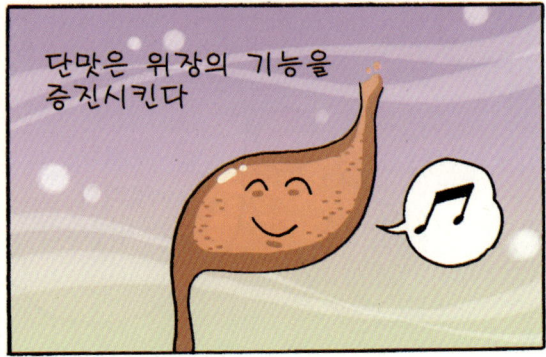
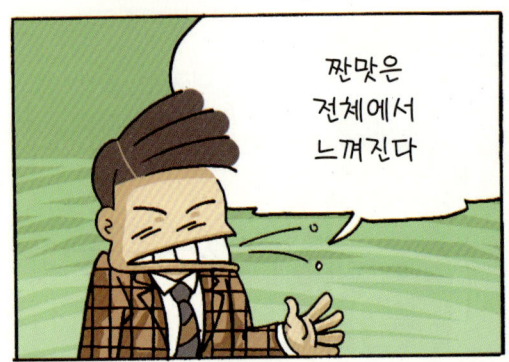
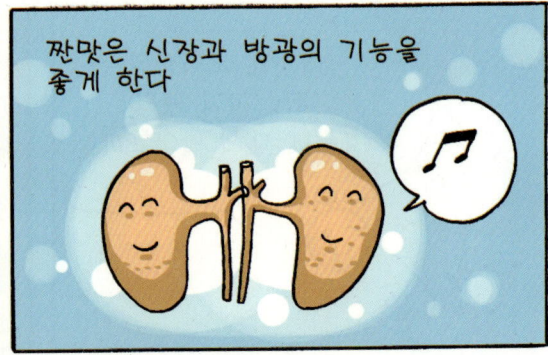
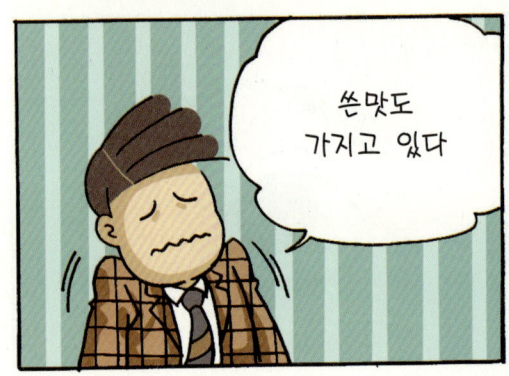
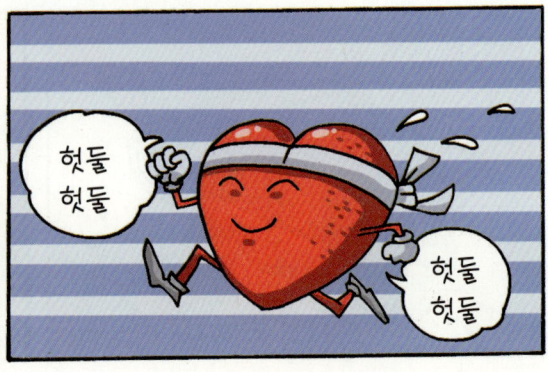

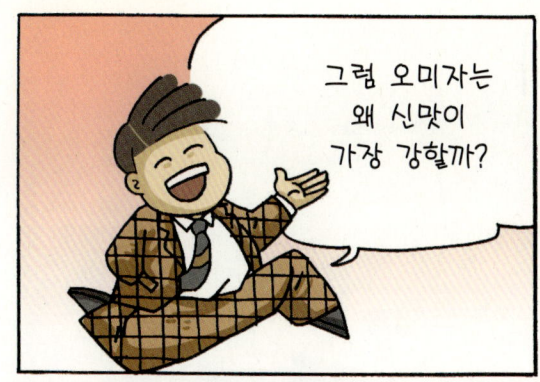
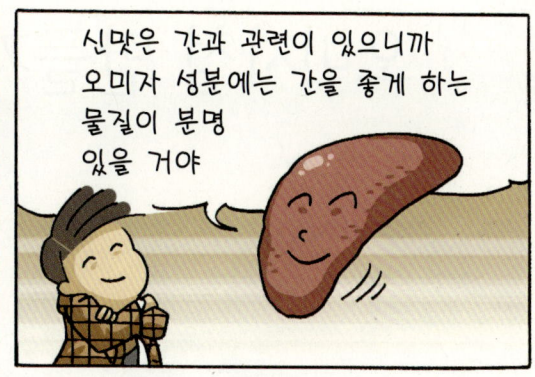
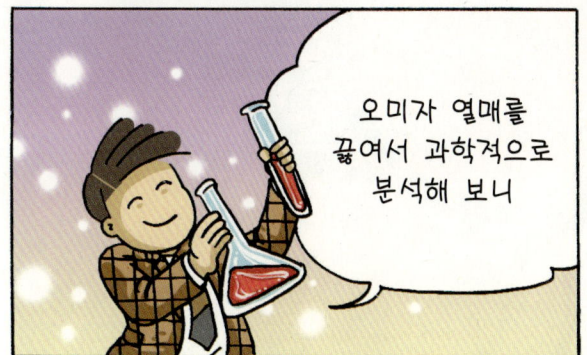
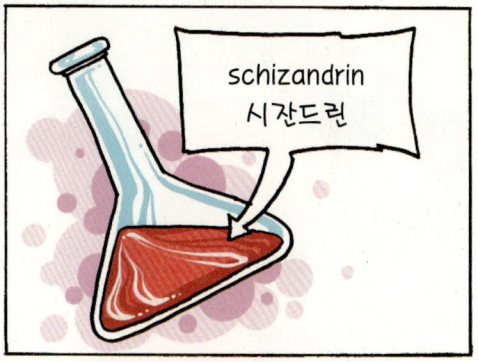
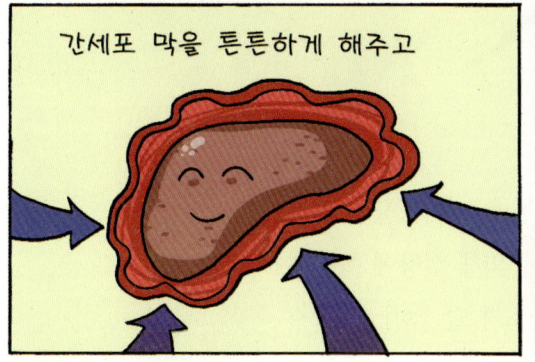
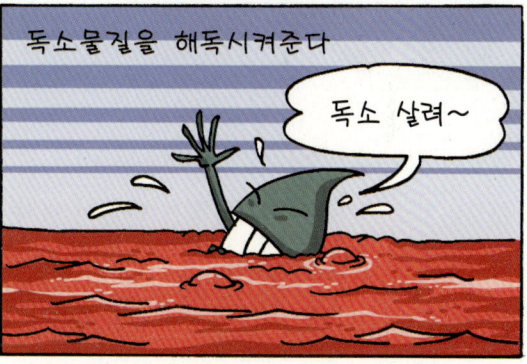
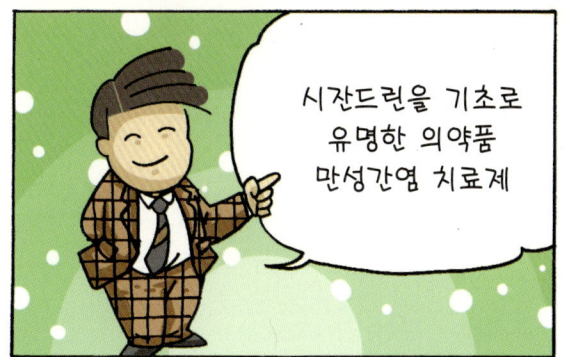
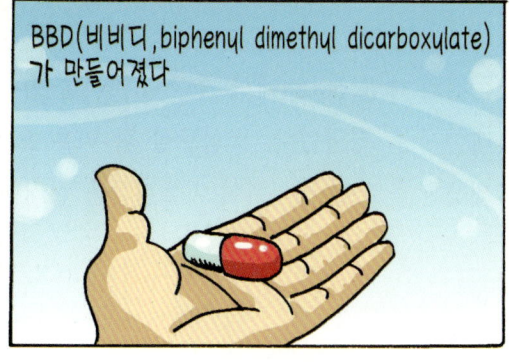

오미자청 만들기[08]

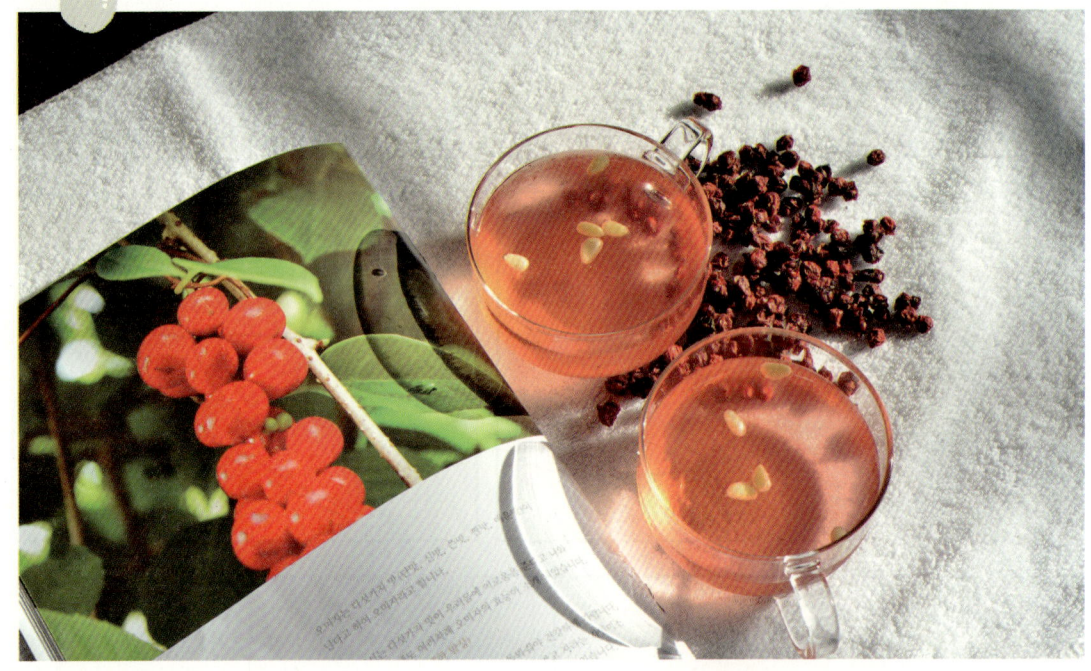

집에서 만든 홈메이드 오미자청.
햇오미자로 맛있는 오미자청을 만들어 보자. 발효는 미생물에 의해 화학작용이 진행된 것이고, 청은 삼투압 작용에 의해 설탕에 녹아내린 것이다. 오미자를 담근 진한 설탕액에는 산소가 잘 녹지 않아 소금과 식초 못지않게 부패되는 것을 방지한다.

문경의 해발 600m에서 자란 오미자들이다. 와, 잘 익었다. 발그스레하게 잘 영글었다. 토실토실 잘 익은 오미자 열매들만 선별한다. 깨끗한 물로 잘 세척하여 이물질들을 걸러낸다.

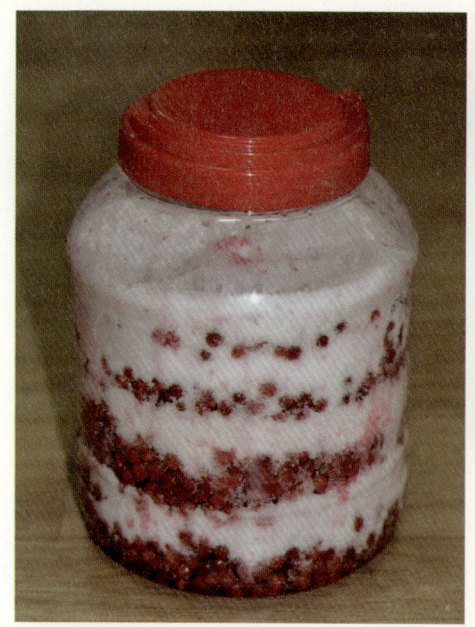

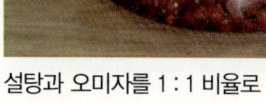

설탕과 오미자를 1:1 비율로 담은 용기

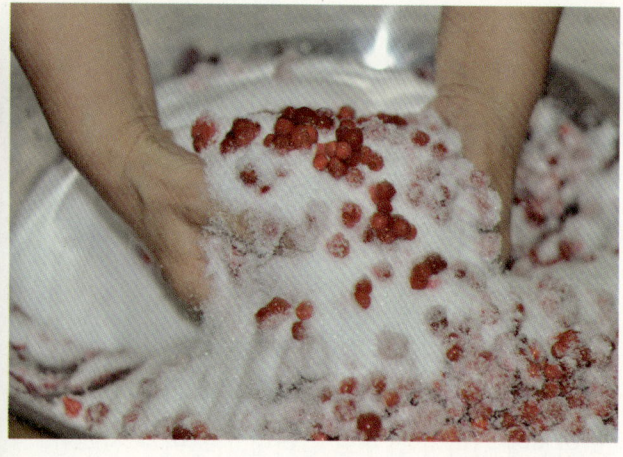

설탕과 오미자를 1 대 1 비율로 용기에 담는다. 맨 아래에 오미자 열매를 가지런하게 깔아 놓고 설탕을 뿌려서 오미자층 위에 설탕층을 만든다.

이렇게 몇 번 하면 오미자와 설탕이 층을 이룬다.(또 다른 방법으로 아예 설탕과 오미자 열매를 널따란 용기에 담아 김치 양념 버무리듯 섞는다.) 이때 가득 넣지 말고 용기의 4분의 3 정도만 채운다.

뚜껑을 밀봉하고 더 이상 공기가 들어가지 않게 한다. 하루 지나고 보면 설탕은 가라앉고 오미자는 위에 있다. 매일 한두 번씩 용기를 굴리고 흔들어서 잘 섞이게 한다.

매일 한두 번씩 용기를 굴리고 흔들어서 잘 섞이게 한다.

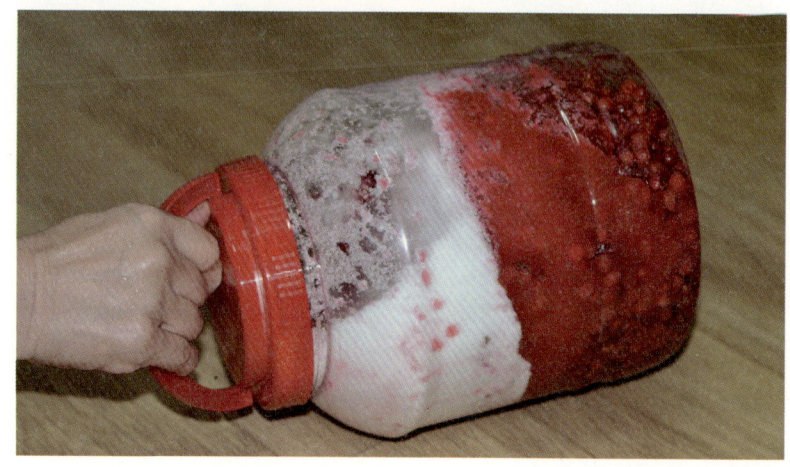

08. 오미자청 만들기

얼마 지나면 오미자 열매에서 나온 액이 설탕에 녹아 아래로 모이고 그 위에 오미자 열매들이 둥둥 떠오른다. 삼투압 작용에 의해 과일 속 물질들이 빠져나와 설탕에 녹으면서 진한 오미자청이 만들어지는 것이다. 약 15~30일 정도면 열매 속 물질이 완전히 빠져나온다. 오미자 열매는 탱탱볼처럼 팽팽해진다. 진액이 빠져나와 설탕 속에 녹아든 것이다. 한 달 이상 지나면 발효가 진행되므로, 그 이전에 건더기를 채로 걸러내고 오미자 진액만 분리시킨다. 이렇게 분리된 진하고 걸쭉한 붉은 액체가 오미자청이다. 오미자청을 오랫동안 즐기려면 살짝 끓인 후 냉장 보관한다.

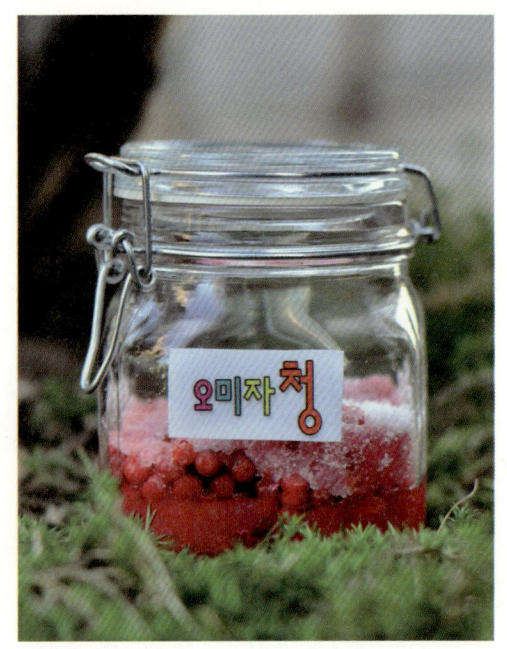

오미자청은 물에 희석해서 마시면 새콤하고 달콤하다. 샐러드·김치·소스류 등 음식에 넣으면 특이한 향미를 더하게 하는 천연 조미료 역할을 한다. 생선 비린내, 육류의 잡내를 없애주니 일석이조다. 오미자청은 어떤 음식과도 잘 어울리는 찰떡궁합이다.

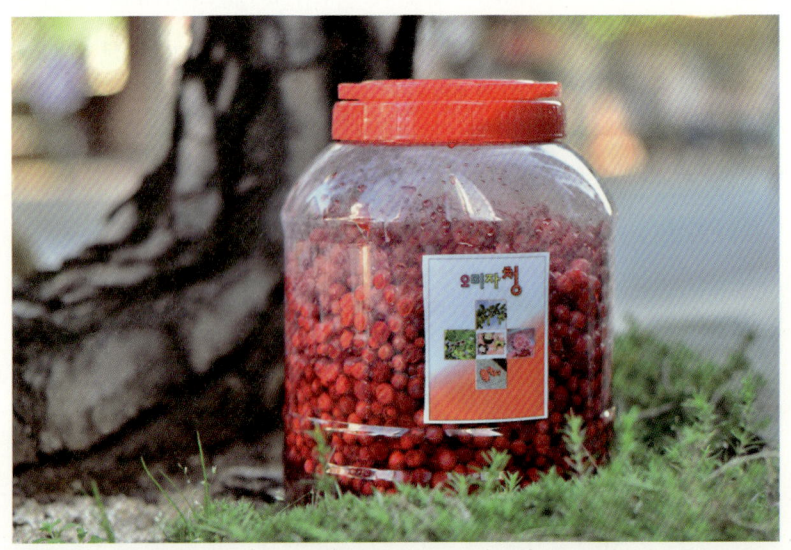

오미자청은 생선 비린내, 육류의 잡내를 없애주는 등 천연 조미료 역할을 한다.

건오미자로 오미자차 만들기

건오미자를 찬물에 하루 정도 우려낸 다음, 그 물에 꿀이나 설탕을 넣고 잣을 띄워 마시면 최고의 건강음료가 된다. 건오미자는 뜨거운 물에 우려내면 떫은맛이 나기 때문에 찬물이 좋다(여름엔 6시간, 겨울엔 12시간). 오미자와 물의 비율은 1 : 20, 즉 오미자 열매 종이컵 2분의 1(50g) + 생수 1ℓ가 적당하다.

오미자차는 오미자와 물의 비율을 1 : 20으로 한다.

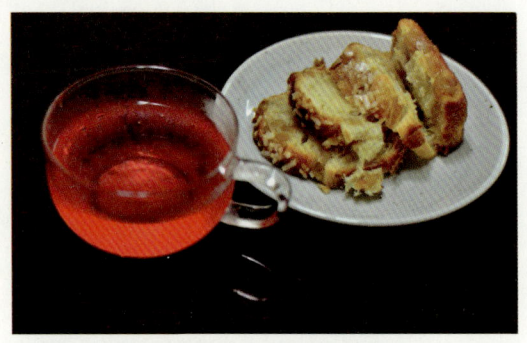

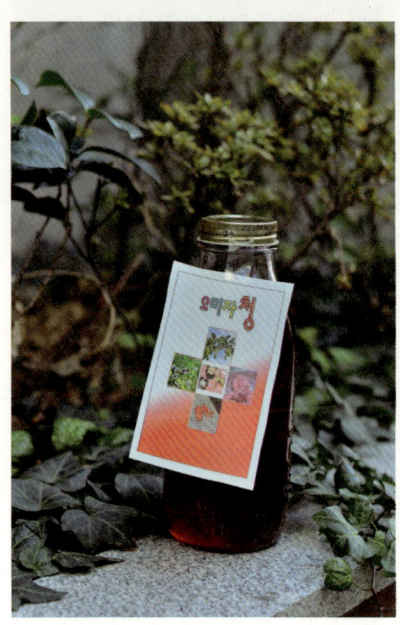

구례 산수유 마을 09

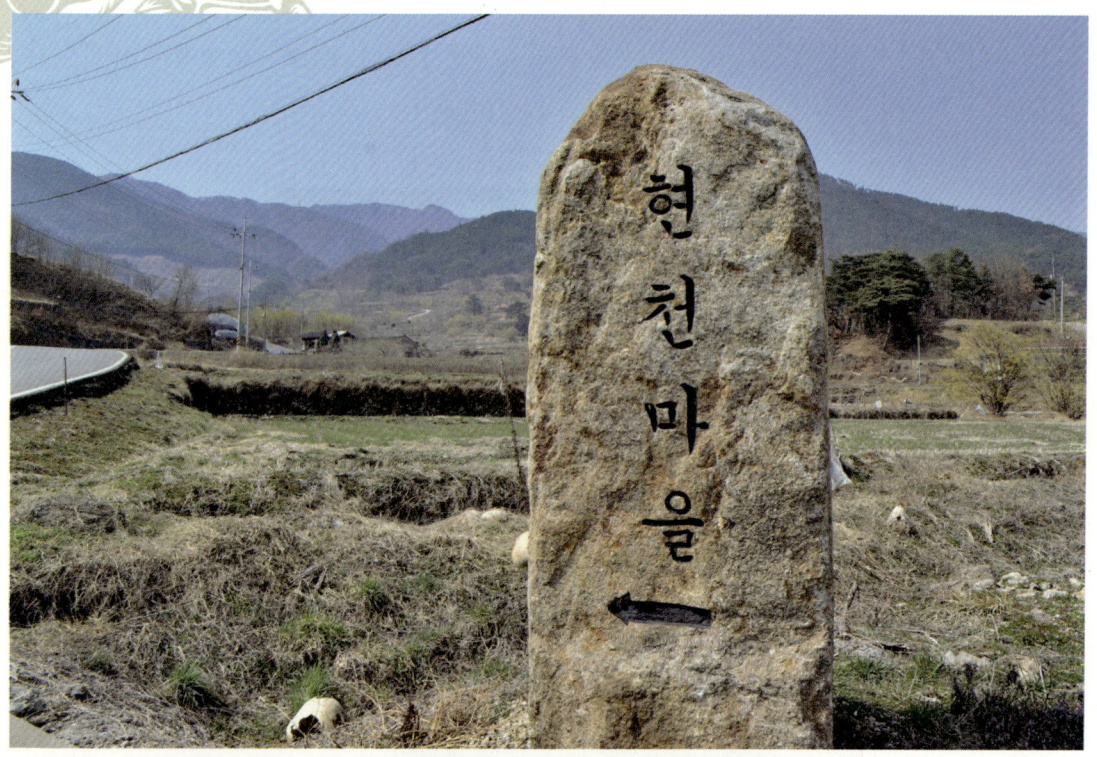

산수유 마을을 찾아서

꽃샘추위가 겨울자락을 꽉 움켜쥐고 도무지 놓아주지 않았다. 3월에 눈치도 없이 눈보라를 뿌린 것이 심술 많은 녀석의 소행이었다는 것이 드러나자 겨울은 슬며시 달아나기 시작했다. 미세먼지가 극성을 부린 다음 날, 겨울의 손아귀에서 벗어난 봄은 조제실 문틈 사이로 들어와서는 약장에 갇혀 있는 순진한 약품들을 꼬드겼다. 아무 영문도 모르던 약들은 마법에 홀린 듯 봄의 전령사로 변하더니, 메케한 화학 냄새 훌훌 털어내고는 상큼한 향기를 내뿜기 시작했다. 약사발에 감금되어 콩콩 얻어맞아 주눅 들었던 알약들도 산수유꽃처럼 노랗게 피어나 활짝 웃었다.

렌즈를 만지작거리며 봄의 환상 속에 맴돌다 정신을 차리고 보니, 심야버스는 벌써 서울을 빠져나가고 있었다. 버스 앞 유리에 붙어 있는 도착지와 호주머니 속 승차권 행선지를 퍼즐처럼 맞추어 보니 일치했다. 마음이 편해졌다. 목적지로 삼았던 구례 현천마을은 지리산 자락에 파묻힌 채 산수유 행사장에서 좀 비켜나 있는 탓에, 산동마을을 찾아온 관광객들조차 이곳엔 잘 들르지 않는다. 붐비는 관광객들도 없을 뿐 아니라 군락을 이룬 산수유나무와 저수지를 품은 마을이 아름답고, 키 낮은 돌담길이 고즈넉하여 오히려 사진작가들에게 인기가 있는 정겨운 마을로 알려져 있다는 것을 최근에야 웹서핑으로 알았다.

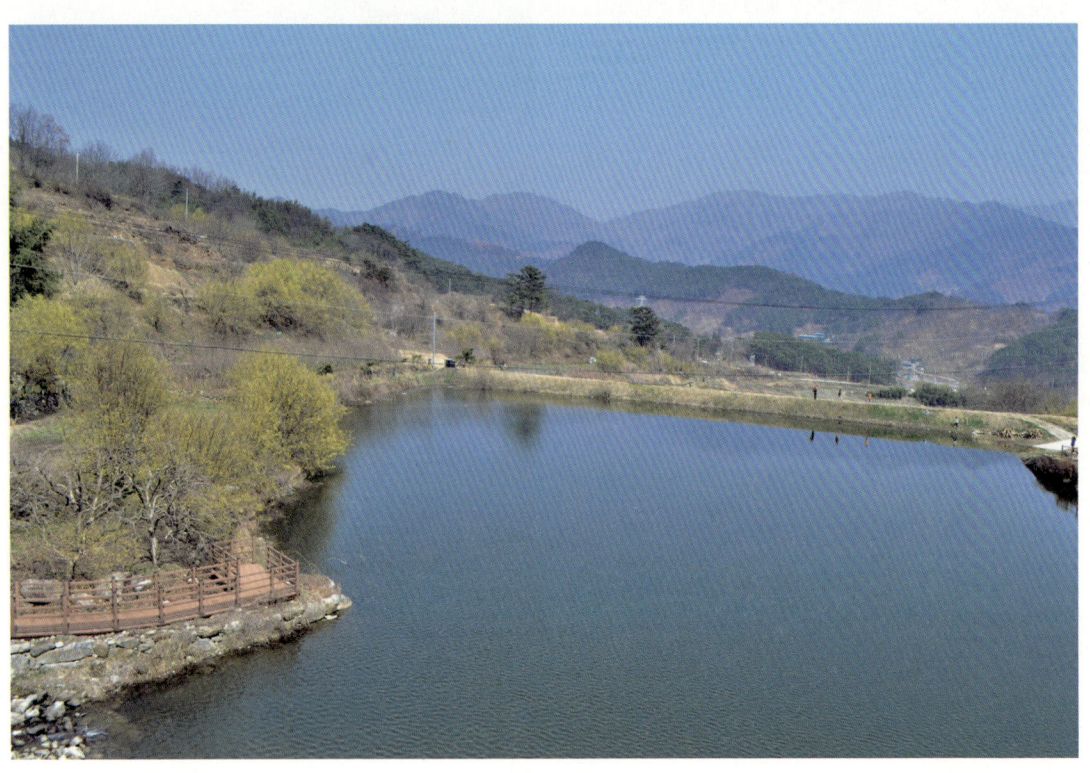

심야에 도착한지라 터미널 근처 허름한 모텔에서 겨우 잠을 청했지만 거의 뜬눈으로 밤을 지새웠다. 해가 떠오르기 무섭게 미리 예약한 인상 좋은 택시 기사님의 도움을 받아 드라이브하듯 기분 좋게 현천마을로 달려갔다. 마을 어귀에 들어서니 맨 먼저 반기는 것은, 적당하게 물이 찬 아담한 저수지였다. 줄줄졸 작은 개울물은 따사로운 봄햇살을 담은 채 구비구비 내려가 어미 품 같은 저수지에 안겨 있었다. 며칠만 지나도 노란 꽃잎이 톡톡 터져 저수지를 노랗게 물들여 놓을 것 같았다. 아기자기한 마을에 산수유꽃만 더하면 좋은 작품사진이 될 만했다.

청기와 정자 옆에 우뚝 서 있는 느티나무는 아직 잎새 꼭꼭 감추고 있지만 마을의 랜드마크였다. 조금 있으려니 할머니들이 약속이나 한 듯 이 골목 저 골목에서 나와 느티나무 아래 모였다. 일주일 앞두고 있는 산동 산수유 축제를 위해 마을사람들이 힘을 합쳐 대청소를 하려는 모양이었다. 건장한 마을 이장님은 가파른 저수지 내리막 언덕 아래 아슬아슬하게 밧줄을 타고 내려가 청소하고, 할머니들은 포대자루를 들고 동네를 가로지르는 실개울가로 발걸음을 총총 옮겼다. 꽃 사진은 나중으로 미루고 할머니들과 친하고 싶어 나도 청소 대열에 합류했다. 빛바랜 돌담은 나를 편안한 고향처럼 맞이했지만 할머니들 얼굴엔 아직 경계하는 빛이 역력하였다. 보아하니 사진을 찍으러 온 것 같은데 빗자루와 포대자루를 들고 동행하니 이상한 모양이다.

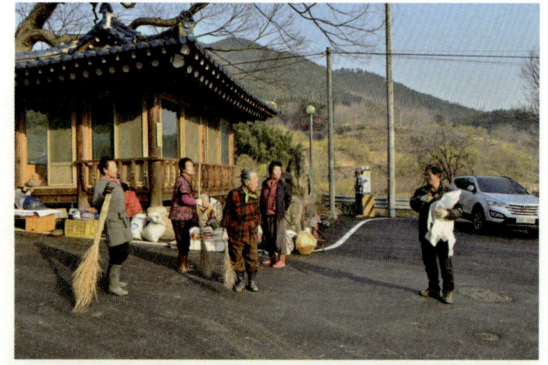

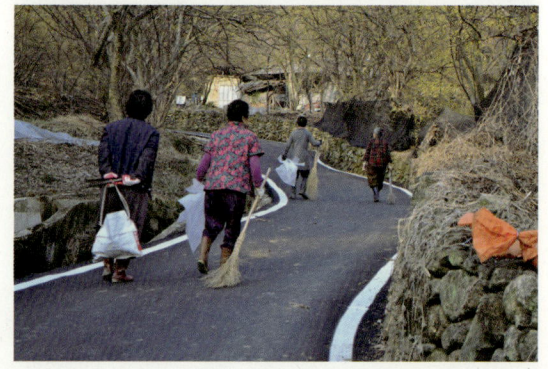

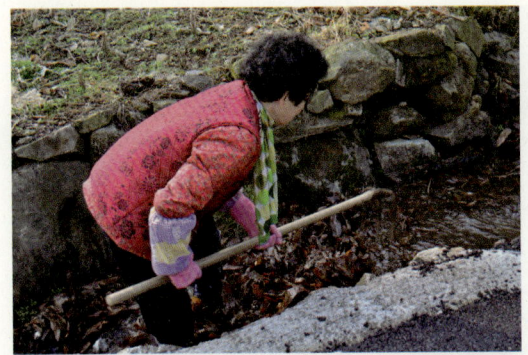

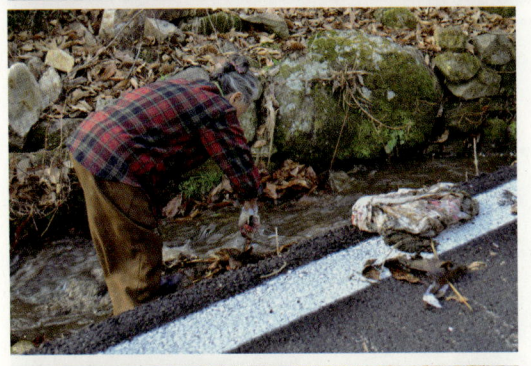

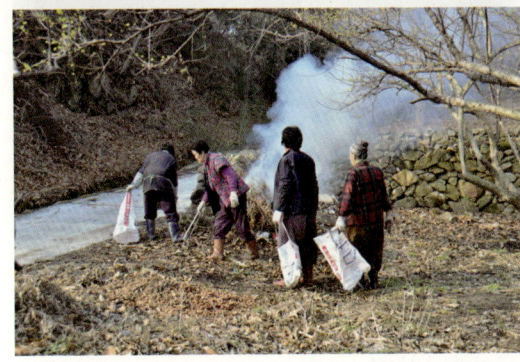

드디어 모두가 청소하는 일에 집중하기 시작했다. 해녀가 바닷물 속으로 잠수하듯, 조금도 주저하지 않고 개울로 들어가 전복 줍듯이 갈고리로 낙엽을 긁어모아 소쿠리에 담아 퍼내는 모습을 보니 대견스러웠다. 개울의 숨통을 조이는 지저분한 것들을 허리 구부려 건져올리는 할머니들에게서 경이로움마저 느꼈다. 건져올린 쓰레기들을 보는 순간 외부 관광객들이 무심코 버린 것 같아 괜히 미워졌다. 빨간 체크무늬 남방에 연두색 타이를 맨 은빛머리 할머니에게 자꾸 시선이 갔다. 비록 작업용 장화와 타이는 어울리지 않았지만, 곱게 늙으신 얼굴엔 잔잔하고 인자한 미소가 흘렀다. 나도 모르게 은빛머리 할머니 일을 더 도와드리고 싶어 개울에서 나오실 때 손을 잡아 끌어올렸다. 돌아가신 어머니 같은 따스한 온기가 느껴졌다. 청소가 끝나면 할머니들은 느티나무 아래에 다시 모여 길거리 장터를 여신다고 한다. 무거운 물건도 들어 드리고 나도 몇 가지 살 겸 할머니 집으로 동행했다.

미로처럼 꼬부라진 길을 걸으며 할머니와 소담스러운 이야기를 나누고 싶었다. 붉게 녹슨 양철지붕 앞에는 가지만 휑하니 남은 거목이 초병이 된 듯 반가이 인사한다. 사립문 지나 마당에 들어서니 꼬꼬댁 암탉이 푸다닥 담장 밑으로 달아난다. 마당 한 구석에 오롯이 자리를 지키고 있는 투박한 무쇠솥을 보니 갑자기 누룽지 생각이 났다. 마루에 올라앉으니 울타리를 붙잡고 서 있는 산수유나무에는 제

법 노란 꽃이 많이 매달려 있었다. 뒤뜰에는 하늘이 속살을 볼세라 뚜껑으로 덮은 장독대들이 옹기종기 모여 장맛을 자랑하고 있었다.

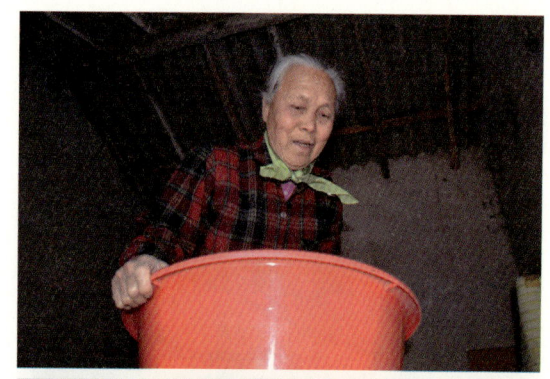

분주히 창고를 들락거리는 할머니가 궁금했다. 커다랗고 넓적한 그릇에 무엇인가 가득 담아가지고 나오신다. 할머니 정이 담긴 곡식이라면 무엇이든 팔아드리고 싶었다. 하얀 띠 선명한 붉은 팥을 노란 바가지로 인정 넘치게 수북이 담아 봉지에 담아 주셨다. 동짓날 팥죽 쑤어 먹으면 입안에 단맛이 가득 퍼지고, 훈훈한 것이 추위가 달아날 것 같았다. 속살이 파란 까만 콩을 비닐봉지에 한 바가지 담으실 때는, 아내의 하얀 머리가 틀림없이 까매질 거라고 생각하며 나도 모르게 웃음이 나왔다.

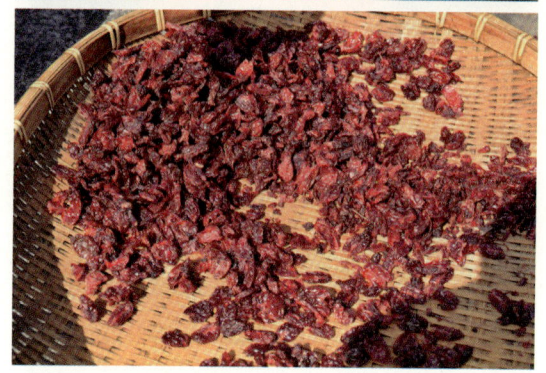

마지막으로 눈에 퍼뜩 들어온 것은 할머니가 친히 손질해 둔 산수유 열매였다. 할머니 주름살이 산수유 열매에 새겨져 쪼글쪼글하지만 윤기가 흘렀다. 벌써 몇 가지를 팔았다는 안도감에 할머니 얼굴이 금세 환해졌다. 외딴 곳에 자녀들이랑 떨어져 홀로 지내시기 외롭지 않을까 걱정스러워 여쭈어 보았더니, 이 마을로 시집온 지 50년이 훌쩍 지났는데, 아들이 보고 싶을 땐 혼자서 서울까지 다녀온단다. 가을마다 붉게 영근 산수유 씨앗 입술로 빼낸 세월에 몸도 건강하고 다리에 힘이 모아졌나 보다.

부지런히 할머니 짐 챙겨 느티나무 아래로 갔더니, 벌써 자그만 시골장터가 도란도란 열려 있었다. 어느덧 할머니들이 장터 주인장들로 변신해 목소리 높여 가져나온 농산물을 자랑하고 있었다. 산수유 열매, 흙 묻은 고구마, 반질반질한 밤, 콩과 팥, 채썬 호박, 고소하고 달콤한 약과 등등 볼수록 정겨웠다. 그림자가 점점 작아지고 물가에 가는 바람이 일고 있을 때 갑자기 관광버스 한 대가 느티나무 광장으로 들어왔다. 덩치 큰 버스가 입을 크게 벌리고 젊은이들을 하나 둘 토해내니 조용하던 마을이 갑자기 시끄러워졌다.

사진 찍으러 단체로 온 동호회원들이었다. 최신형 카메라를 과시하며 천체 망원경 같은 렌즈를 휘둘렀다. 그들은 느티나무 장터는 거들떠보지도 않고 꽃 사진 찍는 일에만 집중하고 있었다. 이리저리 다니며 꿀샘 가득한 꽃을 발견한 나비처럼 산수유나무에 바싹 다가가 카메라 단추 누르기에 바빴다. 어떤 이는 엉덩이를 하늘로 치켜든 채 엎드려 산수유나무 아래 노랗게 군락을 이룬 복수초를 찍고 있었다.

동네 공기를 어수선하게 흔들어놓더니, 할머니들이 파는 물건에는 관심도 없는지 쓱 스쳐보고는 벌써 떠날 채비를 하였다. 야속하고 서운한 느낌이 들었다. 할머니들도 같은 마음이었으리라. 오전 내내

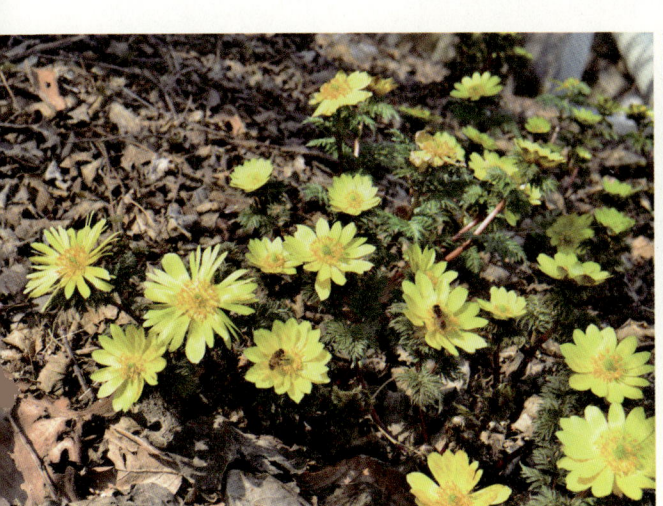
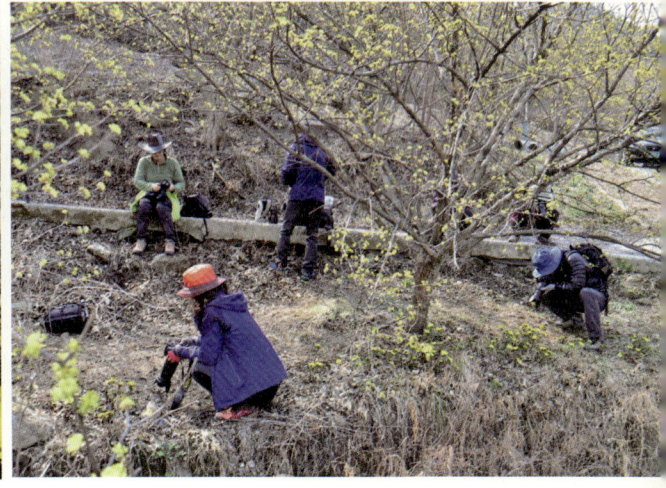

땀 흘리며 동네 청소하고 맞이하였는데, 사진작가들은 꽃만 예뻐 보이나 보다. 나도 모르게 서운함이 목구멍까지 올라왔다. 속으로 조용히 중얼거렸다. '젊은 사진작가님들이여, 이곳 산수유 마을에서는 꽃보다 할머니들이 최고랍니다. 산수유꽃보다 아름답고 산수유 열매보다 귀하답니다. 꽃만 말고 할머니들 좀 담아 가세요.' 젊은이들을 다시 태우고 쏜살같이 미끄러져 달아나는 버스 뒤꽁무니를 보니 맥이 풀렸다.

매미충 애벌레가 산수유 꽃가지에 하얗게 자리잡은 채 야금야금 파먹고 있었다. 나도 더 이상 머무르지 못하고 이방인으로 되돌아가야 한다는 현실이 얄미웠다. 해가 산마루에 걸터앉으니 아쉬움만 맴돌고 마음이 바빠지기 시작했다. 돌아오는 버스가 긴 터널을 지나는 동안 카메라를 다시 켰다. 산수유꽃 사진은 별로 없고 할머니들 사

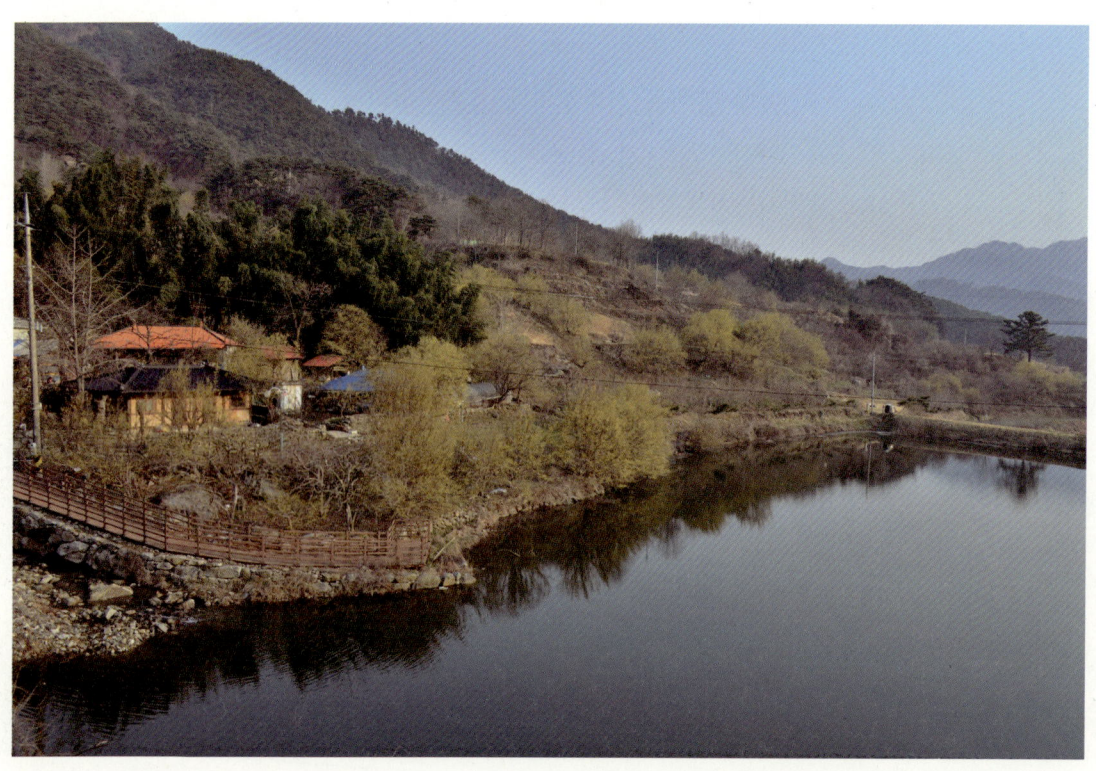

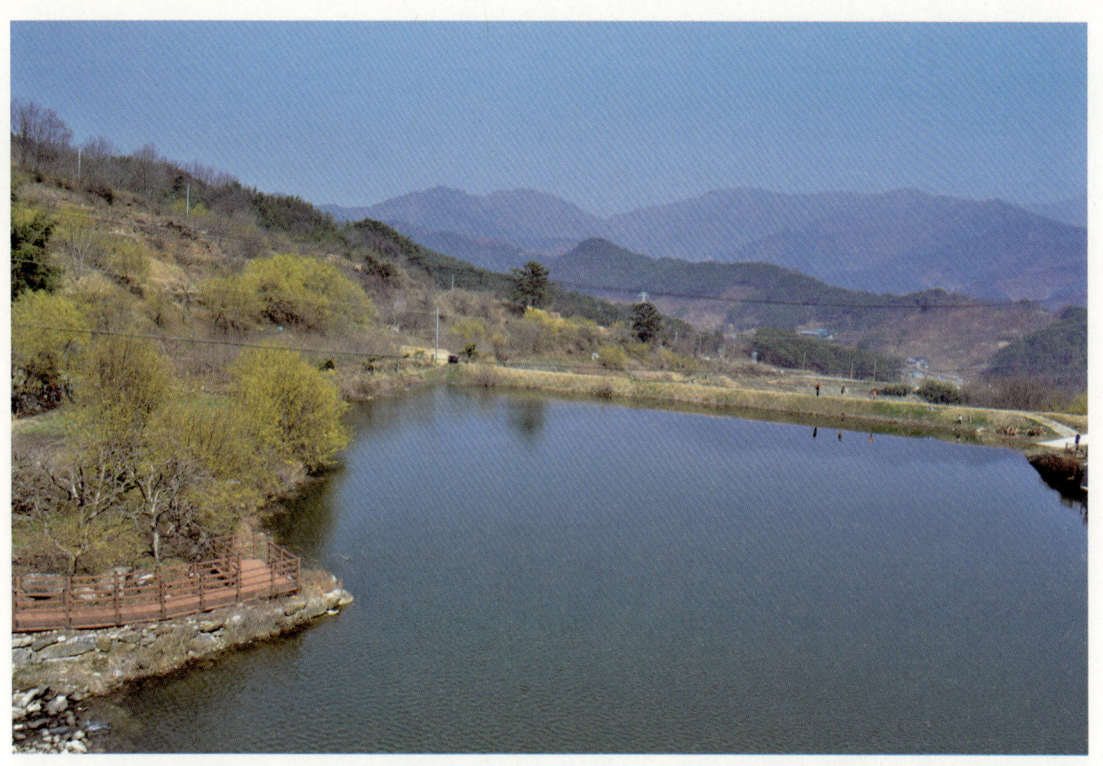

진만 메모리를 잔뜩 차지하고 있었다. 타임머신을 타고 되돌아간 듯 불과 몇 시간 전의 장면들이 생생하게 살아났다. 하얀 포대를 안고 지휘하는 이장님과 빗자루 들고 따르는 청소부대, 검은 장화, 빨간 장화, 갈색 장화 등으로 무장한 이상한 패션, 역시 최고의 사진은 광에서 무거운 함지에 팥을 가득 담아가지고 나오면서 미소짓는 은빛 머리 할머니였다. 더 확대하여 클로즈업하였더니 바람결에 휘날리는 은빛 머리카락이 햇빛에 반사되어 반짝이는 것까지 선명하게 잡혔다. 뷰파인더에 가까이 대고 조용히 속삭였다. "할머니, 건강 잃지 말고 조금만 더 기다려 주세요. 당신 입술에 산수유 열매 발그스레하게 물드는 날, 다시 찾아오겠어요."

산수유[10]

山茱萸
Cornus officinalis

남자들한테 참 좋은 빨간 열매

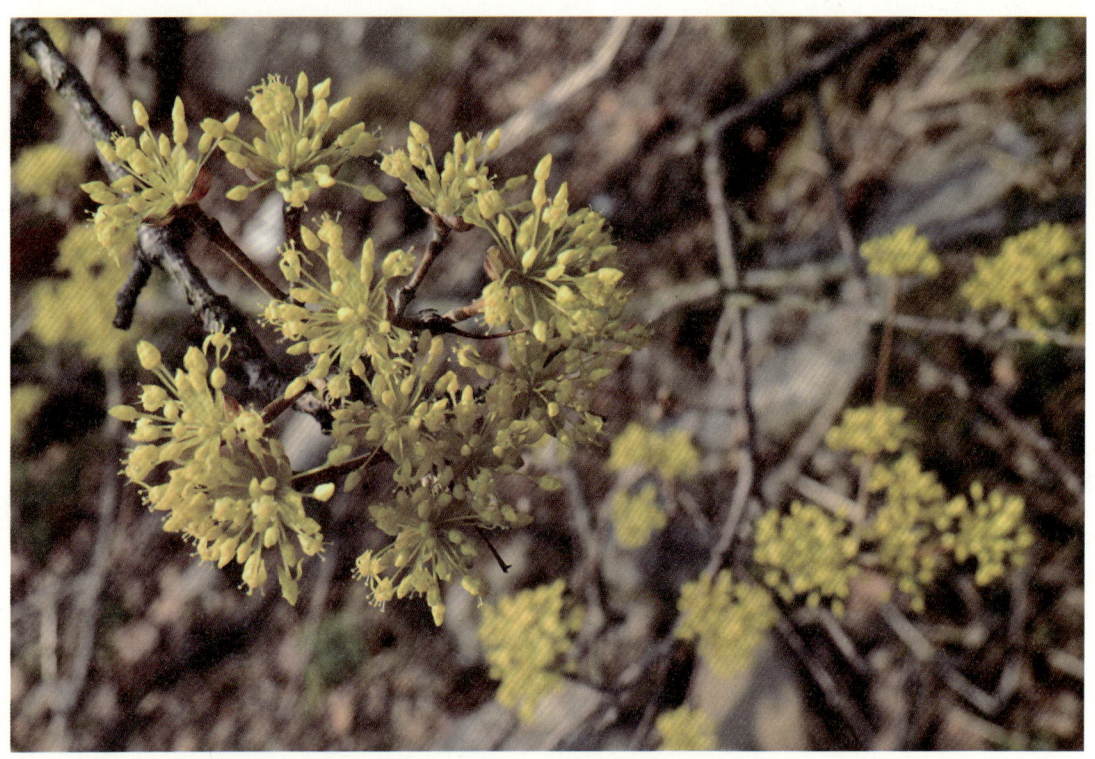

이른봄이 되면 전남 구례군 산동읍 마을은 산수유가 노란 꽃망울을 터뜨려 온 동네가 노란색으로 물들었다가, 가을이 되면 다시 붉게 물든다. 산수유 열매들이 빨갛게 영그는 것이다. 열매는 연두색→노란색→붉은색으로 바뀐다.

생태·채취

구례, 이천, 의성에 군락을 이루어 자라며, 노랗게 터지는 꽃은 봄을 알리는 전령사다. 가을에 빨갛게 익은 열매를 수확해 씨앗을 제거하고 한 약재로 쓴다.

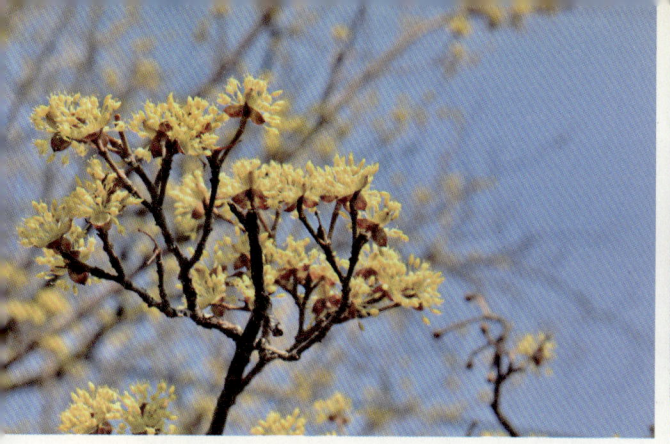
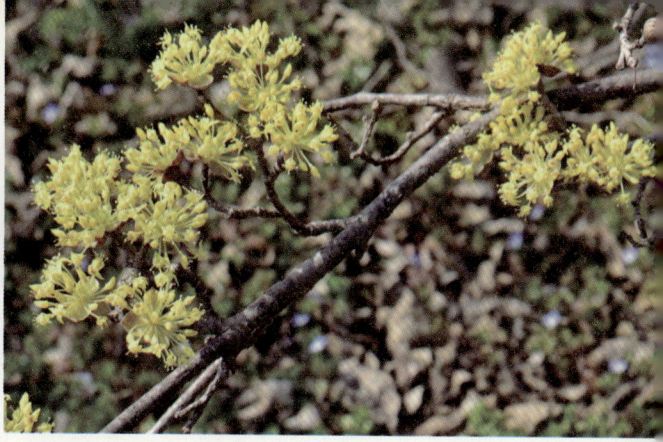

산수유는 피어나는 꽃이 예쁘다. 노란 알갱이를 올망졸망 품은 꽃망울, 파란 하늘에 노란 불꽃처럼 활짝 핀 꽃송이, 빨갛고 통통하게 익어 탐스런 열매.

맛과 성질
열매는 신맛이 강하고 성질은 따뜻하다.

산수유 열매를 따는 가을이 되면 동네 사람들도 입술마다 빨갛게 물든다. 산수유 씨앗을 입으로 빼내기 때문이다. 씨앗에는 렉틴이라는 독성물질이 있다. 렉틴은 혈구세포를 응집시키므로 씨앗째로 그냥 먹으면 절대 안 된다.

산동면은 산수유 천지다. 꽃은 구경하는 것이고 돈은 열매가 담당한다. 오래 전 산수유에 얽힌 애화가 있다. 노래 가사만 들어도 가슴 아프다.

산동애가

잘 있거라 산동아 너를 두고 나는 간다.
열아홉 꽃봉오리 피어 보지 못한 채로
까마귀 우는 골에 병든 다리 절며절며,
달비머리 풀어 얹고 원한의 넋이 되어
노고단 골짜기에 이름 없이 쓰러졌네.

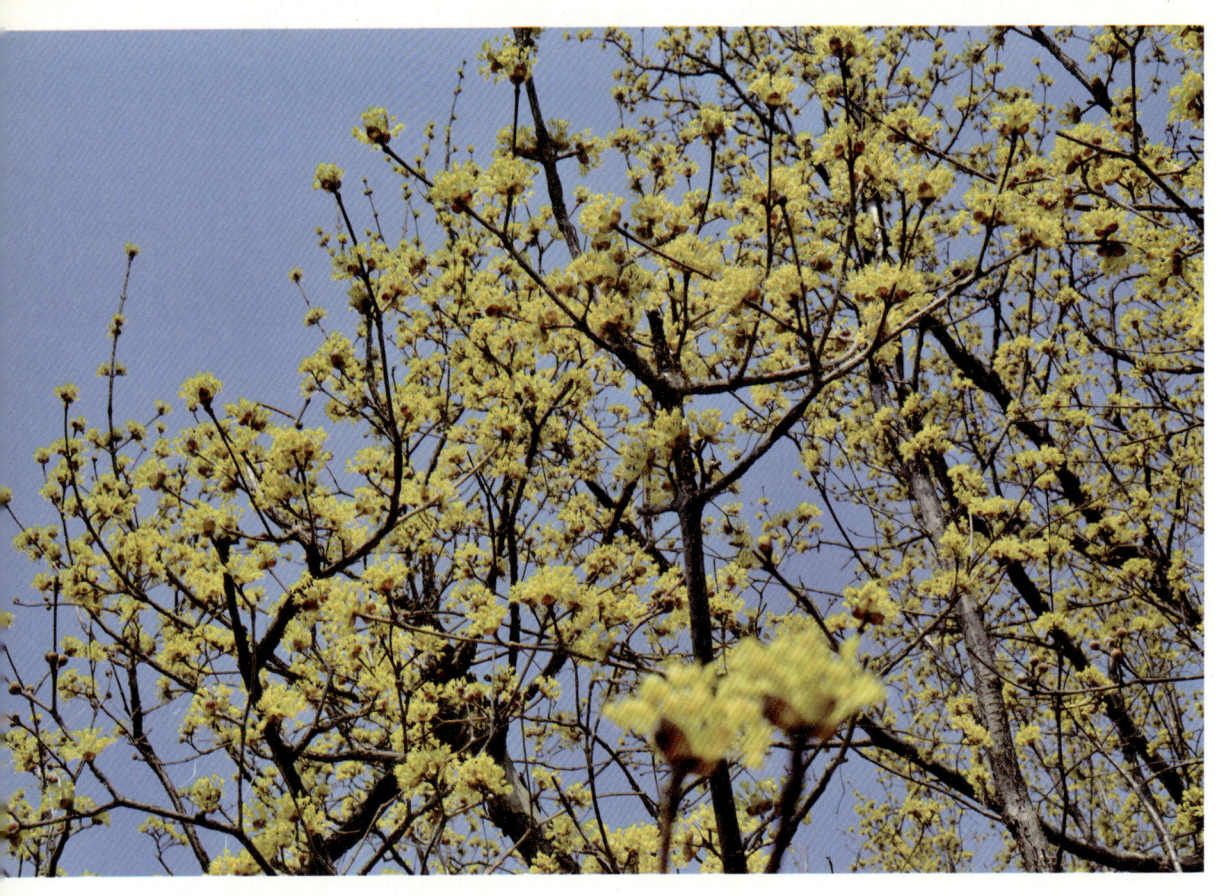

살기 좋은 산동마을 인심도 좋아
산수유 꽃잎마다 설운 정을 맺어 놓고
까마귀 우는 골에 나는야 간다.
너만은 너만은 영원토록 울어다오.

잘 있거라 산동아 너를 두고 나는 간다.
산수유 꽃잎마다 설운 정을 맺어 놓고
회오리 찬바람에 부모효성 다 못하고
발길마다 눈물지며 꽃처럼 떨어져서
나 혼자 총소리에 이름 없이 쓰러졌네.

산수유에는 코르닌과 모로니사이드 · 로가닌 · 타닌 · 사포닌 등의 배당체와 포도주산, 사과산, 주석산 등의 유기산이 함유되어 있다. 또한 비타민 A와 다량의 당糖도 들어 있다.

한의학적으로 산수유를 살펴보면, 시고酸 따뜻한溫 약재다. 산수유는 맛이 시므로 새지 않도록 꽉 잡아준다(오줌, 유정, 진액). 또한 간의 피를 따뜻하게 해주고 음을 보충해 준다.

『본초강목』에 다음과 같이 기록되어 있다.

성질은 약간 따뜻하고 맛은 시고 떫으며 독이 없는데, 음陰을 왕성하게 하며 신정腎精과 신기腎氣를 보해 줘 성기능을 높이며, 음경을 단단하고 크게 한다.

산수유꽃을 소금물에 씻어서 그늘에 잘 말려두었다가, 두세 송이를 찻잔에 담아 뜨거운 물을 부으면 산수유 꽃차가 된다.

산수유는 남성의 정력에 좋고, 허리와 무릎을 튼튼하게 한다.

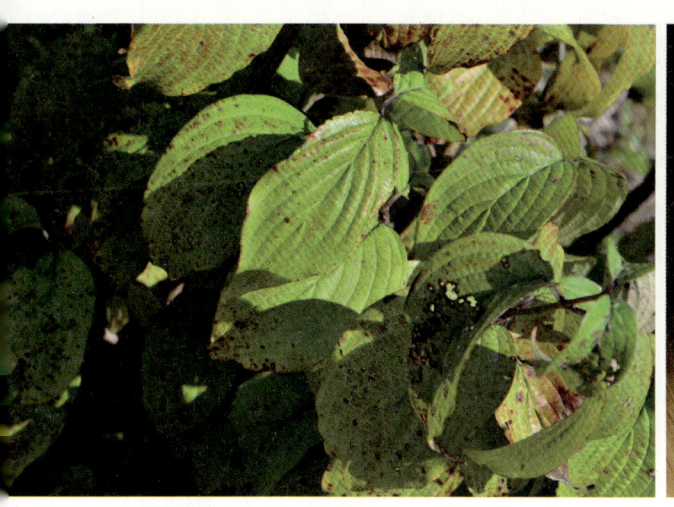
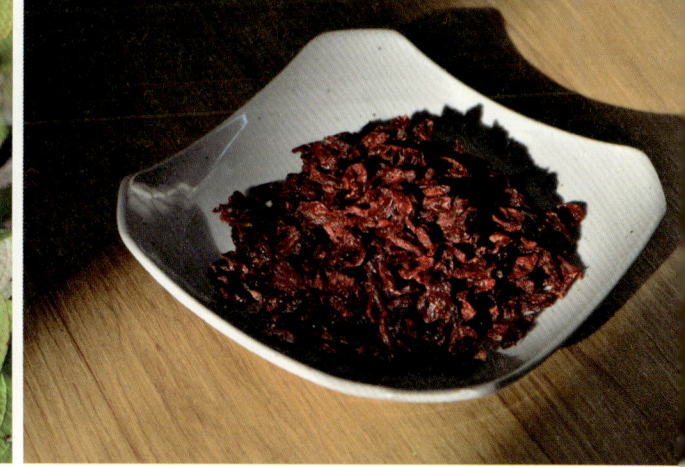

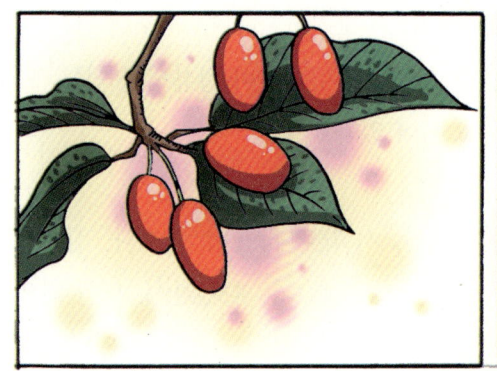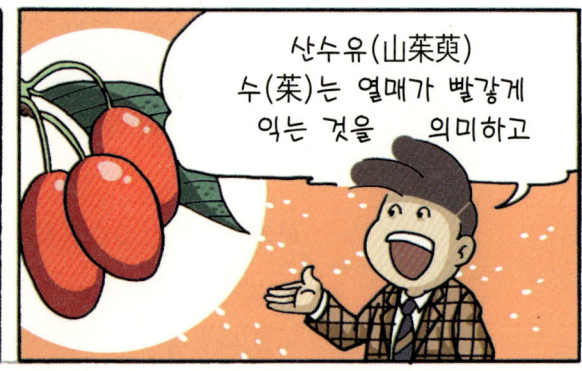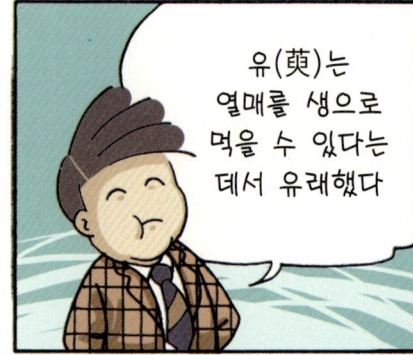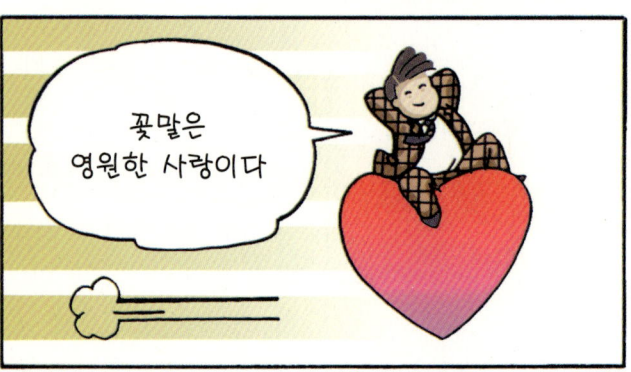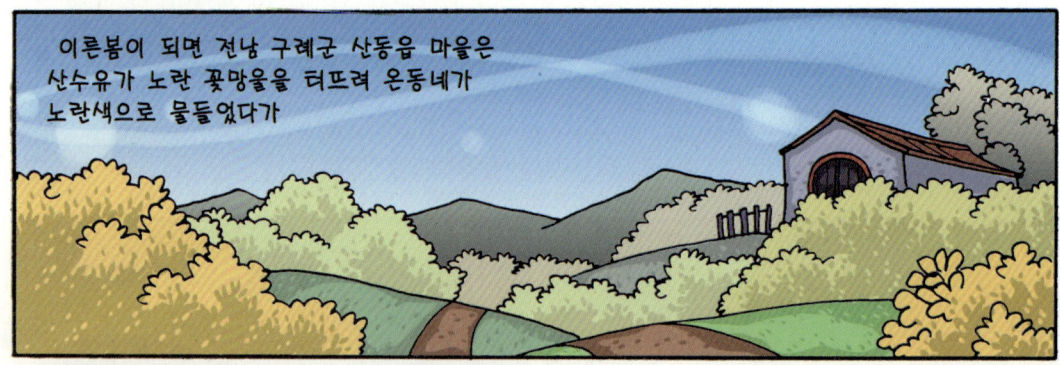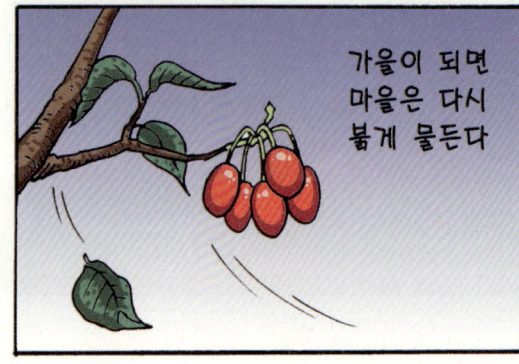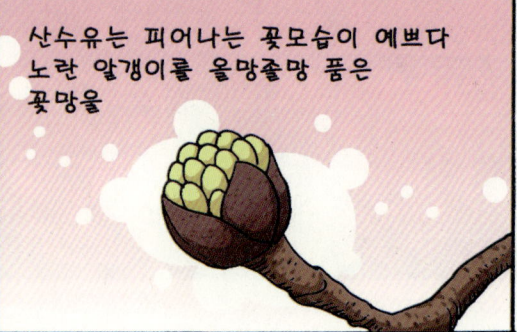

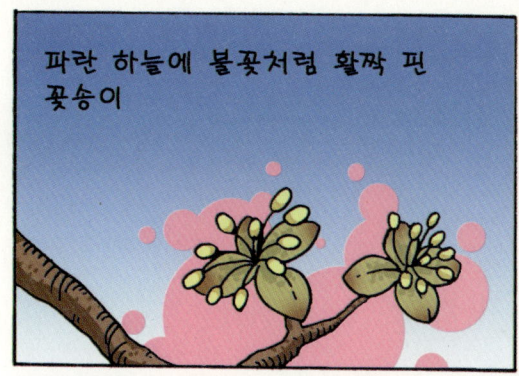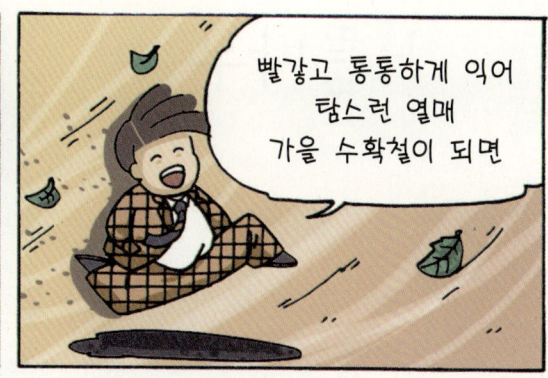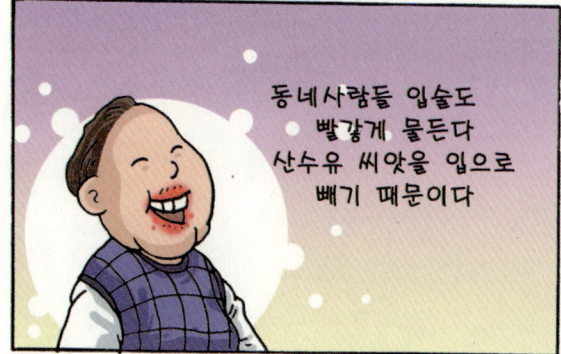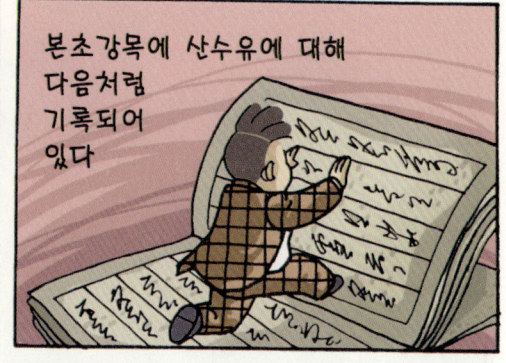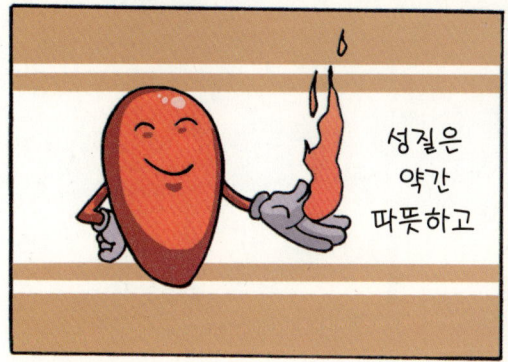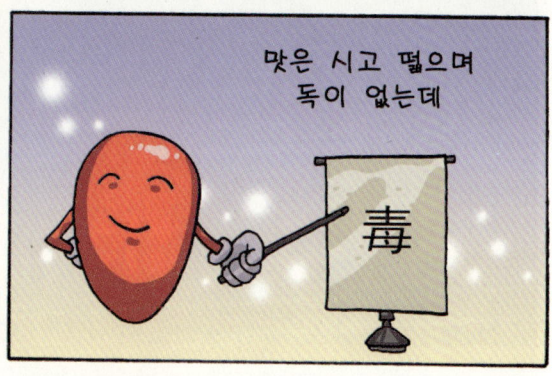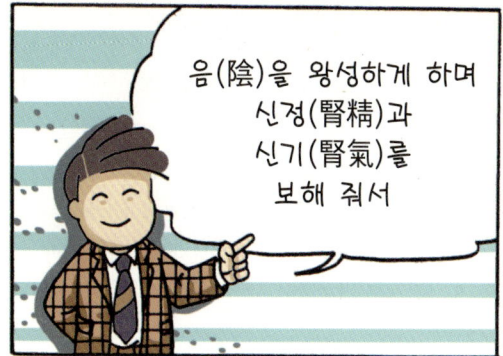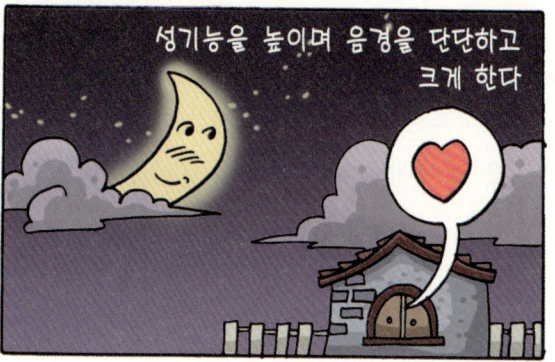

느릅나무[11]

家榆(가유)
Ulmus davidiana var. japonica NAKAI

콧병과 아토피를 해결해 주는 일명 코나무.
다른 명칭은 춘유春榆, 가유家榆이다.

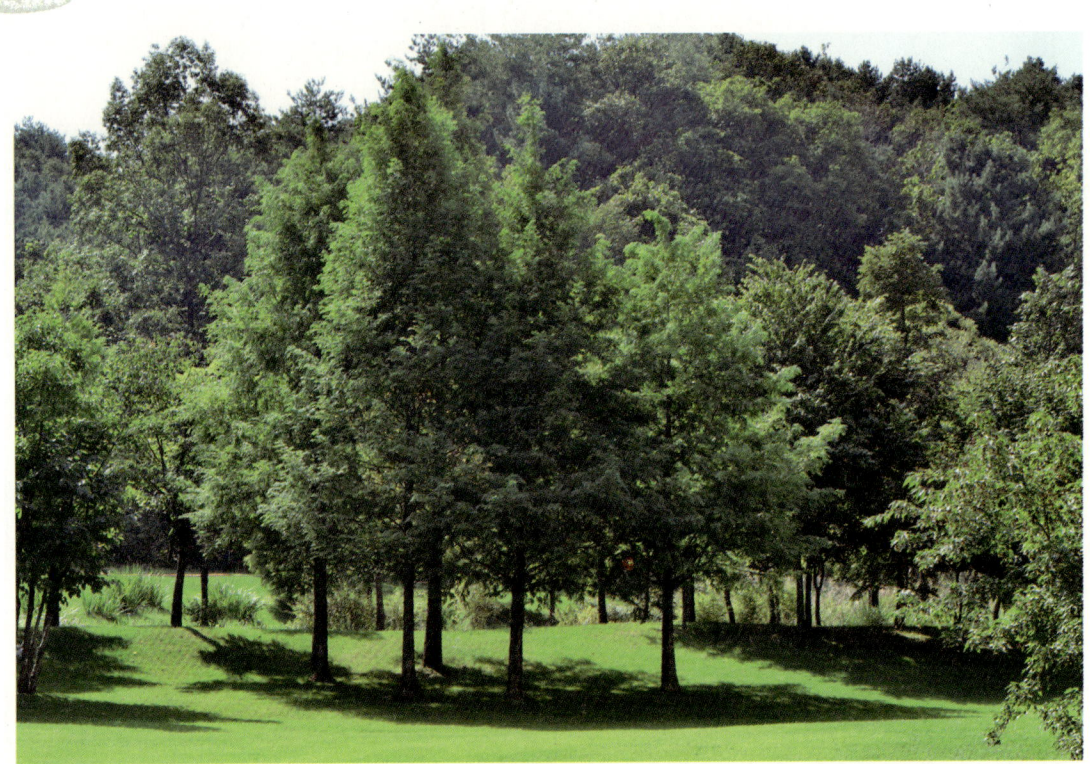

평강식물원 코나무를 찾아서

평강식물원에 있는 느릅나무가 보고 싶었다. 벼르고 벼르다 겨우 시간을 냈더니 하필 추석날과 겹칠 줄이야. 운천 터미널에서 택시로 식물원을 향하는데 운전기사가 이상한 듯이 묻는다. 추석 명절에는 대개 가족들이랑 함께 오는데 선생님은 어째서 혼자 식물원에 오는

생태·채취

우리나라 전역에 걸쳐 골짜기에 자생하고 30m에 이르도록 크게 자란다. 느릅나무 껍질과 뿌리껍질은 한약재로 쓰인다.

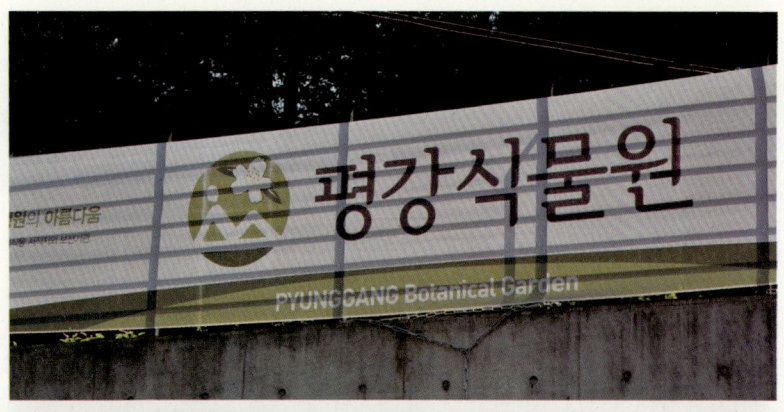

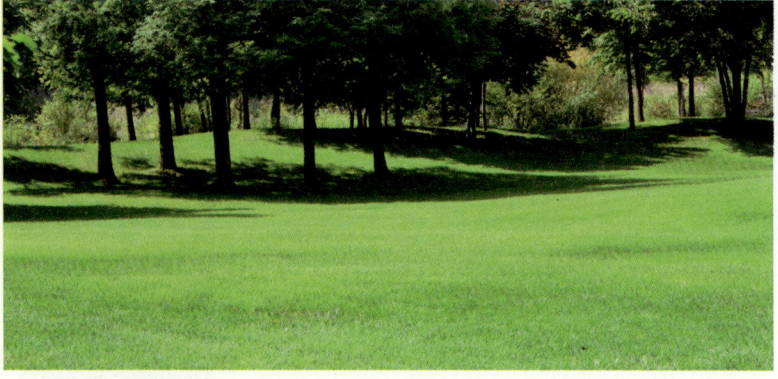

맛과 성질

느릅나무 껍질은 맛이 달고 매끈하다. 성질은 평하고 독이 없다.

지 궁금하단다. 하긴 아침부터 카메라 메고 홀로 집을 나서는데, 아내가 친척집에 같이 가야지 사진 찍으러 가면 되겠느냐고 말했었다. 백 번 지당하고 맞는 말이었다. 그러나 오늘 아니면 안 되겠다 싶어 일을 저지른 것이다.

명성산 산자락 깊은 곳에 있는 평강식물원은 상상을 뛰어넘었다. 생각보다 어마어마하게 큰 규모의 자연 생태 식물원이었다. 식물원은 거대한 자연 속에 자리잡은 또 하나의 자연이었다. 자연 속에 자연의 주인공들이 자연스레 놀고 있었다. 빨간 꼬리 고추잠자리가 가을 공기를 마시며 앉아 있고, 바위에 올라온 개구리는 '어서 오세요' 반갑다고 노래한다. 온실 속에는 희귀하고 특별한 식물들이 자라고 있었다. 아무리 인위적인 환경에서 자라고 있었으나 하나같이 귀한 것들이었다. 그러나 왠지 보살핌 없이는 살지 못하는 인큐베이터 속 미숙아처럼 연약해 보였다. 온실을 나오니 태양이 아직 뜨겁다. 파란 하늘에 하얀 뭉게구름이 아름답다. 너른 들판에 키 큰 나무들이 숲을 이루고 연못과 어울려 한 폭의 그림처럼 다가온다. 허허벌판에서 비바람 맞아 가며, 한겨울 매서운 눈보라 속에서도 꿋꿋하게 견디는 초목들이 대견스럽게 느껴졌다.

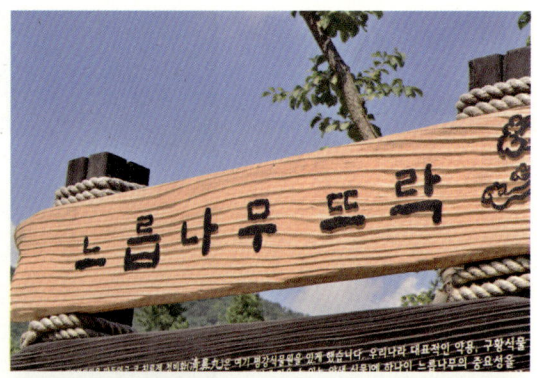

초록빛 잔디가 광활하게 펼쳐져 있고 쭉쭉 뻗은 침엽수림이 울타리처럼 둘러쳐져 있어, 피곤에 지친 몸과 마음을 편안하게 어루만져주는 쉴 만한 천국 같은 곳이었다.

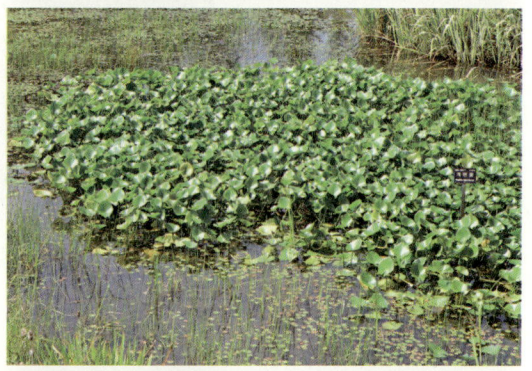

잔디공원에서 온실식물원을 바라보니 커다란 나무들이 몇 그루 보인다. 다가가 보니 그토록 보고 싶었던 느릅나무였다.
"말로만 듣고 사진으로만 보았는데 이제 내 눈 앞에 나타났구나. 어디 한번 만져 보자꾸나."

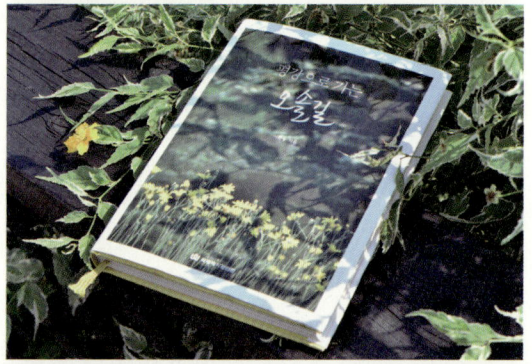

느릅나무 몸통을 조심스레 더듬었다. 손바닥으로 전해져 오는 느낌이 특별했다. 다시 만난 심청이를 껴안을 때 심봉사 몸 속을 흐르던 전율 같은 것이었다. 거칠고 투박한 껍질이 부드럽게 느껴졌다. 하늘로 뻗친 나무 꼭대기를 올려다보았다. 가느다란 줄기에 매달린 이파리

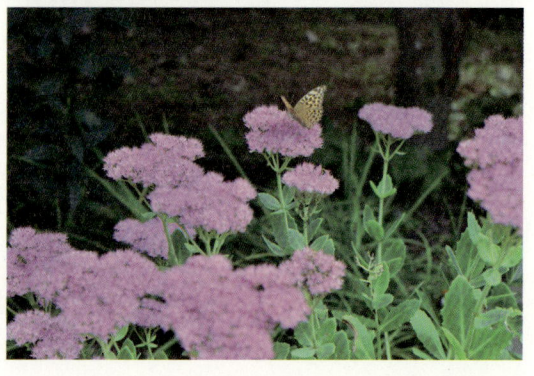

들이 벌써 노르스름하게 물들고 있었다. 나무 주위엔 껍질들이 낙엽처럼 두툼하게 쌓여 있었다.
"느릅나무야, 네가 아니었으면 이 동산도 없었을 거야. 네 덕에 코병도 고치고 낙원이 되었구나!"

느릅나무 옆에 형제 같은 나무가 있었다. 허리에 달린 명찰을 들여다보니 목련나무였다. 아, 이른봄 꽃을 피우는 그 나무구나. 버들강아지처럼 보드라운 솜털 꽃봉오리. 한약재로 쓰일 때 신이辛夷라는 이름이었지. 코병에 신이가 빠지면 앙꼬 없는 찐빵이야. 느릅나무 껍질과 목련꽃 봉오리를 떠올렸다. 두 나무가 힘을 합쳐 코병을 고치는구나.

느릅나무는 염증을 낫게 하고 비염과 아토피를 낫게 한다. 또 소변도 잘 나오게 한다.

멋진 레스토랑이 보인다. 이름은 엘름. elm 엘름은 느릅나무를 의미한다. 엘름에서 약선산채밥도 먹고 싶었는데 명절이라 아쉽다. 죽순·고춧잎·참나물·다래순·고사리·새싹순 등 산나물 7가지. 불고기·쌈채소·김치·배추장아찌·순두부·된장찌개·잡곡밥. 메뉴에 등장하는 음식 사진을 보면서 침만 꼴깍 넘겼다. 단풍잎 발갛게 물들 즈음 아내랑 손잡고 다시 오리라.

출입문을 나오니 한 아주머니가 산나물을 팔고 있었다. 붉은 고무대야에 눈에 익은 나무껍질이 담겨 있다. 소복이 담긴 코나무 껍질을 코에 대고 눈을 감았다. 코나무가 이 거대한 식물원의 근원이 되었구나. 평강식물원 주인장 얼굴이 아른거렸다.
"이 식물원을 만드신 이환용 원장님, 정말로 큰일 하셨습니다. 당신 손으로 호랑이를 잡았습니다. 국가가 해야 할 일, 재벌이 해야 할 일을 당신이 시작했습니다. 그러나 혼자서는 할 수 없어요. 당신이 의지하는 그분이 도우실 거예요. 평강식물원을 사랑합니다. 코나무야, 느릅나무야, 평강이 있을지어다."

유근피[12]
榆根皮

코막힘 · 콧물 · 재채기 치료제로 활용되는 한약재

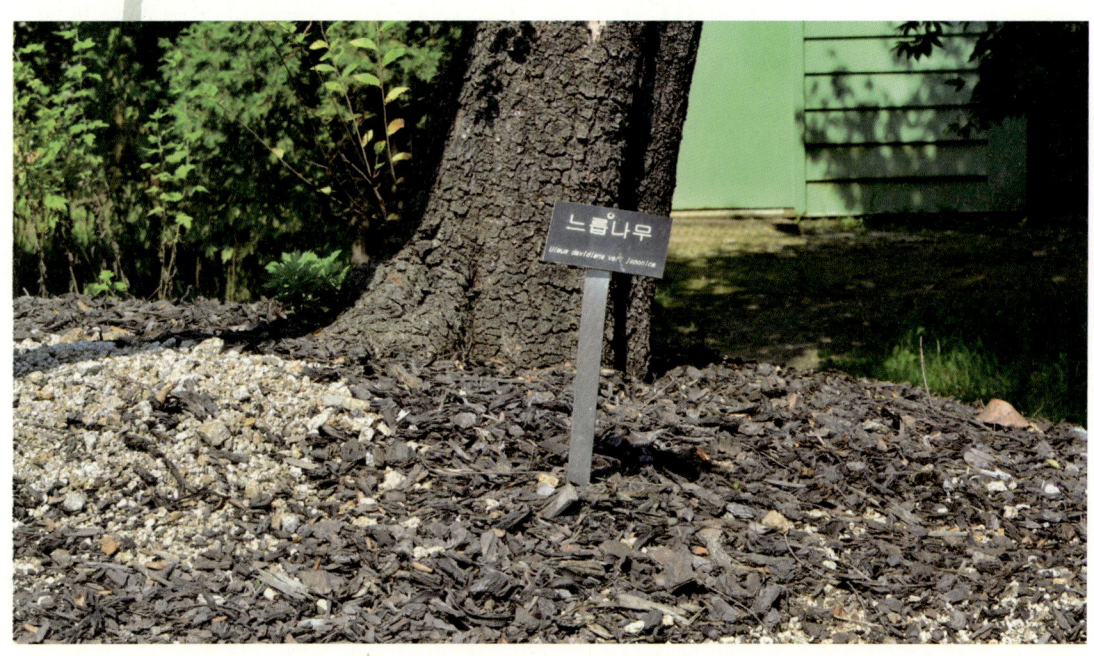

『동의보감』에 써 있기를 '유근피는 성질이 평하고 독이 없으며, 활리 滑利(부드럽고 매끄럽게 하여 잘 흐르게 하는 작용)가 있다. 오줌을 잘 나가게 하고, 장위腸胃의 사열邪熱(사람의 몸에 병을 일으키는 여러 가지 외적 요인에 의해 일어나는 열)을 없애고, 부은 것을 가라앉히고, 5림五淋(다섯 가지 종류의 임질. 즉, 기림 · 노림 · 고림 · 석림 · 혈림을 이름)을 풀리게 한다. 불면증과 코고는 것을 치료한다.' 유근피는 장염 · 부종 · 불면증에도 효과가 있으며, 특히 종창을 다스리는 효력이 있어 위염 · 위궤양 등

생태 · 채취

유근피는 참느릅나무 뿌리껍질이다. 느릅나무는 천지의 음기를 받아 자라므로 햇빛을 보면 약효가 떨어진다. 해 뜨기 직전 뿌리껍질을 채취해 음지에서 말려야 한다.

> **맛과 성질**
> 유근피의 맛은 달고 성질은 평하다.

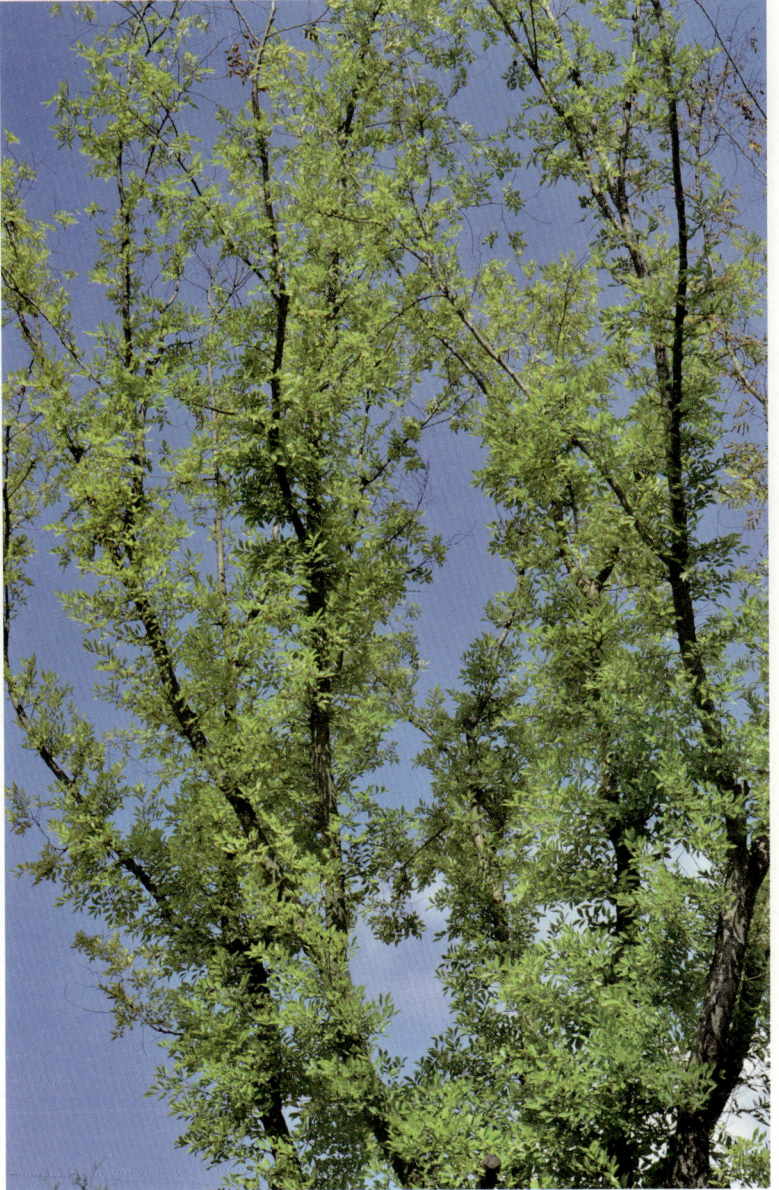

에 매우 효과적이다. 여드름이나 축농증, 알레르기성 비염 등에도 널리 활용된다.

유근피를 입으로 씹으면 끈적끈적한 점액이 많이 나오는데, 이 점액

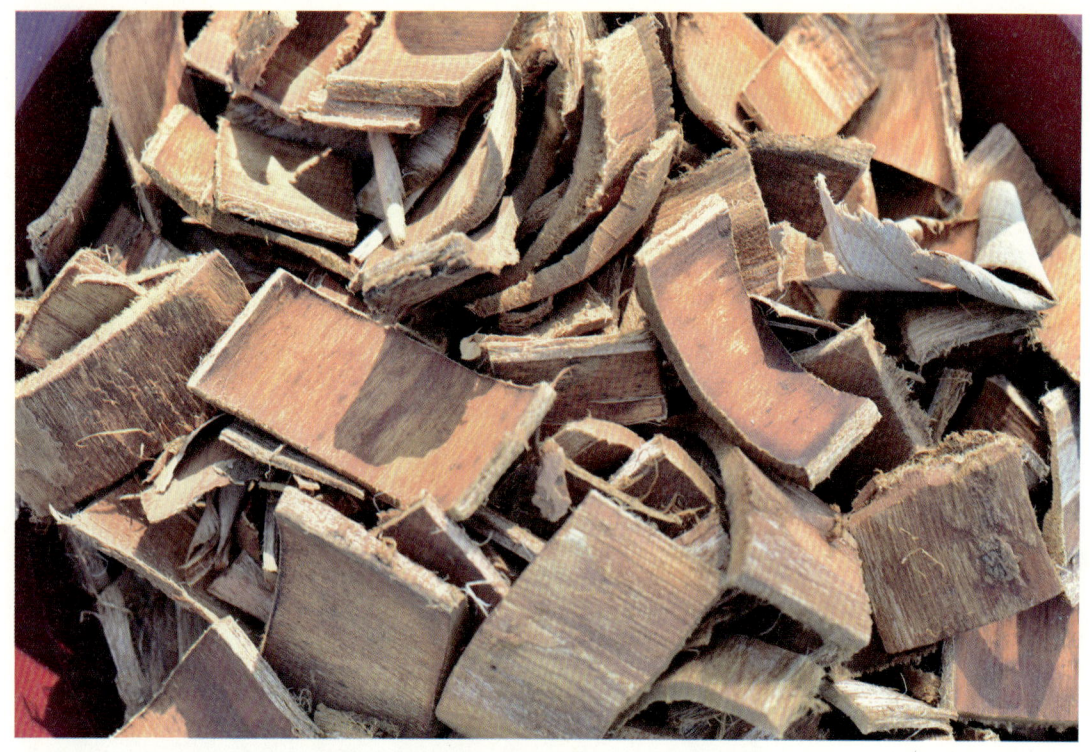

에 갖가지 종기나 종창을 치료하는 효과가 있다. 하루 20~30g을 탕제·산제·환제 상태로 복용한다. 외용제로 쓸 때는 달인 물을 바르거나 가루 상태로 사용한다. 유근피를 달인 물을 먹기도 하는데, 간이 안 좋거나 신부전 환자는 삼가야 한다. 장기간 복용하면 급성간염이나 신부전증이 생길 수 있다. 느릅나무 잎은 부작용이 없는 천연수면제이다. 어린순으로 국을 끓여 먹으면 잠이 잘 온다.

유근피가 코병에 좋다고 해서 한 가지만 복용하는 것은 바람직하지 않다. 한약은 한 가지 약재를 사용하는 것보다 여러 가지 약재를 조화롭게 처방해야 제대로 효과를 낸다.

그러므로 비염 치료를 위해 특별히 처방한 것이 청비환이다. 비염과 축농증은 폐나 심장이 약해지는 것이 원인이므로, 사람마다 지닌

귀경(각각의 약물이 일정한 장부와 경락에 선택적으로 작용하여 질병을 치료하는 범위)**으로는 비경·위경·폐경·대장경에 작용한다.**

청비환은 알레르기성 비염이나 축농증 치료에 좋은 환약으로, 유근피를 약재로 해 살구씨·수세미 등 20여 가지 약재로 만든다.

고유의 체질을 개선시켜 막힌 기운을 뚫어 정상화시키는 것이 치료의 첩경이다. 청비환은 그런 치료 원칙에 따라 유근피를 기본으로 신이·살구씨·수세미들로 처방되었다.

또 유근피는 코뿐 아니라 아토피 피부질환에도 유용하다. 코와 피부는 한의학적으로 관련이 깊은 신체기관이다. 목욕물에 유근피와 솔잎을 넣어 목욕하면 아토피에 좋다.

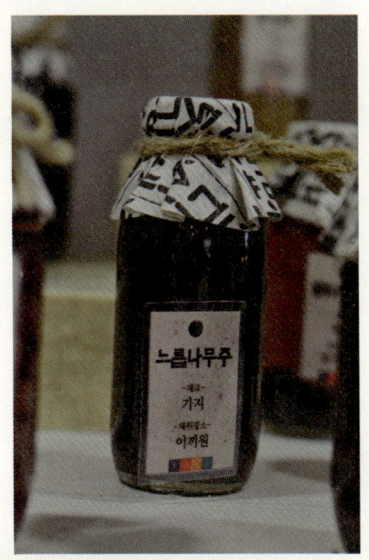

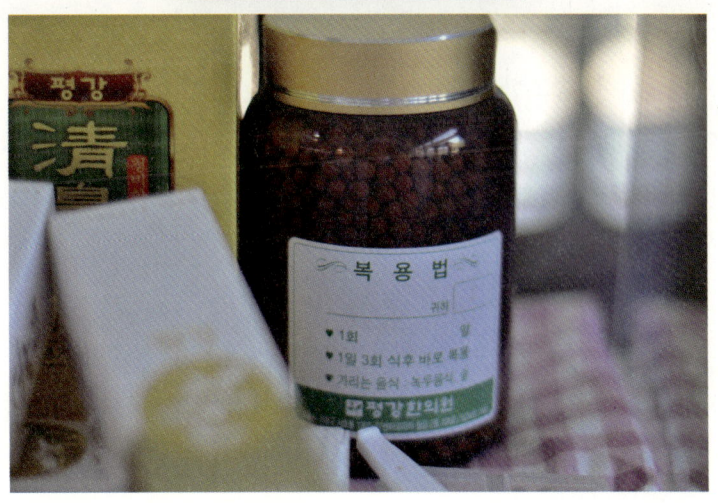

신이 [13]

辛夷

Magnolia denudata

차가운 기운을 몰아내는 붓 모양의 꽃봉오리가 매력 만점

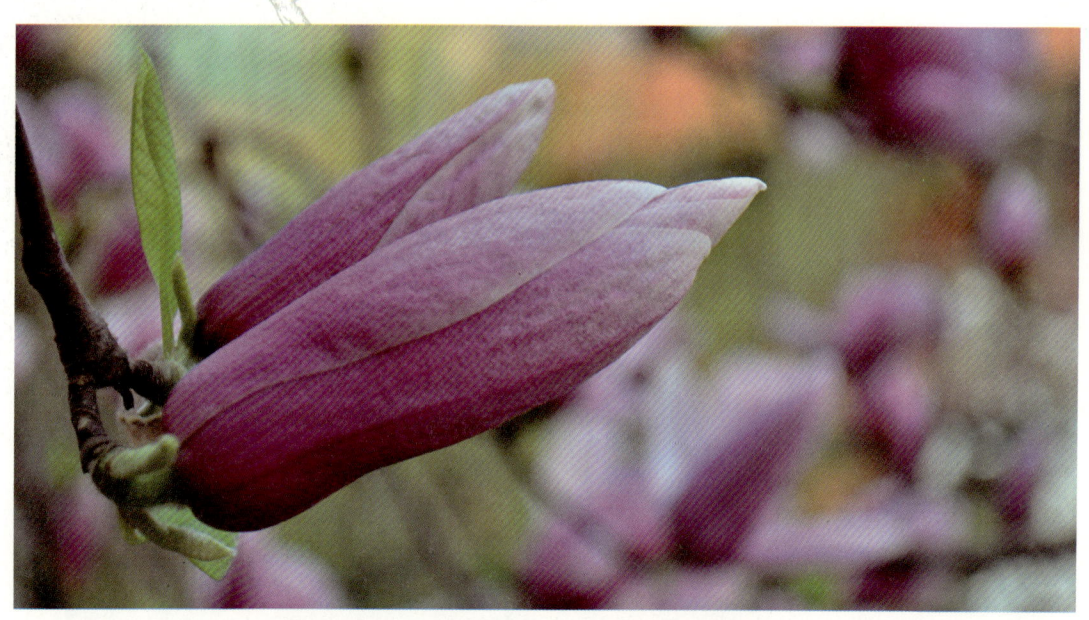

자목련, 꽃말은 '숭고한 사랑'.
4월이 되면 잎도 나기 전에 목련꽃이 핀다. 나뭇가지에 연꽃이 피었으니 목련이라 할 만하다. 봄에 가장 먼저 피기에 '영춘화'라는 이름도 가졌다.

하얗고 청초한 목련꽃들이 잔치를 펼치고 난 후 지저분하게 얼룩지면서 꽃잎이 떨어지면 하얀 목련에 모였던 시선이 다른 꽃에 집중된다. 자목련이 자색 꽃망울을 터뜨리면 정말로 아름답다. 청아하고

생태·채취

중국이 원산지이고 한국과 일본에 분포되어 자란다. 3월 이른봄에 향기로운 꽃을 피운다. 아직 피지 않은 꽃봉오리를 채취하여 약재로 쓴다.

순진한 하얀 목련에 대한 앙칼진 도발인가? 꽃봉오리 속에 발그스레한 팜므파탈을 감추어 두었다. 목련꽃도 지고 여름이 끝날 무렵이면 열매를 맺는다.

> **맛과 성질**
> 꽃봉오리 맛은 맵고 성질은 따뜻하고 독이 없다.

자목련은 꽃이 활짝 피면 효과가 없다. 꽃봉오리를 '신이'라고 하는데, 맛은 맵지만 따뜻해 몸 안에 있는 차가운 기운을 몰아내고, 풍으로 오는 코막힌 것을 열어주고, 콧물을 멎게 하고 냄새를 맡게 해준다. 머리와 속골이 아픈 것을 낫게 하는데, 맵고 신 약을 많이 쓰면 진기가 상하게 되므로 오래 복용하면 안 된다.

『동의보감』에 따르면 '신이는 비연鼻淵(코안이 붓고 누렇고 냄새나는 축농증), 비류탁체鼻流濁涕(코에서 누런 콧물이 나오는 증상), 불문향취不聞香臭(냄새를 맡지 못하는 것)에 효과가 있다'고 하였다. 비염이 심할 경우 유근피와 신이를 우려낸 물로 코를 세척하면 좋다.

목련꽃 봉오리로 실험한 결과, 최근 천식에 효과가 좋은 리그난 계열의 성분을 찾아냈다. 실제로 목련꽃 봉오리에서 추출한 NDC-052 물질은 천식증상을 완화시키는 천연치료제로 활용되고 있다.

신이는 콧물을 멎게 하고 냄새를 맡게 하므로 축농증을 치료한다.

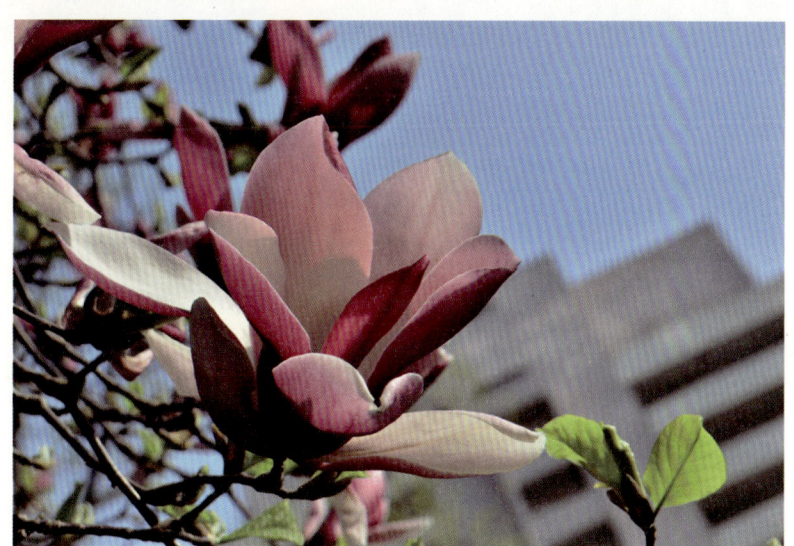

당귀[14]

當歸
Angelica gigas

여성을 위한 천사 같은 보혈 약초

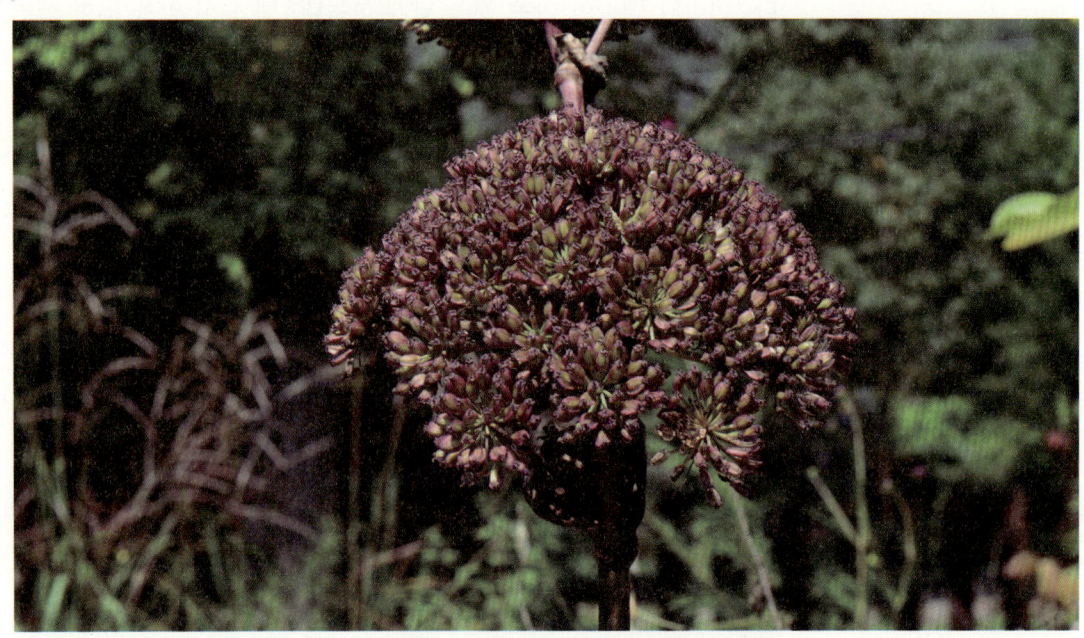

당귀는 학명을 살펴보면 모두 안젤리카, angelica 즉 '천사'이다.
참당귀 Angelica gigas
중국당귀 Angelica sinensis
일본당귀 Angelica acutiloba

당귀는 하늘이 여성에게 내린 신의 선물
여성들의 건강을 위해 천사들을 내려보냈네요.

생태·채취

습기 많고 배수가 잘되는 해발 500m 정도 준고랭지에서 잘 자라고, 여름에 자줏빛 꽃이 불꽃 터지듯이 동그랗게 퍼져 피고, 가을에 뿌리를 채취하여 한약재로 사용한다.

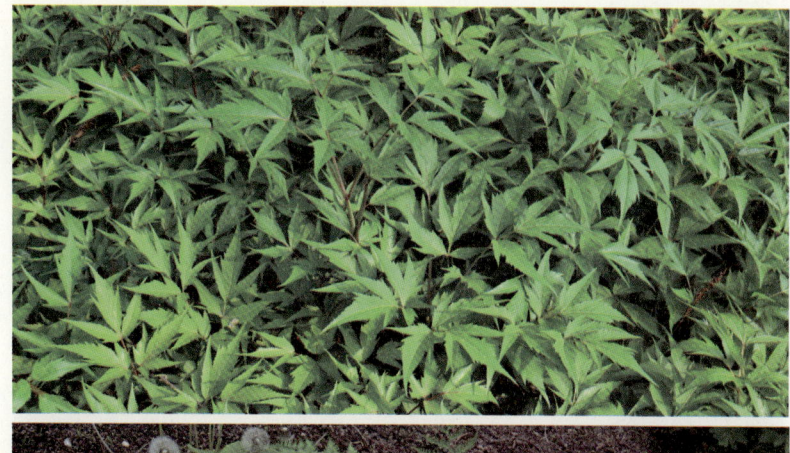

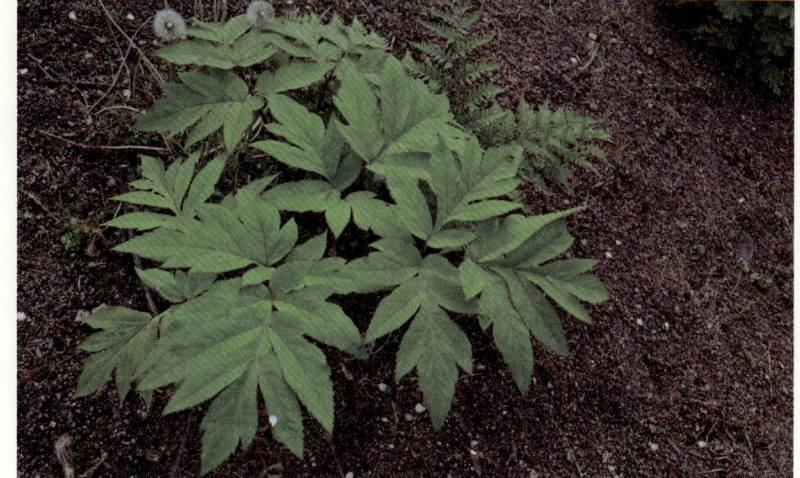

> **맛과 성질**
> 당귀 뿌리의 맛은 달고 당귀의 성질은 따뜻하다.

천사들이 붉은 우산을 낙하산처럼 타고 내려와
검붉은 꽃대에 사뿐히 내려앉아 당귀를 노래하네요.

당귀는 산형과傘形科 식물이다. 우산살 같은 꽃대들이 솟아나고, 꽃대 위에 꽃들이 올라앉아 꽃무리를 이루고, 꽃마다 꽃잎이 하얗게 터지니 불꽃이 연상된다.

당귀. 여인네들의 간절한 소망이 담긴 약초. 한자를 풀이하면 '마땅히 돌아오다'라는 뜻이 있다. 옛날 중국에서는 남편들이 전쟁터에 나

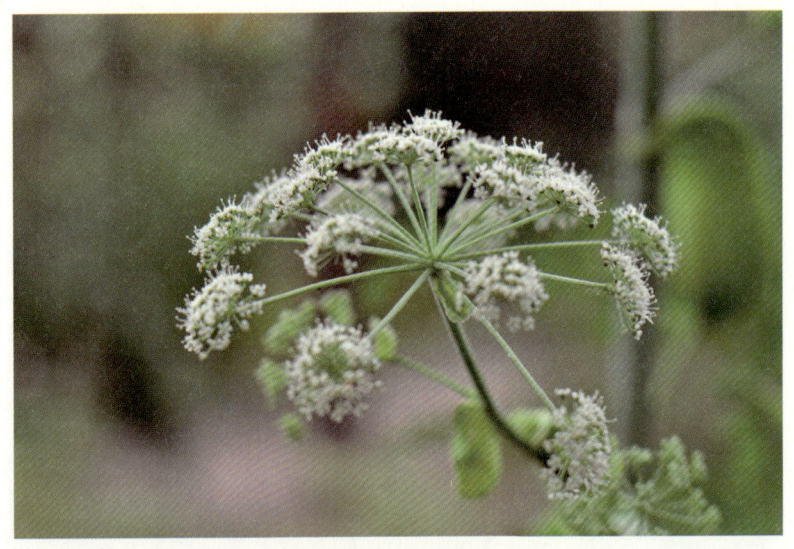

갈 때 부인들이 그 품에 당귀를 넣어주었다고 한다. 싸우다 기력이 다했을 때 당귀를 먹으면 다시 기운을 차려 돌아올 수 있다고 믿었기 때문이다. 부인들은 남편이 살아 돌아오기를 기다리며 당귀를 먹었다고 한다. 당귀를 먹으면 임은 '마땅히 돌아온다'는 믿음을 가질 수 있을 뿐 아니라 몸도 튼튼해지고 피부도 고와져, 사랑하는 이가 돌아왔을 때 마음껏 사랑할 수 있었기 때문이라 전한다.

당귀에는 데쿠르신과 방향성 정유성분 데쿠르시놀이 함유되어 있으므로 특유의 향이 난다. 또 비타민 B12 · 비타민 A · 엽산 등도 많이 들어 있다. 이 성분들은 헤모글로빈과 적혈구의 생성을 촉진해 혈액의 증가 및 혈류개선에 도움을 준다.

당귀의 성질은 감신온, 즉 단맛과 매운맛을 내고 따뜻하다. 당귀의 귀경은 간심비 肝心脾 이다.

당귀는 빈혈증 · 복통 · 월경불순 등 갱년기장애에 좋고 자궁을 튼튼

당귀는 헤모글로빈과 적혈구의 생성을 촉진해 혈액의 증가 및 혈류개선에 도움을 주는 성분이 있다.

하게 해주어, 여인들에게 최고의 명약이다.
1. 보혈조경補血調經 –피를 만들어주고 생리를 고르게 한다.
2. 활혈지통活血止痛 –피를 순환시켜 통증을 멈추게 한다.

당귀의 몸통은 양혈養血을 하고, 당귀의 머리는 행혈行血을 하고, 당귀의 꼬리는 파혈破血을 한다. 즉, 피를 만들고, 순환시키고, 헌 피는 새 피로 걸러준다. 한의원에서 혈이 부족한 환자에게 처방해 주는 사물탕에 당귀가 들어가는 것도 바로 그 때문이다. 따라서 평소 혈액이 부족하고 혈색이 안 좋으며 수족이 냉한 사람의 경우, 당귀를 차로 끓여 마시면 혈액순환 개선으로 냉증완화에 도움이 된다. 겨울철 감기를 예방하는 데에도 효과가 있다.

당귀는 피를 만들어주고, 피를 깨끗하게 해주고, 피를 잘 돌게 해준다.

당귀차 만드는 법

당귀는 향이 좋고 맛도 은은하다. 보통 당귀 10g을 물 500㎖에 넣고 강한 불로 끓인 후, 불을 약하게 하여 20분 정도 더 끓여서 당귀는 건져내고 우러나온 추출액을 마신다. 너무 향이 진하면 물로 희석해서 마셔도 좋다.

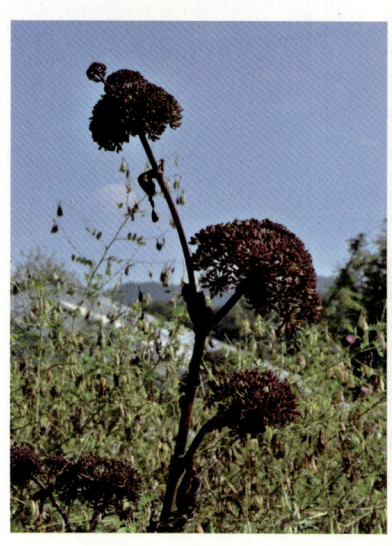
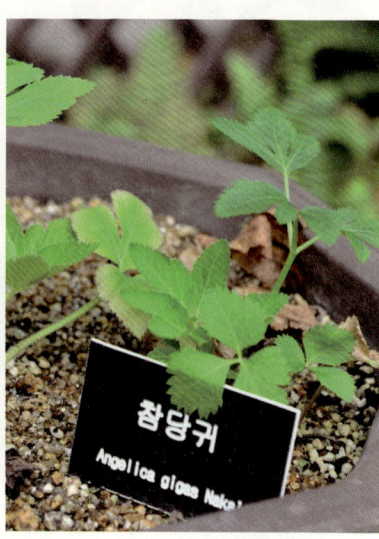

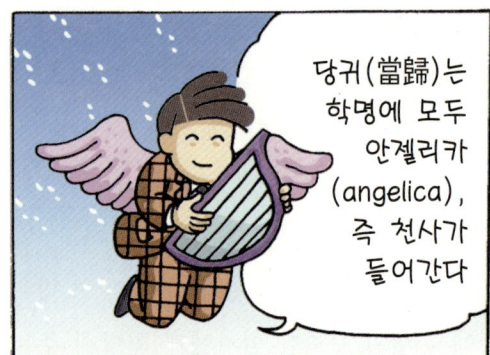
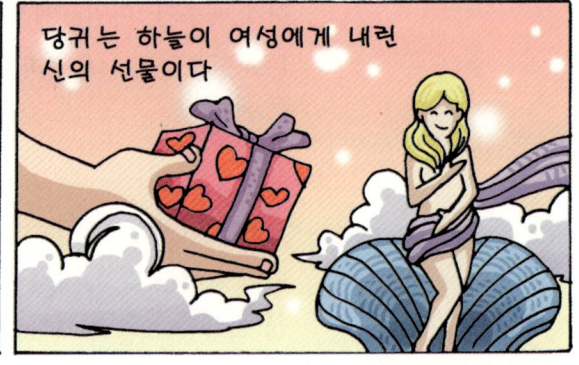
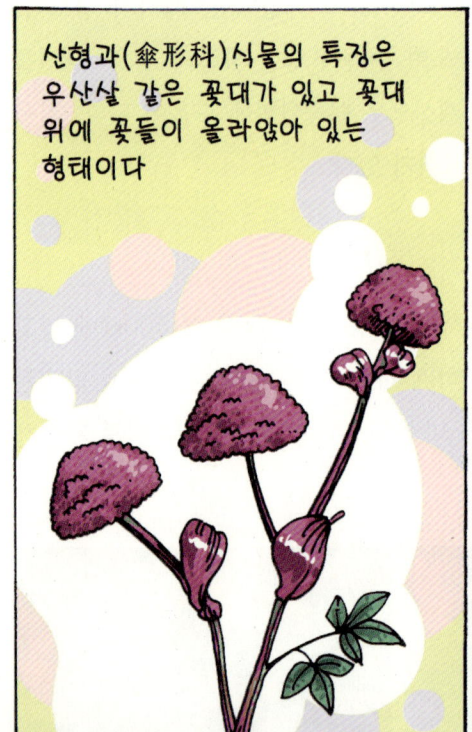
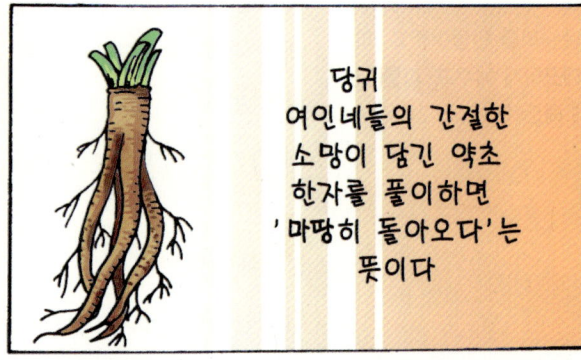
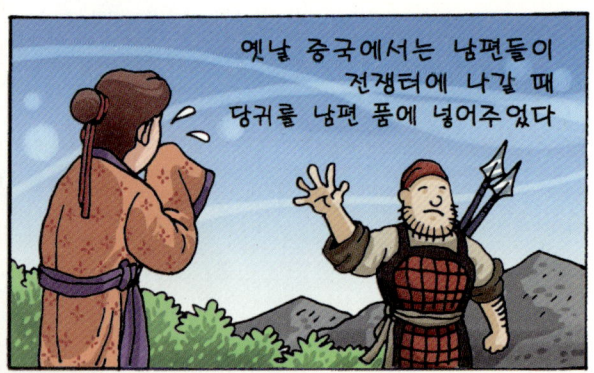
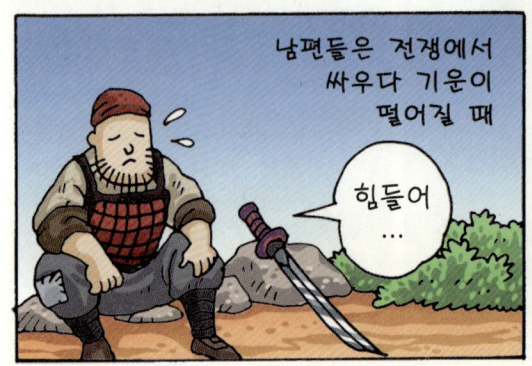
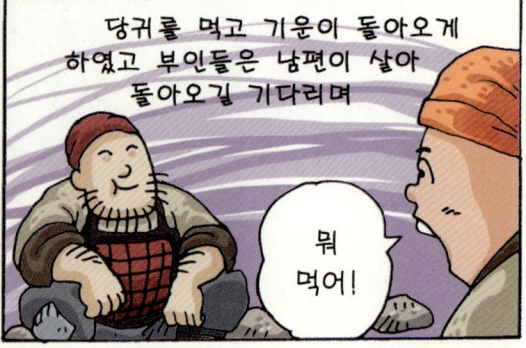

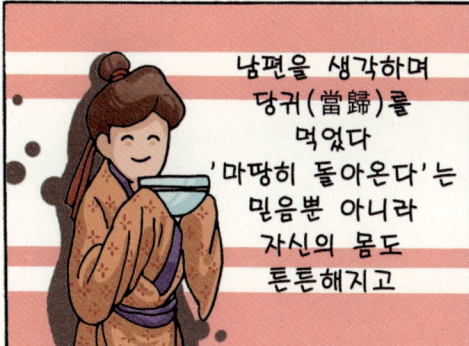
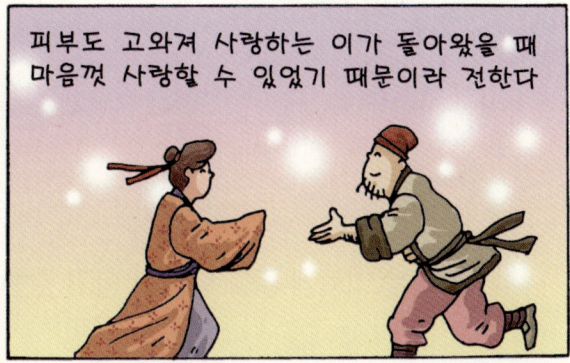
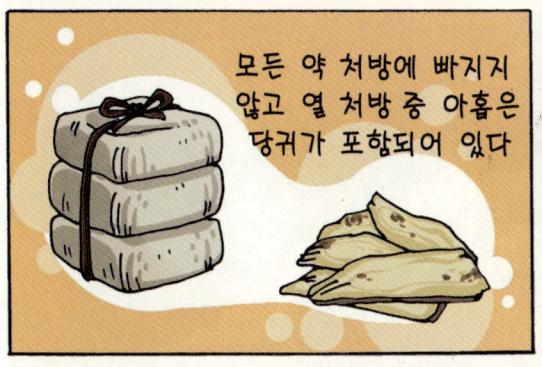
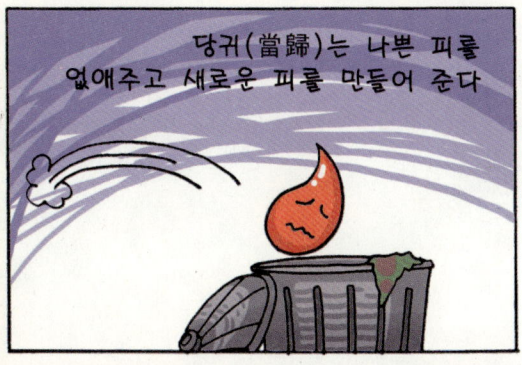
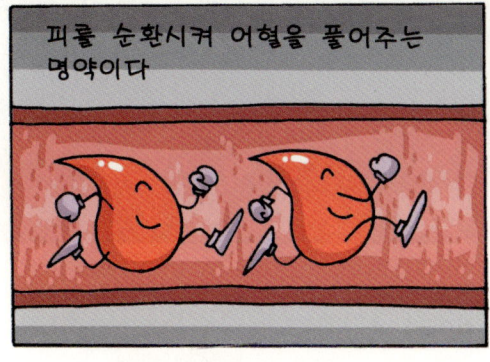
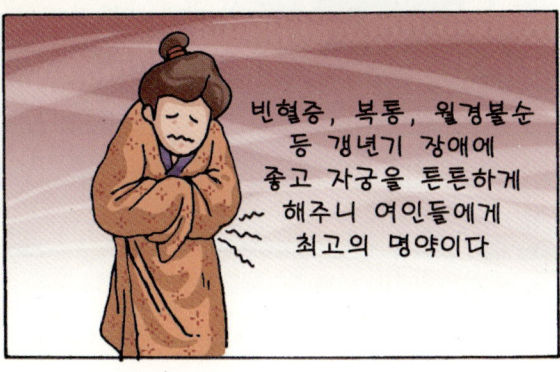
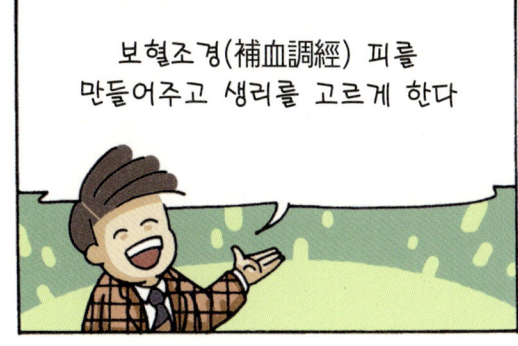
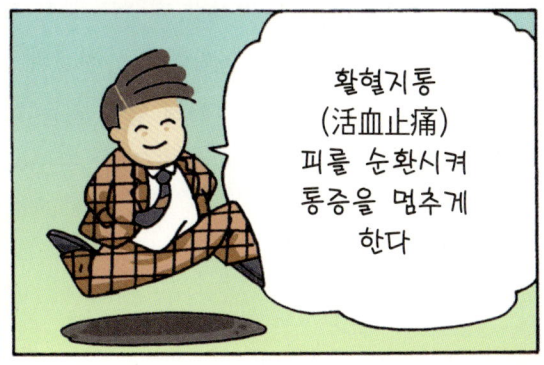

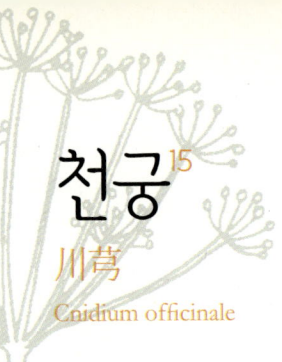

천궁[15]

川芎
Cnidium officinale

혈액을 힘차게 끌고 다니는 향기 강한 약초

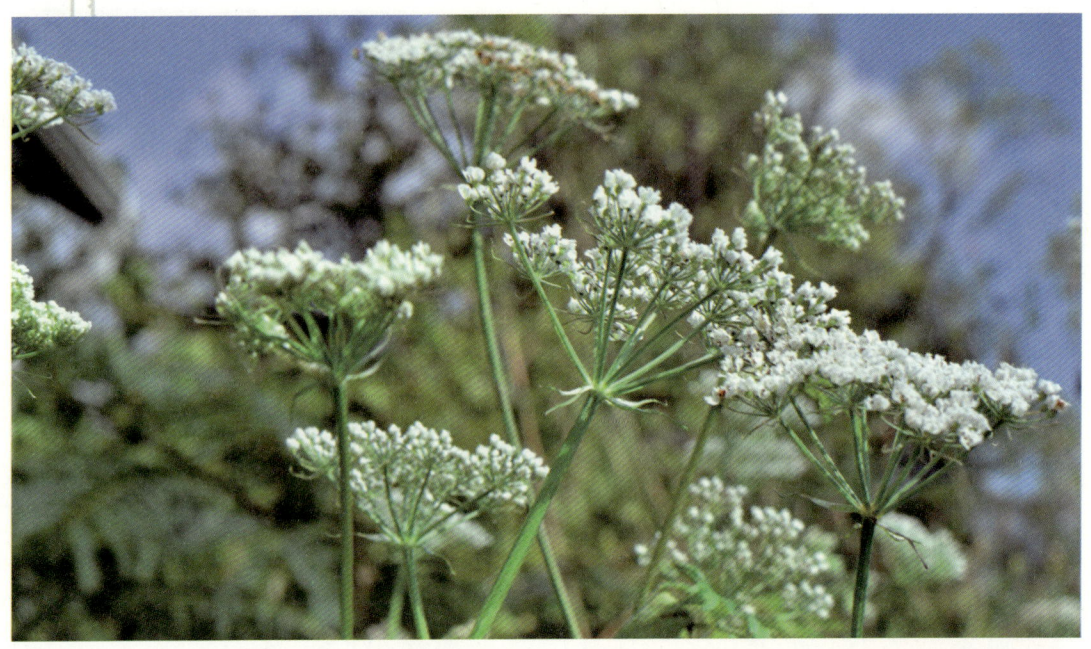

천궁은 미나리과에 속하고 꽃말은 '외로움'이다. 8월이면 우산처럼 펴진 하얀 꽃을 피운다. 하지만 열매는 맺지 않는다. 천궁의 우리말 이름은 '궁궁이풀'이다. 식물학적으로 천궁과 궁궁이는 과科는 같지만 속屬이 다르다. 서로 일가친척 뻘이 되는 식물로 모양이 많이 닮았다. 천궁은 궁궁이보다 키가 작아서, 궁궁이는 150㎝ 정도, 천궁은 60㎝ 정도이다.

생태·채취

여름에 겹우산형 꽃차례로 하얀 꽃이 피고, 가을에 둥근 뿌리를 채취해 약용으로 쓴다.

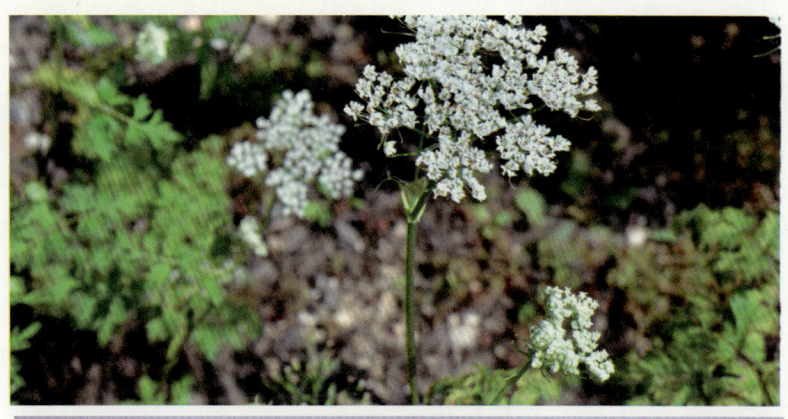

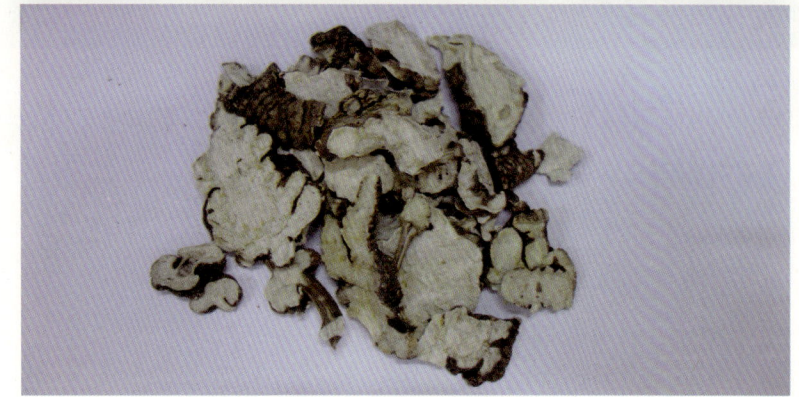

맛과 성질

천궁 뿌리의 맛은 맵고 성질은 따뜻하다.

천궁은 향기가 워낙 강하여 뱀이 싫어하는 특성을 이용, 뱀이 오지 못하도록 장독대에 심기도 한다. 죽어갈 때 천궁 달인 물을 주면 소나무가 살아날 정도의 위력을 갖고 있다. 천궁은 산소를 내뿜고 이산화탄소를 많이 흡수하므로, 실내에 놓으면 공기를 정화시키는 효능이 있다.

해발 1,219m의 경북 일월산 주변의 산간 고랭지는 천궁을 재배하기에 적합한 환경이다. 정부는 영양 지역에 천궁 재배를 적극 장려했으나, 중국산 천궁이 물밀듯 들어와 국산 천궁은 경쟁력을 잃고 재배 농가는 힘을 잃었다. 재배 농민들의 한숨소리가 하늘을 찌른다. 창고에 쌓인 천궁 꾸러미를 볼 때마다 농민들 머리는 어지럽고 아프

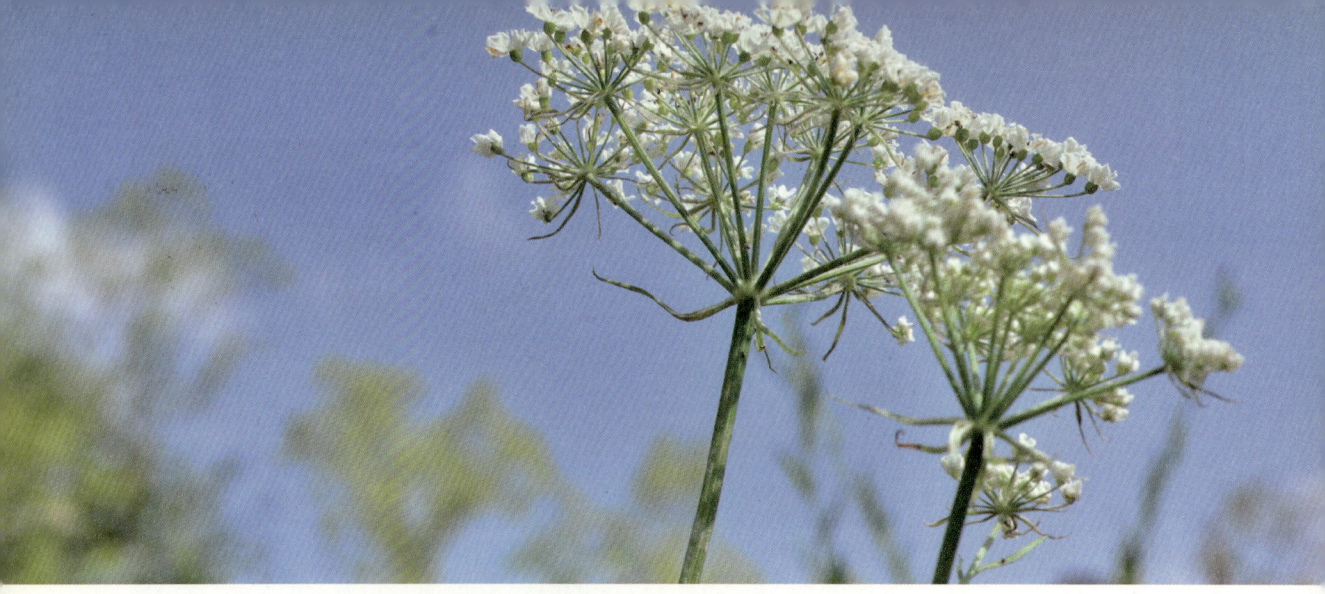

다. 뿌리에 있는 휘발성 정유 성분 때문이 아니라, 중국산 천궁이 감쪽같이 국산으로 둔갑해 버렸기 때문이다.

포대갈이 수법으로 원산지를 속이지 마세요.
영양 천궁의 가치를 훼손하지 마세요.
영양 천궁, 품질 최고랍니다.
정부에서는 국산 천궁 사용을 장려해 주세요.
영양 천궁 농민들, 힘내세요.
영양 천궁 만세!

천궁의 주성분은 크니딜리드·크로디움락톤·페루릭산·리구스틸라이드 등이다.
1. 휘발성 정유성분 크니딜리드는 천궁의 독특한 향을 내는 성분으로 점막 충혈작용이 있다.
2. 페루릭산은 피부를 보호하고, 염증을 줄이고, 콜라겐 파괴를 막아 피부노화를 늦추어 주는 효능이 있고, 진통·진경·평활근 이완작용이 있다.

천궁은 혈중기약血中氣藥이다. 즉, 혈에 속하는 약이지만 그 작용이

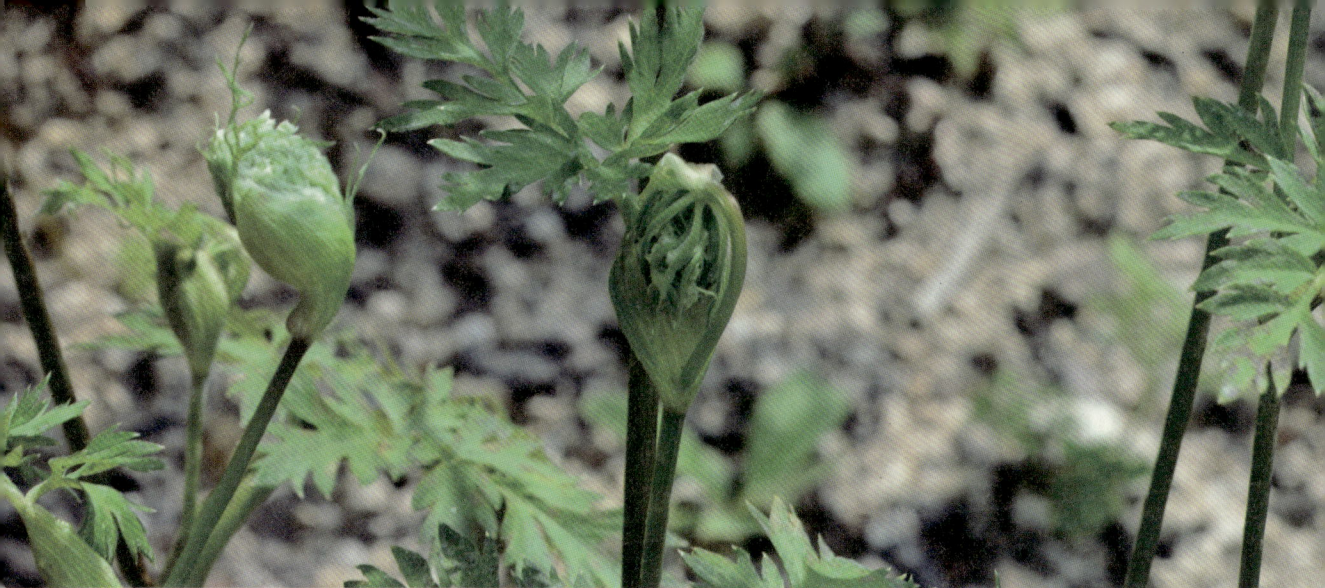

천궁은 두통을 낫게 하고, 자궁경련·월경불순을 낫게 하고, 당귀와 함께 부인병에 효능이 있다.

얼마나 다이내믹한지 기에 속한 약으로 인정될 정도로 활발하기 때문에 혈중기약이라고 부르는 것이다. 특히 머리 위로 끌어올리는 성질이 강하다.

1. 기와 혈을 순환시킨다. 혈액은 기가 없이는 돌지 못한다. 천궁은 혈중의 기를 돌게 한다.
2. 천궁은 에너지가 넘치게 작용한다. 막힌 것을 풀어주고 통증을 멈추게 한다.

천궁은 한습寒濕으로 인한 두통에 잘 듣는다. 그러나 너무 많이 쓰면 부작용으로 두통이 오고, 위장이 나쁜 사람은 오래 복용하면 위염에 걸린다. 천궁이 가는 곳엔 당귀가 빠질 수 없다. 천궁과 당귀는 서로 돕는 천생배필이다. 천궁은 당귀의 작용을 도와준다. 천궁이 들어간 처방 중 불수산佛手散과 궁귀탕芎歸湯이 있다. 둘 다 천궁과 당귀로만 된 처방이다.

천궁과 작약

작약芍藥이 있으면 천궁 기운이 날아가지 못한다. 작약은 오그라드는 성질이 있고 천궁은 퍼뜨리는 성질이 있기 때문이다.

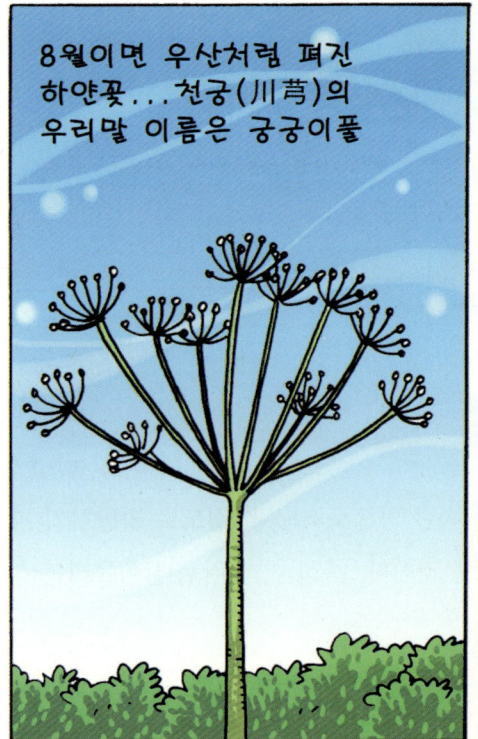
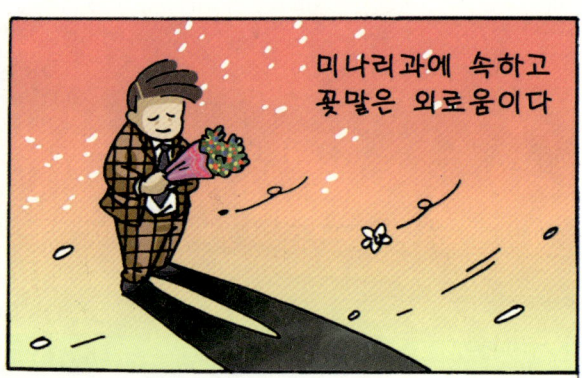
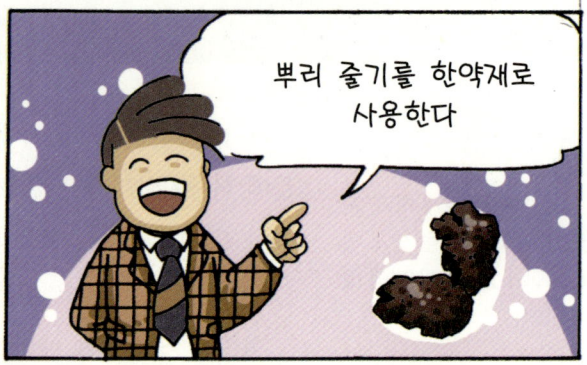
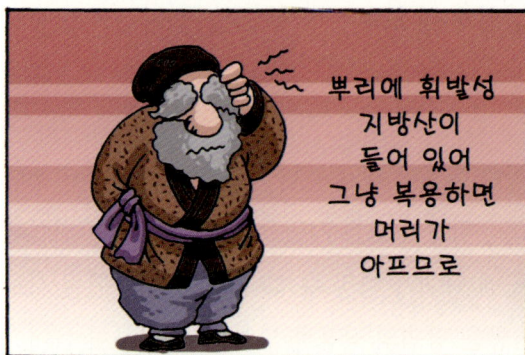
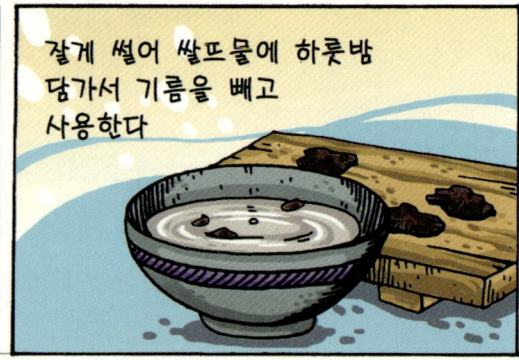
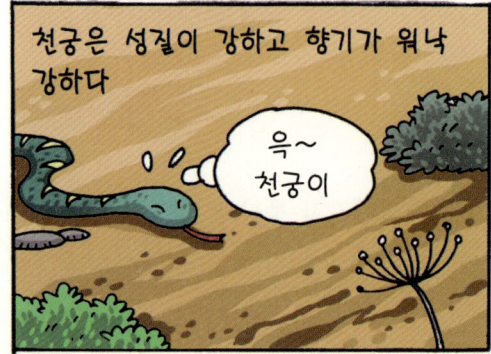
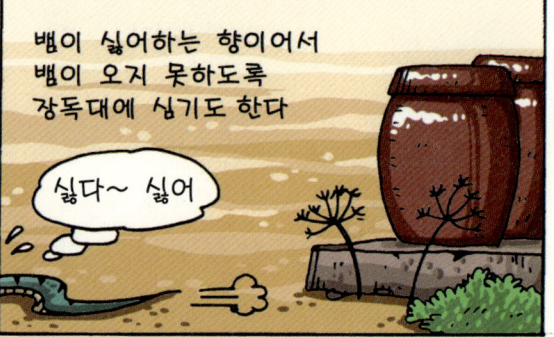

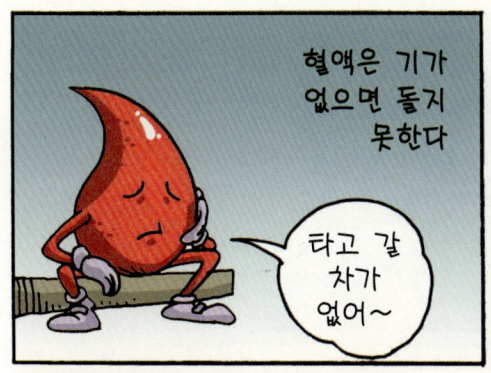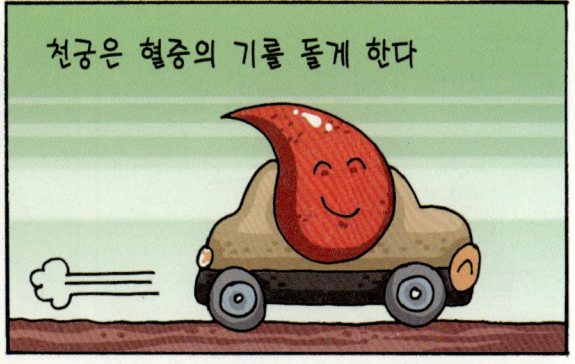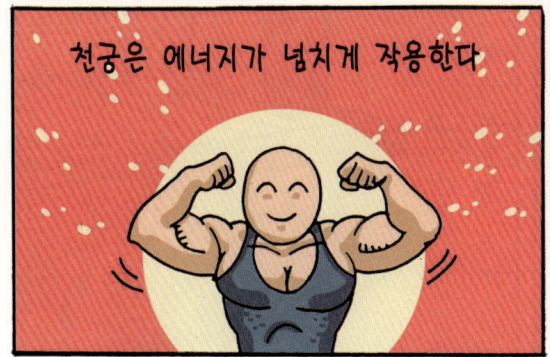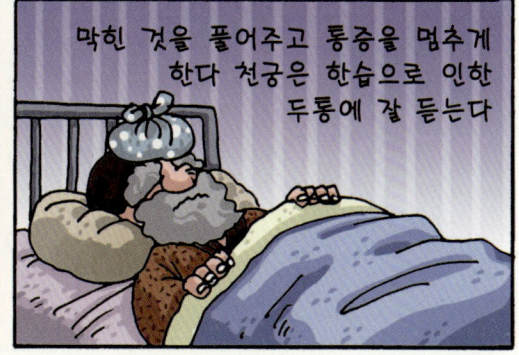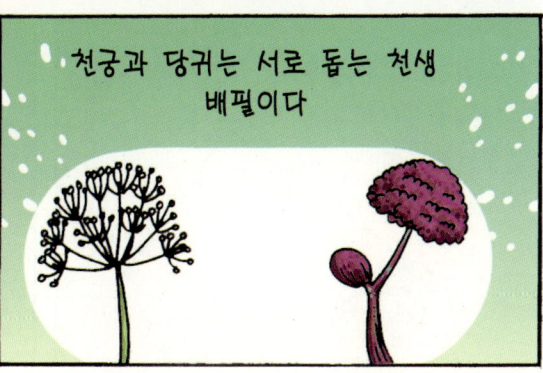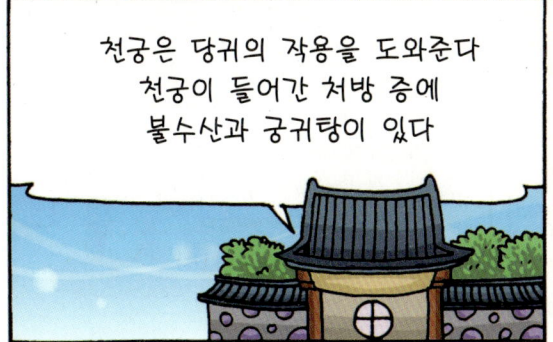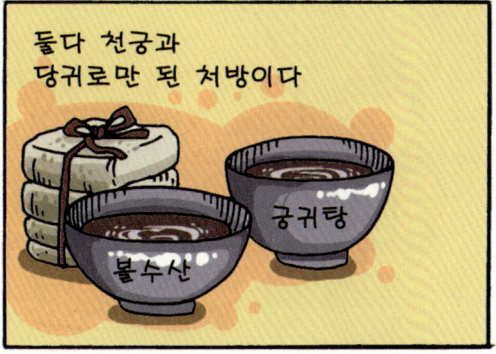

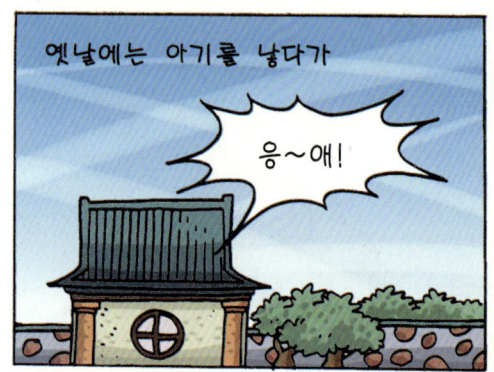
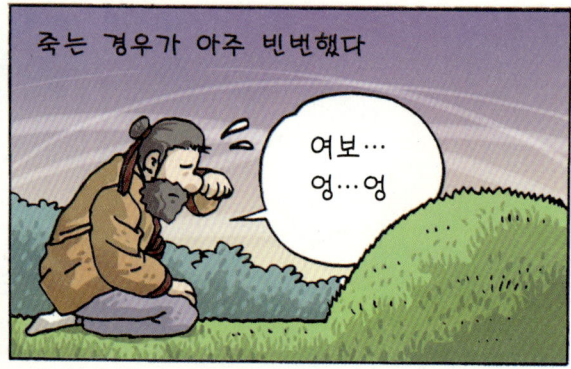
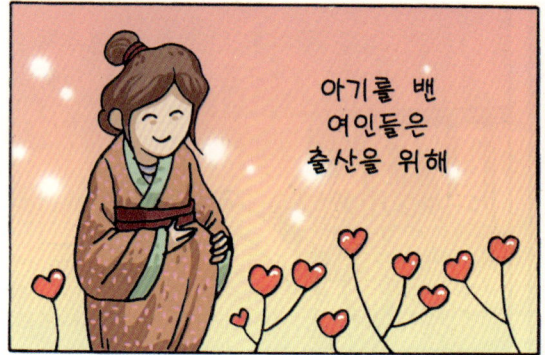
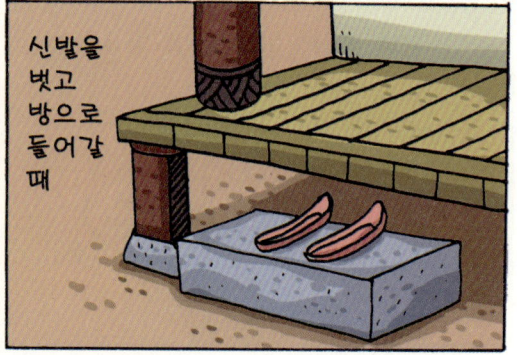
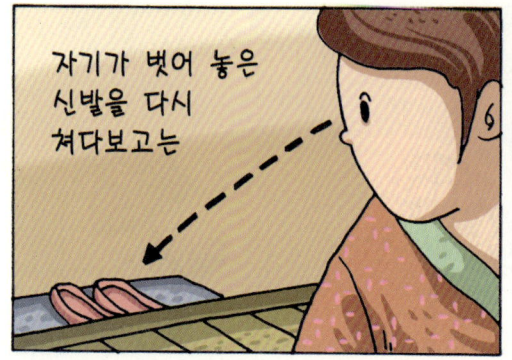
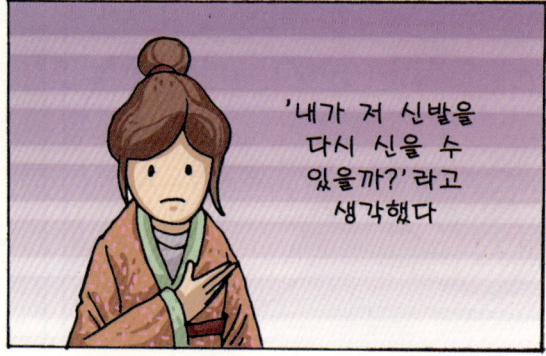
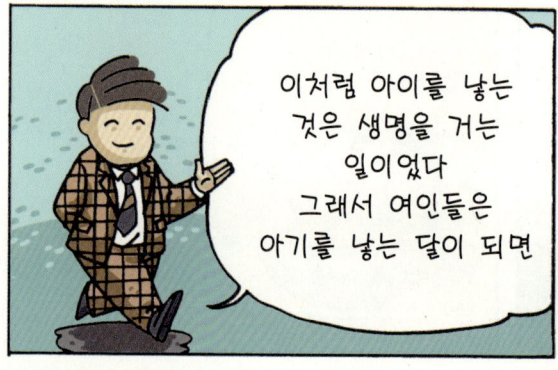
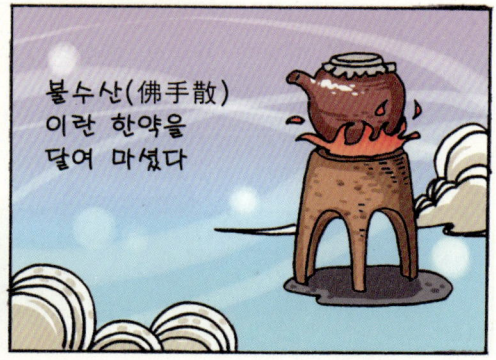

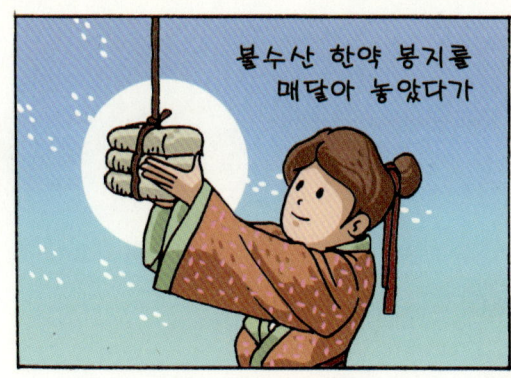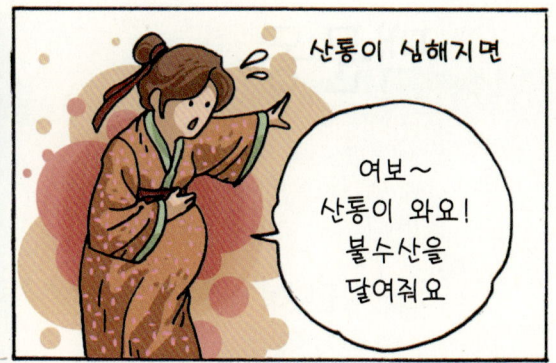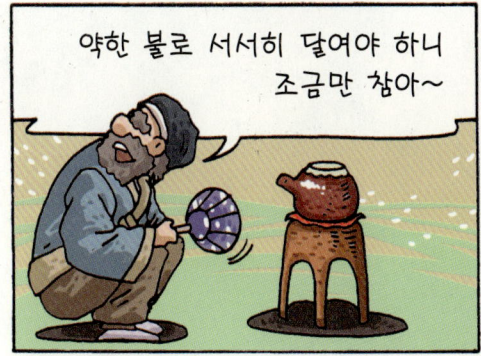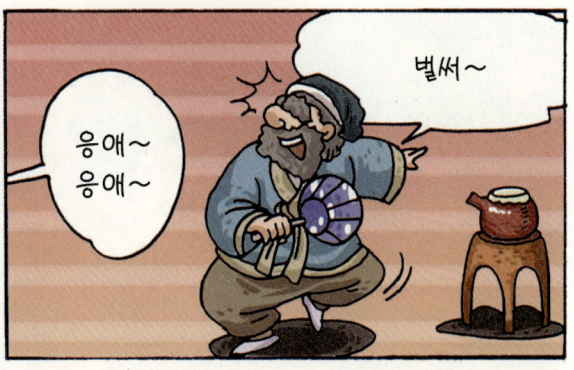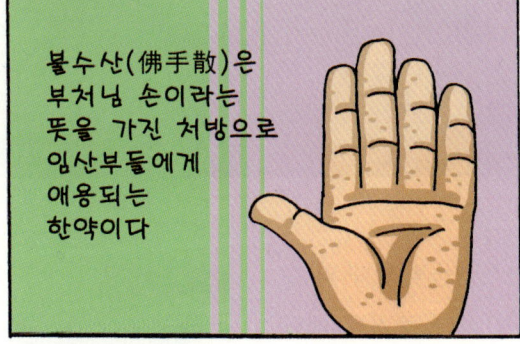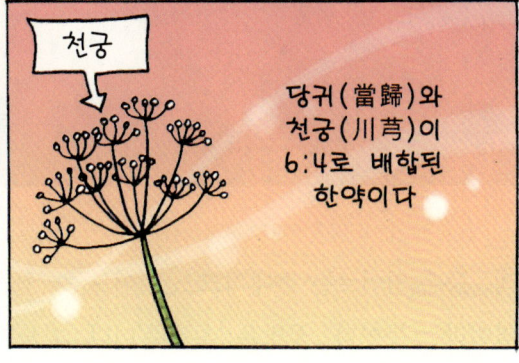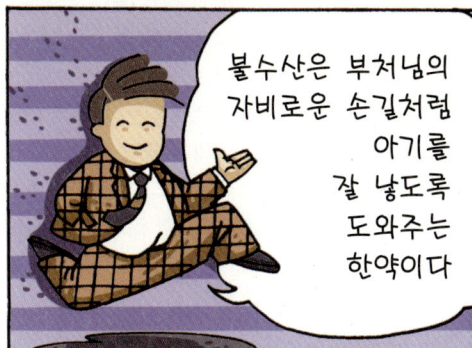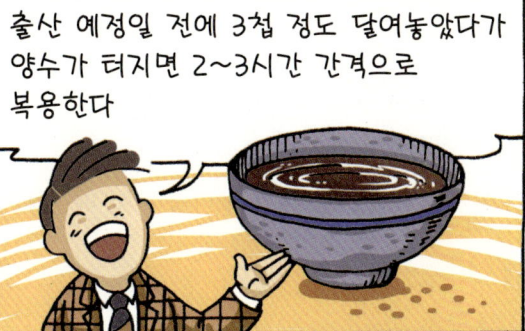

맥문동 16

麥門冬
Liriope platyphylla

보라색 꽃잎이 매력적이고, 폐를 촉촉이 적셔주는 알뿌리

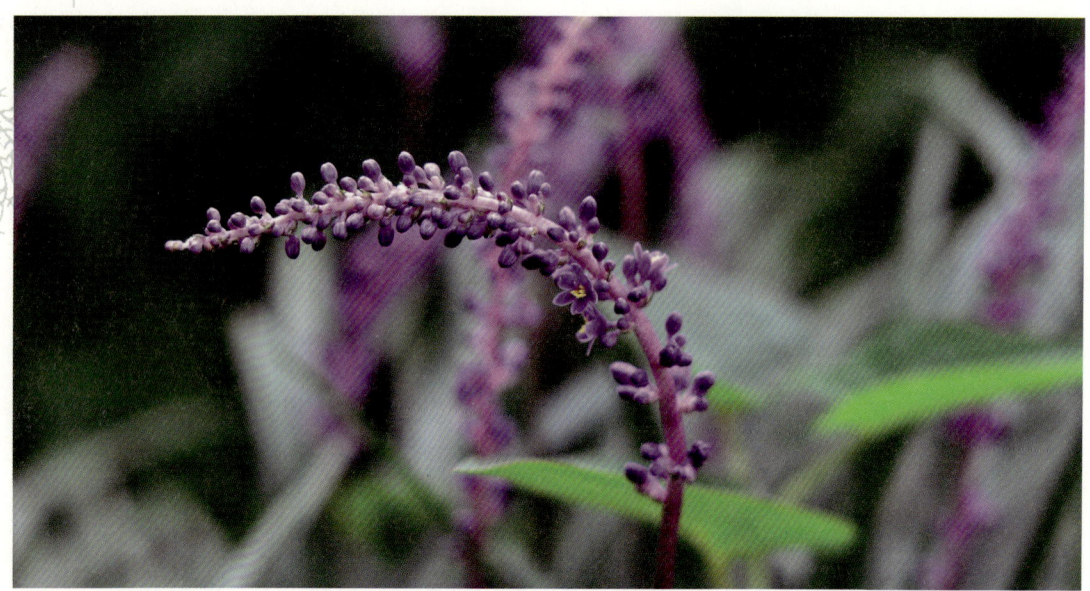

맥문동은 영어로는 스네이크스 비어드, snakes beard 생뚱맞게 뱀의 수염이라는 뜻이다. 꽃말은 '흑진주'이다. 가느다란 파란 줄기에 매달려 피어난 연보라색 꽃이 아름답다.

꽃이 지면 구슬 같은 열매가 매달린다. 초록구슬이 맺히면 여름이 오고, 검은 구슬로 바뀌면 이미 가을이다. 푸름 없는 겨울에도 이파리가 시들지 않고 뿌리가 보리를 닮아 맥문동이다.

생태·채취

6~8월에 백색 또는 연보라색의 작은 꽃이 총상꽃차례로 달리는데, 9~10월에 둥근 모양의 열매가 검은 자주색으로 익는다. 주로 산골짜기의 기슭과 산비탈의 숲속에 자란다. 우리나라 전역에 분포되어 있으며, 인위적으로 재배하기도 한다.

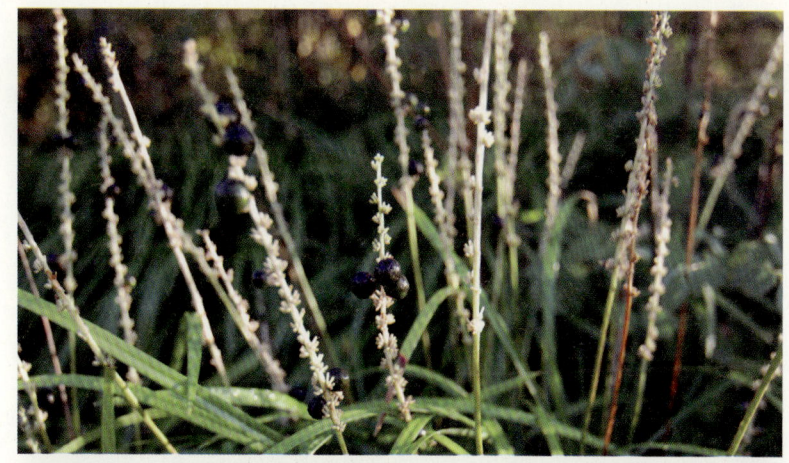

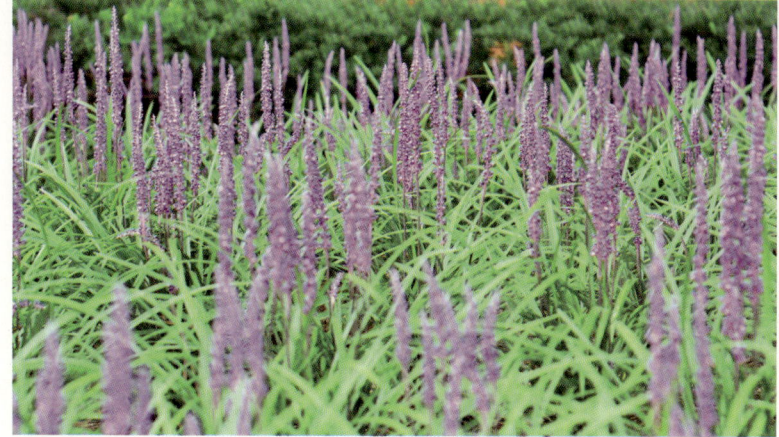

맛과 성질

맥문동 뿌리의 맛은 달고 조금 쓰며 성질은 약간 차다.

맥문동에서 정작 귀한 것은 구슬 같은 열매가 아니라 땅 속에 갇힌 길쭉한 알뿌리이다. 수북한 수염뿌리에 매달린 흰색의 알뿌리를 채취해 물에 불린 후, 가운데 심을 빼고 말려서 약재로 쓴다.

맥문동에는 사포닌인 오피오포고닌 A · 베타시토스테롤 · 스티그마스테롤이 함유되어 있다. 동물실험 결과 오피오포고닌 C, D는 진해작용과 혈당강하 작용, 오피오포고닌 D는 IgM 항체 생성억제 작용이 있음이 확인되었다.

맥문동의 약효는 자음청열滋陰淸熱, 즉 속의 열을 꺼주고 음액을 보태준다. 맛은 달고 성질은 약간 차다. 열熱과 조燥를 다스려 오장의 맥을 살린다. 찬 성질이 있으므로 소화기능이 약해 늘 설사하는 사람에게는 적합하지 않다.

맥문동은 기침·가래를 가라앉히므로 인후염에 좋고, 갈증을 없애므로 당뇨에도 효과가 있다.

약성가에서는 맥문동을 다음과 같이 노래한다.
'맥문동은 미감성한味甘性寒하다.
허열을 제거하며, 청폐淸肺·보심補心하며 번갈煩渴을 없앤다.'

맥문동 꽃은 그늘에 일주일 정도 말렸다가 꽃줄기 2~3개를 끓는 물에 넣어 우려 마신다. 이것이 맥문동 꽃차이다.

제호탕과 생맥산

여름 더위를 해결하기 위해 궁중에서는 제호탕醍醐湯을 마셨고 서민들은 생맥산生脈散을 마셨다. 임금님은 여름이면 신하들에게 제호탕을 하사하였다. 제호탕을 마시면 더위를 먹지 않게 되고 갈증이 가시면서 전신이 상쾌해지는 효과가 있다. 오매육烏梅肉과 사인砂仁·백단향白檀香·초과草果 등을 곱게 빻아 꿀에 버무려 중탕하여 조렸다가 냉수에 타서 마셨다.

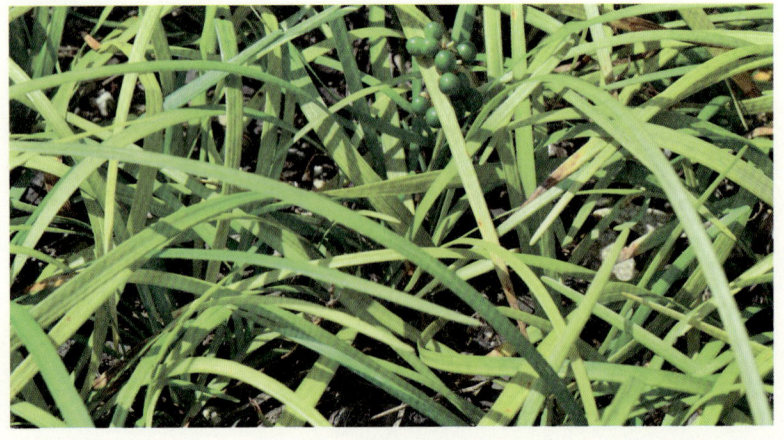

그러면 백성들이 마시던 생맥산은 무엇일까? 땀이 많이 나서 부족해진 진액을 보충하고 맥脈을 살리는 처방이다. 생맥산은 이동원이 지은 『내외상병혹론』에 수록되어 있는 것으로, 철저히 음양오행설의 원리에 입각해 만들어진 처방이다. '맥문동 2+인삼 1+오미자 1=생맥산'이다.

화火에 해당하는 여름의 뜨거운 열이 인체의 장부 중 금金에 해당하는 폐를 해치기 쉽다(화극금). 인삼은 폐의 기운을 북돋아주고(토생금), 맥문동은 폐의 진액을 보충해 주고 하강시킨다. 오미자는 늘어진 폐를 추스르게 해준다. 음양오행으로 해석하면 화극금의 상황을 토생금으로 회복시킨다.

오미자를 찬물에 48시간 우려낸 것에 인삼과 맥문동을 넣고 달여 먹는다. 꿀을 넣으면 좋다. 여름철 시원한 차로 마시면 진액이 보충된다. 생맥산은 시들시들 처진 몸에 진액을 부어 오장의 맥을 팔팔하게 되살려내는 명처방이다. 향유와 백편두를 더 넣으면 금상첨화이다. 태양이 이글거리는 무더운 여름, 맥이 빠지고 힘이 없다면 생맥산으로 이겨내자.

제호탕은 더위를 먹지 않는 효과가 있고, 생맥산은 땀이 많이 나서 부족해진 진액을 보충하고 맥(脈)을 살리는 효과가 있다.

생맥산은 시들시들 처진 몸에 진액을 부어 오장의 맥을 팔팔하게 되살려내는 명처방이다.
생맥산=맥문동+인삼+오미자

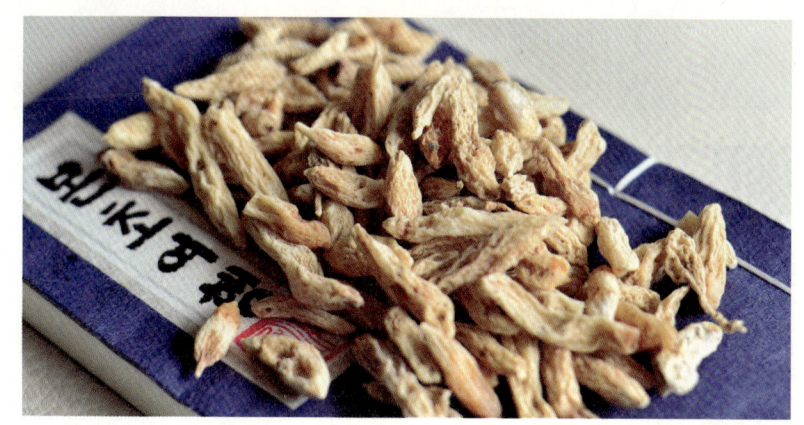

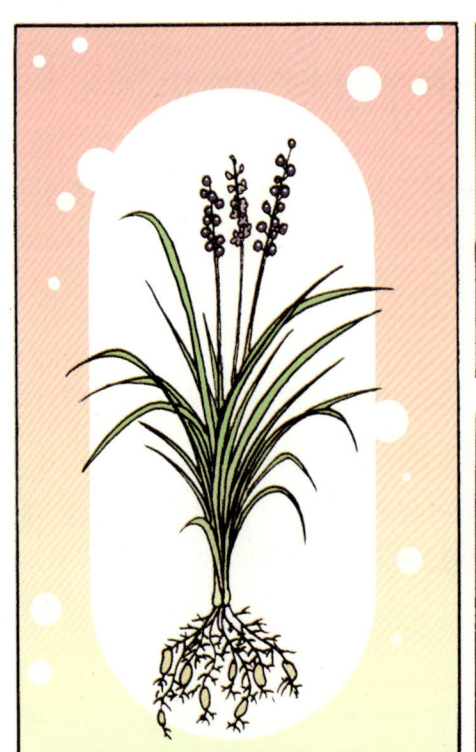
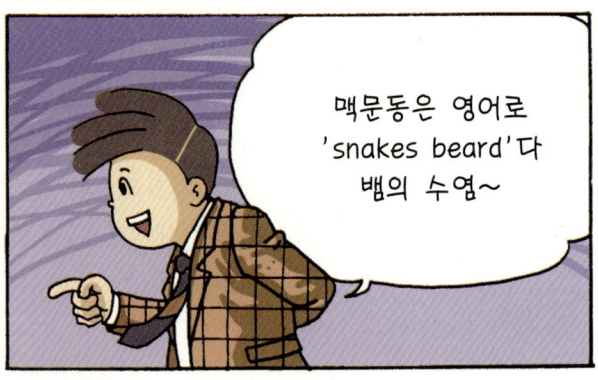
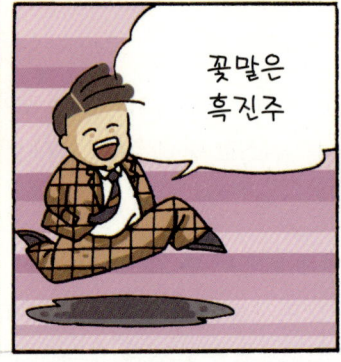
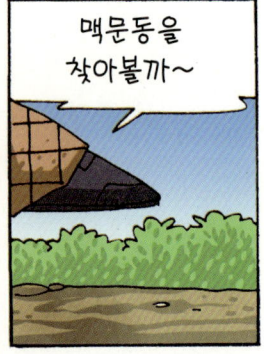
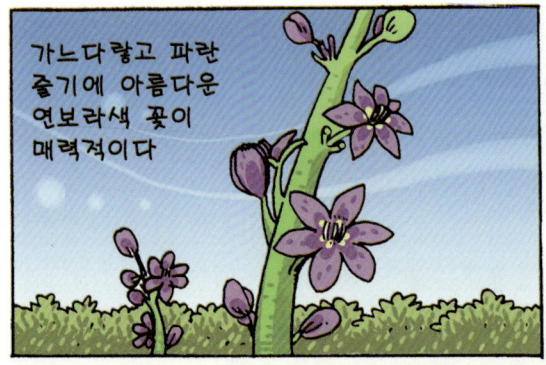
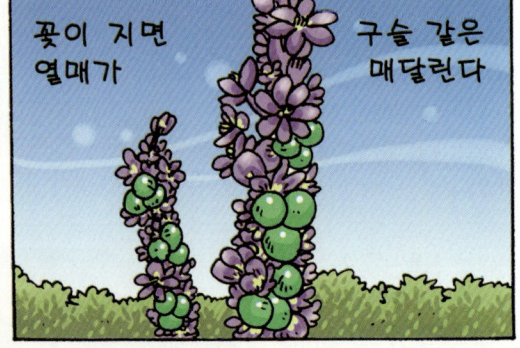
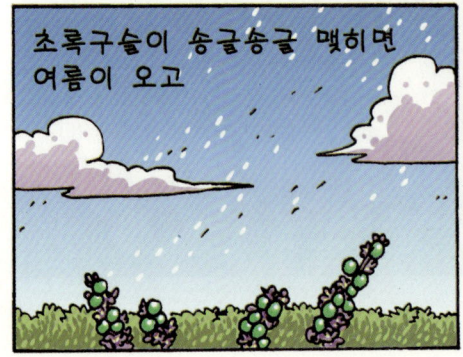
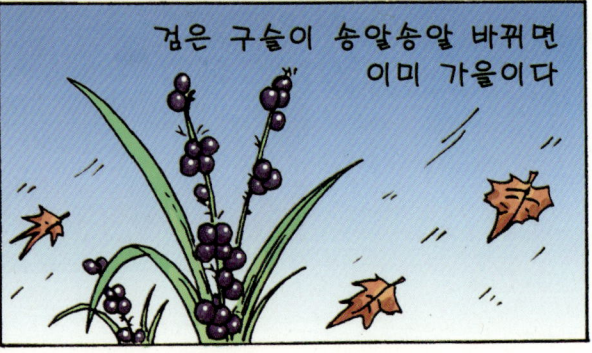

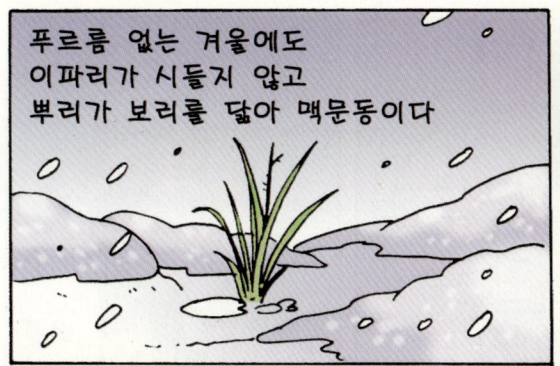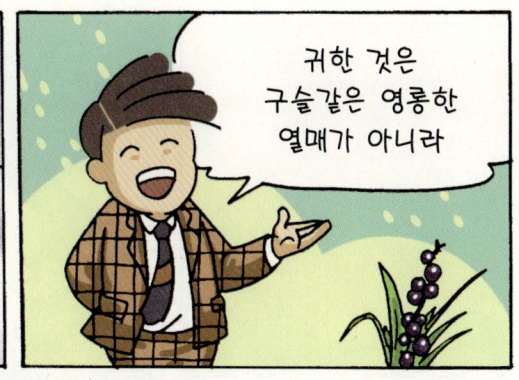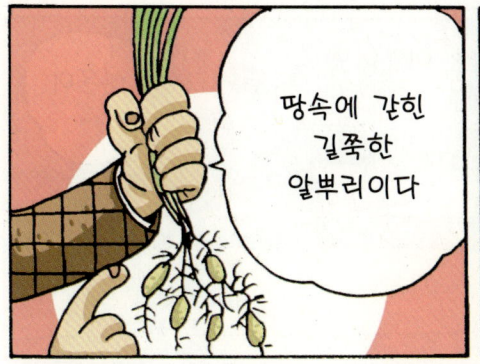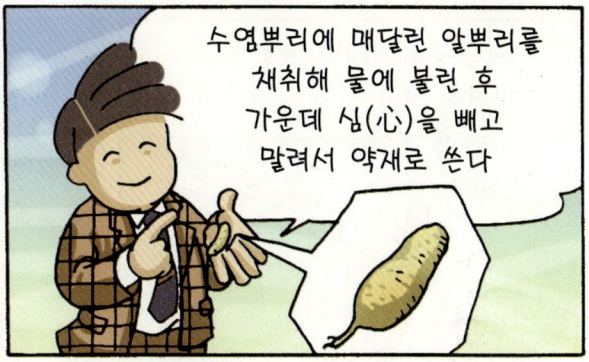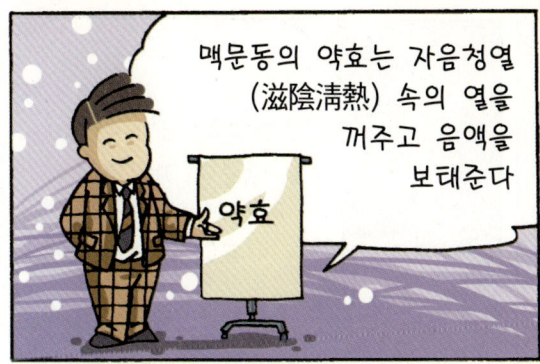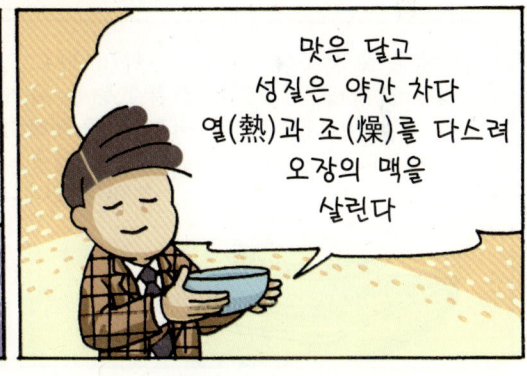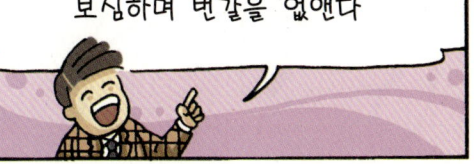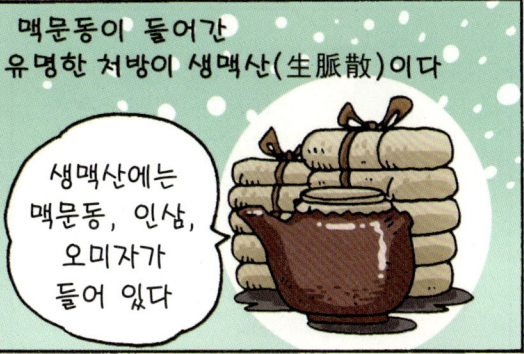

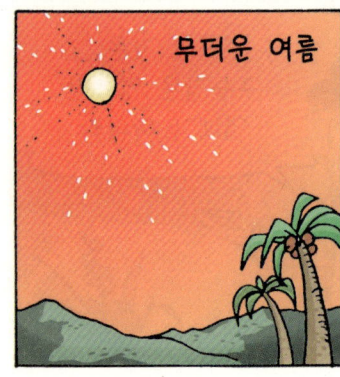
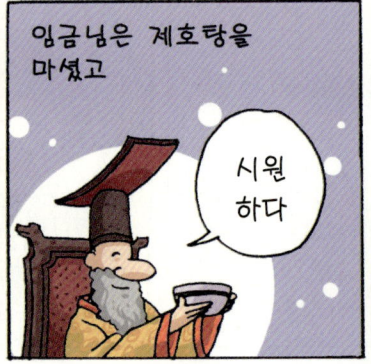
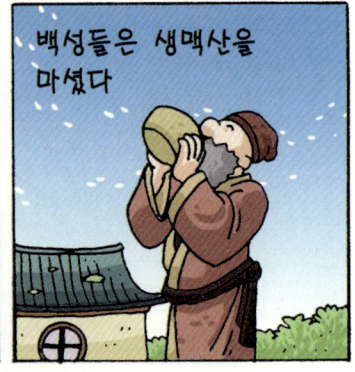
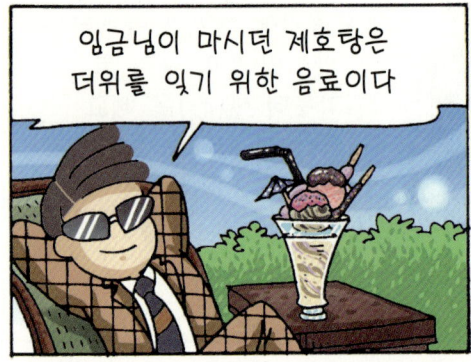
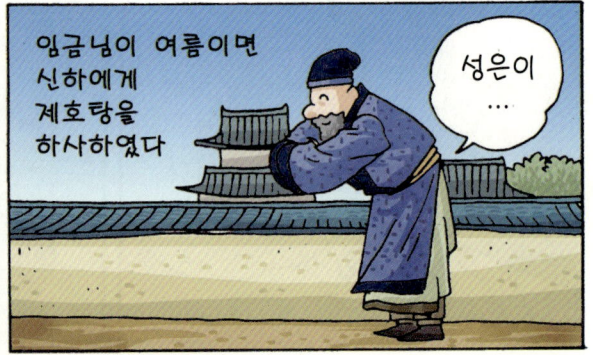
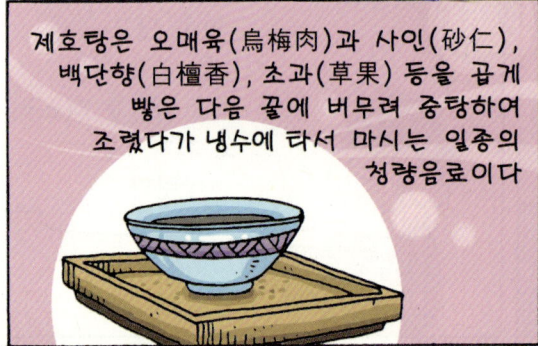
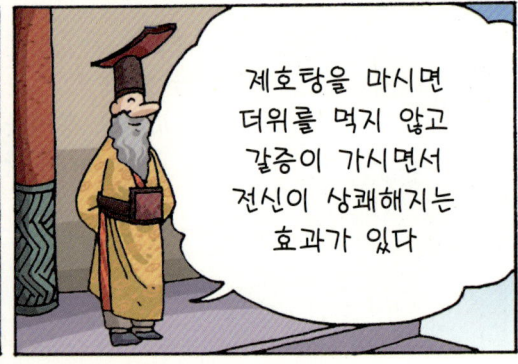
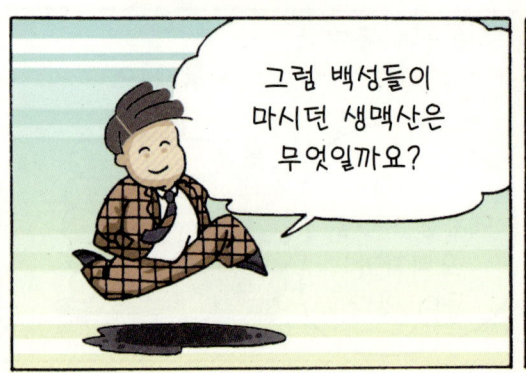
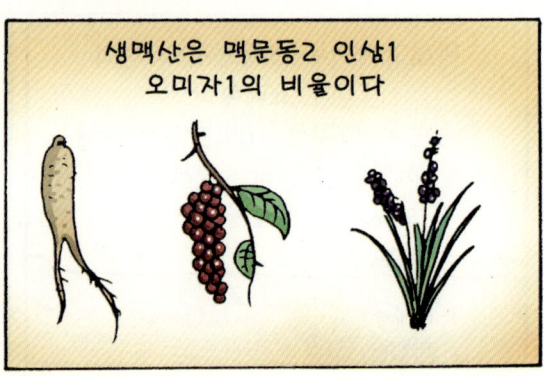

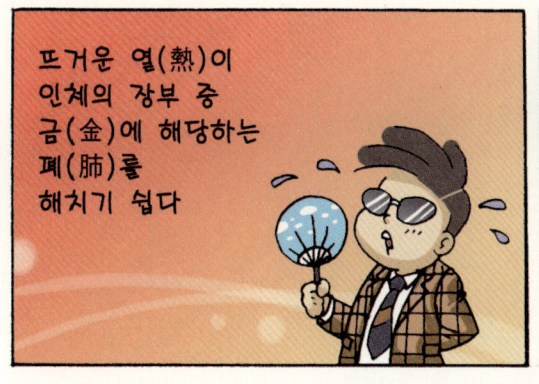
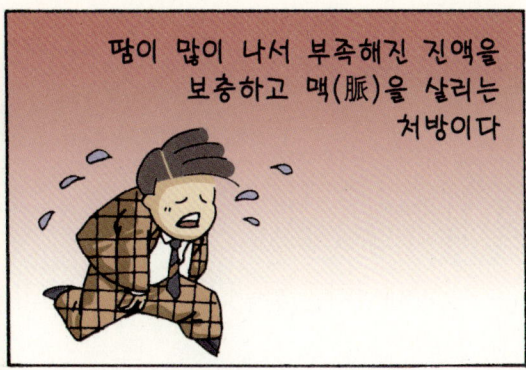
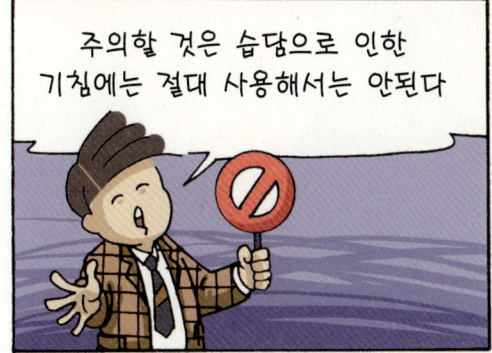
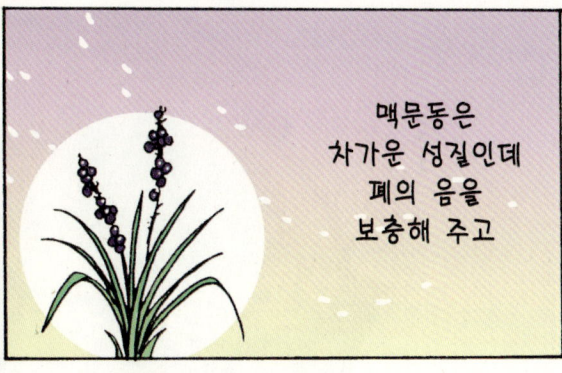
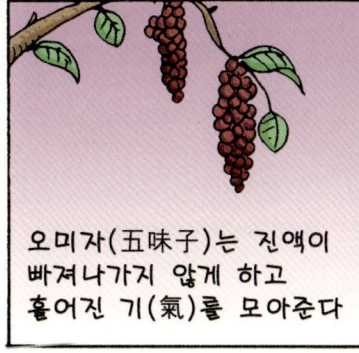
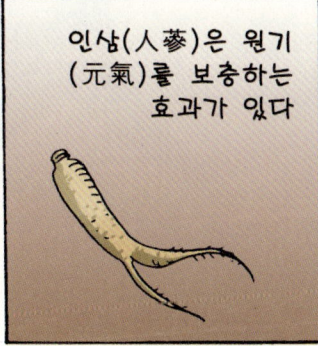
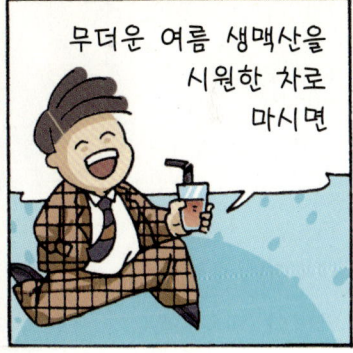
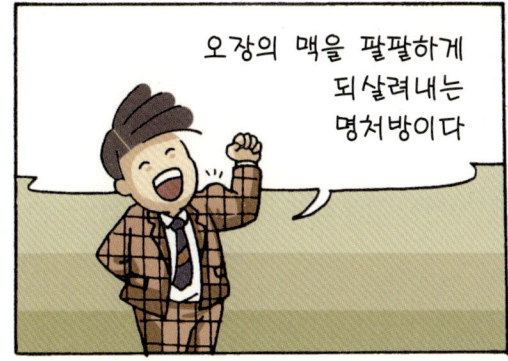
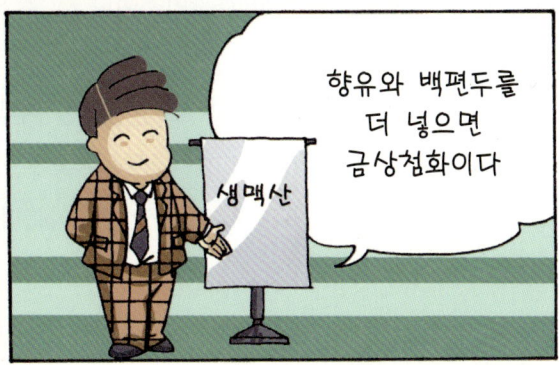

녹용 17

鹿茸
Cervus elaphus sibericus

새싹처럼 돋아나 양(陽)의 기운이 강한 녹용

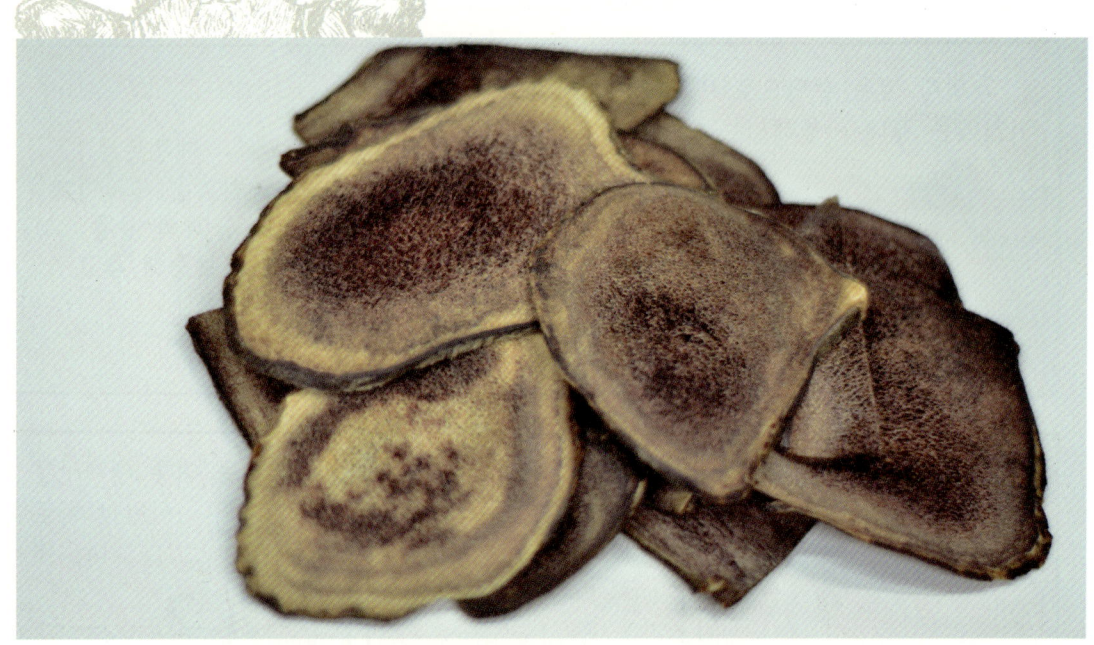

케네디안 로키.
만년설, 빙하, 호수가 자연의 아름다움을 간직한 절경.
숨막히는 비경으로 유명한 관광명소이다.

수년 전 캐나다의 친구 가족과 로키 산맥을 여행한 적이 있다. 유네스코가 지정한 세계 10대 절경인 루이스 호수. 밴프와 제스퍼를 잇는 드라이브 길은 정말 멋지다. 환상처럼 아름다운 자연을 관통하고 있으니 시야가 시원하다.

생태·채취
러시아 등 극동지역에 사는 사슴의 뿔을 각질화되기 전에 잘라서 약용으로 쓴다.

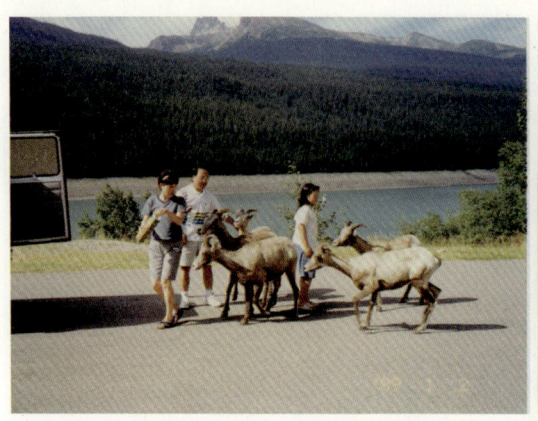
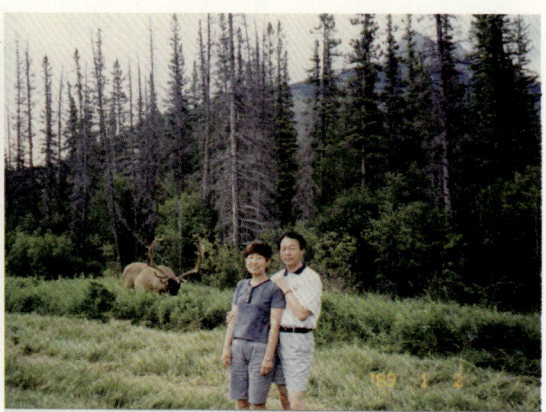

로키의 숲을 지나다가 여러 종류의 야생동물을 만났다. 곰 모형을 만들어놓고 주의하라는 안내문도 있었다. 곰 발자국을 보기만 해도 금세 간이 콩알처럼 작아졌다.

호수를 지나가는데 야생동물 여러 마리가 다가온다. 두터운 뿔이 단단해 보이는 야생산양들이다. 산양들이 다가와 과자를 달라고 조른다. 산양들과 시간 가는 줄 모르고 놀다가 야외 온천을 마치고 돌아오는 길에 침엽수림이 우거진 숲을 지나는데, 갑자기 초원에서 엘크(사슴)가 나타났다. 녀석이 공격해 올까 가슴이 콩닥거렸다. 찬스라고 생각해 촬영을 했다. "저게 바로 녹용이야. 캐나다산 엘크 녹용―."

모가지가 길어서 슬픈 사슴이 아니었다. 우람하고 향기로운 관을 쓰고 있었다. 공기 맑은 자연 속에서 자란 뿔이었다. 커다란 뿔이 날마다 쑥쑥 자랐다. 두 달이면 뿔이 나기 시작해서, 빠를 때는 하루에 2.75cm도 자란다고 한다.

보약용 한약재로 쓰이는 녹용 중에서 최고 품질로 인정받는 것은 러시아산이다. 그러다 보니 다른 지역에서 생산된 녹용도 장사꾼들의 농간에 의해 러시아산으로 둔갑하고 있다.

맛과 성질

녹용은 짠맛과 단맛이 있고 따뜻한 성질을 갖고 있다.

녹용. '용茸'이란 글자를 보면 귀耳 위에 풀草이 앉아 있다. 사슴뿔이 풀처럼 위로 돋아나 있는 형상이다. 녹용은 새싹이 겨울언 땅을 뚫고 나오듯 두꺼운 머리뼈를 뚫고 나온다. 녹용의 핵심은 하늘을 향해 자라는 생장력이다. 뿔은 머리보다 더 높은 곳에 자리잡고 있다. 뿔을 이고 있는 머리는 양陽이 모두 모이는 곳이다. 거기서 돋아났으니 양의 기운이 엄청나다.

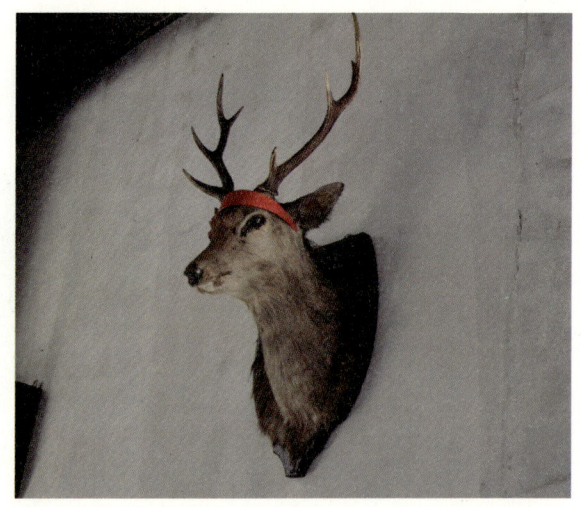

뿔의 제일 끄트머리부터 아래까지 각각의 효과도 다르다. 아래로 갈수록 각화되어 있다. 녹용의 효능은 하대〈중대〈상대〈분골 순이고 가격도 그만큼 차이가 난다.

1. 분골(粉骨)

뿔의 맨 윗부분으로, 치밀하지만 부드러운 감촉이 느껴진다. 뿔의 생장점이 있고 성장 호르몬이 풍부하므로 성장촉진과 면역증진에 사용되는 부위이다. 판토그린과 갱글오사이드도 다량 함유되어 있다. 허약한 어린아이나 노약자에게 좋다.

2. 상대(上帶)

미세한 구멍이 송송 뚫려 있다. 각종 미네랄과 단백질이 많고, 분골 다음으로 판토그린과 갱글리오사이드가 많다.

3. 중대(中帶)

미세한 구멍이 거칠게 뚫려 있다. 나이테 같은 것이 보이고, 미네랄이 많이 함유되어 있다.

4. 하대(下帶)

혈이 거의 없고 연한 황색이다. 각질로 이루어졌고 아주 거칠다.

녹용은 어린아이의 성장을 촉진하고, 어른의 성기능을 증진시킨다. 혈액과 정(精)을 만들어주는 보양보약이다.

5. 녹각(鹿角)

뿔이 다 자라면 아랫부분부터 서서히 굳어져 저절로 떨어져 나간다. 떨어져 나간 뿔을 녹각이라 한다. 녹각에는 칼슘이 많아 골다공증에 효과가 있다. 키가 커야 하는 성장기 어린이들에게도 매우 좋다.

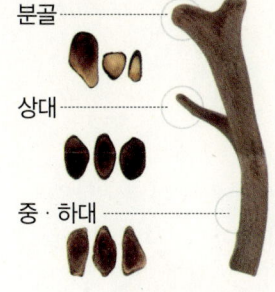

분골
상대
중·하대

녹용에는 글리신 등 17종의 아미노산과 칼슘 등 13종의 무기질, 당류를 비롯해 갱글리오사이드·판토크린·프로테올리피드 등이 들어 있다. 녹용을 먹을 때는 김·미역 등 해조류는 먹지 않는 것이 좋다. 해조류에 많이 함유된 요오드는 녹용의 조혈작용을 방해한다. 녹용의 성질은 따뜻하고, 그 맛은 달고 짜다, 귀경은 간과 신腎이다.

녹용은 보양약補陽藥, 즉 양이 부족할 때 쓰는 약이다. 하지만 음陰마저 허한 경우에는 조심해야 한다. 음이란 몸의 진액을 말한다. 진액은 피와 음액을 통칭한다. 진액이 부족한 사람이 양까지 부족할 때 녹용을 한꺼번에 많이 사용하면 약기운이 독맥督脈(꼬리뼈 아래에서 시작하여 척추 속을 따라 올라가다가, 머리 뒤쪽에 있는 풍부혈 부위에서 뇌 속으로 들어가 정수리로 나온 다음 이마와 콧마루를 지나 윗잇몸 속으로 들어가는 가는 맥)을 타고 위로 올라가 양을 북돋운다. 독맥은 태양의 길이라 하여 모든 양기를 감독하는 기관이라서, 눈이 충혈되고 가슴이 팍팍 뛰고 코피를 쏟거나 혈압이 오르는 등 문제를 일으킨다. 물이 적어 건조한 도랑에 뜨거운 바람만 들이친 결과이다.

녹용이 들어간 보약 중 최고의 처방이 공진단供辰丹이다.
공진단=녹용+산수유+사향+당귀+토종꿀

공진단은 예로부터 하늘 아래 최고의 명약으로, 녹용·산수유·사향·당귀 네 가지 약재를 가루로 만들어 꿀로 반죽한 뒤 환으로 만들어 복용한다.

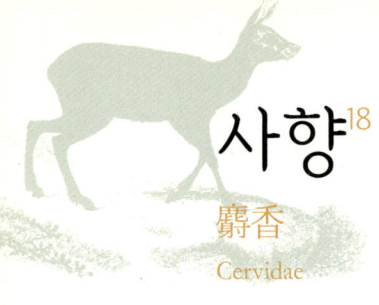

사향 [18]

麝香
Cervidae

톡 쏘고 잘 통하게 하는 희귀한 사향노루 분비물

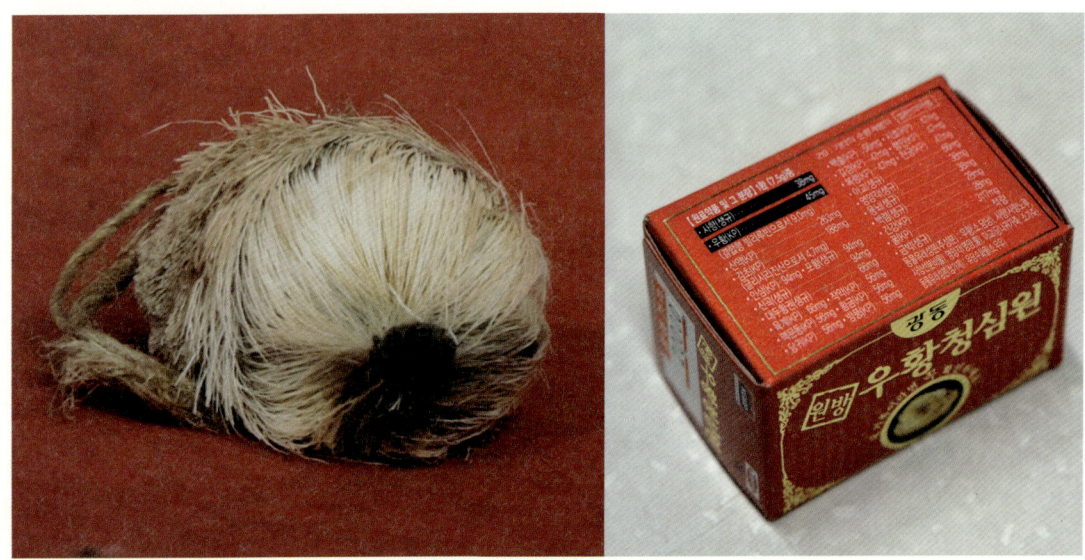

사향은 수컷 사향노루의 향주머니에서 나오는 분비물 덩어리이다. 사향노루는 주로 인도와 네팔, 티베트, 중국의 윈난성雲南省과 쓰촨성四川省, 몽골, 러시아의 사할린과 시베리아, 한반도 등지에 야생으로 살고 있다. 그중에서도 네팔 사향을 최고로 친다. 3천m 이상 히말라야 고산지대에 사향노루 수십 마리가 떼지어 살고 있는데, 네팔 정부는 사향을 외국으로 몰래 반출하면 사형에 처한다. 국내에서도 사향·웅담은 가짜가 거래되는 것을 방지하기 위하여 식약청 인증 마크가 새겨진 인지가 부착된 것만 유통시키게 하였다. 진품 천연사

생태·채취

히말라야 고산지대에 떼를 지어 사는 수컷 사향노루의 향주머니에서 나온 분비물을 채취해 약재로 쓴다.

향은 1g당 5~9만 원 정도로 아주 비싼 한약재이다. 사향의 주요 성분은 무스콘·탄산암모늄·인산 등이다.

사향을 깨뜨려 보면 검은 알갱이 모양의 결정체가 보인다. 이것은 당문자當門子라고 하는데, 진짜 사향인지 아닌지 구별하는 증표가 된다.

맛과 성질
사향의 맛은 약간 맵고 성질은 따뜻한 편이다.

사향은 성질이 따뜻하고, 맛은 약간 매우며, 독특하고 톡 쏘는 암모니아성의 향이 혀를 마비시킬 만큼 강하다. 희석하여 맛을 보면, 강한 맛 뒤끝에 긴 여운이 느껴진다.

사향은 강심·진경·진정제로 사용되는 매우 진귀한 약이다. 막히거나 쌓이거나 체한 곳을 뚫어주는 효능이 타의 추종을 불허한다. 향기가 멀리까지 퍼지기 때문에 '사麝'라고 하였다. 사슴 록鹿 밑에 쏠 사射로 표현되었듯이 효과가 금방 나타난다. 그런데 사향은 그 효능이 빠른 것만큼이나 소멸되는 시간도 빠르다.

사향은 막히고 쌓인 것을 뚫어주므로 중풍·경기에 사용하고, 강심·진정작용도 있다.

사향이 들어간 대표적 처방에 보약으로는 공진단, 응급약으로는 우황청심원·사향소합원이 있다.

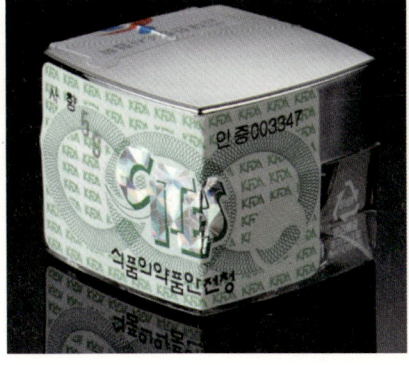

정식 수입 사향

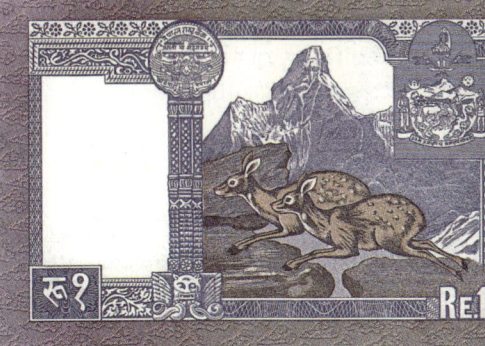

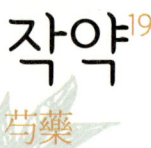

작약¹⁹

芍藥

Paeonia lactiflora

꽃다발처럼 화사한 꽃 중의 꽃

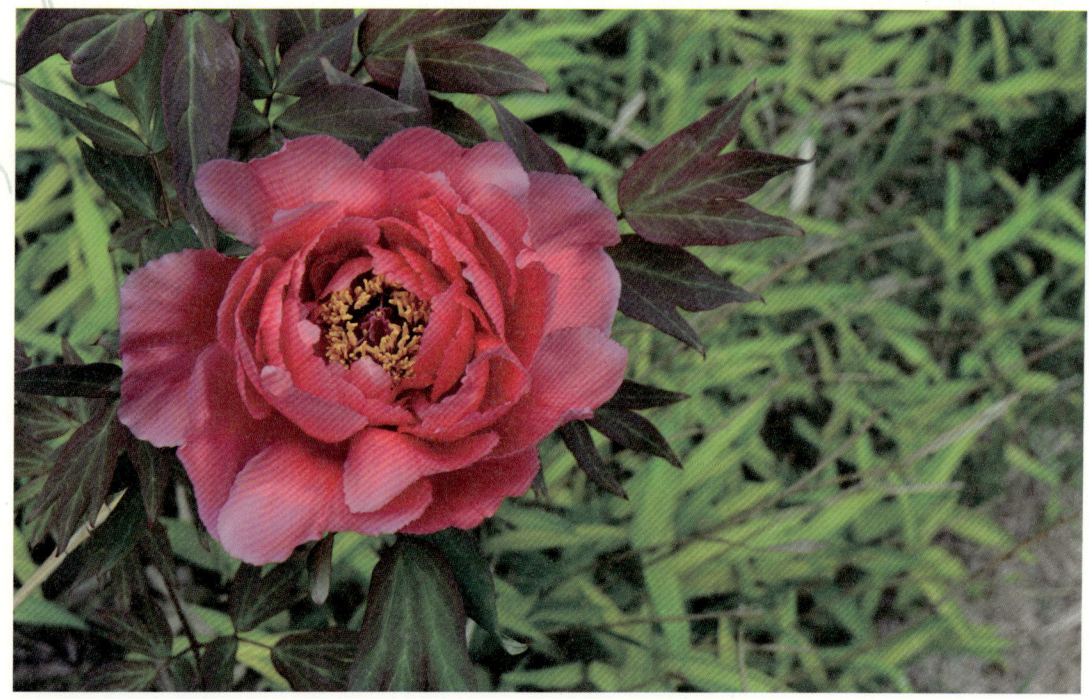

작약은 함박꽃이다. 꽃말은 '수줍음'. 경북 의성읍에서 청송 땅으로 가는 국도변에 5월이 되면 붉고 하얀 작약꽃들이 끝간 데 없이 함박 웃음을 짓고 있다.

모란(목단)꽃과 작약꽃은 너무나 닮아 이파리와 줄기를 봐야 구분할 수 있다. 모란은 나무이고 작약은 풀이다. 겨울이 되면 모란은 잎이

생태·채취

늦봄에 피는 진분홍색 꽃이 아름답다. 자연에 자생하는 것이 적작약이고 재배되는 것은 백작약이다.

맛과 성질
작약 뿌리는 맛이 시고 성질은 서늘하다.

작약은 근육경련을 풀어주고 통증을 가라앉혀 준다. 수분을 채우면서 열을 식혀 준다.

져도 앙상한 나뭇가지가 남아 있고, 작약은 풀이므로, 잎과 줄기 모두 남아 있지 않다.

빨간 꽃잎과 노란 꽃술. 커다란 꽃이 함지박같이 활짝 핀다. 작약은 꽃 중의 꽃. 절세미인 양귀비는 작약으로 머리를 장식하고 더 아름다워지려고 작약 뿌리를 넣은 술을 즐겨 마셨다고 한다.

작약의 약리성분은 파에오니플로린·파에오닌이다. 이들 성분은 위장과 자궁평활근의 경련을 억제한다. 항균작용·항바이러스 작용도 있다.

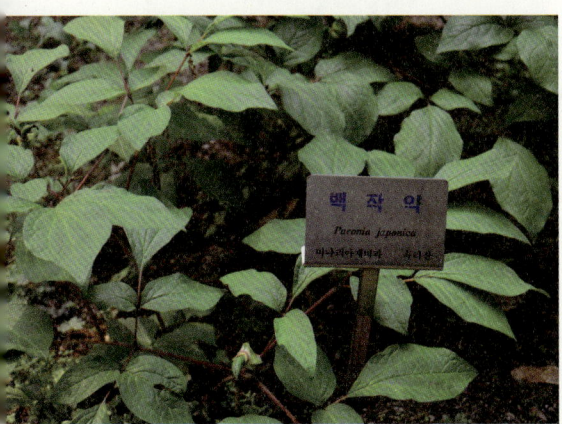

작약은 뿌리를 약으로 사용하니 과연 눈도 즐겁게 해주고 몸도 고쳐준다. 작약은 혈열을 내리고 어혈을 풀어준다. 근육을 이완시켜 통증과 경련을 완화시킨다. 작약은 차가운 약으로 수렴하는 성질이 있다. 당귀를 만나면 혈을 수렴하고 부자附子를 만나면 열기를 수렴한다.

『신농본초경』에는 백작약과 적작약의 구분이 없었다. 도홍경이 백작약과 적작약으로 구분하였다. 적작약이 백작약보다 항경련 작용·진통작용이 더 강하다. 항염증이나 해열을 목적으로 한다면 적작약이 더 낫다.

작약이 들어간 중요 처방 중에는 근육경련을 풀어주는 작약감초탕, 여성의 혈액순환을 돕는 당귀작약산이 있다.

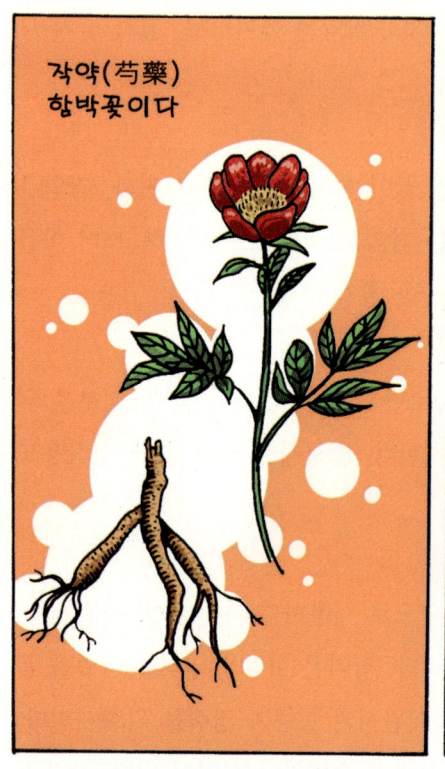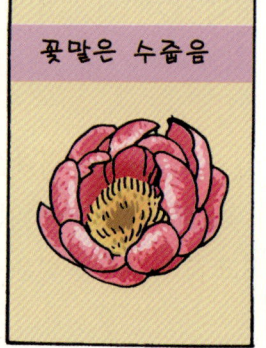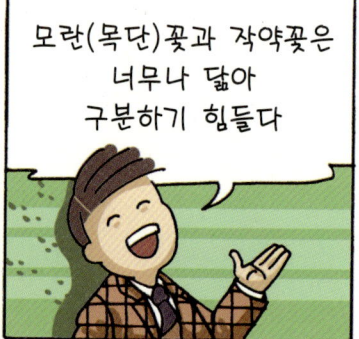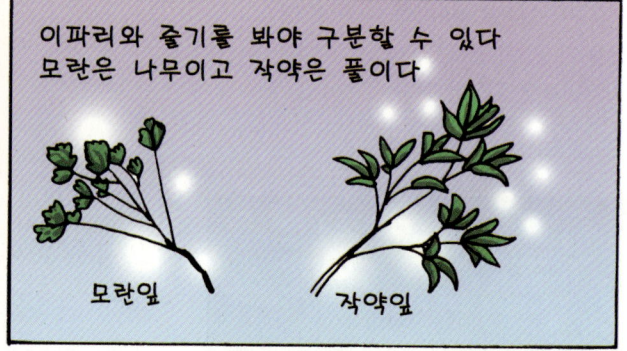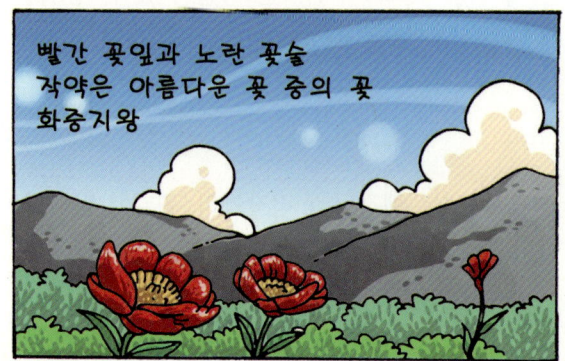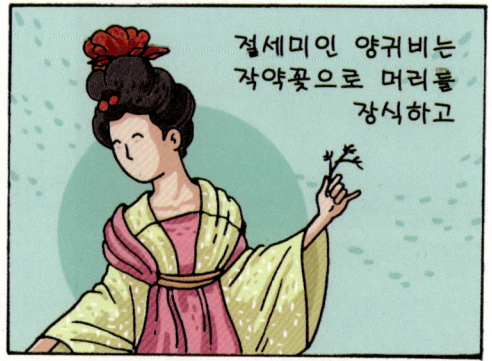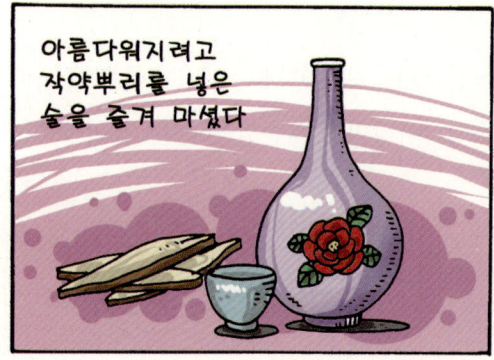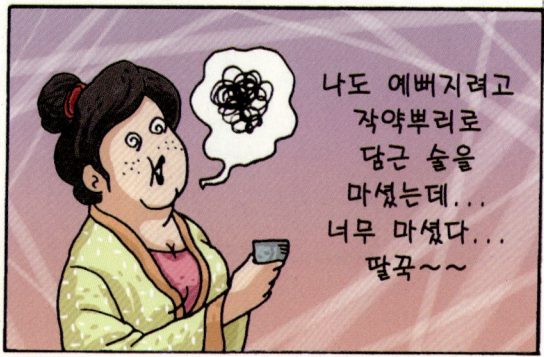

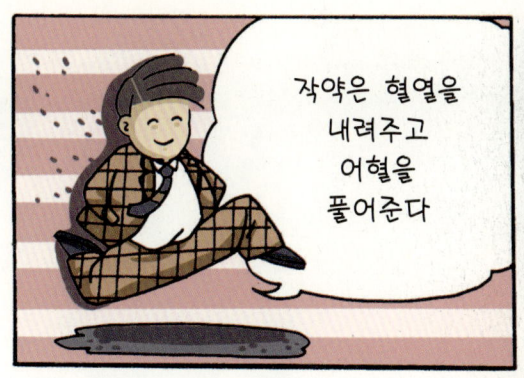
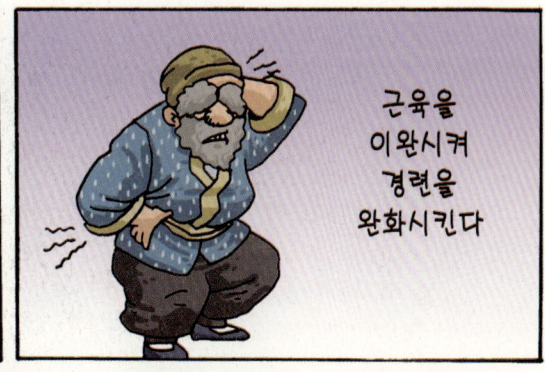
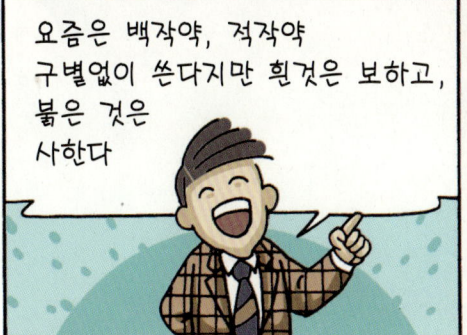
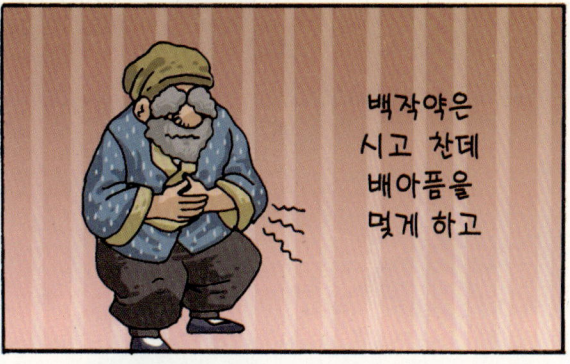
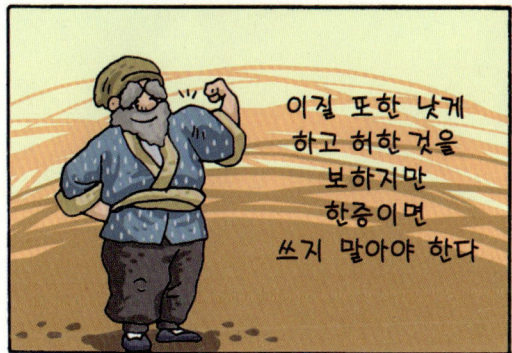
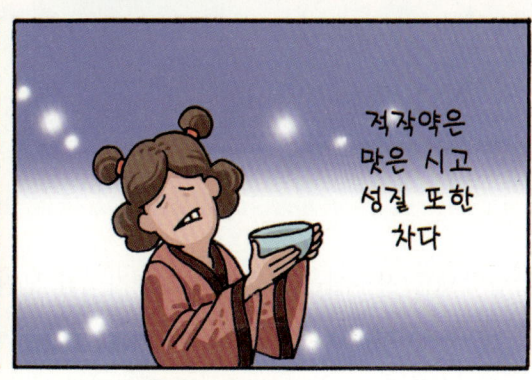
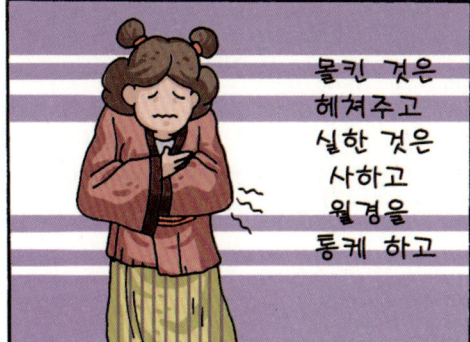
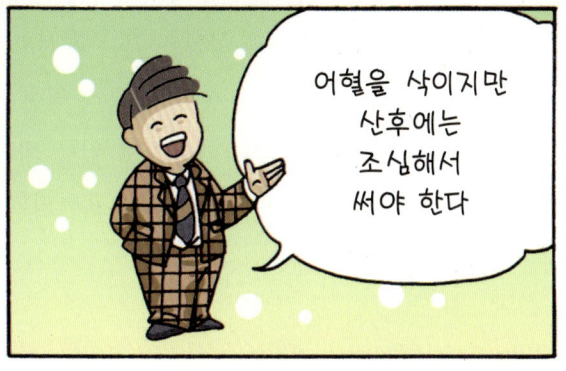

모란[20]

牧丹
Paeonia suffruticosa

혈액 찌꺼기를 내보내는 혈액청소부 약초

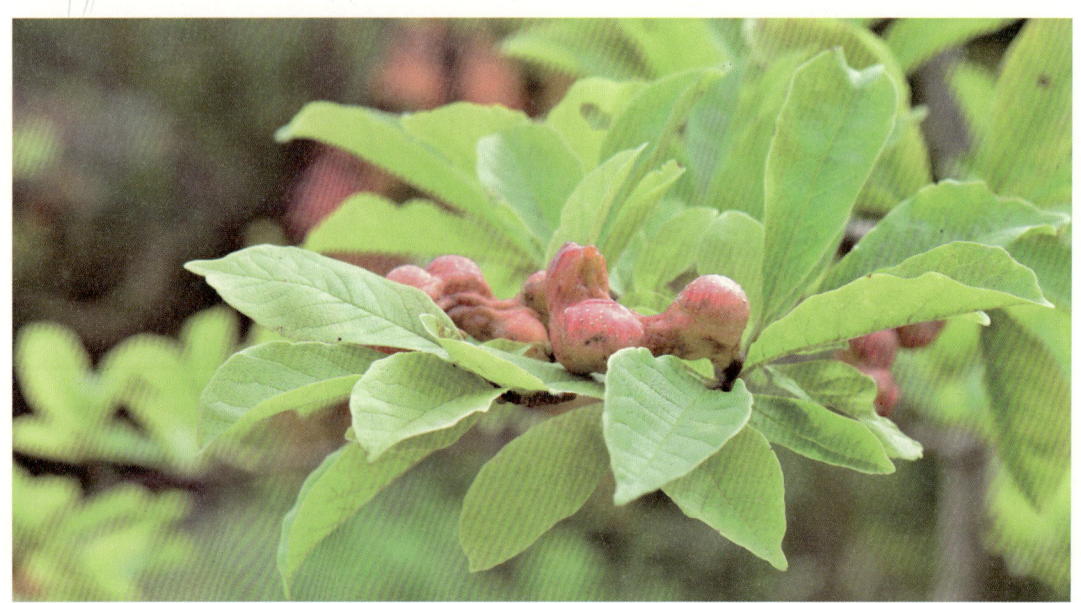

국립박물관 청자실을 드나들다가 청자상감 모란문 항아리(국보 98호)에 발길이 멈추었다. 청자 항아리에 새겨진 모란꽃이 특이하다. 몸통에는 앞뒤로 모란이 한 줄기씩 장식되어 있는데, 잎맥까지도 세밀하게 표현되어 있다. 꽃술과 꽃잎은 가는 흑선으로 윤곽을 둘렀다. 꽃과 잎맥은 가는 선각으로 표현했다. 특히 꽃은 흰색으로, 잎은 검은색으로 상감하였는데, 꽃을 중심으로 잎을 좌·우·상·하로 대칭되게 배열하였다. 꽃과 잎이 큼직하게 표현되고 흑백의 대비가 강하여 시원한 느낌이 든다.

생태·채취

작약과 닮았으나 풀이 아니고 나무이다. 붉은 겹꽃이 아름다워 관상용으로 재배된다. 뿌리껍질은 말려서 약용으로 쓴다.

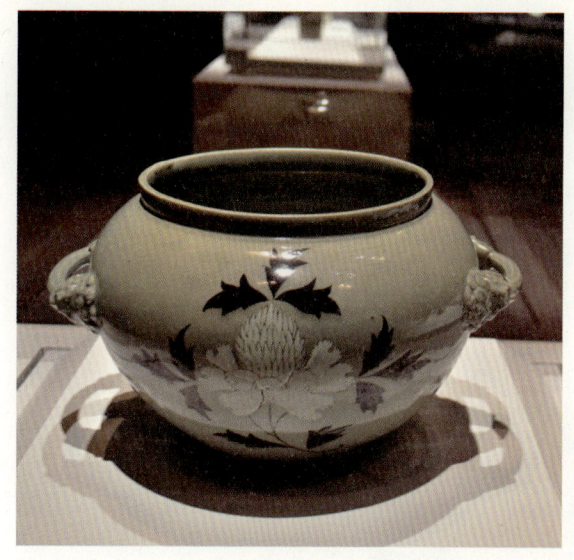

모란은 꽃이 매우 화려하여 과연 꽃 중의 왕이라 불릴 만하다. 번영과 창성, 미호美好와 행복의 상징으로 사랑을 받는다. 꽃도 아름답지만 약효는 뿌리, 즉 목단피에 있다.

『동의보감』에는 모란피로 표기했지만, 『제중신편』에는 목단피라고 되어 있다. 목단피의 약리작용은, ①항균작용 ②소염작용 ③항경궐抗驚厥(갑자기 몹시 놀라서 정신을 잃고 넘어지며 몸이 싸늘해지는 것을 경궐이라 하는데, 그런 증상을 억제함) 작용 ④해열작용 ⑤심장혈관계통에 대한 작용 ⑥혈액성분에 대한 영향 ⑦면역기능에 대한 영향 ⑧자궁 및 위장평활근에 대한 작용 ⑨중추에 대한 작용 ⑩혈압강하 작용 등이 있다.

맛과 성질

모란의 뿌리껍질은 맛이 쓰고 시다. 성질은 차다.

한의학에서 목단피는 어혈제로 사용한다. 성질은 쓰고 맵고 차가우며, 귀경은 심·간·위에 작용한다. 혈액 찌꺼기를 청소하고 혈액순환을 도와준다. 생리불순을 개선하는 효과가 있다. 요통을 낮게 하고 진정효과가 뛰어나다. 혈이 부족해 자궁이 차가운 사람이나 임산부, 생리량이 많은 사람은 복용하지 않는다.

모란은 덥고 혈액순환이 안 될 때 혈액 찌꺼기를 내보내고 혈액순환을 도와준다.

대표적인 한약 처방이 계지복령환桂枝茯苓丸인데, 계지·복령·목단피·작약 등을 재료로 한다. 계지복령환은 체질과 체력이 보통 정도인 사람에게 알맞다. 몸에 있는 어혈을 씻어내는 작용을 하는데, 어혈로 인한 생리불순, 피부가 거칠고 멍이 잘 들고 기미가 낀 사람에게 좋다.

진피[21]

陳皮
Dried orange peel

버림받은 껍질도 요긴하게 대접받는 약재

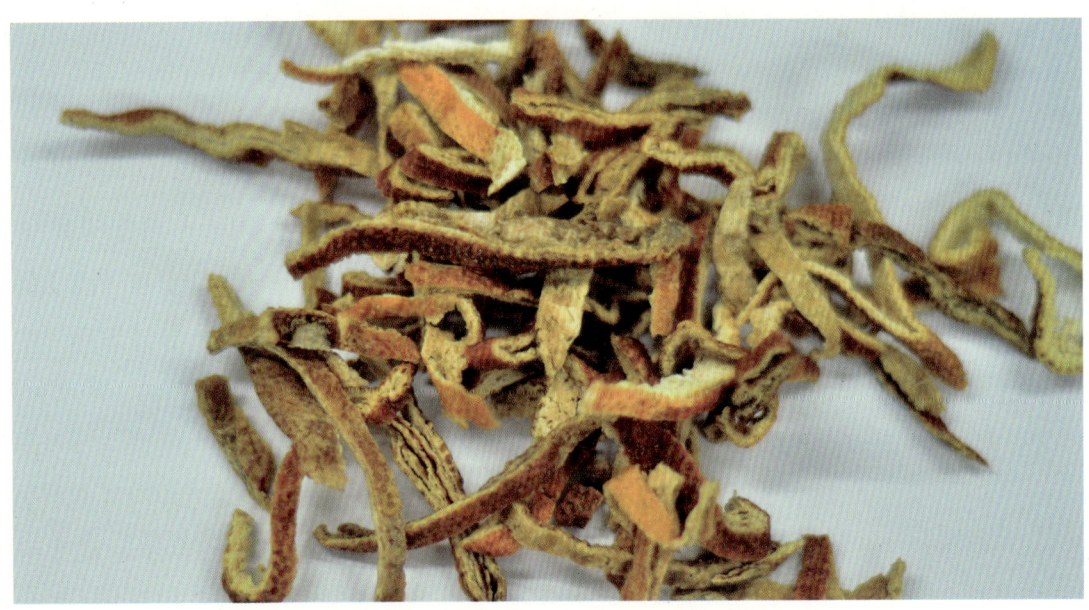

진피를 한자로 풀이하면 '오래될 진陳+껍질 피皮'. 오래될수록 좋아 진피陳皮, 붉을수록 좋아 홍피紅皮.

껍질과 알맹이. 껍질은 그동안 차별대우를 받았다. 귀하고 좋고 실속있는 것이 알맹이, 별 볼 일 없고 취할 게 없는 게 껍질. 그러나 껍질의 정신은 의외로 의미심장하다. 껍질에는 어머니와 같은 모성애가 보인다. 알맹이를 품었던 사랑이 보이는 하얀 덮개 헤스페리딘과 리모넨이 듬뿍 담긴 속살포대기이다.

생태·채취

제주 귤나무는 해발 200m 이하에서 재배되고 낮은 온도에서도 잘 견딘다. 꽃이 많이 피어야 감귤 맛도 좋아진다.

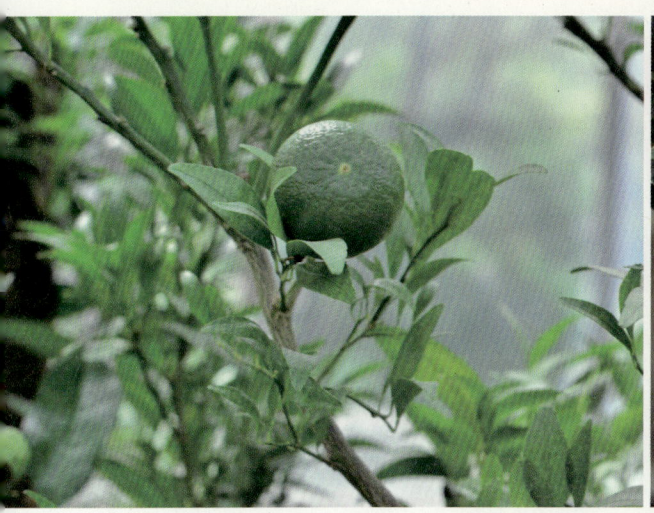
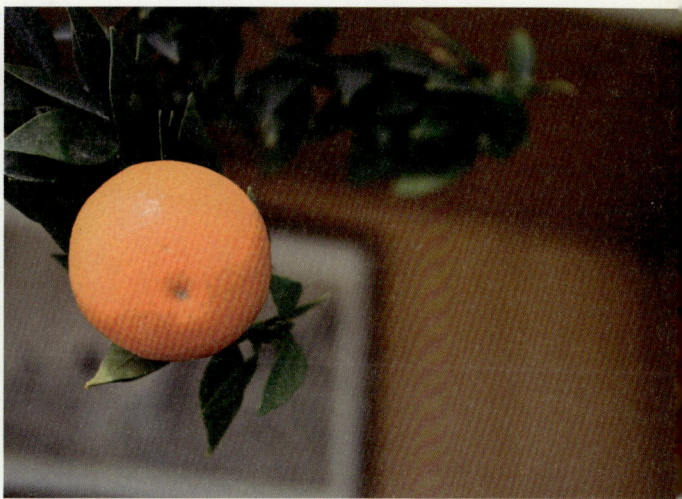

귤껍질도 3년이 지나면 가치를 알아준다. 묵을수록, 오래될수록 좋다는 귤껍질. 실은 잘 말리기만 해도 훌륭한 약이 된다. 귤피橘皮라는 옛 이름은 『상한론』에 등장한다. 이제 촌스러운 이름은 떨쳐 버리고 진피라고 불러 보자.

맛과 성질
귤껍질은 신맛과 쓴맛이 있다. 성질은 따뜻하다.

잘 익은 주황색 귤의 껍질은 '진피', 덜 익은 푸른색 귤의 껍질은 '청피青皮'라고 하는데, 비위의 막힌 기운을 통하게 하는 귀한 약재이다. 청피가 진피보다 기를 통하게 하는 작용이 강하다.

신피는 흉격간에 울체된 기를 잘 흐르게 하는 이기약理氣藥이다. 체한 것이나 담음痰飮(몸 안의 진액이 여러 원인으로 제대로 순환하지 못하고 일정한 부위에 몰려 생긴 증상)을 청소해서 시원하게 열어준다. 어떤 약이나 같이 써도 잘 어울리는 약재이다. 보약에 넣으면 보補가 되고, 사약瀉藥에 넣으면 사瀉가 되고, 승昇하는 약에 넣으면 승昇이 되고, 강降하는 약에 넣으면 강降이 된다. 다른 약과 어울려 그에 맞는 형태로 변신하는 카멜레온 같은 약재이다. 특히 소화기관(비위)의 기막힘을 풀어준다.

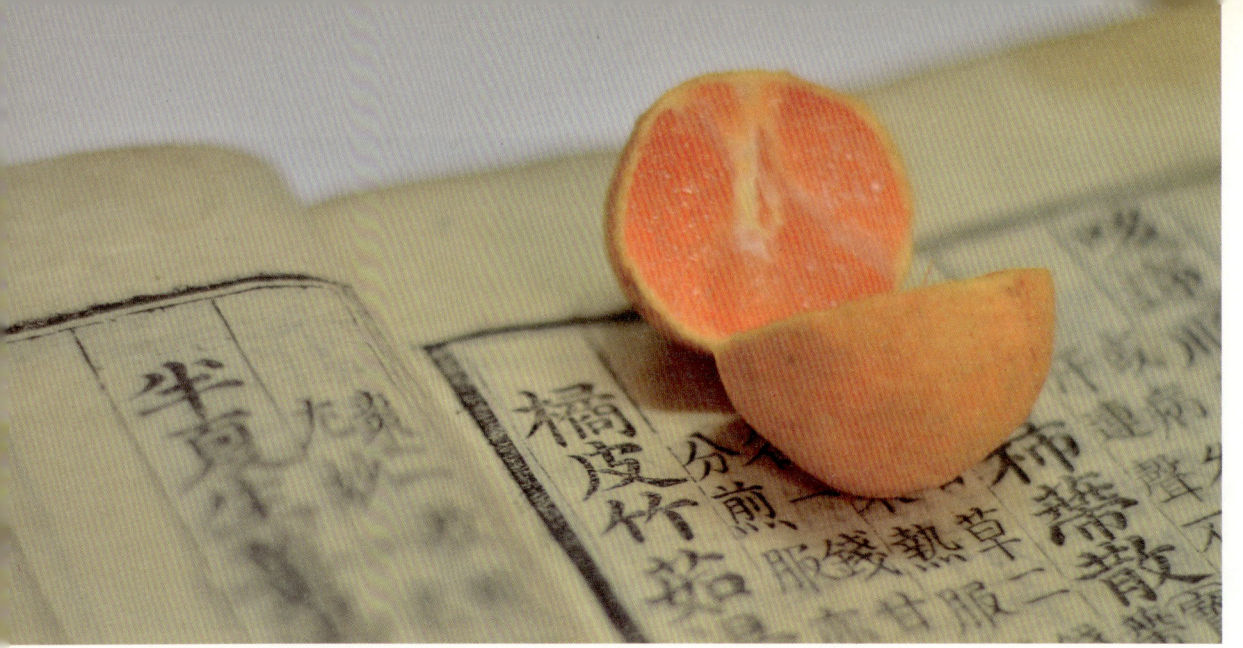

속이 더부룩하고 막힌 듯하면, 귤껍질로 우려낸 귤피차를 마시면 속이 슬며시 풀리면서 편해진다.

공연히 딸꾹질이 나면 귤피탕으로 해결해 보자.
귤피탕=귤피+생강

육진약

육진약六陳藥은 보관상태가 길어질수록 효과가 좋아지는 6가지 약재를 말한다. 오수유吳茱萸 · 귤피橘皮 · 반하半夏 · 지실枳實(어린 탱자) · 마황麻黃 · 낭독狼毒 등이다.

이진탕

이진탕二陳湯은 오래된 약재 두 가지(진피, 반하)에 복령과 감초를 더한 것이다. 오래된 두 가지 약재가 들어간 탕제라고 해서 이진탕이라 한다. 반하와 진피는 성질이 조燥(마를조)해서 1년 이상 오래된 것이라야 몸의 정기를 손상시키지 않는다.

귤껍질은 딸꾹질을 그치게 하고, 속이 더부룩한 것을 낫게 한다. 알맹이는 비타민 C가 풍부해 피부를 아름답게 한다.

비脾의 운화기능運化技能(한 마디로 흡수와 배달의 역할)이 떨어지면 습이 쌓여 습담濕痰이 된다. 습濕의 특징은 물을 머금은 스펀지처럼 몸이 무거워진다. 담痰이 있으면 기가 잘 돌지 못하고, 몸이 붓고 찌뿌드드하다. 만들어진 습담은 기를 따라 오르내리고 폐에 저장된다.

담이 폐에 있으면 기침, 가래
담이 위에 있으면 구토, 오심
담이 사지에 있으면 사지가 저리고
담이 뇌에 있으면 머리가 아프고 눈앞이 아찔하고
담이 흉격에 있으면 기가 돌지 못해 가슴이 답답하고
담이 심장에 있으면 가슴이 두근거린다.

청소년이 이유 없이 침을 자주 뱉는 경우는 틀림없이 몰래 담배를 피우는 바람에 습담이 호흡기에 붙어서 그렇다. 습담을 없애는 최고의 길은 비의 운화기능을 정상화시키고, 기를 잘 돌게 해주는 것이다.

이진탕은 담이 위장 안에 있어서 나타나는 기침, 구토, 어지러움, 사지가 저리고 가슴이 두근거리는 증상이 있을 때 쓴다.

이진탕 처방을 군신좌사君臣佐使로 풀이하면 다음과 같다.
1. 반하-군약 : 습담을 말려준다.
2. 진피-신약 : 기를 돌리고 담을 내린다.
3. 복령-좌약 : 습을 물리쳐 담의 근본을 다스리고 비脾를 튼튼히 한다.
4. 감초-사약 : 약들을 조화롭게 하고 폐를 윤활하게 한다.

이진탕이 등장하는 원전은 『화제국방』이고, 습담을 소변으로 배설하고 기를 살려준다. 생강과 오매烏梅(까만 매실)를 넣어 물에 달여 복용한다. 임신 중 입덧에도 잘 듣는다. 이진탕은 담을 없애는 가장 기본적인 처방이다. 이진탕에서 발전한 것이 반하백출천마탕이다.

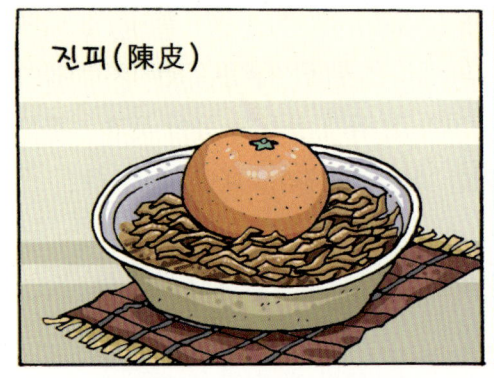
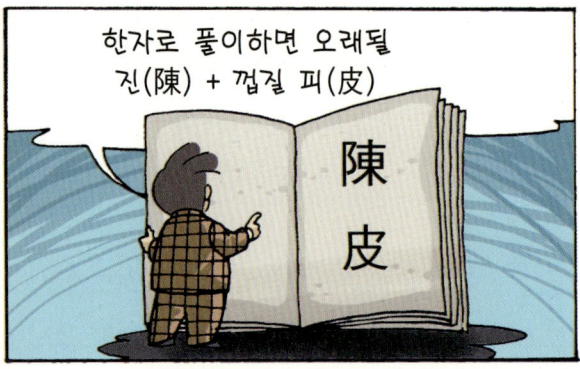
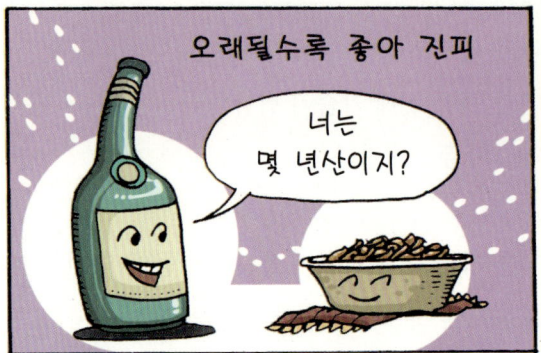
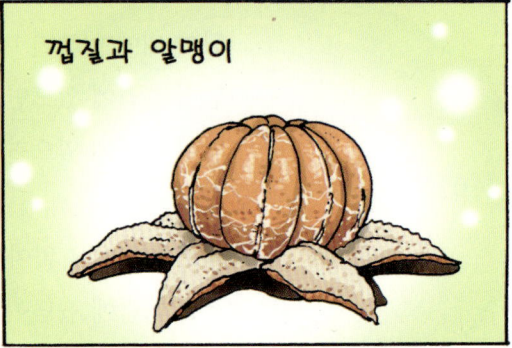
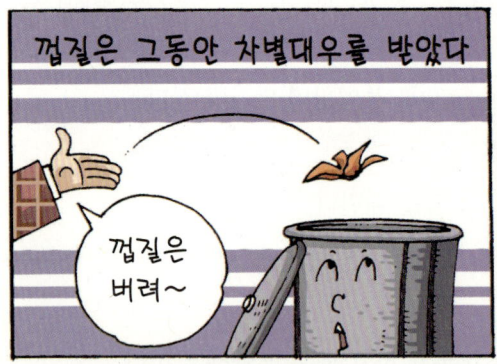
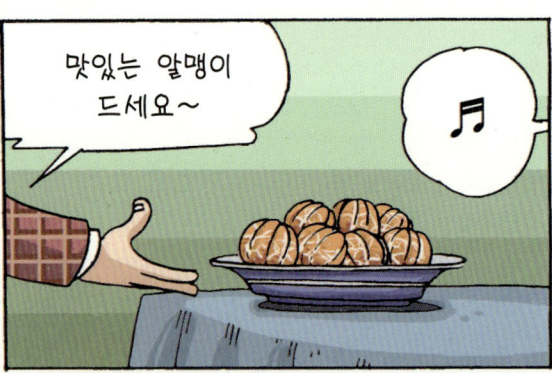
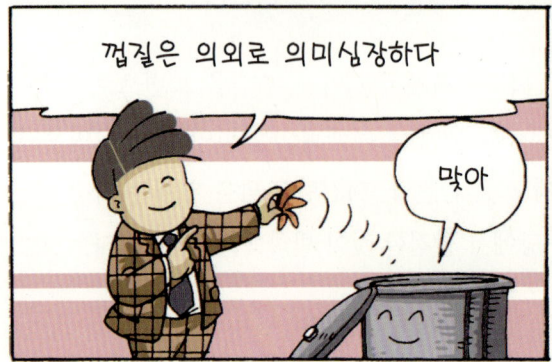
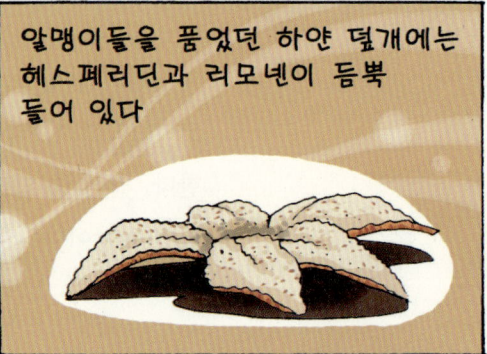

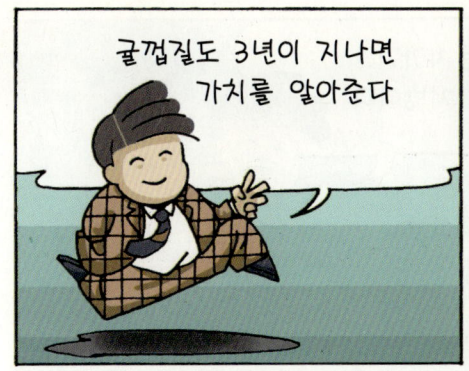
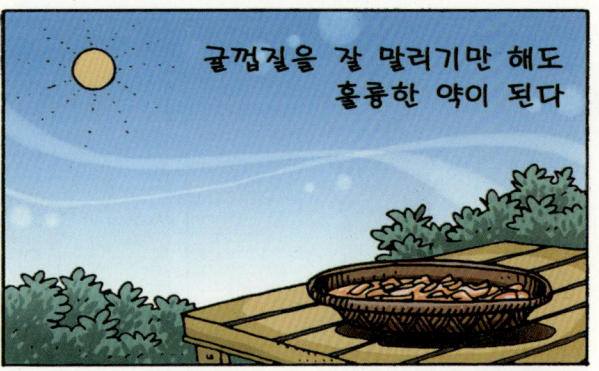
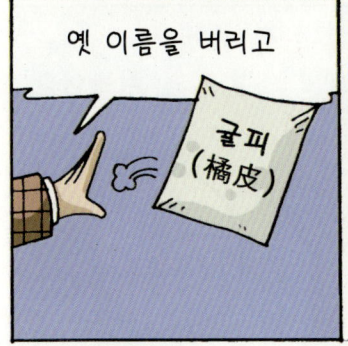
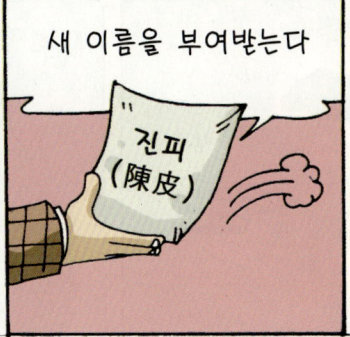
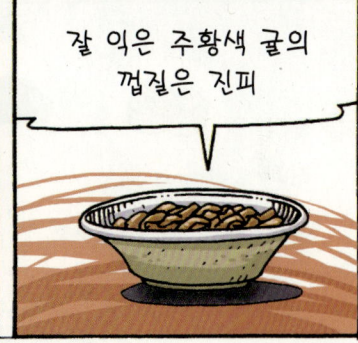
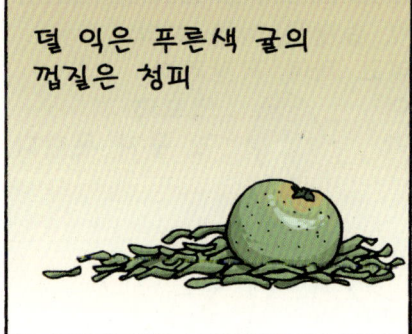
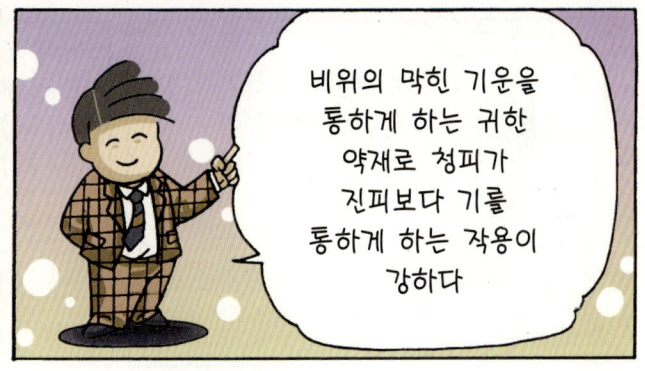
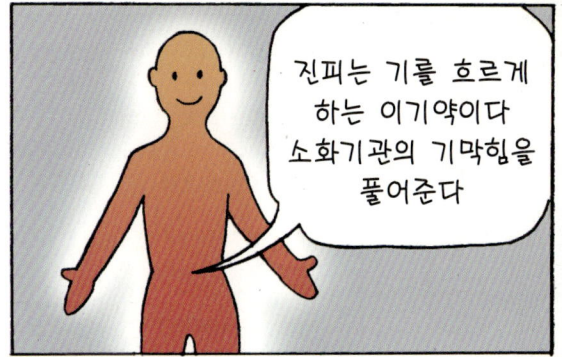
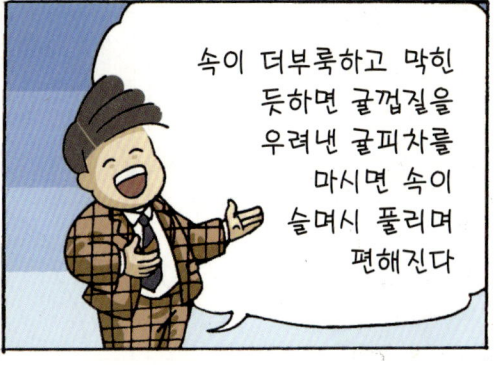

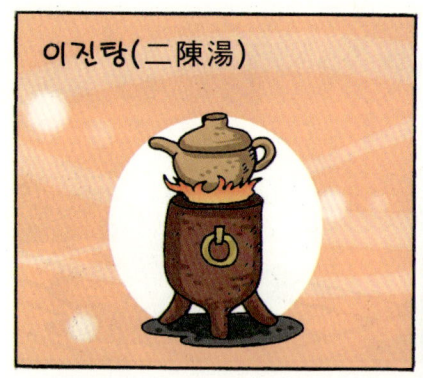
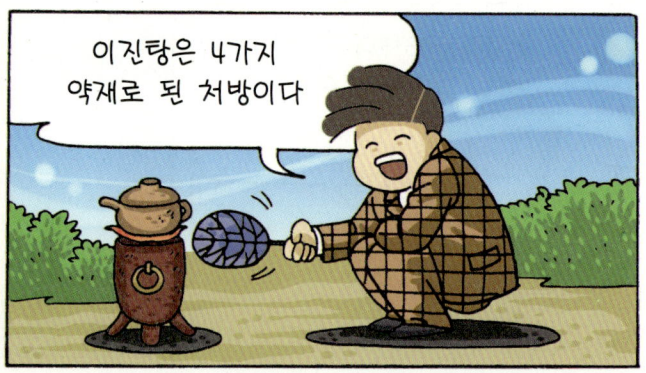
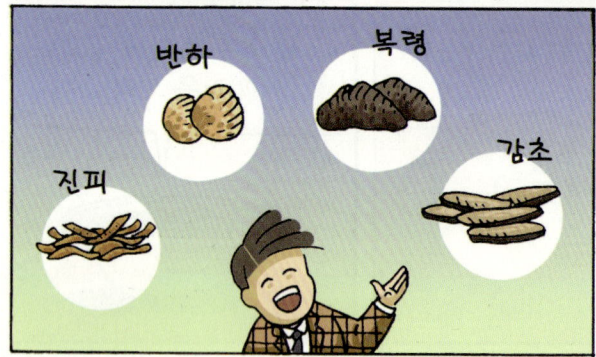
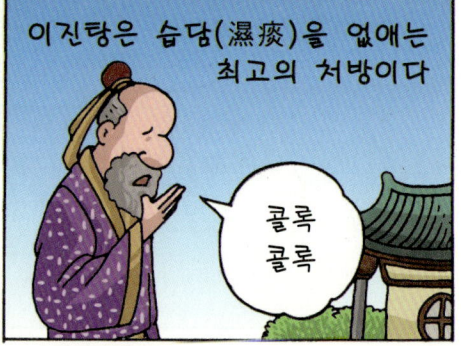
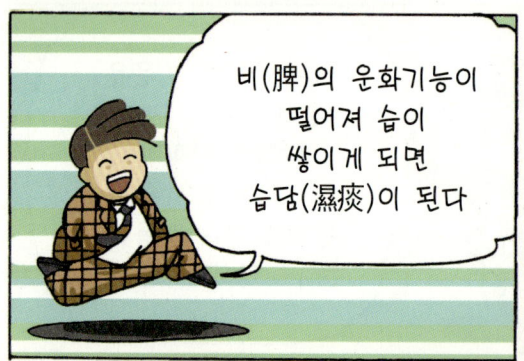
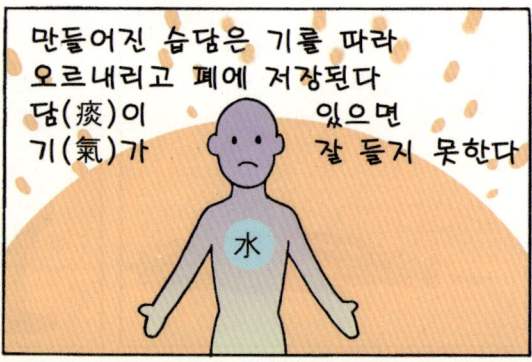
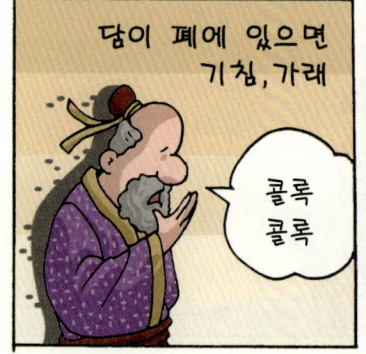
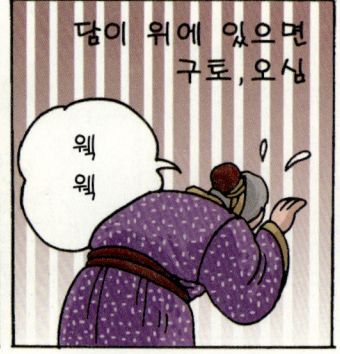
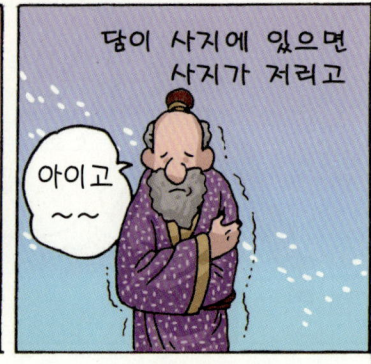

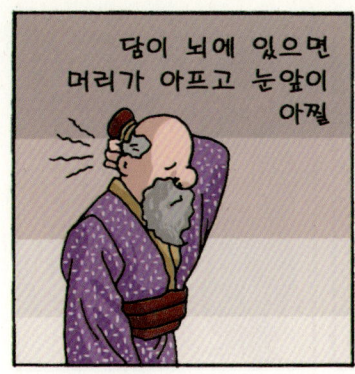
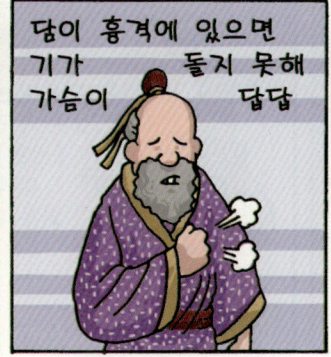
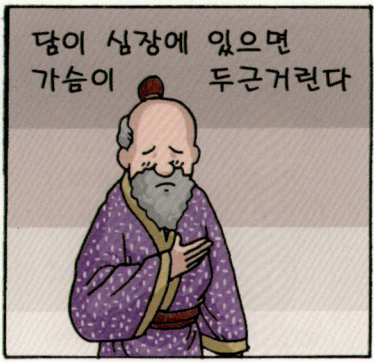
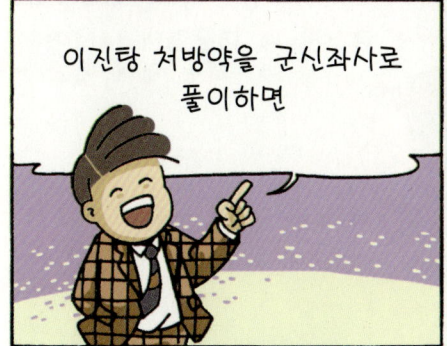
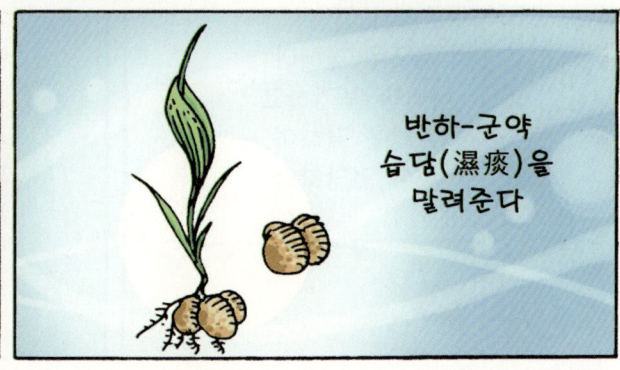
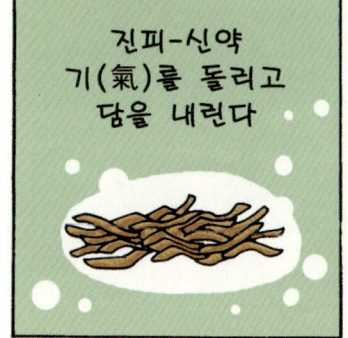
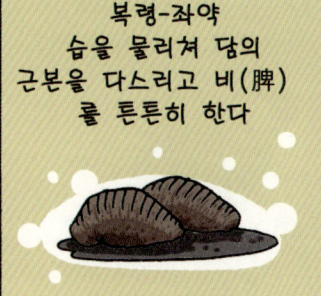
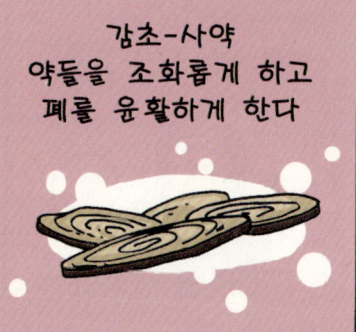
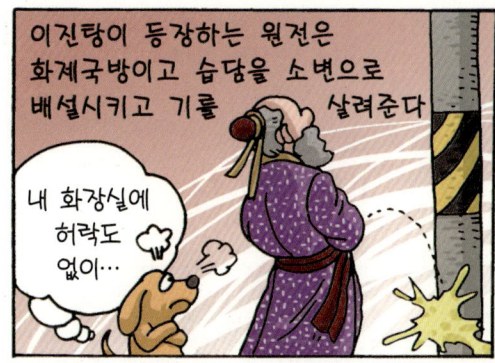
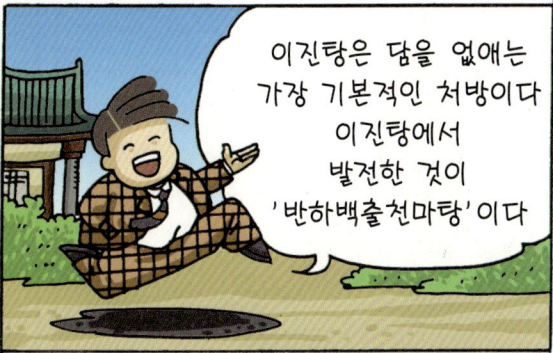

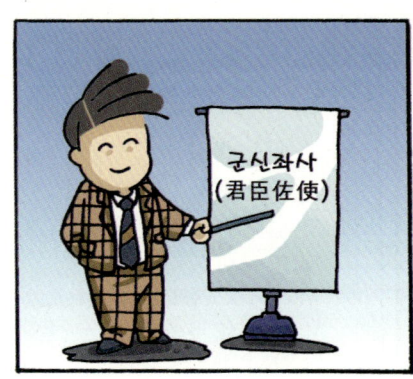
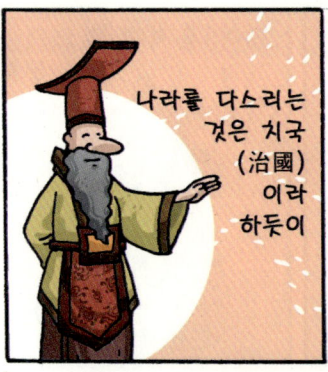
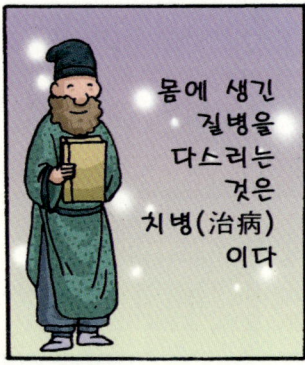
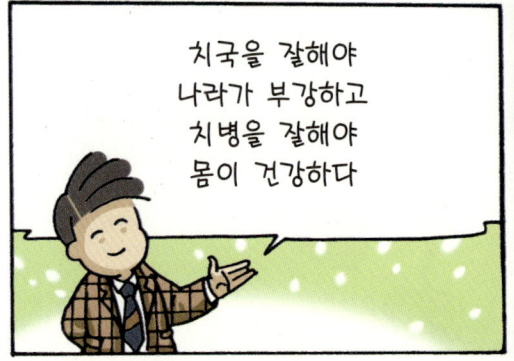
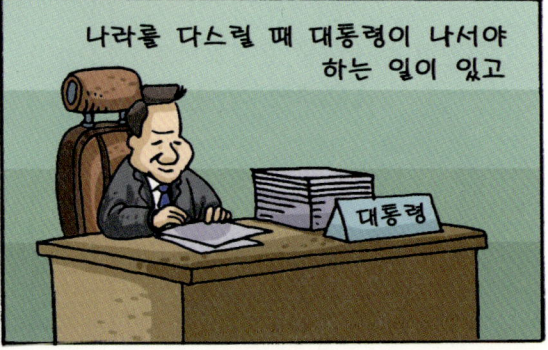
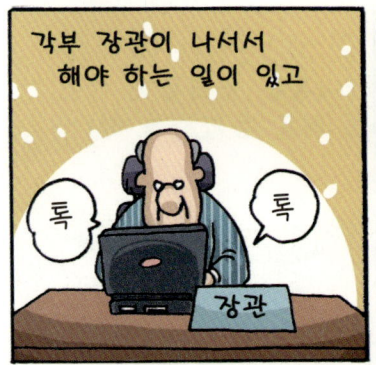
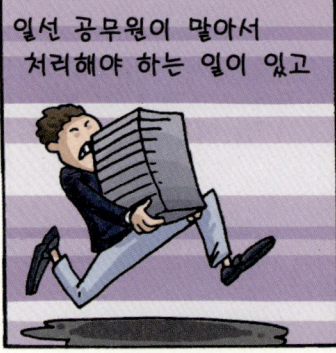
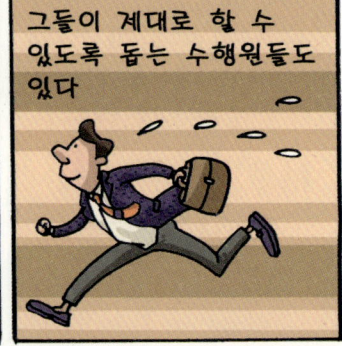
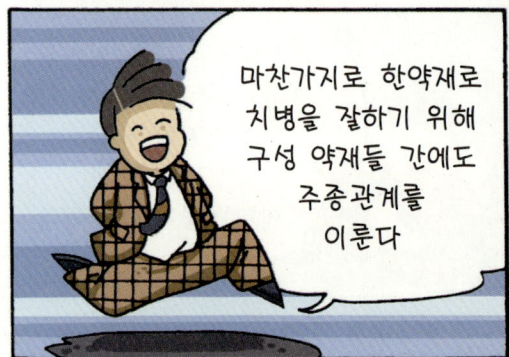
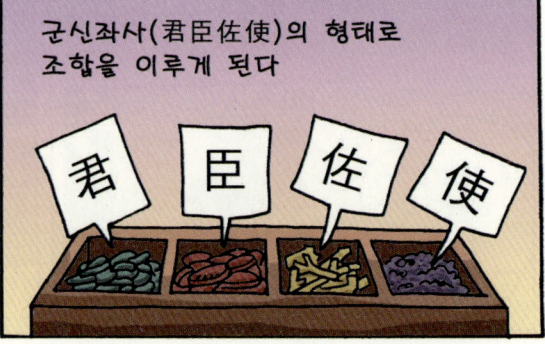

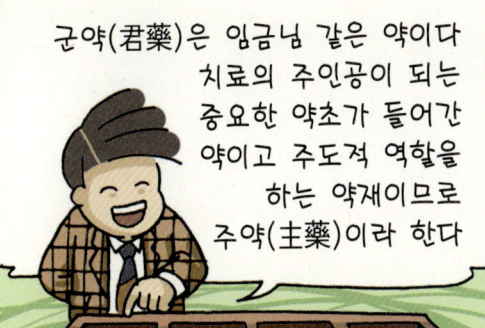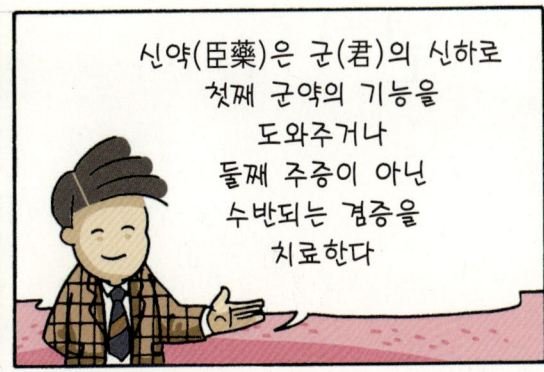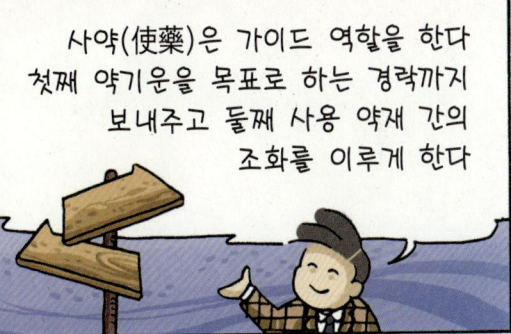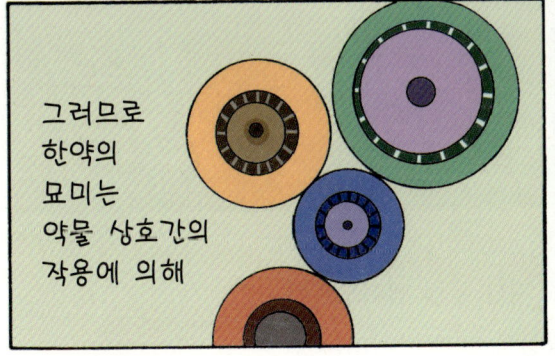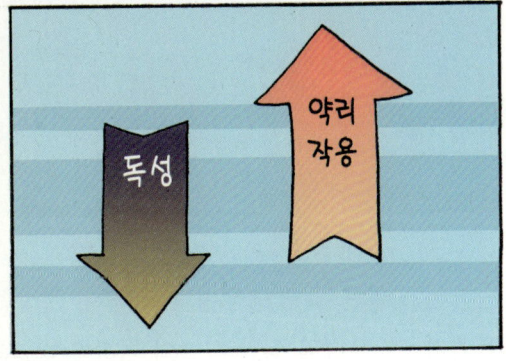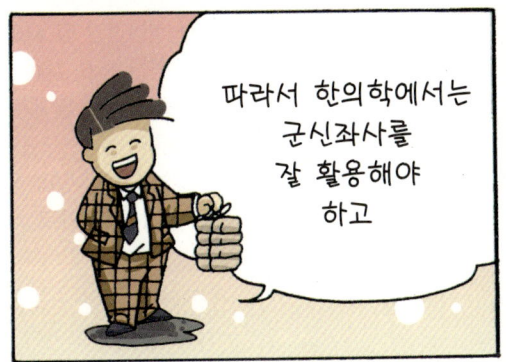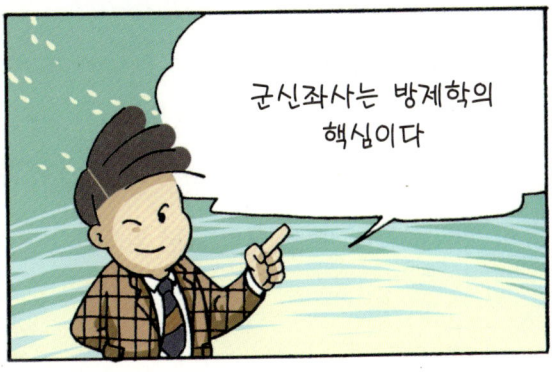

반하 [22]

半夏
Pinellia ternata

독하지만 담음을 없애주는 신기한 약초

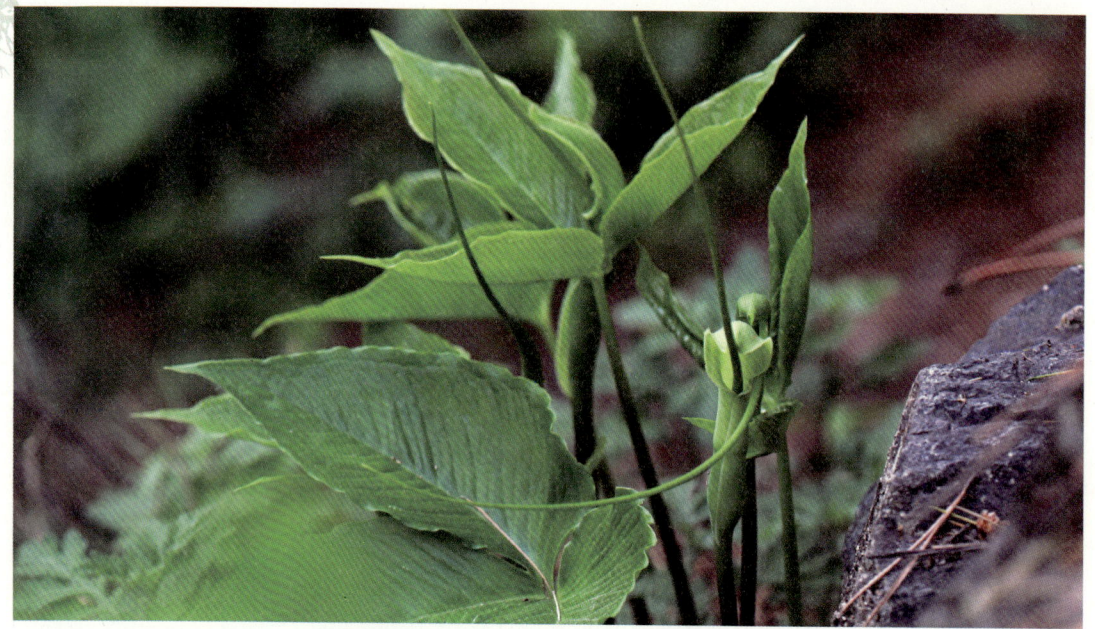

[사진제공 큰바우]

반하의 꽃말은 '일편단심'이다. 여름이 절반쯤 지날 무렵 뻗어오르는 풀줄기, 그 모습이 정말로 뱀의 머리 같다. 담음을 홀짝 마시려는 듯 고개를 든다.

뱀 하면 떠오르는 것이 맹렬한 독毒이다. 마찬가지로 반하는 독성이 있다. 흙 속의 둥근 뿌리를 약용으로 쓰는데, 옛날 사약死藥으로 사용될 정도로 독한 약재이므로 그냥 먹으면 큰일 난다.

생태·채취

낮은 텃밭에서 자라고 코브라처럼 휘어감긴 잎 사이로 줄기가 뻗친다. 6, 7월에 흰 꽃이 피고 10월에 열매가 달린다. 여름에 둥근 뿌리를 캐내 껍질을 다듬어 말려 생강으로 처리해 한약재로 사용한다.

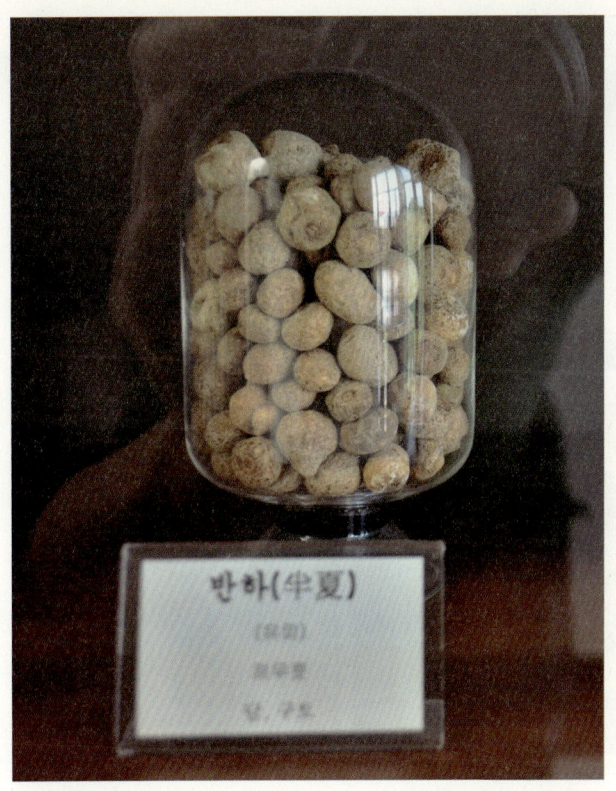

반하의 독을 처리하는 방법이 있을까? 꿩에게서 지혜를 얻을 수 있다. 꿩은 반하로 자기 몸속의 담을 없앤다. 성질이 차고 기름져 담이 생기기 쉬운 꿩은 콩처럼 생긴 반하를 파먹는다. 영리한 꿩은 반하를 먹고 나서 생강을 쪼아먹는다. 이와 같이 반하가 들어간 한약재는 생강을 넣어 같이 달여먹으면 좋다.

반하는 맵고 따뜻한 약이다. 매운 것은 풀어주는 작용이 있다. 따라서 반하는 막힌 것을 열고 뭉친 것을 펼쳐서 흩어지게 한다. 반하는 성질이 활滑하므로, 즉 미끄러우므로 습이나 노폐물 같은 것을 끌어내려 하강시킨다.

맛과 성질

반하의 둥근 뿌리는 맛이 맵다. 성질은 따뜻하고 독성이 있다.

반하는 습을 말려 담을 없애주는 거담제이다. 청나라 왕앙汪昂이 편찬한 『본초비요』에는 반하를 거담제로 분류하고 있다. 그런데 담이 만들어지려면 습이 있어야 한다. 반하는 거담제라기보다 습을 내려주는 약재이다. 반하가 습을 다 빼주므로 담이 생길 여지가 없는 것이다. 반하가 들어간 약재 중 유명한 것이 이진탕이다.

반하는 담을 없애주고 구토를 가라앉힌다.

반하와 생강은 둘 다 구토를 다스리지만, 반하는 수독水毒이 위에 몰려서 머물러 있을 때 그 수분을 흡수하여 건조시켜 기가 통하게 해준다.

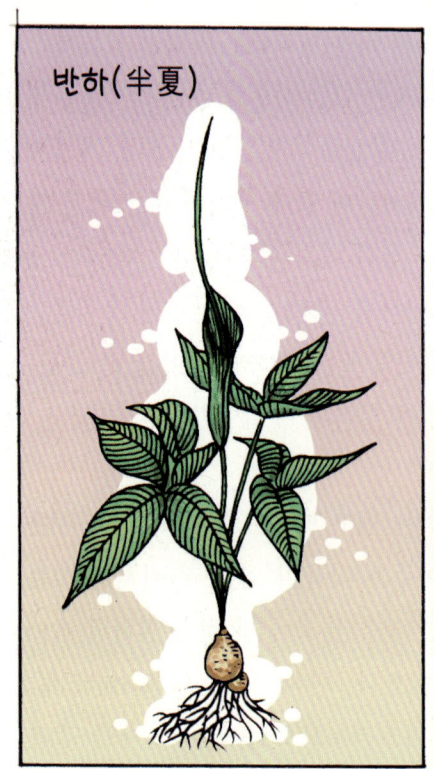
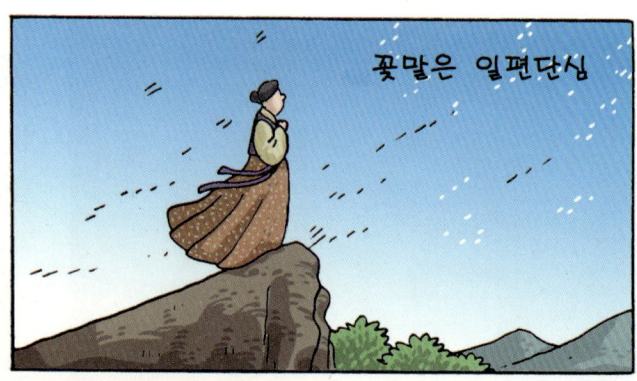
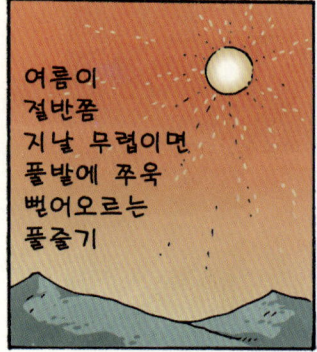
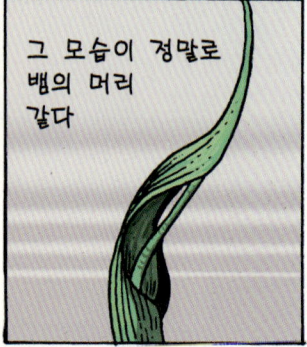
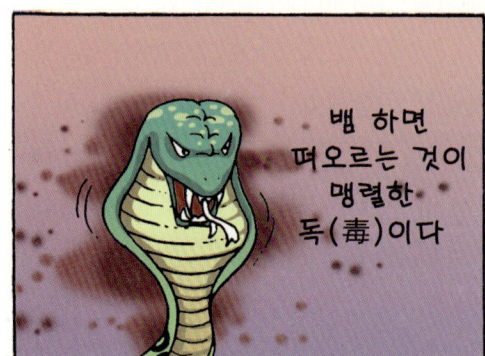
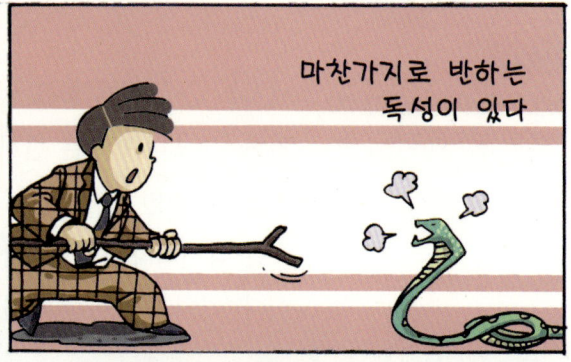
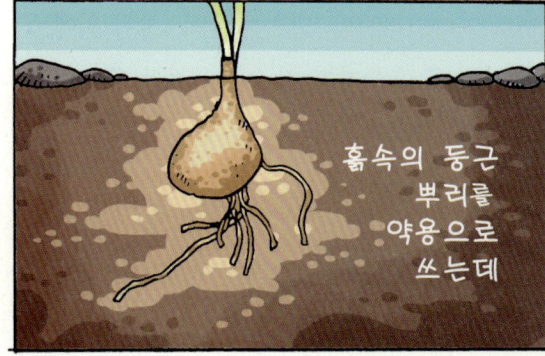
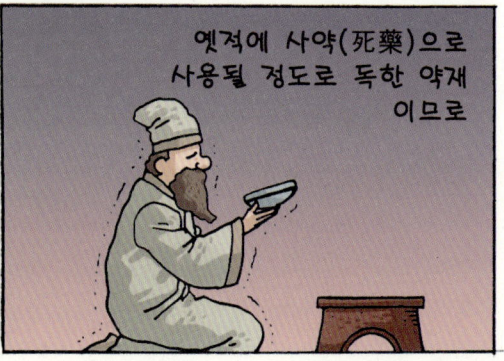

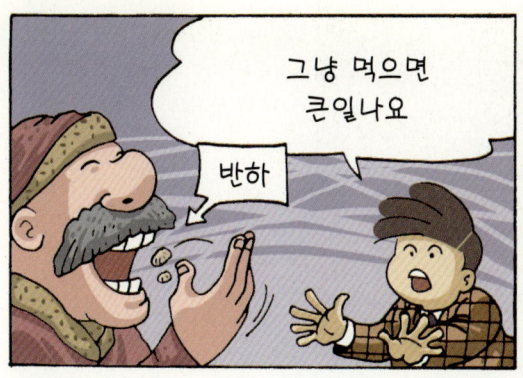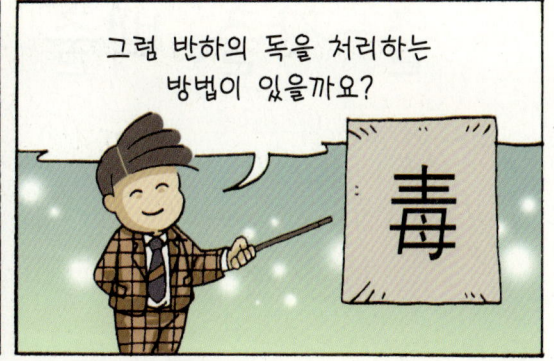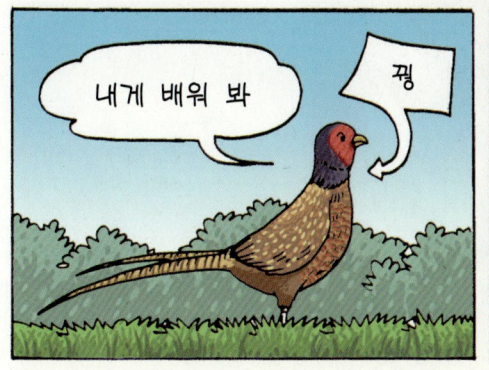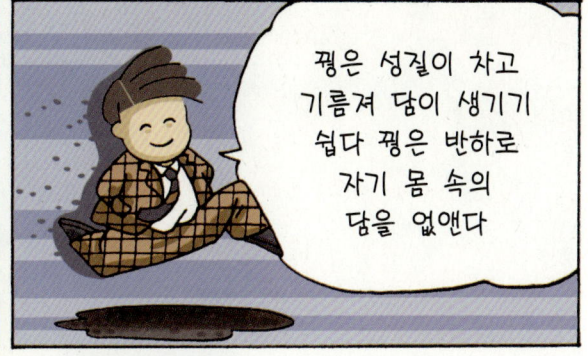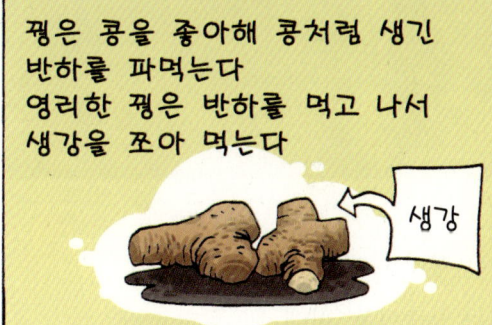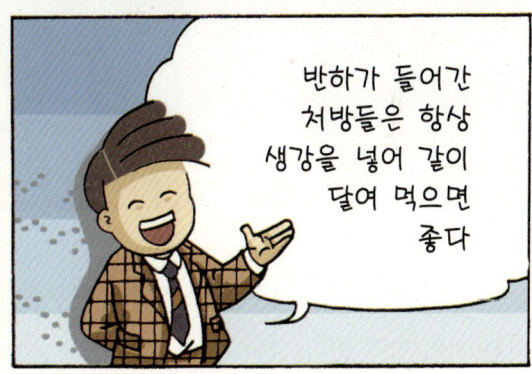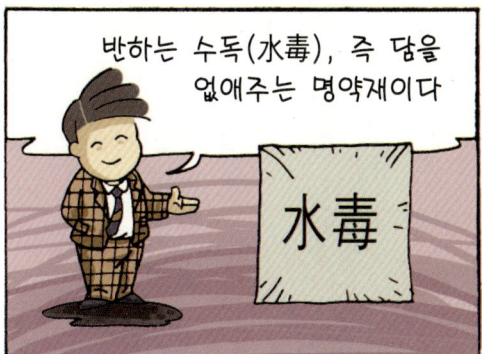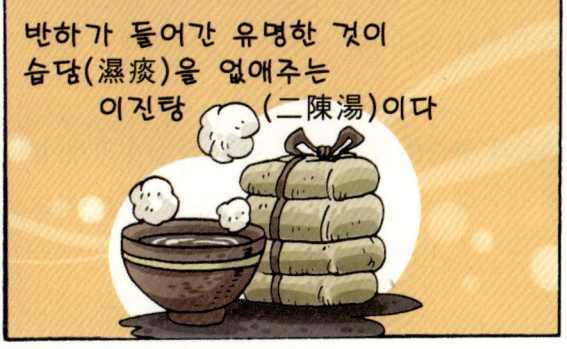

출-창출, 백출[23]

朮-蒼朮, 白朮
Atractylodes japonica

묵은 뿌리와 새 뿌리가 한 가족인 약초

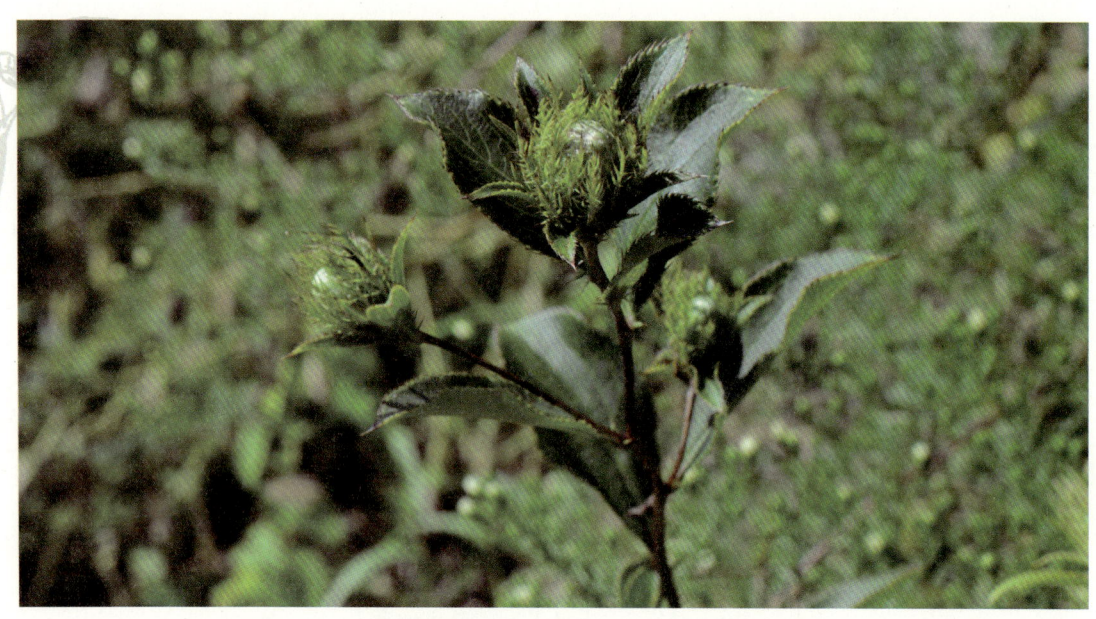

삽주는 여러 해 사는 암수 따로 식물로, 지난해 묵은 뿌리 아래 햇뿌리가 이어 달려 있다. 위쪽 묵은 뿌리가 형님뻘 되는 창출이고, 아래쪽 연한 햇뿌리가 아우뻘 되는 백출이다. 올해 달린 순하고 부드러운 백출이 내년이면 섬유질이 많고 억세고 질긴 창출로 변한다.

백출과 창출은 한 살 차이 나는 쌍둥이 약재이다. 그러나 성질은 전혀 다르다. 아우 백출은 노르스름하고 얌전하고 부드럽고 달달하여,

생태·채취

여름에 하얀 꽃이 핀다. 가을에 삽주의 덩이뿌리를 채취해 껍질을 벗겨 창출과 백출을 만든다.

맛과 성질

출은 삽주뿌리로 시고 쓴맛을 가졌다. 성질은 따뜻하고 독성은 없다.

창출은 습을 말려주고, 백출은 소화를 돕는다.

비위를 튼튼하게 하여 소화를 돕는 보약의 역할을 한다. 그러나 형님 창출은 시커멓고 우락부락하고 거칠고 쓴맛이 있고, 몸이 쑤실 때 비위의 물을 퍼내고 말린다.

비위가 약해 조금만 먹어도 배가 부르고 소화가 안 되면 백출이 좋고, 풍습風濕으로 몸이 붓고 여기저기 쑤시는 신경통에는 창출이 쓰인다.

우리나라는 한 가지 식물에서 연도에 따라 창출과 백출이 만들어지지만, 중국에서는 식물학적으로 전혀 다른 품종으로 분류한다. 즉, 꽃이 붉은 것은 백출이라고 하고, 꽃이 흰 것은 북창출이라고 한다.

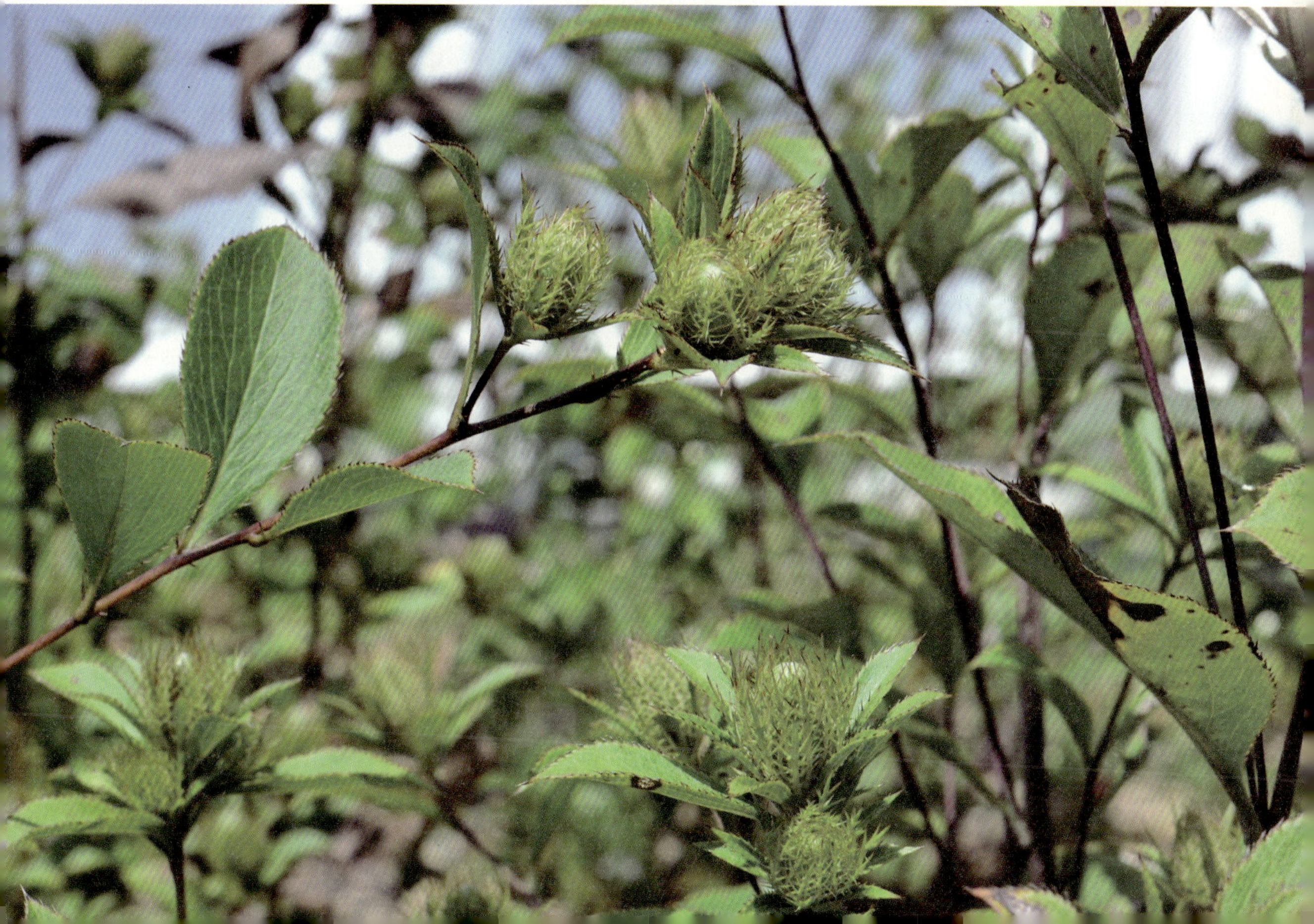

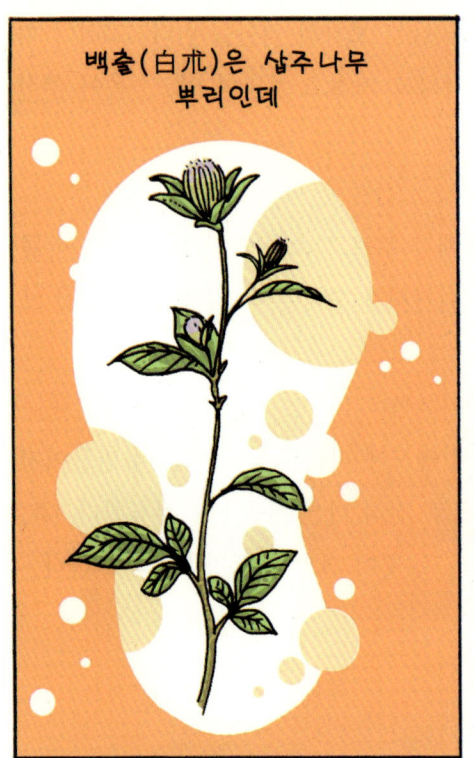
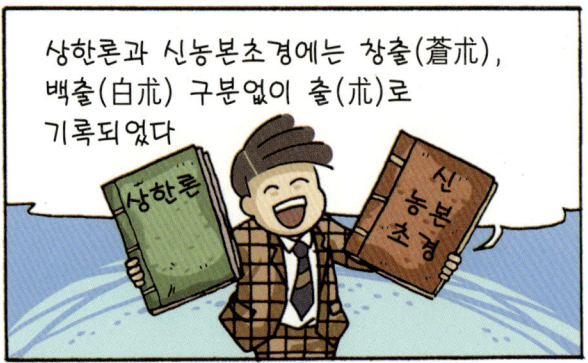
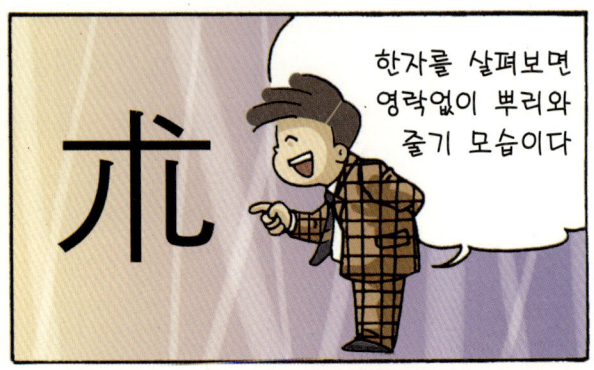
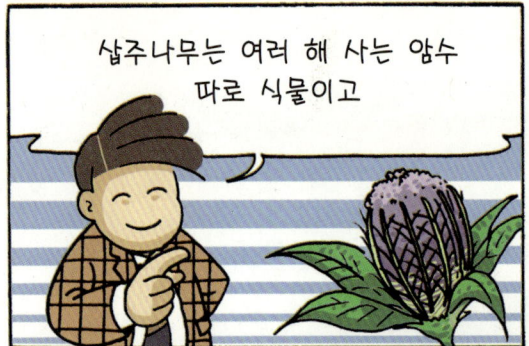
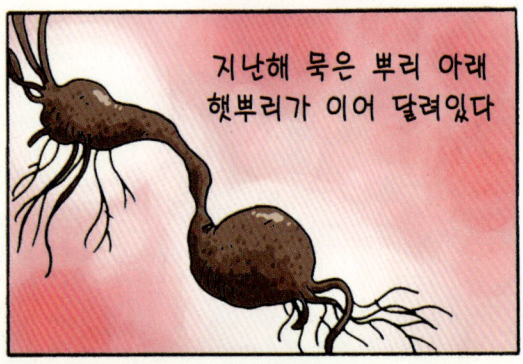
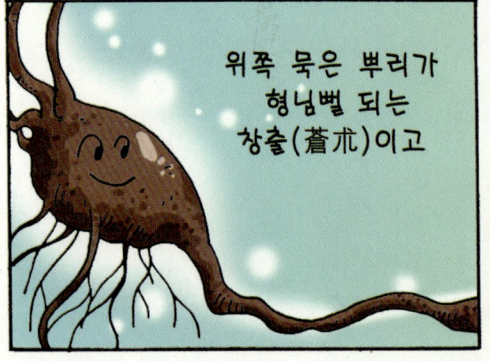
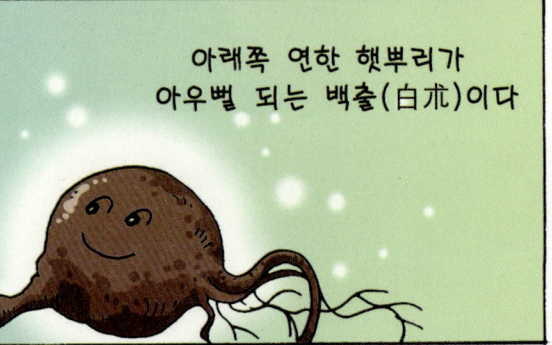

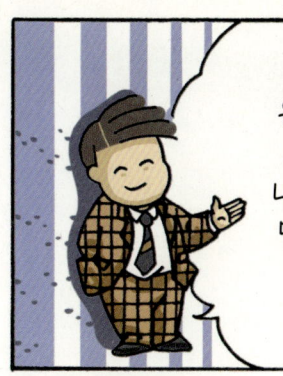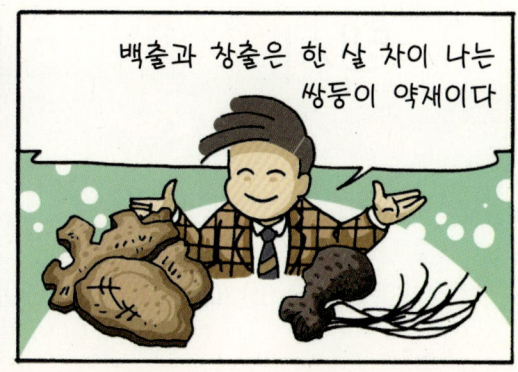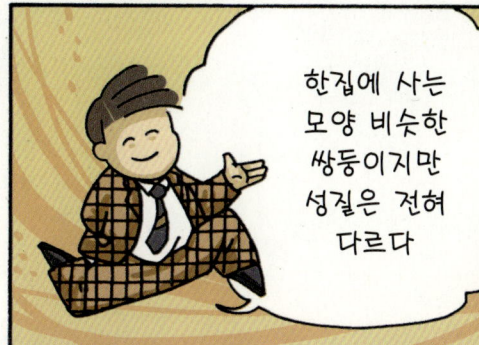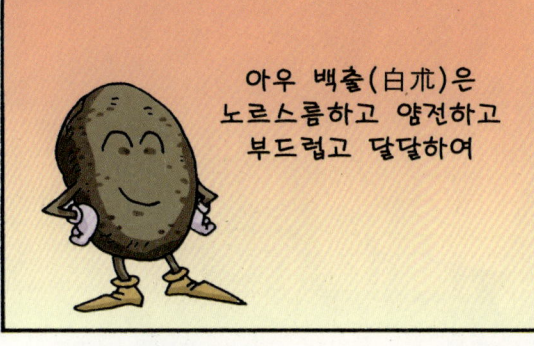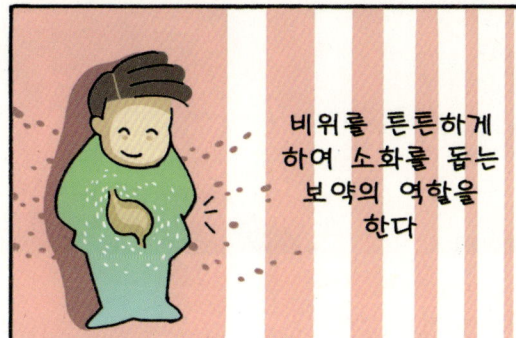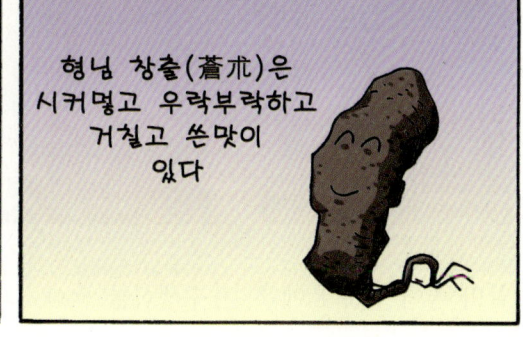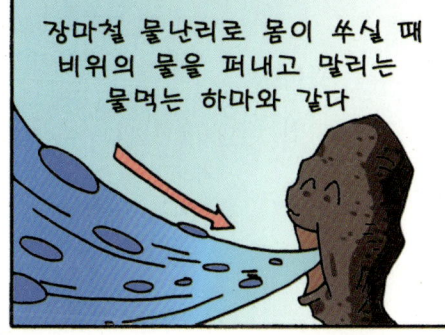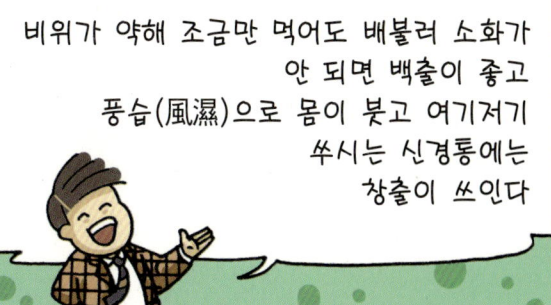

택사[24]

澤瀉

Alisma canaliculatum

물먹는 하마보다 습기를 잘 없애는 수생식물

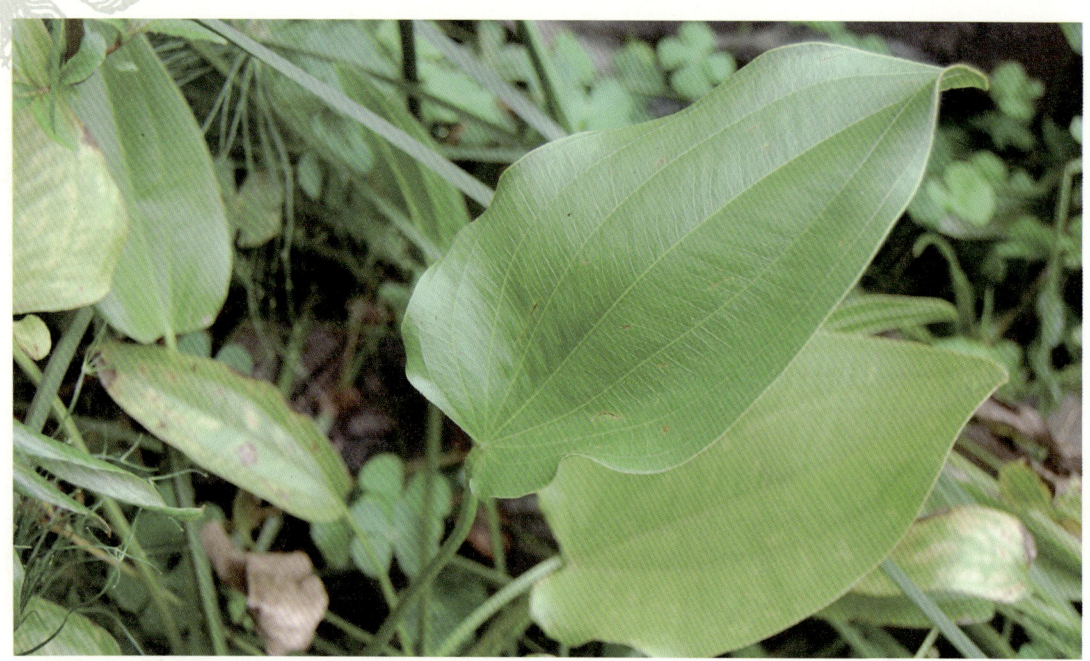

물이 좋아 물(연못)에 사는 수생식물 택사. 택사는 물기를 없애주는 성약聖藥이다.

택사澤瀉라는 한자를 풀이하면 '연못에 고인 물을 빼내다'라는 뜻이다. 따라서 택사는 우리 몸에 고인 물을 빼내는 한약재이다. 즉, 신장의 열을 내리고 소변이 잘 나오게 한다. 양약으로 비교하면 이뇨제인 셈이다.

생태·채취

늪에서 야생으로 자라고, 둥근 뿌리에 수염뿌리가 달려 있고, 꽃줄기는 곧게 나오며 잎자루가 길다. 수염뿌리는 제거하고 둥근 뿌리만 건조해 약재로 사용한다.

『동의보감』에는 '택사는 성질이 차고 맛이 달며, 방광의 열을 없애고 소변이 잘 나오게 하며, 소변이 방울방울 떨어지는 것을 멎게 한다'고 기록되어 있다.

약성가에는 '택사는 맛이 쓰고 성질이 차며, 습기를 제거하고, 소변을 잘 통하게 하고, 음한陰寒(외생식기 부위에 늘 축축하게 땀이 나는 증세)을 방지한다'고 되어 있다.

수분을 배출시키는 약재를 이수제利水劑라 한다. 이수제에는 택사·복령·저령·방기·백출 등이 있다. 택사와 복령을 비교해 보면, 택사는 사瀉하기만 하고 보補하는 작용은 없고, 복령은 사瀉하기도 하고 보補하는 작용도 있다. 따라서 택사는 신腎을 상할 우려가 있으므로 오래 복용하면 안 된다.

맛과 성질
택사의 둥근 덩이줄기는 맛이 달고 성질은 차갑다.

택사는 물기를 제거하고 소변을 잘 나오게 하므로 이뇨제로 쓰인다.

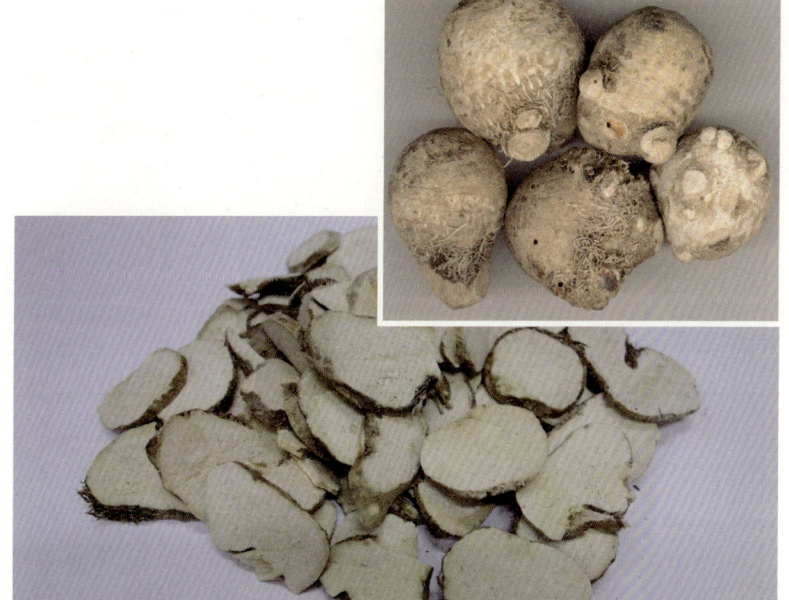

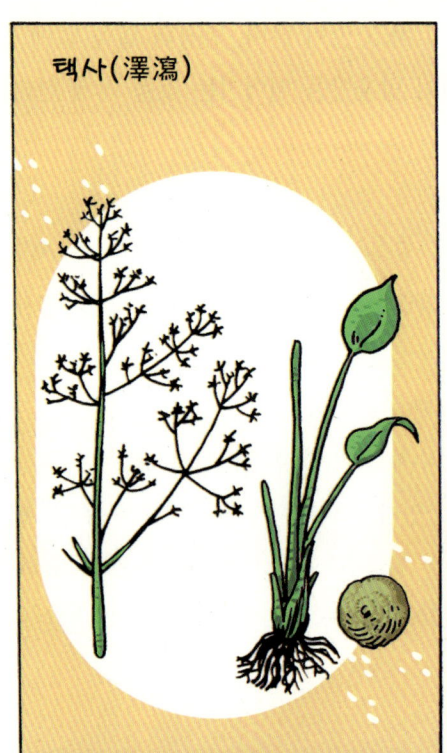

택사(澤瀉)

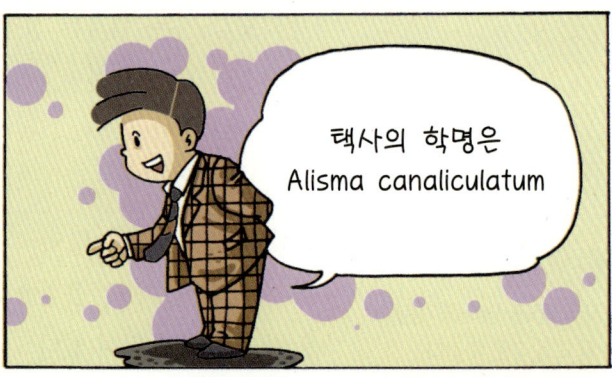

택사의 학명은 Alisma canaliculatum

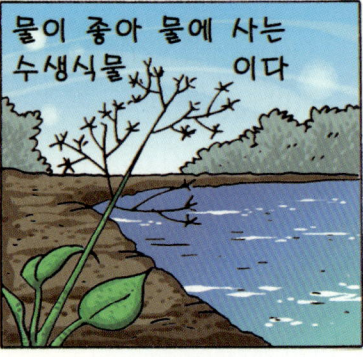

물이 좋아 물에 사는 수생식물 이다

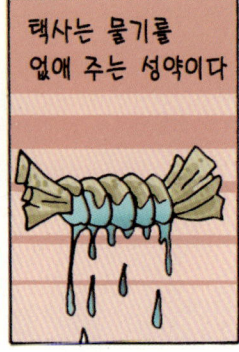

택사는 물기를 없애 주는 성약이다

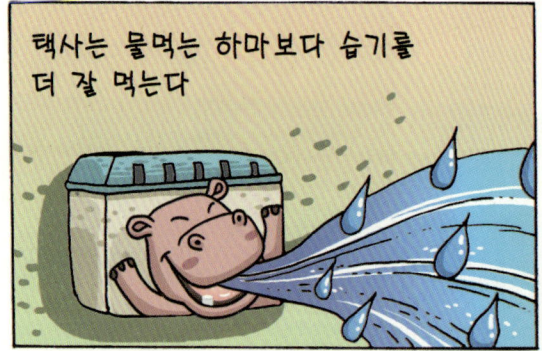

택사는 물먹는 하마보다 습기를 더 잘 먹는다

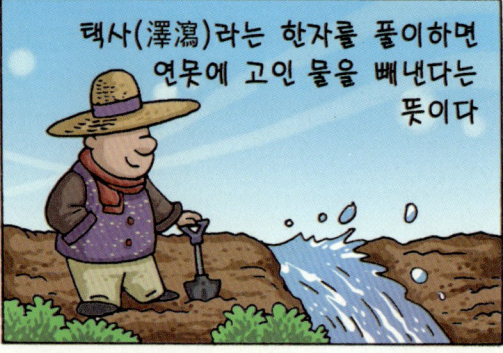

택사(澤瀉)라는 한자를 풀이하면 연못에 고인 물을 빼낸다는 뜻이다

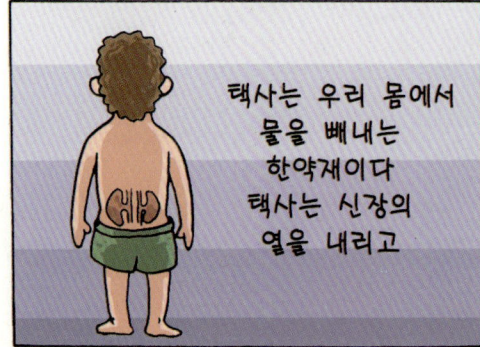

택사는 우리 몸에서 물을 빼내는 한약재이다 택사는 신장의 열을 내리고

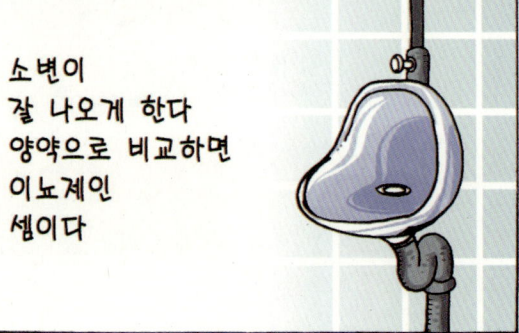

소변이 잘 나오게 한다 양약으로 비교하면 이뇨제인 셈이다

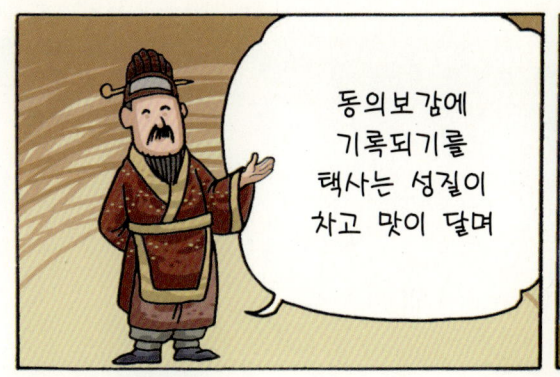
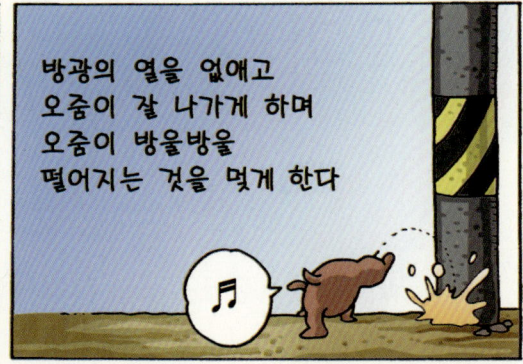
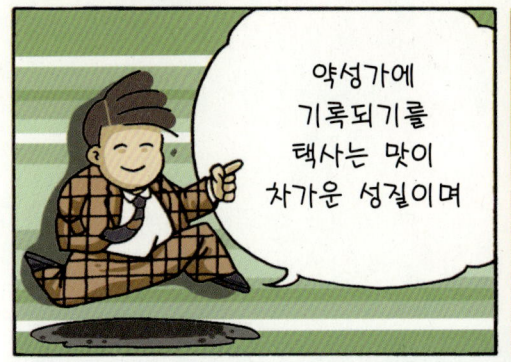
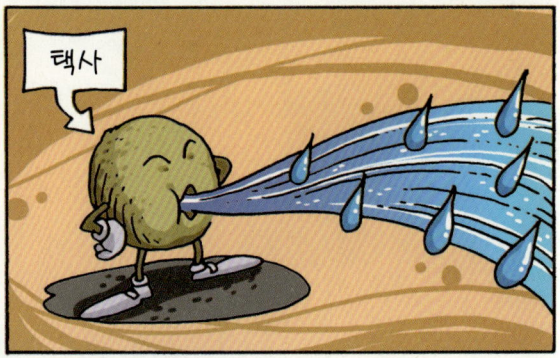
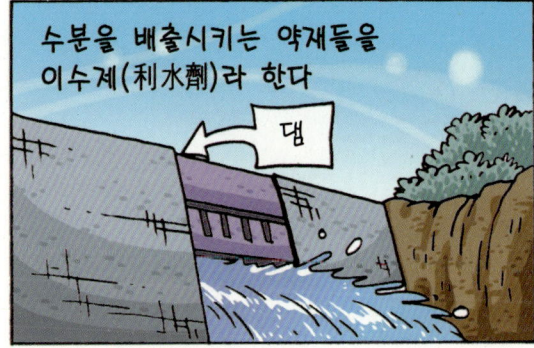
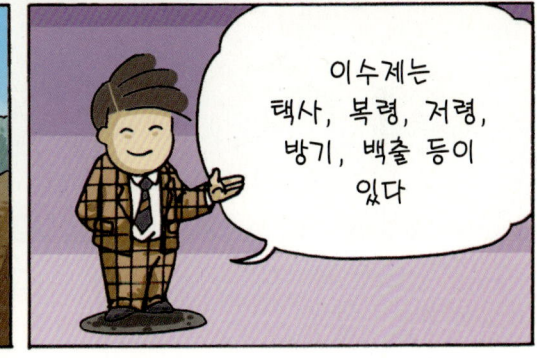
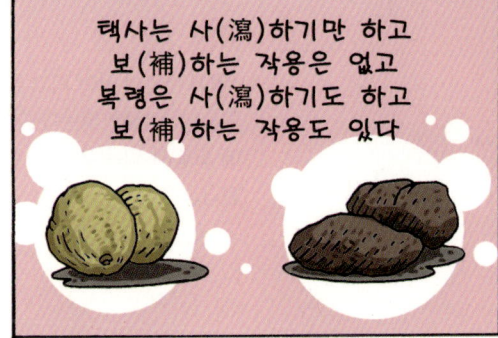
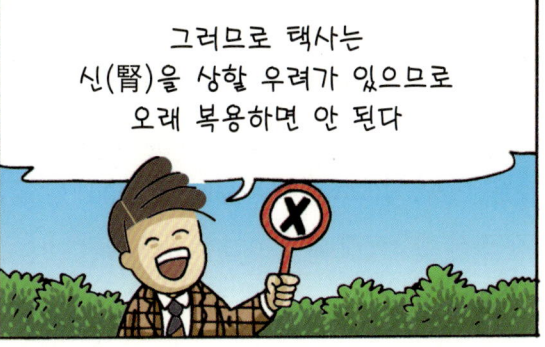

모과 [25]

木瓜
the fruit of a Chinese quince

과일은 못생겼어도 꽃과 향기가 아름다운 약초

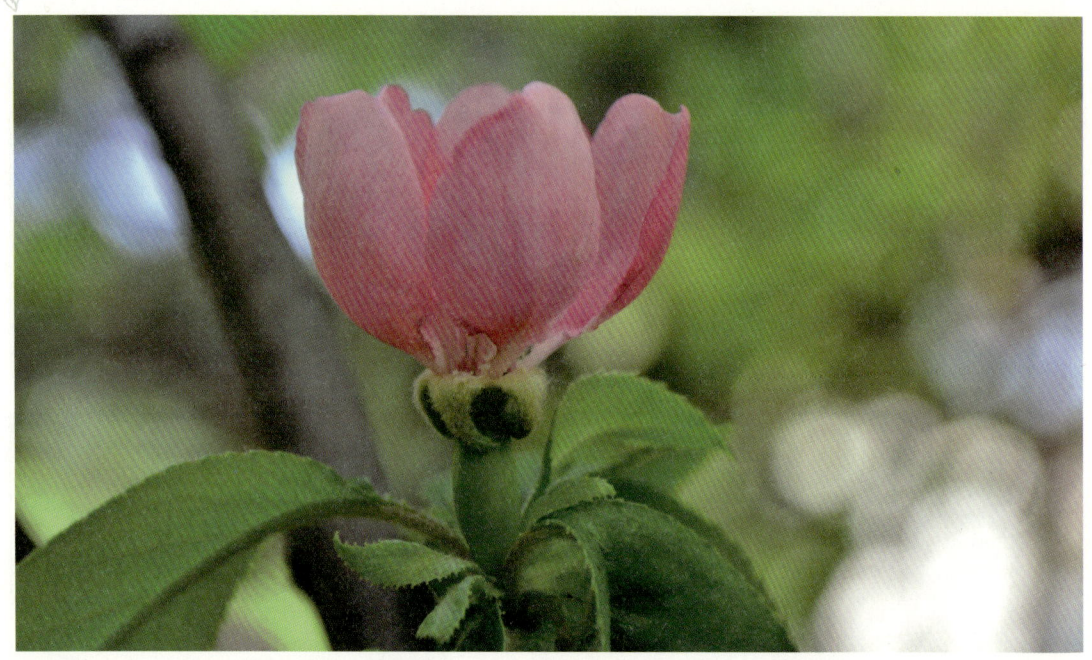

모과의 꽃말은 '유혹'.
나무에 달리는 참외 비슷한 열매라 하여 '목과木瓜'라고도 한다.

모과를 보고 여섯 번 놀란다고 한다.
첫째, 꽃이 너무 아름다운 데 놀라고
4월에 분홍색으로 꽃이 피는데, 발그스레한 꽃잎에 실핏줄처럼 무늬가 져서 생생하게 살아 있는 느낌을 준다.

생태·채취
4월에 분홍색 꽃이 피고 울퉁불퉁한 열매를 맺는다. 가을에 노랗게 익은 열매를 채취한다.

맛과 성질
맛은 시고 성질은 따뜻하다.

둘째, 모과가 못생긴 데 놀라고
열매가 울퉁불퉁 정말 못생겼다. 어물전 망신은 꼴뚜기가 시키고 과일 망신은 모과가 시킬 만하다.

셋째, 향기가 그윽한 데 놀라고
자동차에 놓아두면 향이 참 좋다.

넷째, 과일 한입 먹고는 시큼털털하고 쓴맛에 놀라고
사과산·주석산·구연산이 많이 들어 있는 반면, 텁텁한 타닌산도 들어 있다.

다섯째, 무늬가 특이한 데 놀라고
밀리터리룩. 꼭 군복 무늬 같다.

여섯째, 열매가 한약재로 쓰인다는 데 놀란다.

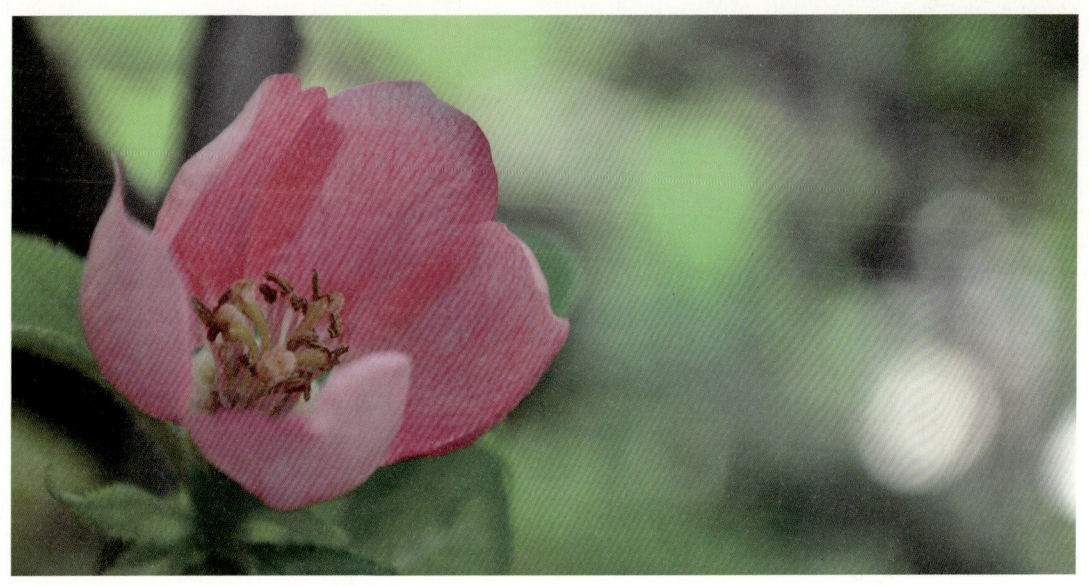

기관지천식 · 주독酒毒을 풀어준다.

이시진이 지은 『본초강목』에서는 '주독을 풀고, 가래를 제거하며, 울렁거릴 때 먹으면 속이 편안해지고, 구워먹으면 설사병에도 잘 듣는다. 또한 기름에 적셔 머리를 빗으면 백발을 고쳐준다'고 기록되어 있다.

모과차는 비타민 C가 풍부해 감기 예방이나 기침에도 좋고, 피부미용에도 좋고, 신진대사를 활발하게 해준다.

모과는 소화가 잘되게 하고, 손발 저림을 없애준다. 술독을 풀어준다.

모과차 만드는 법
베이킹소다로 모과를 깨끗이 씻어 물기를 닦는다. 씨를 제거하고 모과를 얇게 저민다. 무채 썰듯 한 것도 합쳐, 모과와 설탕을 1 : 1 비율로 섞어 잘 저어서 숙성시킨다.

모과 말려서 먹는 법
노랗게 잘 익은 모과를 1cm 정도로 얇게 썰어서 실에 꿰어 말린다. 그것을 저장해 두었다가 뜨거운 물에 우려내어 마신다.

모과잼 만들기
모과는 펙틴이 많이 함유되어 있어 잼을 만들어 먹어도 맛이 있다.
사과 자르듯이 8등분해서 모과를 살짝 덮을 정도의 물을 부어 30~40분쯤 충분히 끓인다.
감자를 찔 때처럼 젓가락으로 찔러 본다. 쑥 들어가면 건더기는 건져내고 국물에 설탕만 더 넣어 조린다.

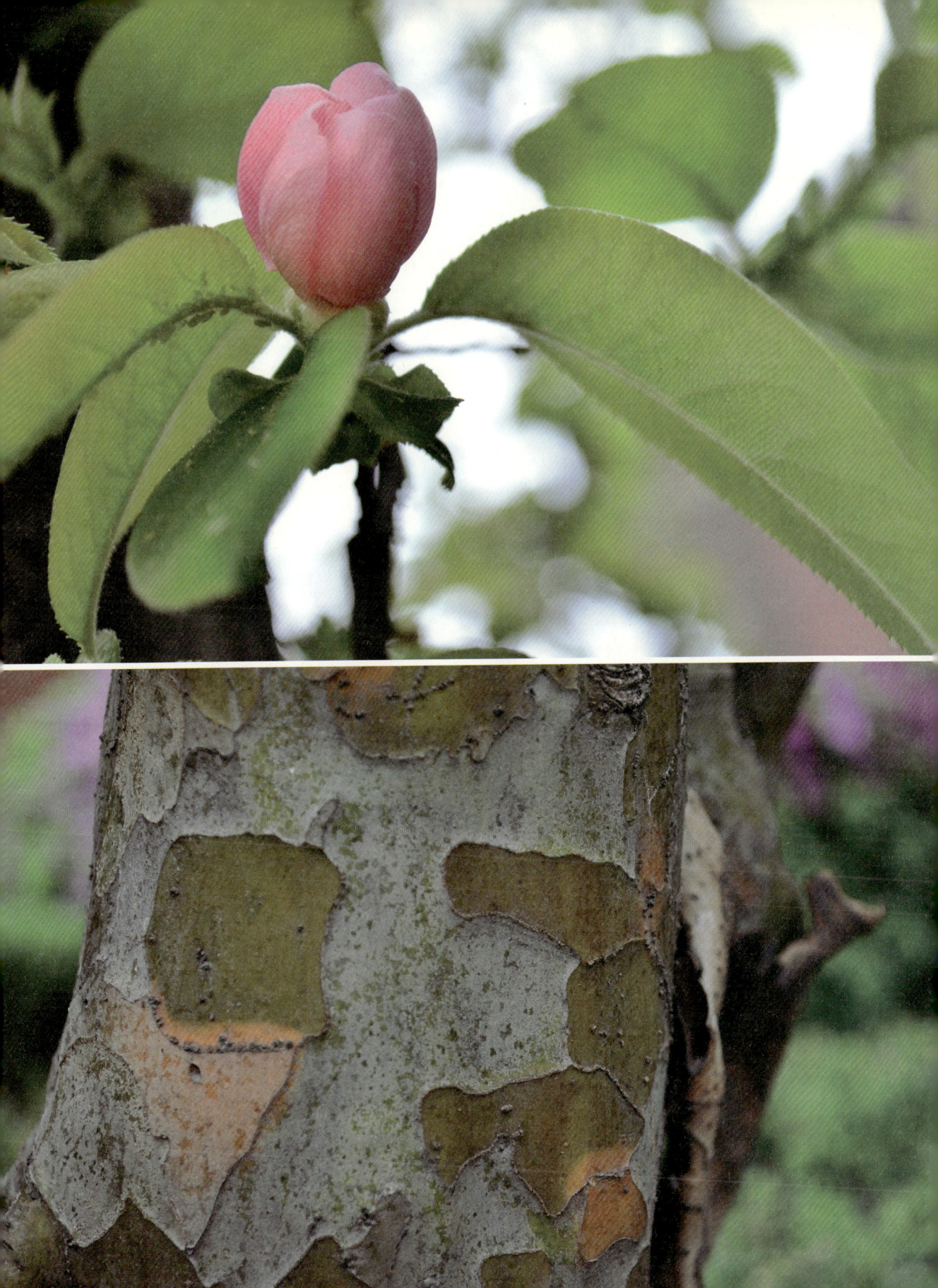

곶감 26

乾柿(건시)
A dried persimmon

하나도 버릴 것 없는 감나무

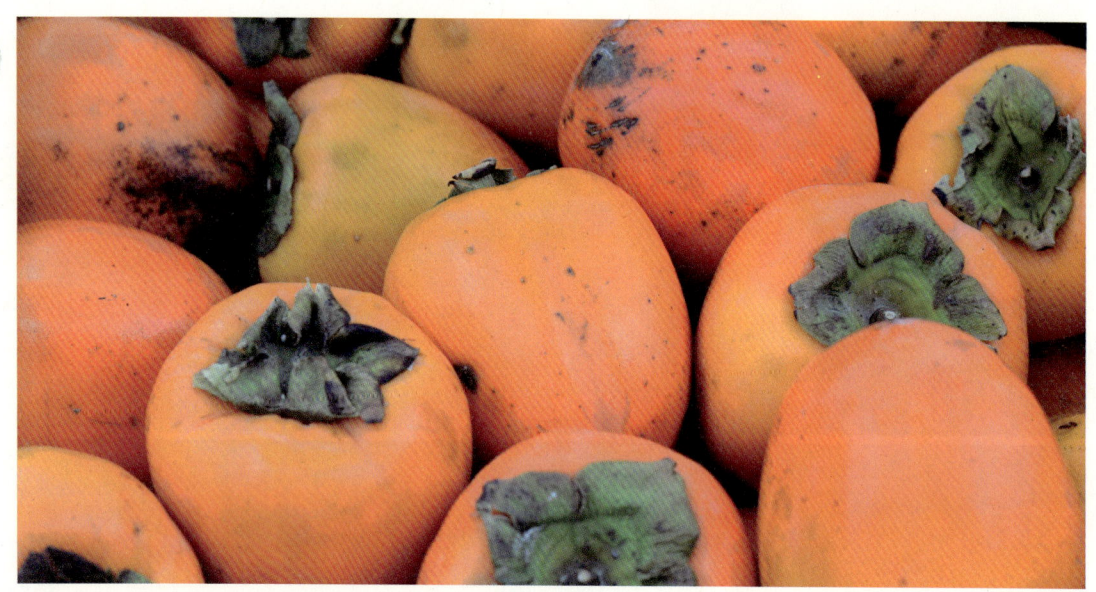

이메촌 곶감마을을 찾아서

충청남도 논산면 양촌은 이름처럼 햇볕이 잘 드는 양지바른 따뜻한 마을이었다. 마을사람마다 감빛이 물들어 얼굴이 평화스러웠다. 필자가 경기도 약사회 정보통신위원장으로 있을 때, 양촌 이메마을에도 정보화 붐이 일었다.

당시 양촌마을 정보화위원장이었던 현용헌님을 뵙기로 했다. 친절한 작목반장 덕분에 위원장님댁을 쉽게 찾아갈 수 있었다. 시골 한

생태·채취

한반도 중부 이남에 자생하고 초여름에 노란 꽃이 핀다. 감잎은 5~7월에 따고, 감꼭지는 가을에 익은 후 채취한다.

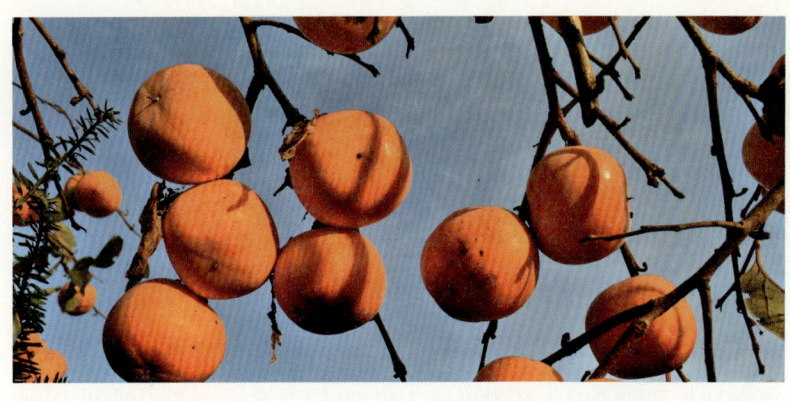

> **맛과 성질**
> 감의 맛은 떫고 달다. 성질은 평하고 독이 없다.

적한 마을 중앙에 지어진 파란 기와집은 편안해 보였다. 노모를 모시고 사는 모습을 보니 집안 분위기를 알만했다. 맛있는 저녁을 대접받고는 감나무가 있는 마을을 돌아보았다. 주홍색으로 익은 감들을 깎아 줄줄이 매달아 놓은 모습이 멋있었다. 주렁주렁 매달린 곶감 덕장 아래 누워 위를 보고 사진을 찍었다. 곶감 말리는 풍경이 이토록 아름다운 줄 처음으로 느꼈다. 거들떠보지도 않았던 감나무들이 이젠 수익을 주는 돈나무가 되었다. 뭐니뭐니해도 양촌의 곶감을 따라올 것이 없다고 할 정도이다. 말랑말랑해지기 전에 따서 이메골 바람에 말려서 만든 곶감이다. 자연환경으로 볼 때 양촌은 북서계절풍이 강해 통풍이 잘되고 산으로 둘러싸여 있어 먼지가 날리지 않아 깨끗한 곶감이 된다.

내일부터 개천가 공원에서 양촌마을 곶감 축제가 열린단다. 행사에 선보일 곶감들을 위원장님 가족들과 예쁜 상자에 차곡차곡 담았다. 위원장님이 살아온 이야기를 들으며 곶감을 담다 보니 밤이 깊어간다. 곱게 빛깔이 든 곶감을 먹어 보니 입 안에서 살살 녹는다. 하룻밤 지내도록 내주신 방은 참으로 안락했다. 깨끗한 비단 이부자리에 누워 잠을 청하니 하루의 피로가 가신다. 나그네와 같은 필자를 이처럼 따뜻하게 대접하는 마음에 감동되었다. 어린 시절을 회상하다가 단꿈을 꾸었다. 노르스름하고 향기로운 감꽃의 맛. 명절이면 맛

볼 수 있었던 곶감 꼭지. 싸리나무 꼬챙이 줄줄이 꿰어 엮은 곶감. 하얀 분이 뽀얗게 묻은 갈색 곶감이었다. 수정과를 만들어 먹던 귀한 과일이었다.

알람소리가 아닌 닭 우는 소리에 깨어나니 기분이 상쾌하다. 시골이 정겨운 것은 바로 이런 삶이 있어서이다. 봉고차에 곶감 상자들을 가득 싣고 행사장으로 함께 갔다. 부스마다 정성껏 수확한 곶감들을 내놓고 양촌마을 곶감임을 자랑했다. 분홍색 보자기에 싼 이메촌 곶감 상자는 누가 봐도 고급스러웠다. 빨간 한복으로 단장한 미모의 사모님 때문에 곶감이 더 잘 팔렸다. 곶감마을 사람들과 종일 지내다 보니 달달한 곶감 향이 양촌마을 인심과 어우러져 나도 모르게 몸에 잔뜩 배어들었다.
곶감 마을 정보위원장 사모님~ 후대해 주셔서 감사합니다. 부디 곶감과 더불어 온 가족 더욱 행복하시길 빕니다.

곶감이란 말은 꼬챙이에 꽂아서 말린 감에서 유래되었다. 곶감은 영양도 풍부하고 맛도 있으려니와 효능도 특별하다.

감잎은 피부미용에 좋고, 감 꼭지는 딸꾹질을 멎게 하고, 곶감의 하얀 가루는 정액을 만들어준다. 홍시는 술독을 풀어주고, 보양효과가 있다.

감은 숙취해소에 효능이 있다고 알려졌는데, 그 이유는 감 과육에 알코올을 해독시키는 효소의 활성을 촉진하는 물질이 들어 있기 때문이다. 감 건조품·곶감·감즙 등도 숙취해소 효과가 있다.

감보다 곶감으로 먹으면 베타카로틴을 더 풍부하게 섭취할 수 있다.
『본초강목』에서는 곶감은 체력을 보충해 주고 기침과 설사에 좋고, 각혈이나 하혈, 숙

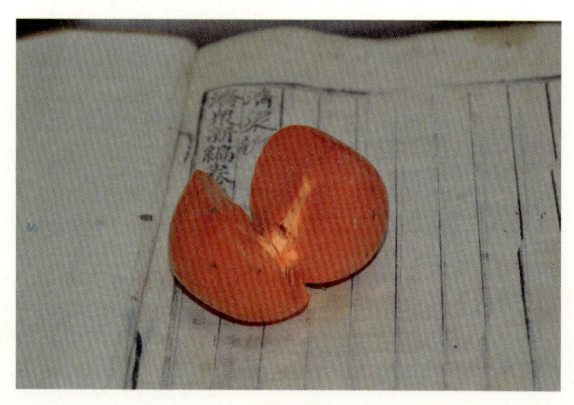

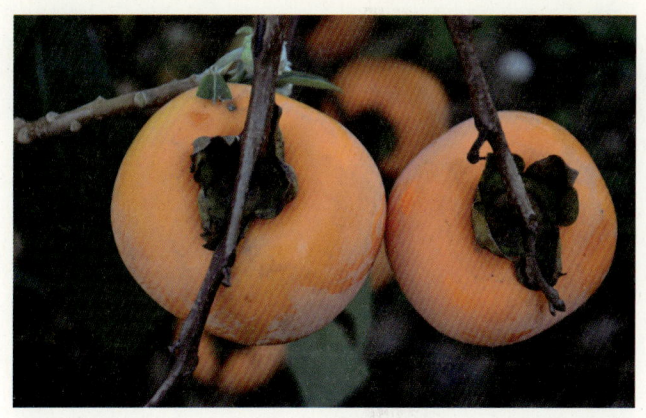

취해소에도 좋다고 했다. 곶감이 마르면서 생긴 하얀 가루를 시상柿霜 또는 시설柿雪이라고 한다. 시상은 내부의 당분이 흘러나와 생기는 것인데, 단맛이 강하다. 시상은 정액을 생성시키고 정력을 강화시키고 몸속의 나쁜 담을 없애주고 폐열을 낮추어준다.

『제중신편』에는 보양죽으로 홍시죽紅柿粥이 소개되어 있다. 홍시죽은 심장과 폐에 수분을 공급해 갈증을 풀어주는데, 술독으로 인한 갈증에도 효과가 있다.

홍시죽은 술독으로 인한 갈증해소에 효과가 있다.

홍시죽 만들기

쌀을 씻어 미리 30분 정도 불린 후 곱게 간다.
그렇게 준비된 쌀을 나무주걱으로 저으면서 끓인다.
쌀이 퍼지면 홍시 껍질을 넣고 조금 더 끓이면서 소금으로 간을 맞추면 맛있는 홍시죽이 된다.

수정과 만들기

생강 껍질을 벗긴 후 칼로 저며서 물 10컵을 넣고 은근히 끓인다.
계피도 잘게 잘라 물 10컵을 넣고 끓인다.
생강과 계피를 따로 끓인 물을 합하는 것이 처음부터 함께 끓이는 것보다 향이 진하고 맛이 좋다. 끓인 물이 식으면 그때 설탕을 넣는다.
단단한 곶감은 물에 30분 정도 담가두었다가 끓인 물에 넣으면 부드럽고 맛이 있다.
이렇게 만든 수정과에 잣을 띄우면, 잣의 지방이 곶감으로 인해 생길 수 있는 변비를 막아주고 충분한 철분으로 빈혈도 예방된다.

마황[27]

麻黃
Ephedra sinica

감기와 다이어트에 으뜸인 약초

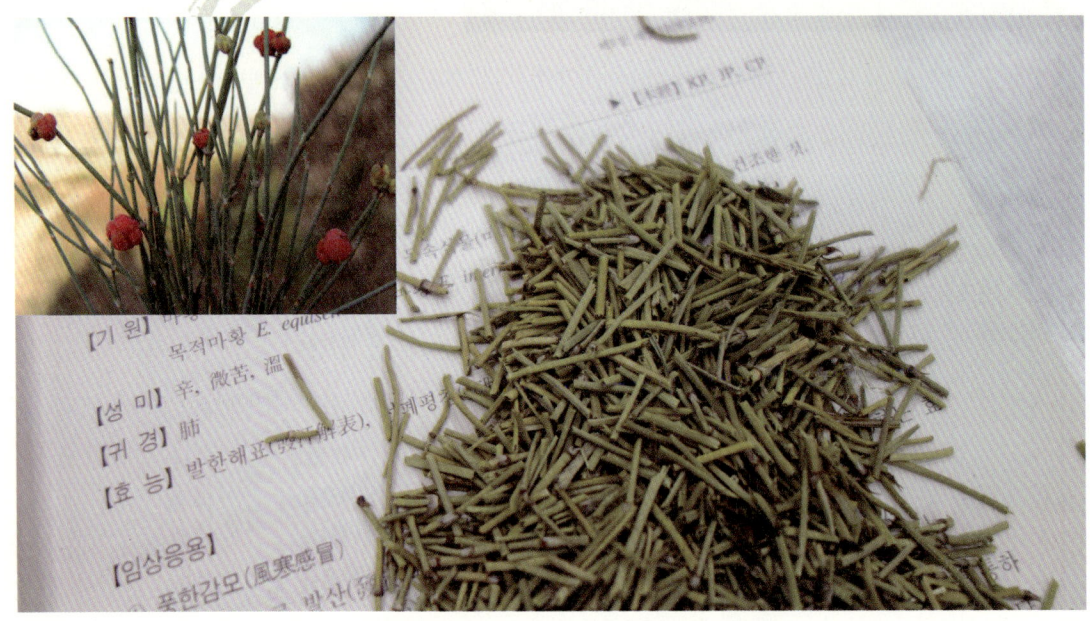

마황은 생김새도 특이하다. 잎은 퇴화되어 비닐처럼 줄기마디에 작게 붙어, 있는 듯 없는 듯하다. 현대 과학자들은 마황의 약효성분을 알아내려고 애썼다. 1888년 일본 도쿄대 의학부 나가이 나가요시長井長義 교수는 최초로 마황에서 기침의 특효 성분인 에페드린을 뽑아내었다.

악당들은 감기약으로 쉽게 구할 수 있는 에페드린에서 산소를 하나만 떼내어 (어려운 말로 에페드린을 환원시켜) 필로폰을 만들어 세상 사람

생태 · 채취

중국의 건조한 지역에서 재배되는데, 가느다란 줄기마디에 노란꽃이 피었다가 빨간 열매를 맺는다. 가을에 녹색 마황 줄기를 채취해 햇볕에 말려 한약재로 사용한다.

들을 괴롭혔다.

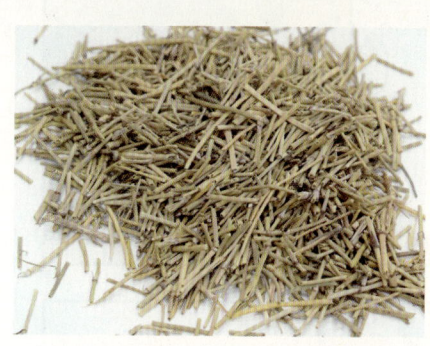

에페드린은
1. 기관지를 확장해 기침을 낫게 한다.
2. 대사를 활발히 하여 지방을 태워 체중을 감량시킨다.
3. 그러나 부작용도 만만치 않다. 손떨림을 비롯하여 심장에 문제를 일으키고, 혈당을 떨어뜨린다. 따라서 조심스럽게 다루어야 할 약재이다.

마황의 귀경은 폐와 방광이다. 줄기는 땀이 나게 하고 뿌리는 땀을 거두게 한다. 마황은 기원전부터 독감 치료에 사용되었다. 장중경이 펴낸『상한론』에는 마황탕이 수록되어 있다. 처방 내용은 마황 18.75g, 계지桂枝 7.5g, 감초·행인杏仁 각 3.75g을 달여 마신다.

맛과 성질

마황 줄기는 쓰고 맵고 성질은 따뜻한 편이다.

1. **발한해표**發寒解表

   체표면에서 땀이 나게 하여 사기邪氣를 쫓아낸다. 그러나 마황은 기를 소모하고, 양을 상하게 하고, 음을 빼앗으므로 사용에 주의를 요한다.

2. **선폐평천**宣肺平喘

   위축된 폐의 기운을 정상화해 호흡을 편안하게 한다.

3. **이수소종**利水消腫

   체내 수분을 몸 밖으로 배출하여 부종을 가라앉힌다.

[주의사항]

마황은 땀이 나게 하고 기침을 낫게 한다. 다이어트에도 사용된다.

마황의 주성분 에페드린은 교감신경을 자극하고 심박수를 증가시키고 말초혈관을 수축시킴으로써 혈압에 영향을 미친다. 그러므로 함부로 복용하면 안 된다. 특히 요즘 다이어트용으로 마황을 사용하는 경우가 있는데, 주의해야 한다.

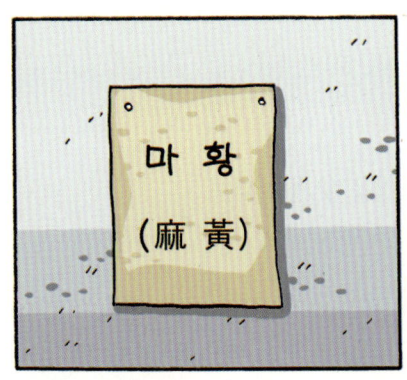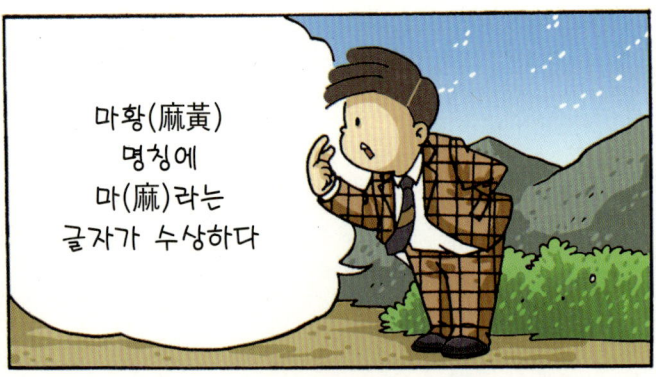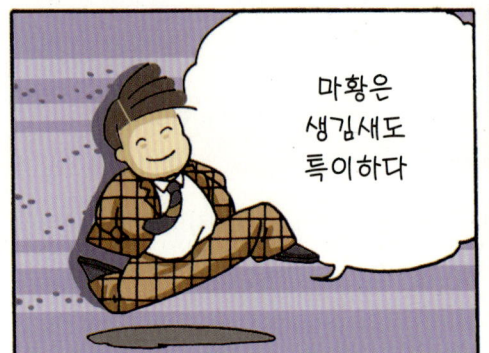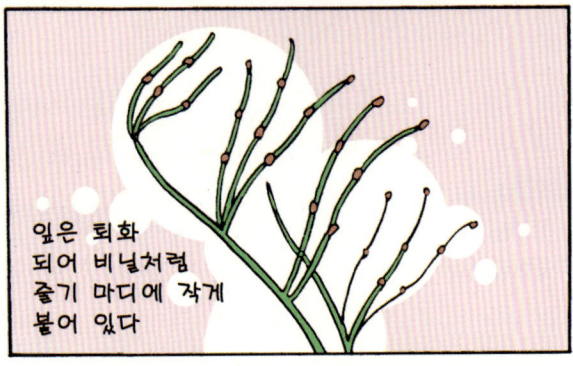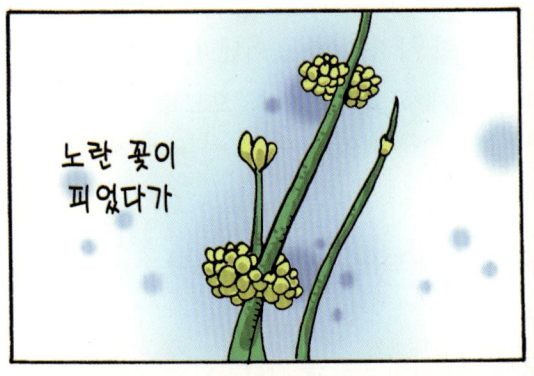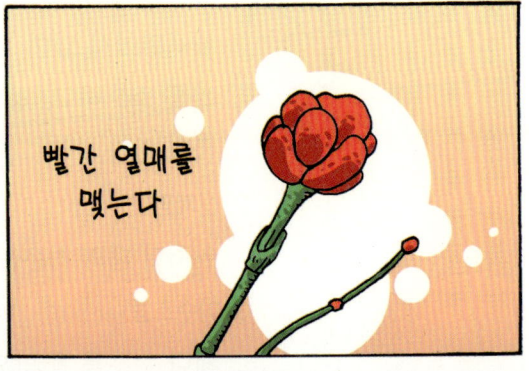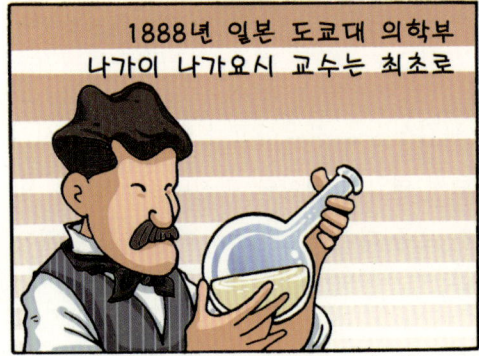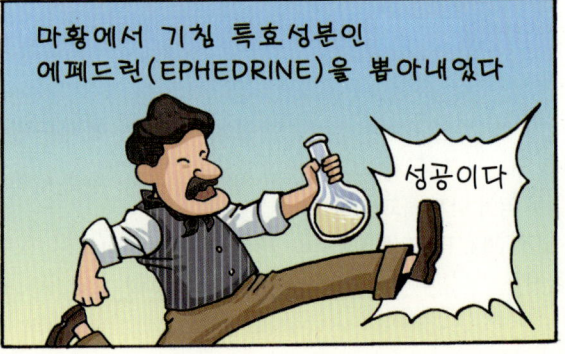

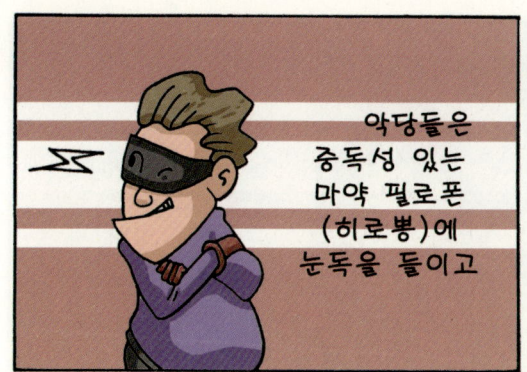
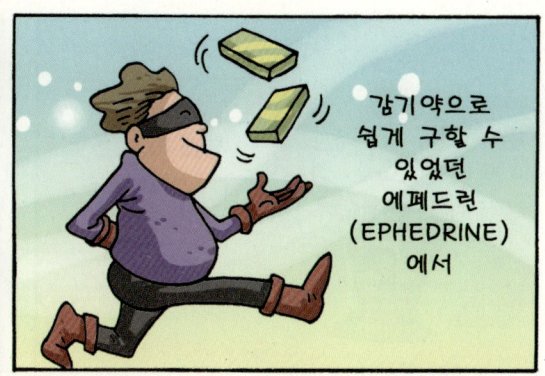
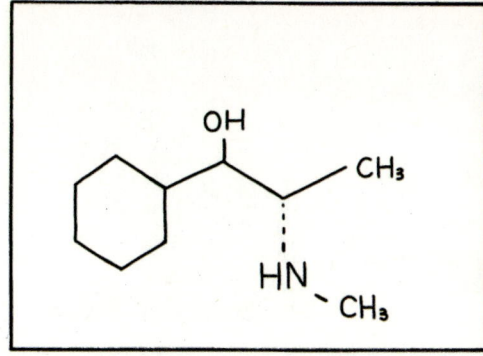
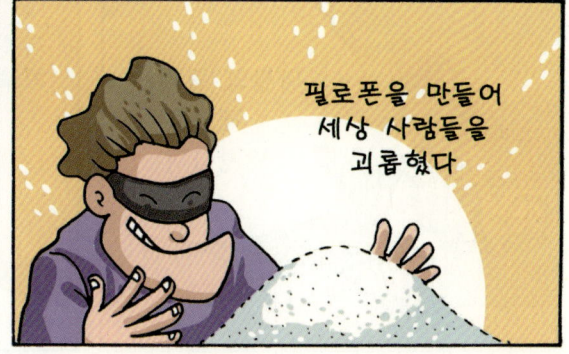
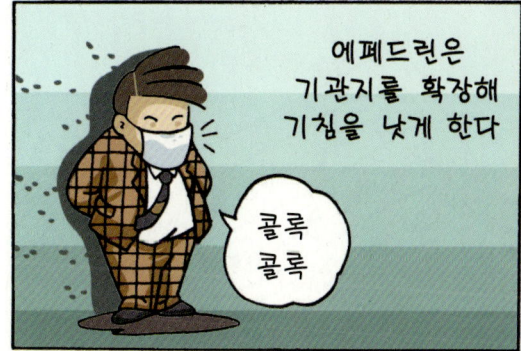
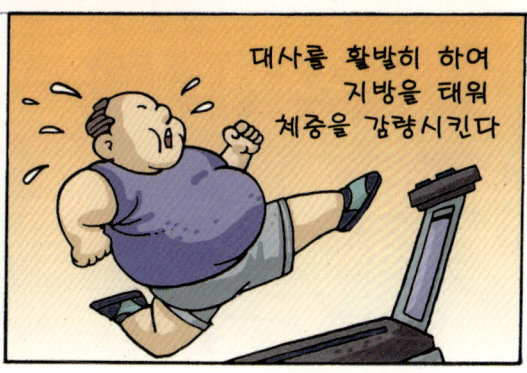
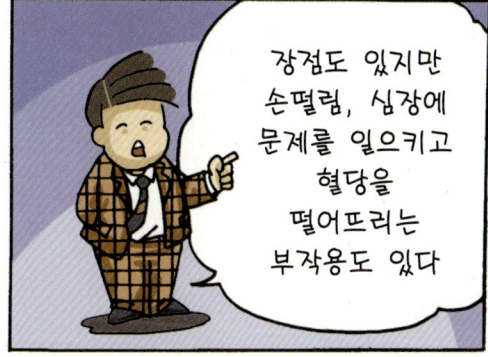
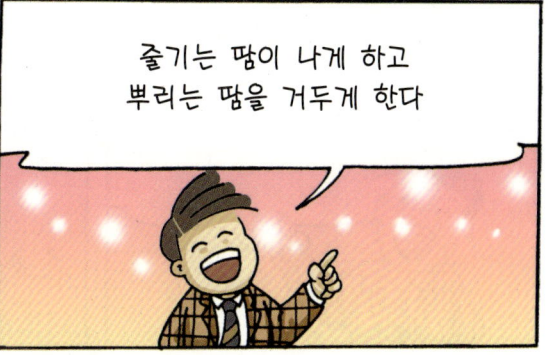

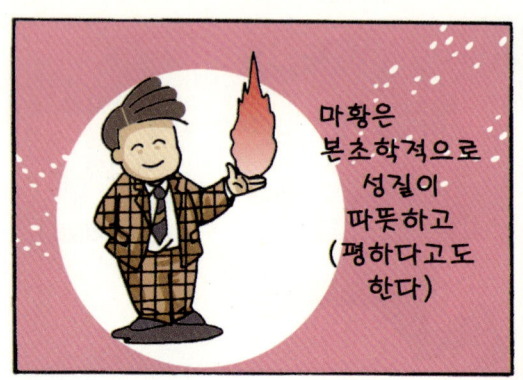
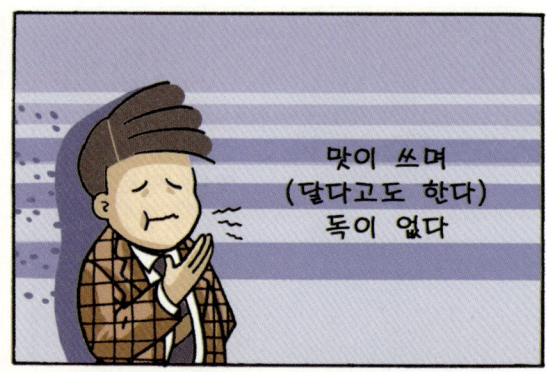
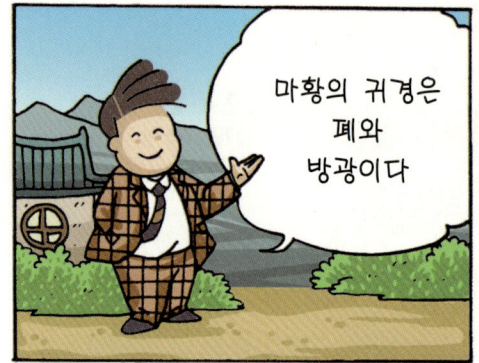
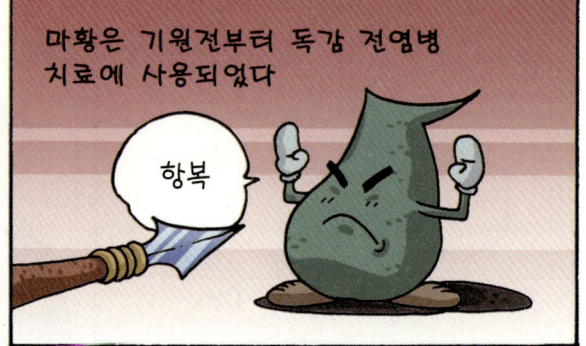
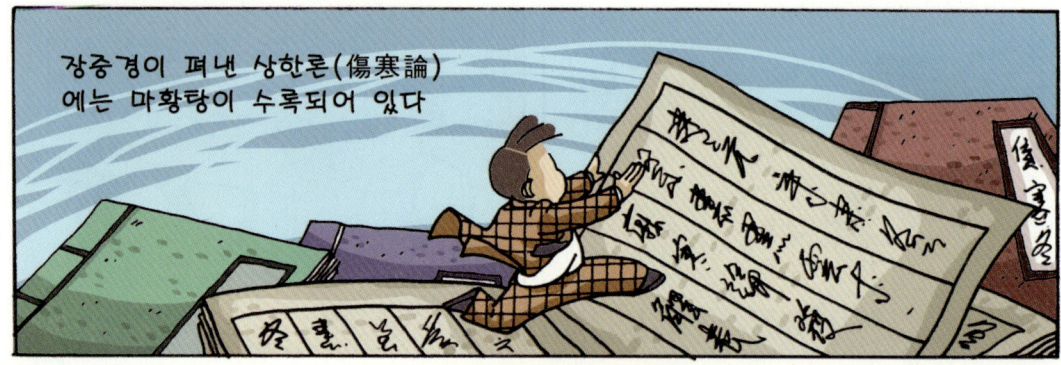
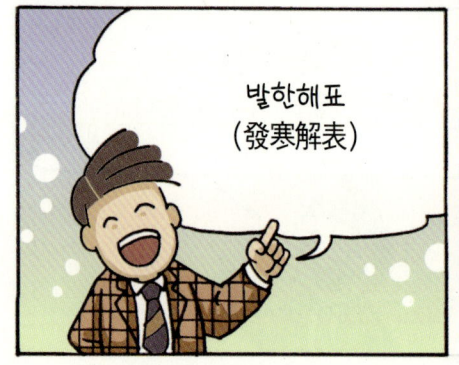
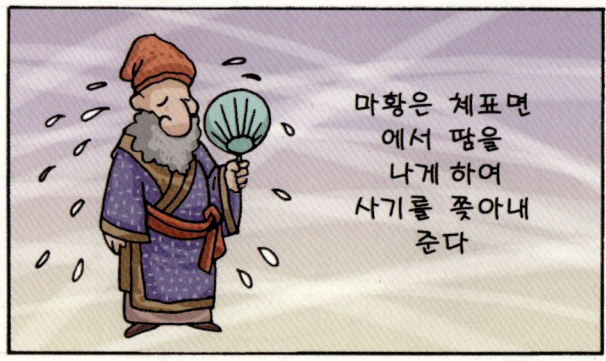

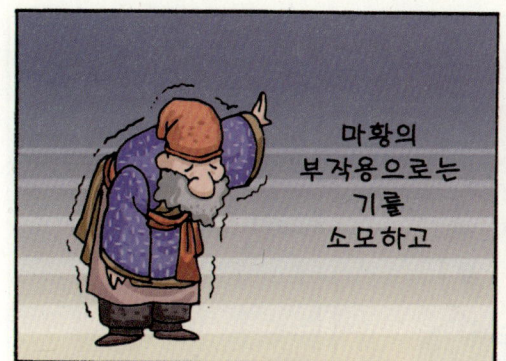
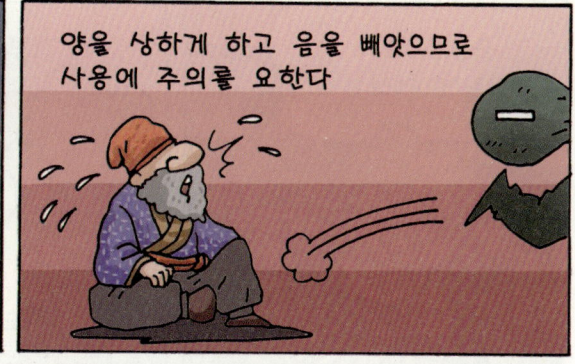

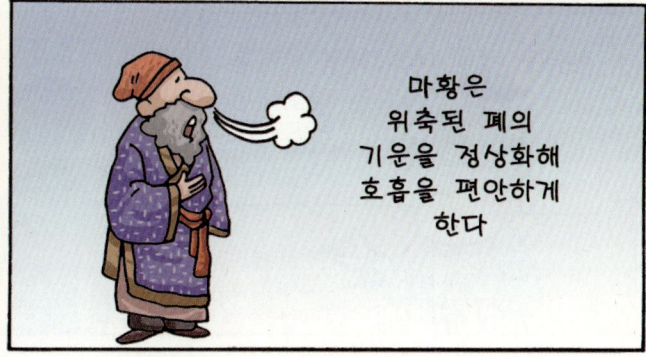
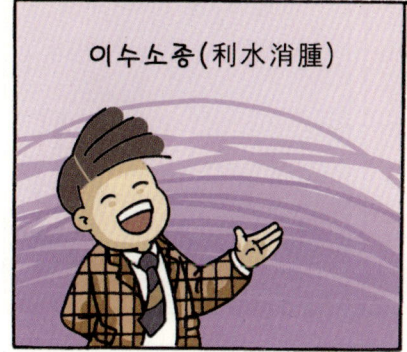
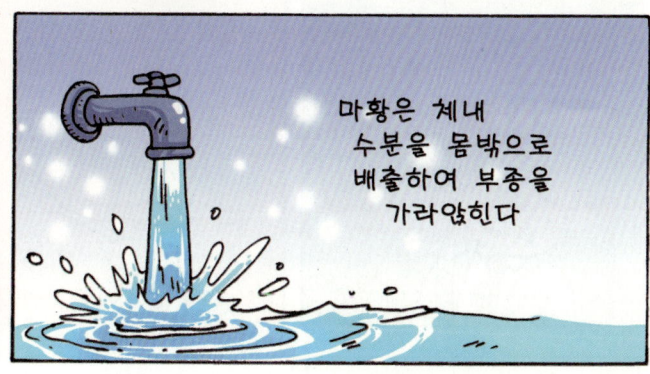
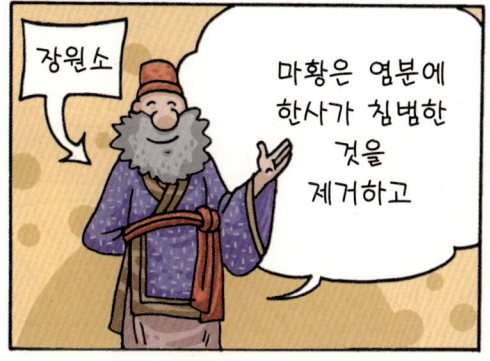
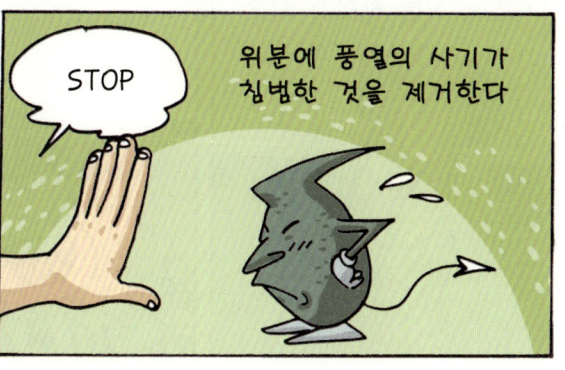

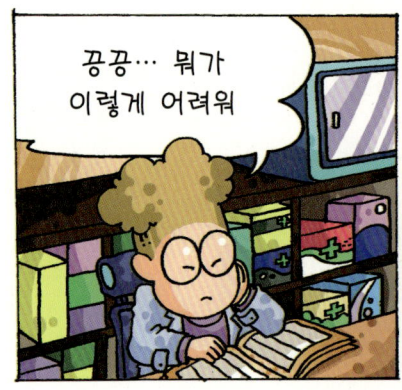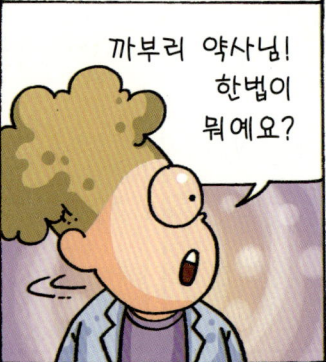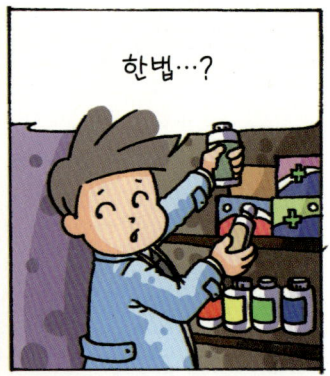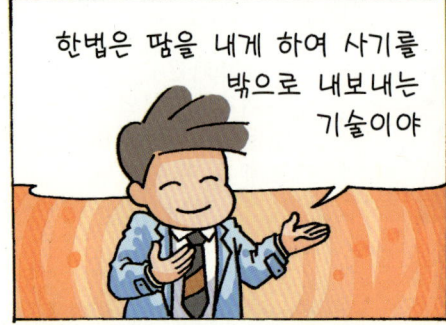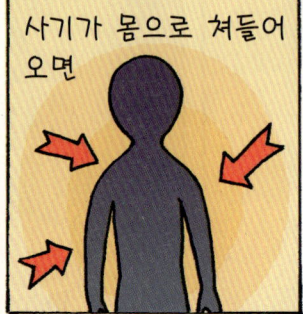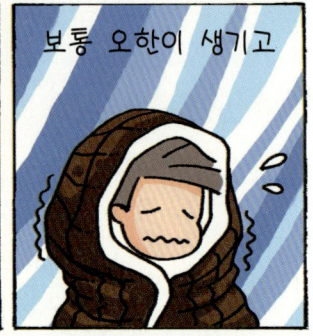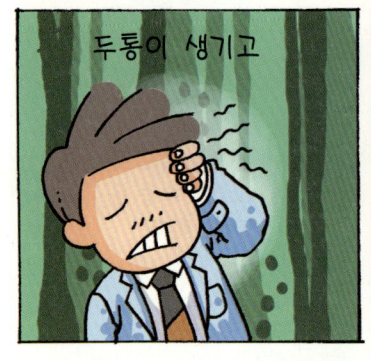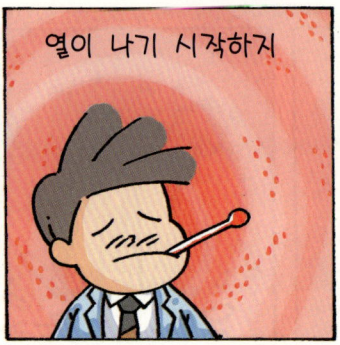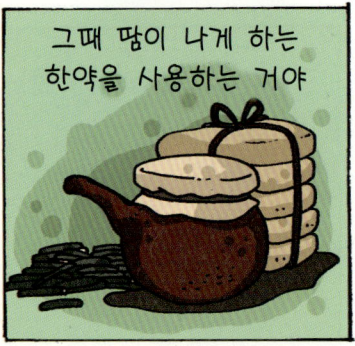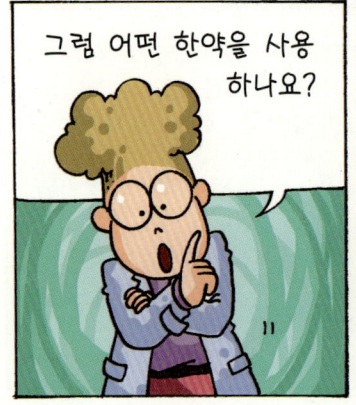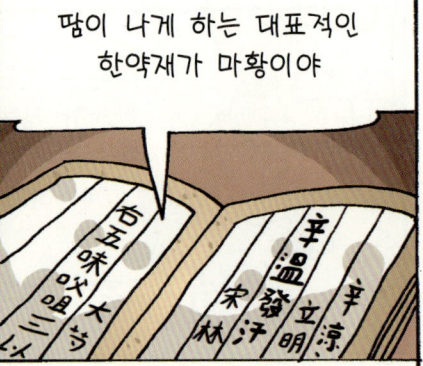

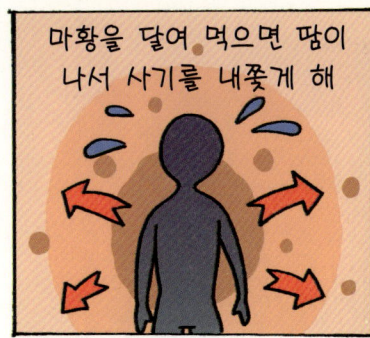
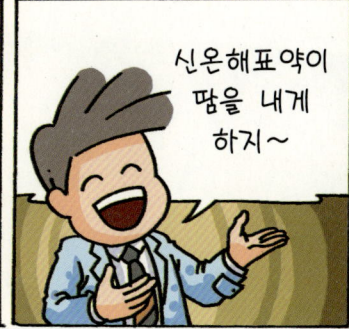
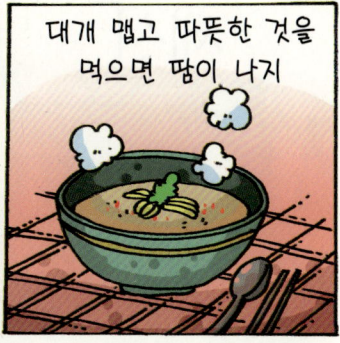
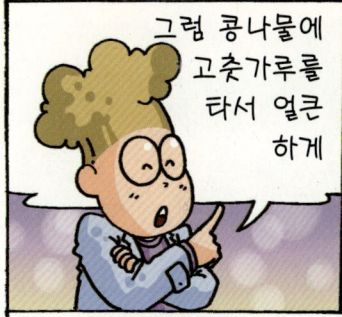
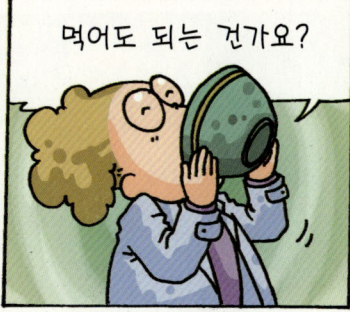
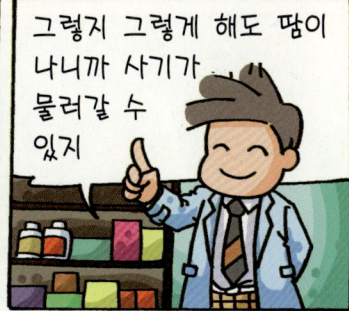
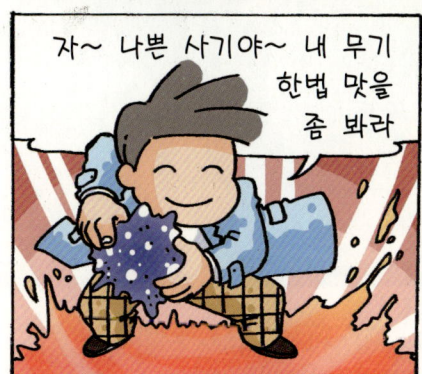
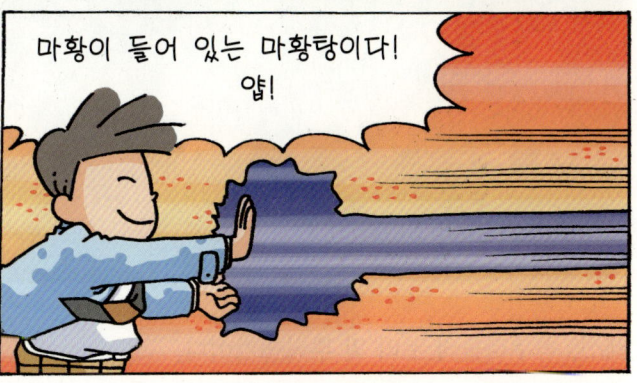
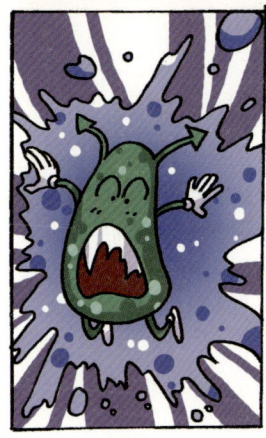
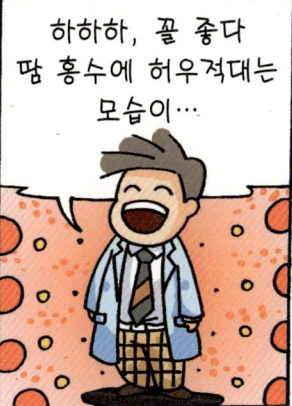

세신[28]

細辛
Asiasarum sieboldi

애호랑나비가 엄청나게 좋아하는 족두리풀의 뿌리 및 뿌리줄기

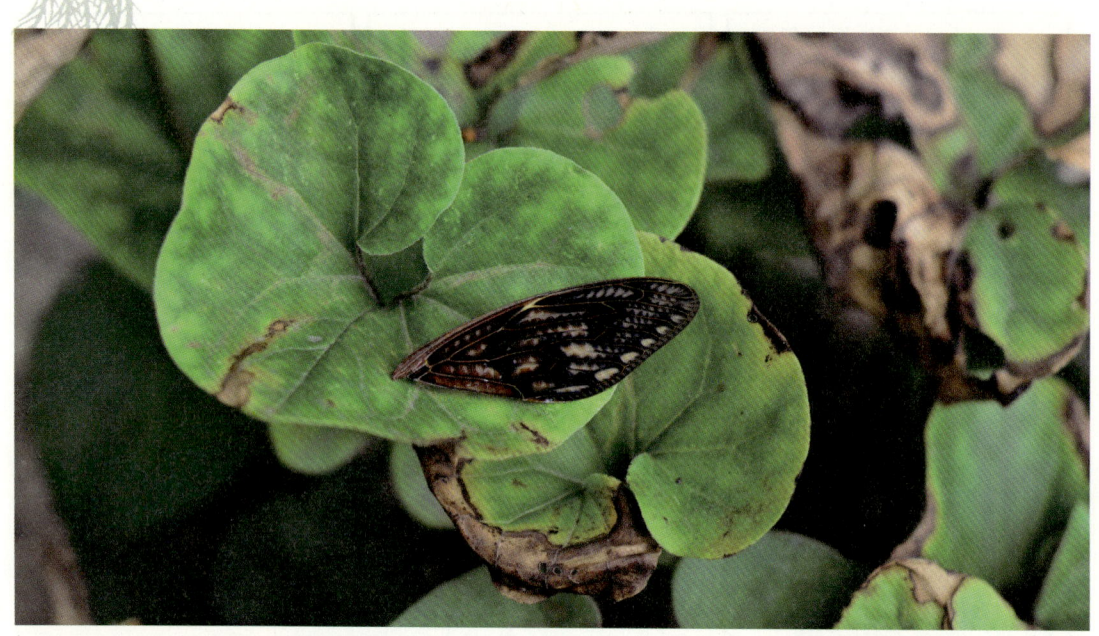

세신. 족두리풀의 뿌리 및 뿌리줄기이다.
뿌리가 가늘어서 가늘 세細, 매운 맛이어서 매운 신辛.
족두리풀의 꽃말은 '모녀의 정'.

4~5월 고사리·산나물 뜯던 처녀들에게 들키고 말았네.

비탈진 나무그늘이나
물기 있는 곳을 좋아하네.

생태·채취
족두리풀은 습기 많은 산기슭에서 자생하고 널따란 심장모양 잎 아래 자줏빛 꽃이 핀다. 뿌리를 그늘에서 말려 한약재(세신)로 쓴다.

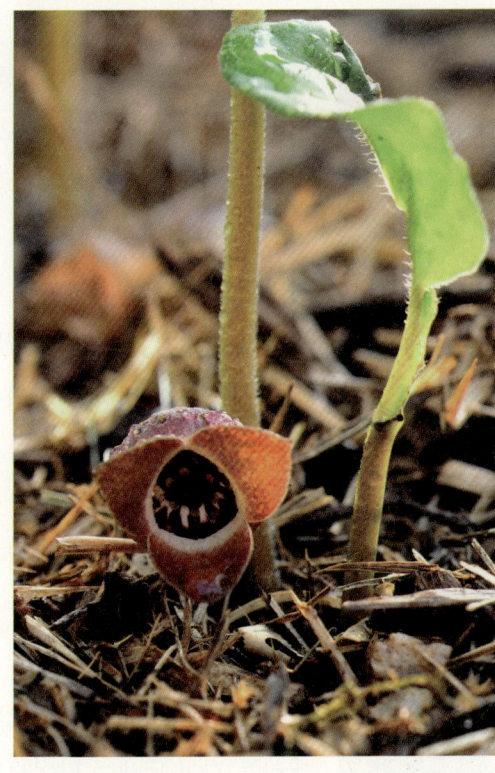

[사진제공 이상철]

맛과 성질

맛은 맵고 성질은 따뜻하다.

꽃향기도 별로인데다
꽃대가 땅 아래 가까이 있고 널따란 잎이 가리고 있어
벌나비들조차 눈길 주지 않을 때

하느님이 특별한 사랑을 베푸시어
개미나 땅에 있는 곤충들을 보내어
수정되어 꽃을 피울 수 있게 하셨네.

달착지근하고 보드라운 우무질로 둘러싸인 씨앗
개미들이 그 맛에 취해 꽃살 속을 들락거리며
단맛만 빨아먹고는 씨앗을 멀리 갖다 버리네.
개미들을 종족을 퍼뜨리는 씨앗 배달부로 삼았어요.

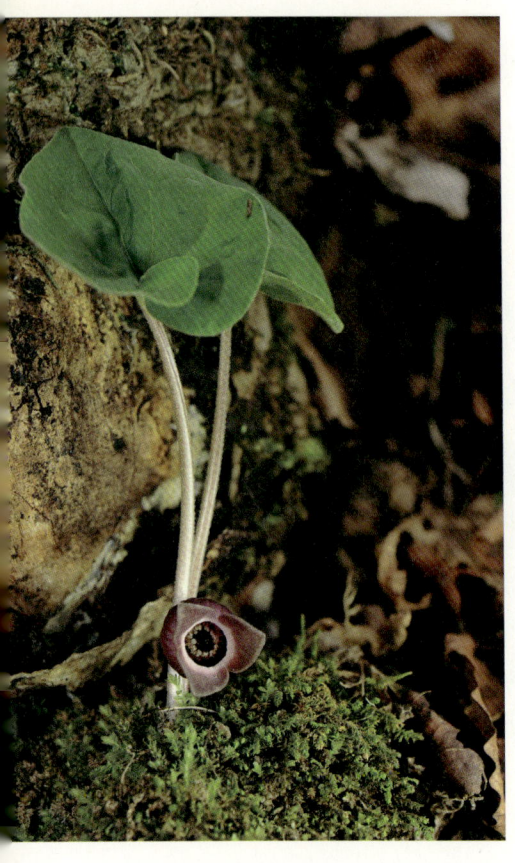

땅에서 별도로 솟아오른 꽃대에
서너 장의 꽃잎이 삼각형 모양으로
방긋 웃으며 수줍게 활짝 피어난다.

진자주색 꽃모양이 얼마나 예쁘고 앙증맞은지
새색시 시집갈 때 머리에 썼던 족두리 같다.
꽃을 보려면 널찍한 이파리를 들추어야 볼 수 있다.
새색시 치마폭을 들어야 볼 수 있듯이…
어미닭이 병아리를 품듯이
가랑이 사이 땅바닥에 숨겨놓았네요.

땅 속엔 구불구불하게
노끈 말아놓은 듯 뿌리가 엉켜 있다.
뿌리를 캐어 냄새를 맡아보면
코가 뻥 뚫리듯 시원해진다.

세신은 생김새와 달리 약리작용이 무척 강하다. 이 아플 때 진통제로 쓸 정도이다. 치통에 잎을 씹기만 해도 된다.

씹으면 혀끝이 금방 얼얼해지고 마비되는 느낌이다. 그래서 옛날에 최초의 마취제로 사용되었다. 『동의보감』에도 세신을 절대로 많이 먹지 말라고 한다. 많이 먹으면 죽는다고.

세신은 찬 기운을 몰아내는 봄과 같은 약재이다. 꽁꽁 언 얼음장 같은 찬 기운을 녹여서 물꼬를 터준다. 마부신탕은 마황과 부자와 세신으로 구성된 방제이다. 다리에 혈액순환이 안 되어 얼음장처럼 차가워진 것을 뜨거운 성질의 부자와 더불어 따뜻하게 데워주고 순환

마부신탕은 오한·두통·치통·감기 콧물 치료에 효과가 좋다.
마부신탕=마황+부자+세신

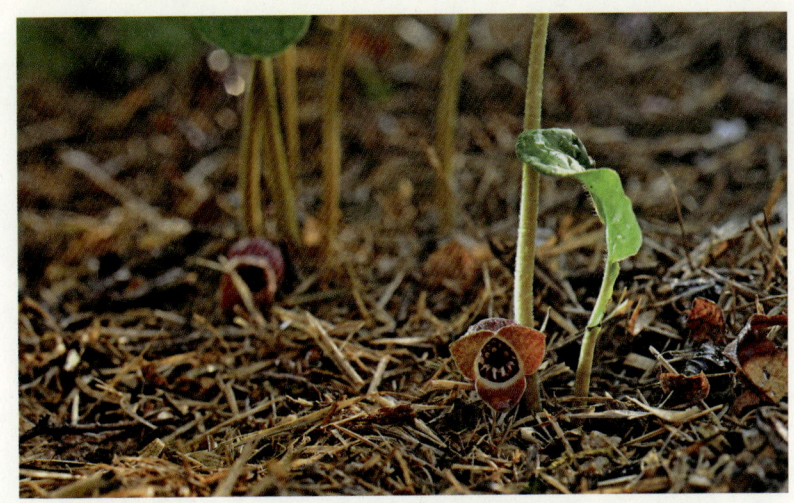

[사진제공 이상철]

족두리풀의 뿌리는 코막힘과 기침을 낫게 하고, 잎은 치통을 가라앉힌다.

시키는 약재가 세신이다. 코가 막힌 것도 치료한다.

우리나라 세신은 얼마나 효과가 좋은지 1,600년 전부터 중국에서도 좋아했다. 그 당시 조공이나 교역품으로 인기 있는 약재 중에는 세신을 포함해 고려삼·금가루(금설)·오미자·백부자·지네·다시마·무이(느릅나무 씨앗) 등이 있었다.

족두리풀을 찾아서

다른 나비들은 독성 때문에 입에 대지도 않는데 애호랑나비는 족두리풀을 좋아한다. 애호랑나비는 족두리풀의 주위를 맴돌다가 에메랄드 같은 알을 그 풀잎에 낳는다. 그러면 알은 애벌레가 되어서 성충이 될 때까지 족두리풀만 먹고 자란다. 애호랑나비는 족두리풀의 잎을 애벌레 키우는 먹이로 활용하는 것이다.

족두리풀은 애호랑나비의 유일한 먹잇감이다. 이런 유의 곤충을 단식성 곤충이라 부른다. 자연의 신비함을 엿볼 수 있는 일이다. 아마도 서로 공생관계인 듯하다.

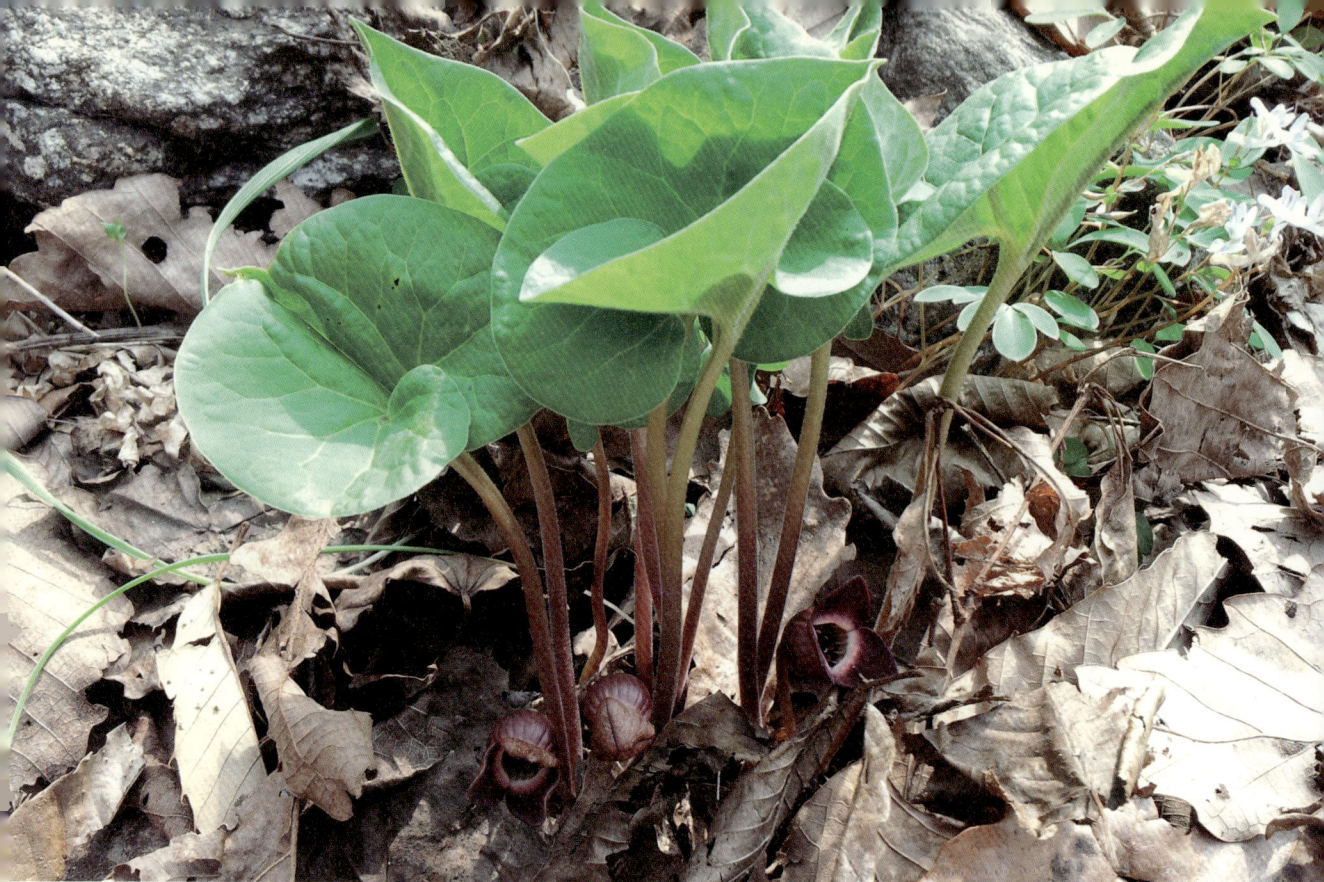

[사진제공 산울림]

애호랑나비 수컷은 짝짓기를 하고 나면 암컷의 생식기를 족두리꽃 분비물로 꽉 막아 버린다. 암컷이 더 이상 짝짓기를 못하도록 하는 것이다. 즉, 전쟁에 나가는 남자가 여자에게 정조대를 채우듯이 막아(정부희 곤충박사님의 표현) 다른 수컷 애호랑나비가 접근하지 못하게 한다.

족두리풀은 아낌없이 주는 식물이다. 잎은 애호랑나비들에게 알 낳는 터전으로 내주었다가 나중에 애벌레가 먹게 하고, 꽃은 버섯파리에게 주고, 씨앗은 개미에게 내준다.

5월 신록이 푸르러 갈 때, 족두리꽃을 볼 수 있을까 하여 토요일 오후 느지막이 청계산에 올랐다. 청계산에서 족두리풀을 보았다는 소문을 많이 들었기 때문이다. 비탈지고 습기가 많은 곳을 찾아다녔지만, 족두리풀은 꼭꼭 숨은 채 야속하게도 얼굴을 내밀지 않았다.

족두리풀에 대한 미련은 여름이 깊어갈수록 더해졌다. 꽃은 그만두고 이파리라도 봐야겠다는 생각으로 6월 말쯤 급히 카메라를 챙겨 홍릉수목원으로 달려갔다. 약초원에는 '세신'이라는 푯말이 있어 반갑고 고마웠지만, 뜨거운 태양 아래 족두리풀 이파리는 누렇게 타들어가고 있었다. 혹시나 하고 이파리 뒷장을 들추어보았다. 애호랑나비가 낳은 옥구슬 같은 알이 애벌레로 자라고 있을까 궁금하였다. 애벌레는커녕 그림자조차 발견할 수 없었다.

족두리풀 주위를 맴돌다 이상한 날개를 발견하고는 소리쳤다.
"맞아! 이게 바로 애호랑나비 날개인가 봐."
날개를 족두리풀 잎사귀 위에 얹어놓고 사진을 찍었다. 애호랑나비의 것인지도 모른다는 기대감으로 나비도감을 한장 한장 넘기며 비교 분석하였다. 아무리 뒤적여도 비슷한 것이 없었다. 암만해도 곤충박사님의 도움을 받아야 할 것 같았다. 수소문 끝에 정부희 곤충박사님께 전화를 해 보았다. 간신히 문자는 가는데 음성통화는 되지 않는다. 정 박사님은 그 시간에도 산에서 곤충과 대화를 나누고 있었다. 어제 찍은 날개 사진을 전송해 무슨 곤충 것인가 물으니, 나비가 아니라 유지매미 날개라고 하신다. 애호랑나비는 이파리에 알을 낳고는 벌써 죽었을 테고, 그나마 남아 있던 알도 지금은 애벌레로 자라 얕은 땅 속에서 번데기로 지내고 있을 거라고 하신다.
'아이구, 이게 무슨 망신인가? 매미 날개를 애호랑나비 날개로 알았으니…'
아무튼 이런 인연으로 정 박사님으로부터 애호랑나비가 족두리풀에 알을 낳는 사진도 입수할 수 있었다.

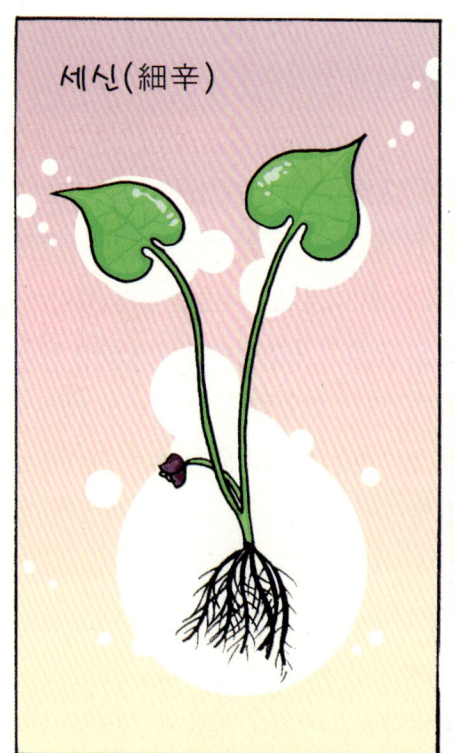
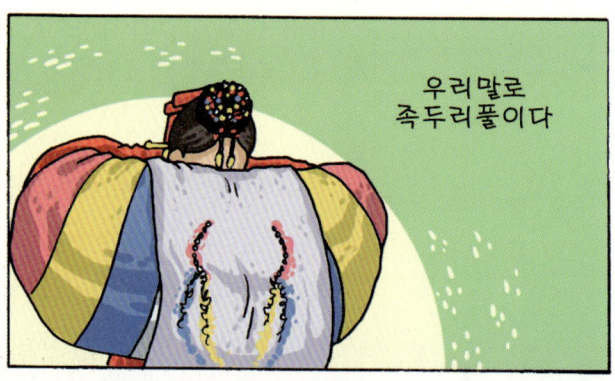
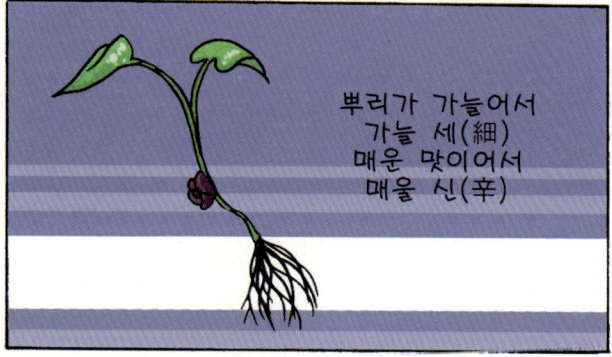
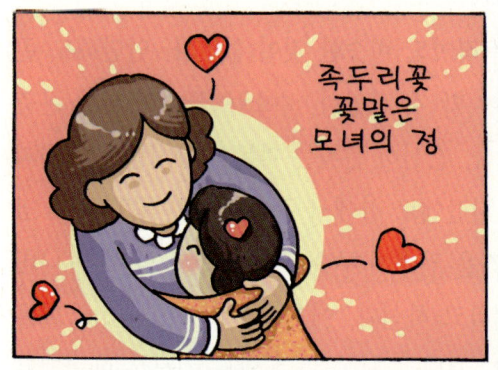
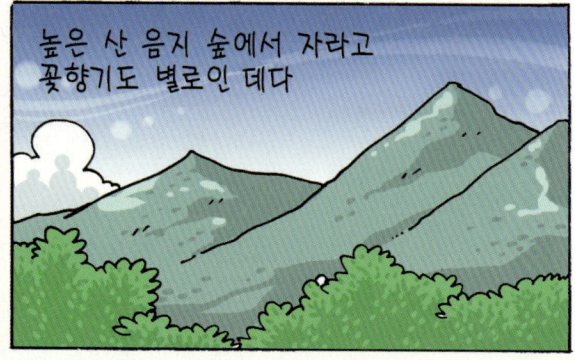
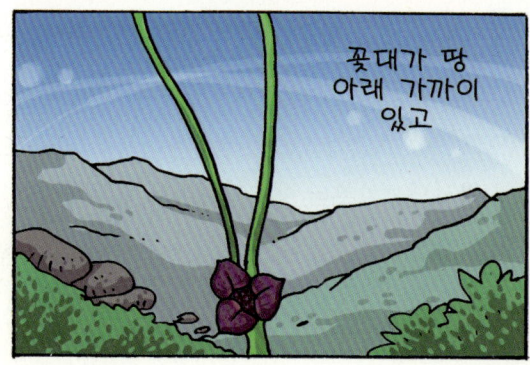
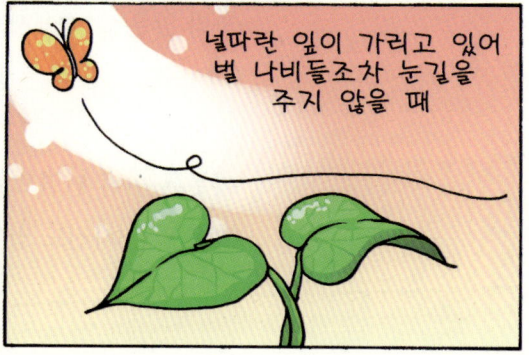

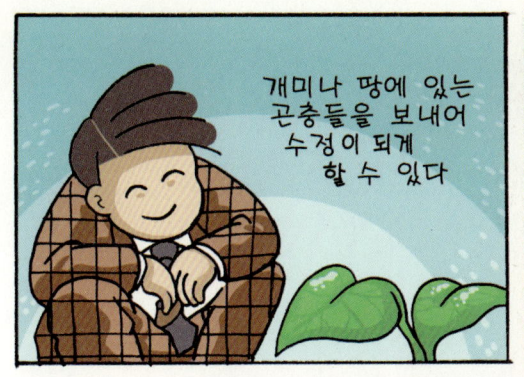
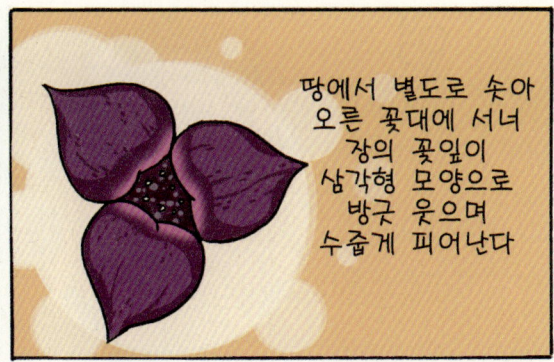
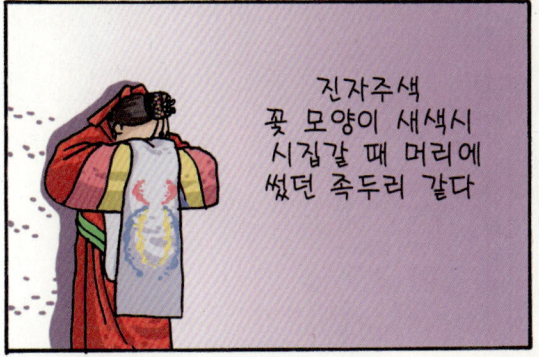
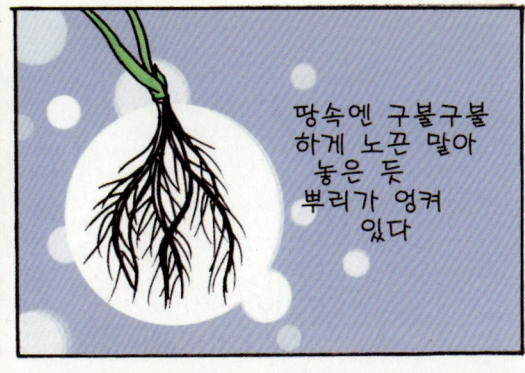
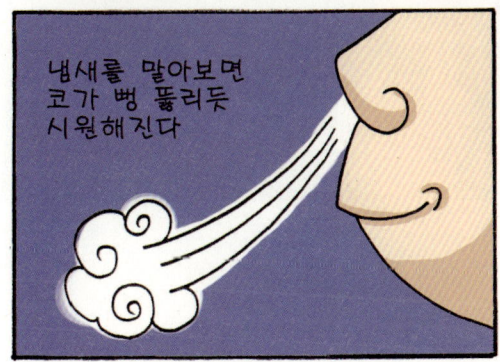
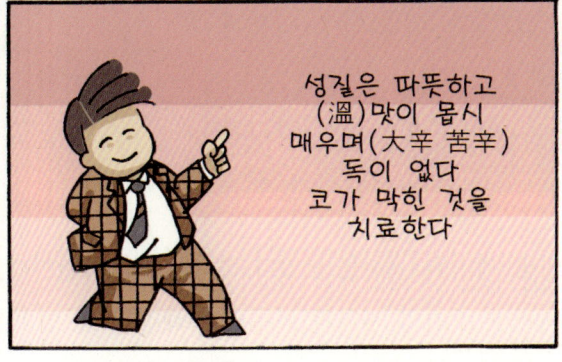
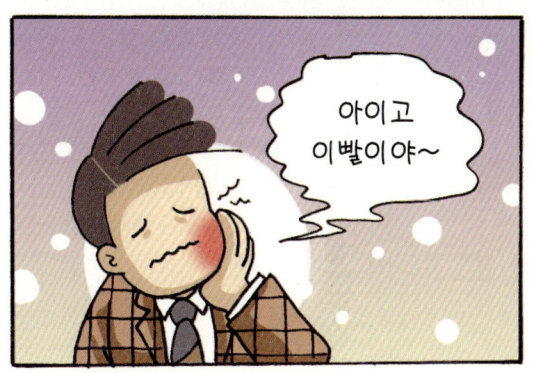
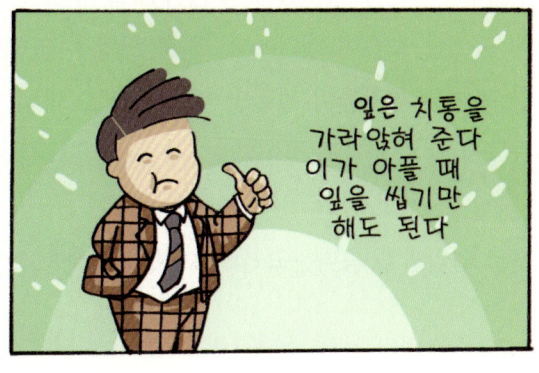

연²⁹

蓮

Nelumbo nucifera Gaertn

마음을 정화시키는 청초한 약초

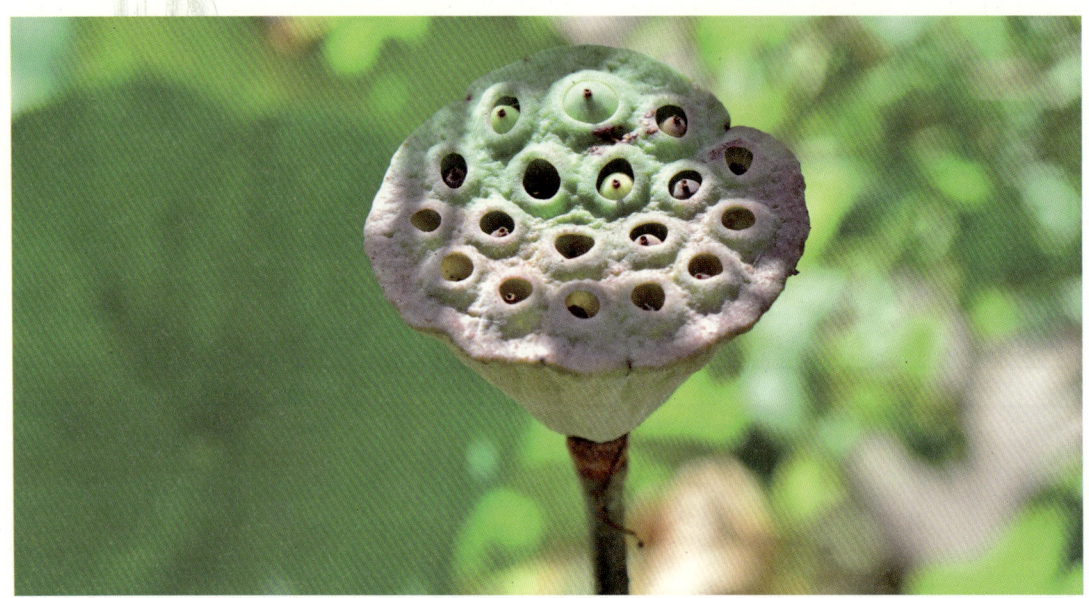

양평 세미원洗美苑을 찾았다. 물과 꽃의 정원이다. 연꽃이 화사하게 피어나 주변의 자연과 어우러져 쾌적하다. 연꽃은 그 모습이 매우 우아하고 단아하다. 진흙 속에 뿌리를 내리고 청초하고 발그스레하게 피어난 모습이 대단하다. 원뿔 모양의 연방 안에 도토리처럼 생긴 귀여운 씨앗들이 얼굴만 빼꼼 내밀고 박혀 있다. 연꽃은 세속에 물들지 않은 군자의 꽃이다.

훗날 연잎밥을 음미하고 싶어 아내와 인사동 연밥 전문점을 찾았다.

생태·채취

여름에 연분홍 또는 흰색 꽃을 피운다. 연꽃은 절반 피었을 때 채취하고, 씨앗은 덜 익었을 때 채취해 껍질을 까서 속에 든 열매를 말려 한약재로 사용한다.

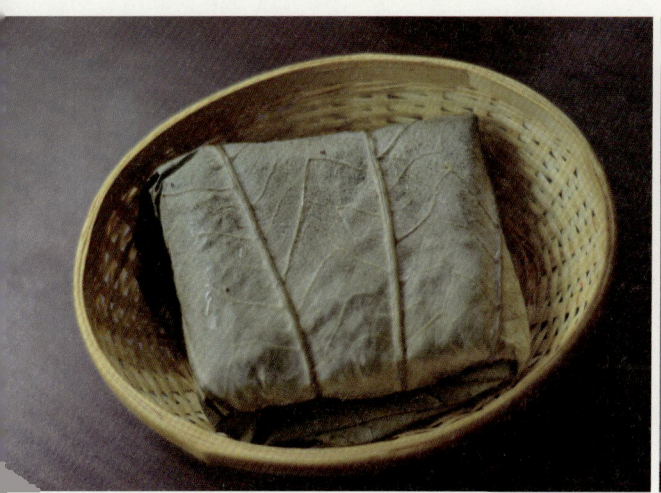
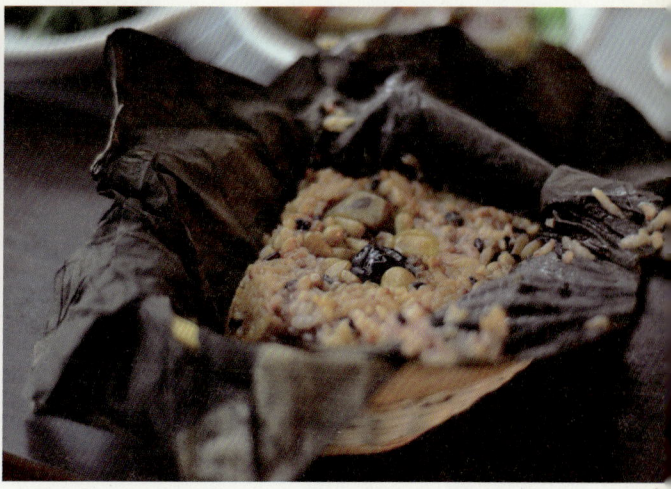

밤·잣·은행·연근·대추 등을 넣고 찹쌀을 싱싱한 연잎으로 둘둘 말아 쫀득쫀득하게 찐 연잎밥이 별미였다.

연잎, 연근, 연자… 잎·뿌리·열매가 모두 유용하게 쓰인다. 『명의별록』에 '연잎은 열과 갈증을 다스려 나쁜 피를 없애주며, 콜레스테롤을 낮춰주고, 십이경맥을 보호하고, 머리카락을 검게 하고, 상처가 났을 때 지혈제로도 쓰인다'고 하였다.

맛과 성질

연뿌리와 씨앗은 달고 씨방은 쓰고 떫다. 성질은 모두 차가운 편이다.

반찬으로 요긴하게 쓰이는 연근에는 뮤신·비타민 C·클로르겐산 등이 많이 들어 있다. 특유의 끈적이는 물질이 뮤신이다. 뮤신은 위점막을 보호해 준다. 평소에 위장이 안 좋다면 연근 요리를 즐겨 먹자. 연근은 피를 엉키지 않게 하는 효과가 있어 혈전용해제로도 활용된다.

연꽃의 열매가 연자육蓮子肉이다. 연자육은 마음에 맺힌 열을 풀어내 콩팥으로 배설시킨다. 변비가 심하거나 속에 열이 많은 경우에는 많이 쓰면 안 된다. 연자육이 들어간 처방으로는 『화제국방』에 등재된

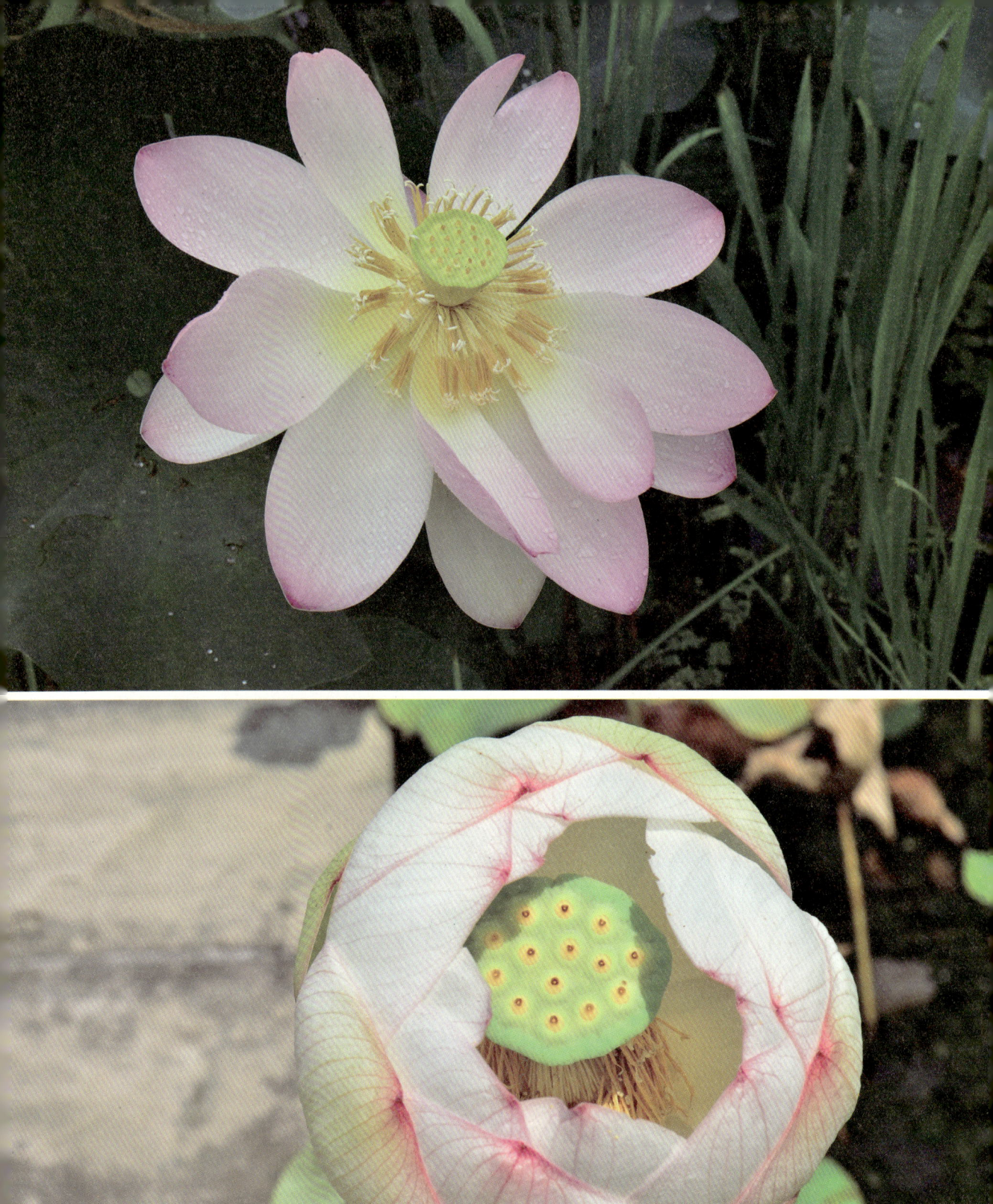

청심연자음淸心蓮子飮이 있다, 삼령백출산도 연자육이 들어간 처방이다.

연잎은 나쁜 피를 없애고, 연근은 피를 엉키지 않게 하고, 씨앗은 심장의 열을 식히고, 씨방은 당뇨병에 좋다.

연자를 담은 씨방 덩어리인 연방에는 항산화물질과 폴리페놀이 들어 있다. 연방으로 연자수를 만들면 당뇨에 좋은 약이 된다.

연자수 만드는 방법

1. 연자를 5~6알 물에 넣고 끓인다.
2. 말린 연방을 깨끗이 씻는다.
3. 연자를 끓이던 물에 연방을 넣고 더 끓인다.
4. 10분 정도 끓여 우려내면 연자수가 된다.

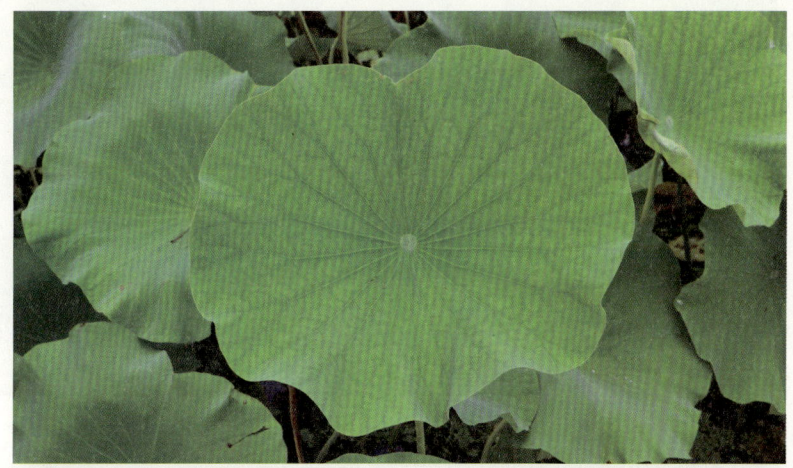

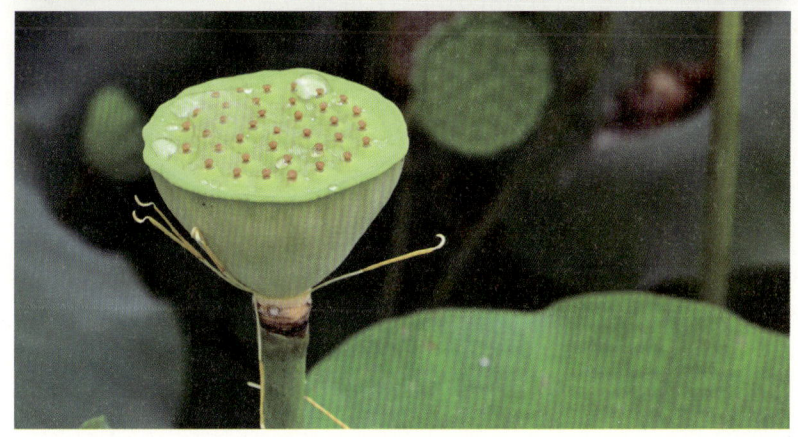

금은화 [30]

金銀花
Lonicera japonica

수정되었음을 꽃으로 알려주는 인동덩굴

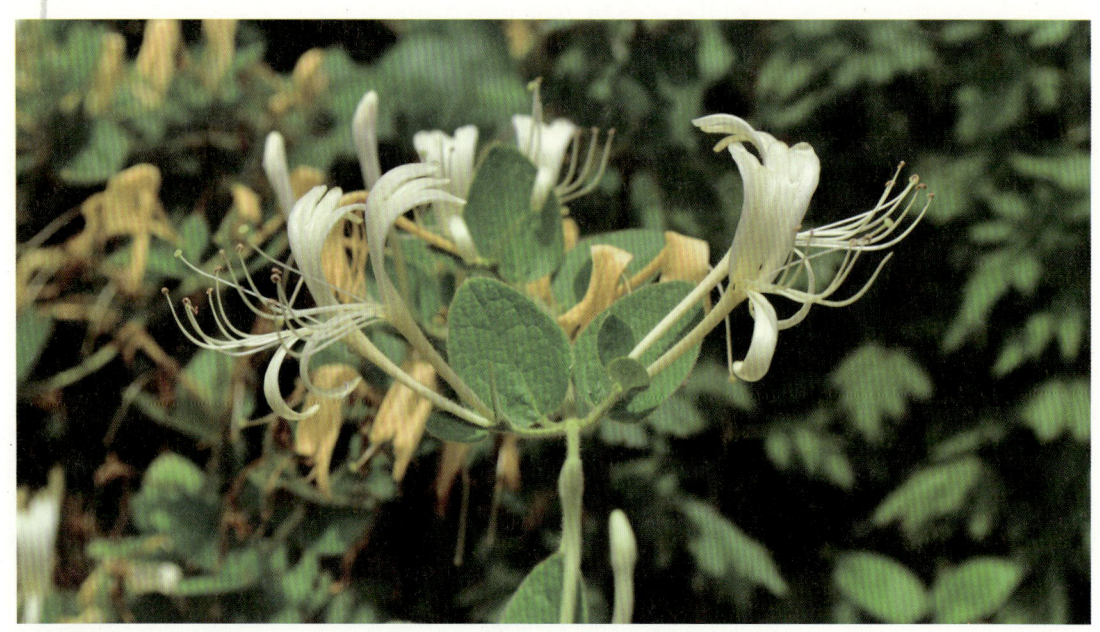

금은화의 꽃말은 '헌신적인 사랑', '사랑의 굴레'.

인동덩굴을 노래한 민요가 있다.

　　꽃아 꽃아 하방꽃아
　　하방 밑에 돋은 꽃아
　　봉지봉지 어데 가고

생태·채취

여러해살이 덩굴식물로 6~7월에 노랗고 하얀 꽃이 핀다. 꽃잎 빛깔이 바뀌고, 꿀샘이 있어 향기가 좋다.
열매는 익으면 검고 광채가 난다. 꽃을 말려서 한약재로 사용한다.

요새 손을 안 댔더니
꺾어 갔어 꺾어 갔어
강남 나리 꺾어 갔어
금을 주랴 은을 주랴
금도 싫고 은도 싫어
요새 꽃만 내고 가소
　　-해남지방 민요-

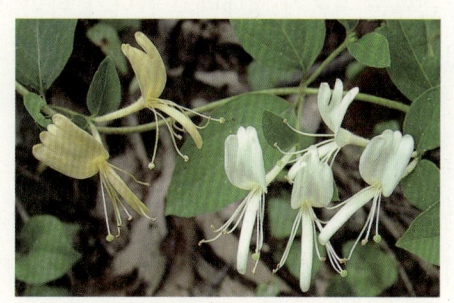

인동덩굴은 노란꽃과 흰꽃이 한 줄기에 피어 금은화라는 이름을 얻었다.

금은화는 향이 유난히 강하여 지나가기만 해도 냄새가 난다. 어릴 적 금은화 꽃을 입에 물고 단물을 쪽쪽 빨아 먹으며 즐거워했다. 꽃엉덩이에 가득 담긴 꿀샘은 달콤하다. 입으로 쪽 빨면 입안으로 꿀이 들어온다.

맛과 성질

맛이 달고 성질은 차다.

왜 하얀꽃과 노란꽃이 같이 있을까?
금은화는 원래 하얀꽃이 피는데, 수정되지 못하면 그대로 시들어가고 수정되면 노란꽃으로 바뀐다. 그러므로 노란꽃은 홀몸이 아니고 수정되었음을 자랑스럽게 나타내는 것이다. 인간들도 반지를 보이며 짝이 있음을 알려주듯이.

금은화는 항균작용과 항바이러스 효과가 있다. 신종 플루가 지구촌에 유행하였을 때 타미플루 대용으로 주목받은 약초가 금은화이다. 금은화는 천연 항생제라 할 만큼 염증에 탁월한 효과가 있다. 금은화의 지표물질은 클로로제닉산이다. 그 밖에 루테올린·이노사이틀·로니세라·로가닌·타닌도 들어 있다.

금은화는 겨울에 썰매타고 놀다가 타박상을 입거나, 목감기로 열이 펄펄 날 때 사용되는 한약재이다.

금은화의 성질은 차갑다. 폐경·비경·심경에 작용하며 해열·해독·이뇨작용이 있다. 적게 쓰면 피를 맑게 하고 많이 쓰면 보음補陰이 된다. 금은화가 들어간 처방 중 유명한 것이 은교산銀翹散과 탁리소독음托裏消毒飮이다.

금은화를 가장 잘 사용한 명의는 진사탁陳士鐸이다. 진사탁은 『동천오지』에 기록하기를 '금은화는 화열火熱에 의한 독을 풀어주는 데 가장 좋은 약이다'라고 하였다. 옹독癰毒(경맥의 흐름이 원활하지 못하여 열이 생기고 그 열로 인해 살이 썩고 고름이 생기게 되는 병)으로 위급할 때 진사탁은 금은화를 대량으로 사용하였다. 금은화의 대가였던 진사탁이 지은 『본초신편』을 읽어보자.

- 모든 옹독이 처음 생길 때 그 몸은 동통으로 죽을 것 같은데, 금은화를 복용하면 통증이 감쪽같이 사라진다.
- 옹독으로 썩고 곪을 때는 머리가 어지러워 들 수가 없는데, 금은화를 복용하면 그 어지러움이 감쪽같이 사라진다.
- 옹독이 아물었을 때 그 헌데는 반드시 흑암색으로 함몰되는데, 금은화를 복용하면 함몰된 것이 감쪽같이 일어난다.
- 음증陰症의 옹독이 처음 생겼을 때에는 등이 산같이 무거운데, 금은화를 복용하면 무거운 짐을 벗어놓은 것처럼 등이 가벼워진다.
- 옹독으로 썩고 곪으면 심이 불에 덴 것 같은데, 금은화를 복용하면 미음을 마신 것처럼 심이 서늘해진다.
- 그 헌데가 아물면 살이 칼로 베이는 듯하지만, 금은화를 복용하면 손톱으로 긁는 것처럼 피부가 가렵게 된다. 이것은 오히려 음

금은화의 꽃은 해열·해독작용이 있어 종기나 염증을 치료한다.

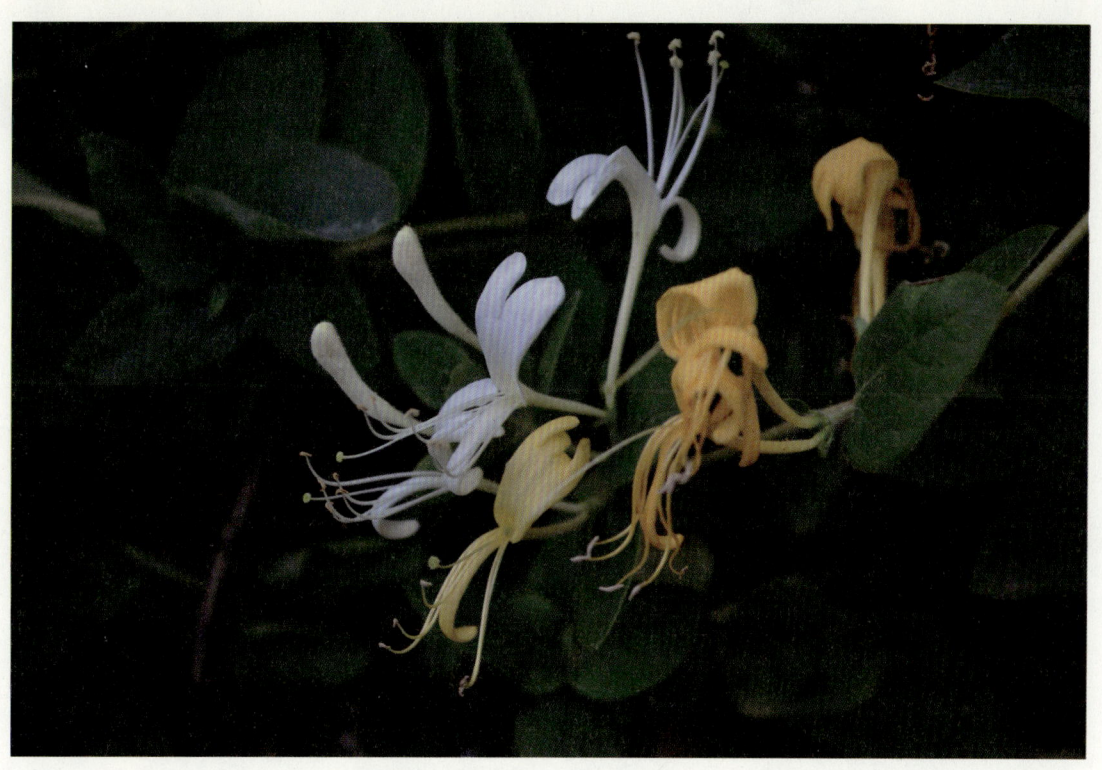

증이며 큰 변고는 아니다. 만약 통증과 가려움을 알지 못하고 의식이 흐려져 깨어나지 않으며, 안으로 폐부가 드러나 보이고 밖으로는 보존되는 뼈와 살이 없으며, 음식을 주어도 먹지 않고 탕을 주어도 마시지 못하면 생명이 경각에 달려 있고 죽음이 기다린다. 만일 금은화 한 근을 인삼 5, 6냥과 함께 달여 그 즙을 마시면, 그 늘어지고 끊어지려는 혼을 되돌리고 이미 날아가는 혼을 돌이키지 못함이 없다.

어느 누가 금은화를 사람을 살리는 선초仙草가 아니라고 하겠는가? 그 효능이 실로 큰 것이지, 나의 말이 과장된 것이 아니다…

은교산이라는 명칭은 금은화 → 은銀, 연교連翹 → 교翹이다. 금은화

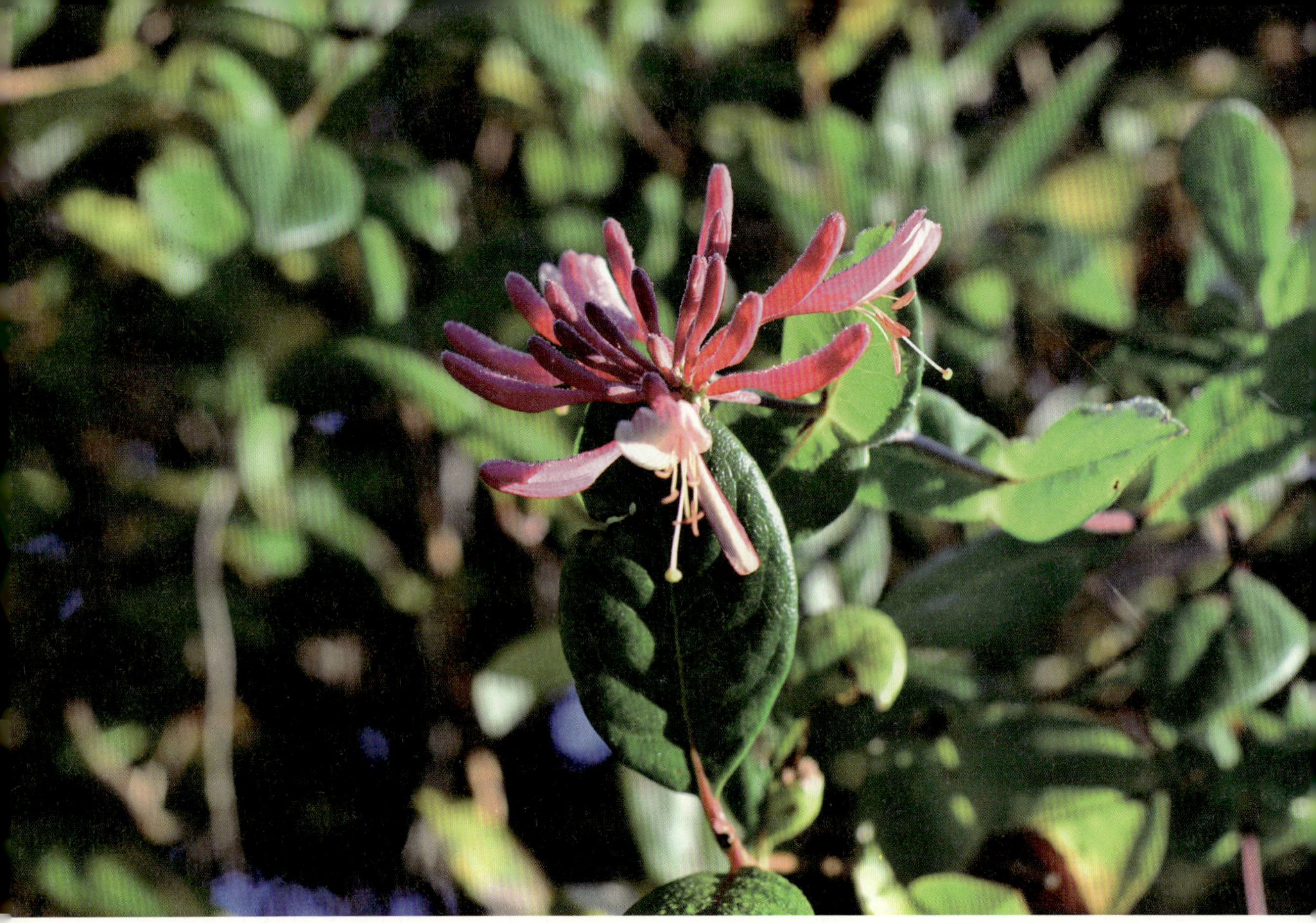

와 연교는 염증을 가라앉히고 열을 내리는 효능이 있다. 특히 이 두 가지는 서로 잘 어울려 같이 사용하는 경우가 많다. 나쁜 열사가 침범해 일으키는 초기 목감기뿐 아니라 종창이나 염증을 풀어주는 데도 유용한 약재이다.

항생제는 서양의학의 원리에 따라 세균을 없애거나 억제시키지만, 은교산은 동양의학의 원리에 따라 한약재의 차거나 뜨거운 성질을 이용해 병을 일으키는 세균이나 바이러스를 내쫓아 병을 치료한다. 그러므로 은교산은 천연 한약재 중의 항생제로 불릴 만하다. 은교산은 청나라 온병溫病(계절에 관계없이 생기는 여러 가지 열병)의 대가 오국통이 창안했다. 오국통의 저서『온병조변溫病條辨』에 은교산이 나온다.

금은화와 연교는 염증을 가라앉히고 열을 내리는 효과가 있다.

은교산의 구성 약재는 금은화 12g, 연교 8g, 길경 6g, 박하 6g, 우방자 6g, 어성초 6g, 죽엽 4g, 형개수(없으면 형개) 4g, 노근 4g, 현삼 4g, 담두시 2g(없으면 빼도 무방), 감초 2g이다.

은교산은 금은화 · 연교 · 길경 · 박하 · 우방자 등 십여 가지 약재로 구성된 처방으로, 감기로 인한 목구멍 통증 · 목아픔 · 기침 · 오한 · 두통에 효과가 있다.

은교산에 들어 있는 것은 거의 다 서늘한 약재이다. 군약인 금은화와 연교는 서늘하게 하여 표를 풀어주는 작용이 있고(신량해표), 열을 내리고 해독하는 작용도 있으며(청열해독), 길경 · 우방자는 폐기를 열어 내려주고 후두를 깨끗하게 쓸어주는 작용이 있으며, 형개수 · 박하 · 두시는 풍열風熱(한의학에서 질병을 일으키는 원인 중 하나. 열이 심하고 오한을 느끼며, 혀가 붉어지면서 노랗게 설태가 끼고, 맥박이 빠르고 갈증이 남)을 흐트러뜨리고 금은화와 연교의 작용을 도와준다. 또한 노근 · 죽엽 · 감초는 열을 내리고 진액을 만들며 갈증을 멈추게 한다.

은교산은 상초上焦(심장 아래)에만 작용해 병증을 몰아내므로, 중초中焦(위 부근)나 하초下焦(방광 위)에 영향을 미치지 않는다.

개나리[31]

連翹(연교)
Forsythia koreana

희망을 약속하는 해열 · 소염제 약초

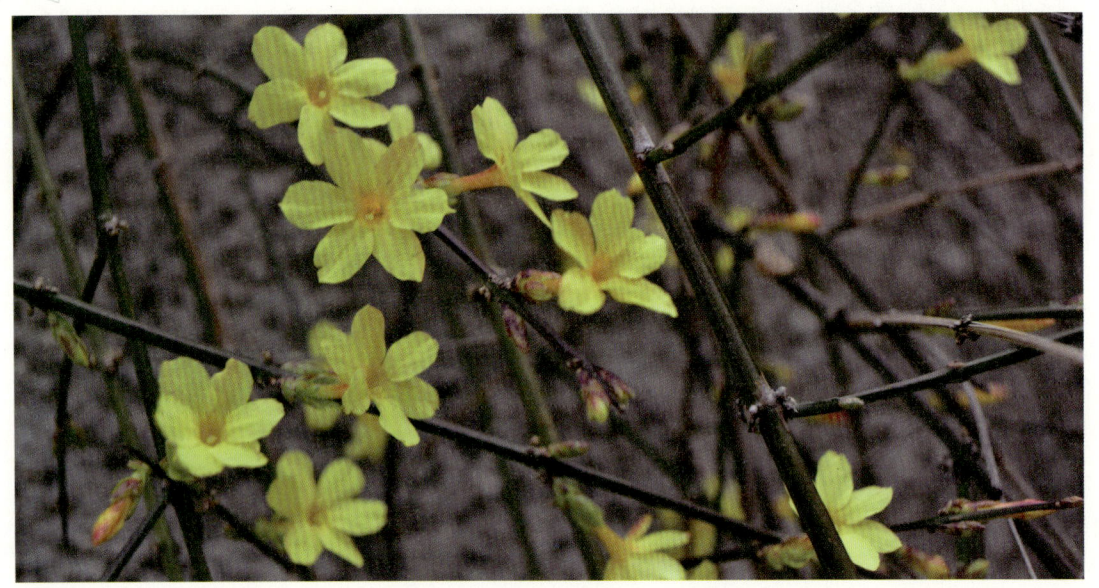

개나리를 불쌍히 여기고 사랑을 베푸신 조물주. 꽃말로 '희망'을 선물하였다.

개나리는 혼수 준비를 철저히 해두었다. 암꽃나무와 수꽃나무도 따로 준비했으며, 나무마다 암술과 수술도 모두 갖추었다. 암술이 더 커서 수술 위로 솟아오른 암꽃, 수술이 더 커서 암술 위로 솟아오른 수꽃.

며느리가 새로운 가문에 시집을 왔으면 자녀를 낳아 대를 잇는 것이

생태 · 채취

이른봄에 노란꽃을 피우는 봄의 전령사이다. 10월에 열매가 익으면 채취하여 말려서 연교라는 한약재로 사용한다.

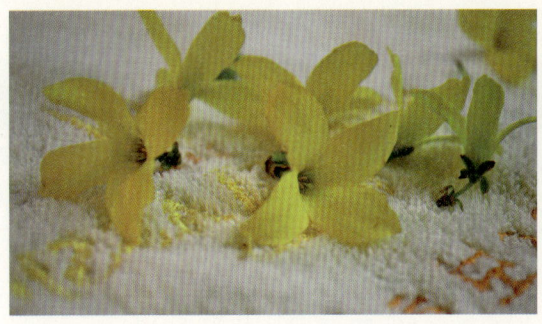
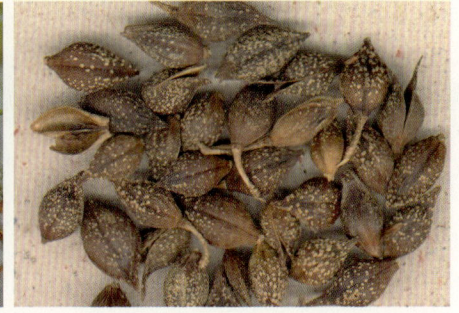

최고인데, 아무도 개나리에게서 열매를 찾는 이가 없었다. 가지를 땅에 묻으면 금방 뿌리가 생겨 자라니, 굳이 열매를 맺을 필요가 없다고 멸시받았다. 개나리는 소외된 채 열매를 열심히 키웠으니, 갈색빛 나는 기름한 껍질을 가진 것이다. 어쩌다 보는 열매의 모습은 특이하다. 끝이 뾰족하고 방향이 제멋대로여서 삐죽거리는 새의 입 모양 같기도 하다. 그러므로 그 이름을 '연교連翹'라 했다.

맛과 성질
열매의 맛은 쓰고 성질은 약간 차다.

연교에는 홀시틴 배당체가 들어 있다. 중국산 연교에는 마타이레시놀·글루코사이드·아크틴·아크티게닌 등이 포함되었다.

약재로는 씨를 제거한 껍질을 사용한다. 연교는 염증을 가라앉히고 열을 내리는 아스피린 같은 해열제이다. 연교와 금은화는 청열해독에 있어서만큼은 환상적인 콤비다.

개나리의 열매는 열을 내리고 염증을 낫게 한다.

연교는 성질이 평순하고, 맛은 쓰며, 독이 없다. 나력瘰癧(림프절에 멍울이 생기는 병)·옹종癰腫(큰 종기)·악창惡瘡·영류癭瘤(물혹)를 비롯하여 열이 뭉친 것과 고독蠱毒(기생충에 의한 독)을 다스리고, 고름을 빨아내며, 창절瘡癤(피부에 얇게 생긴 헌데)을 삭인다. 또한 통증을 멎게 하고, 5림五淋과 소변이 막힌 것을 치료하며, 심에 밖으로부터 들어온 열이 있는 것을 없앤다. 연교가 들어간 유명한 처방이 『온병조변』에 수록된 은교산이다.

대나무 32

竹(죽)
Phyllostachys nigra Munro var

마디를 맺으며 쭉쭉 뻗어 시원한 대나무

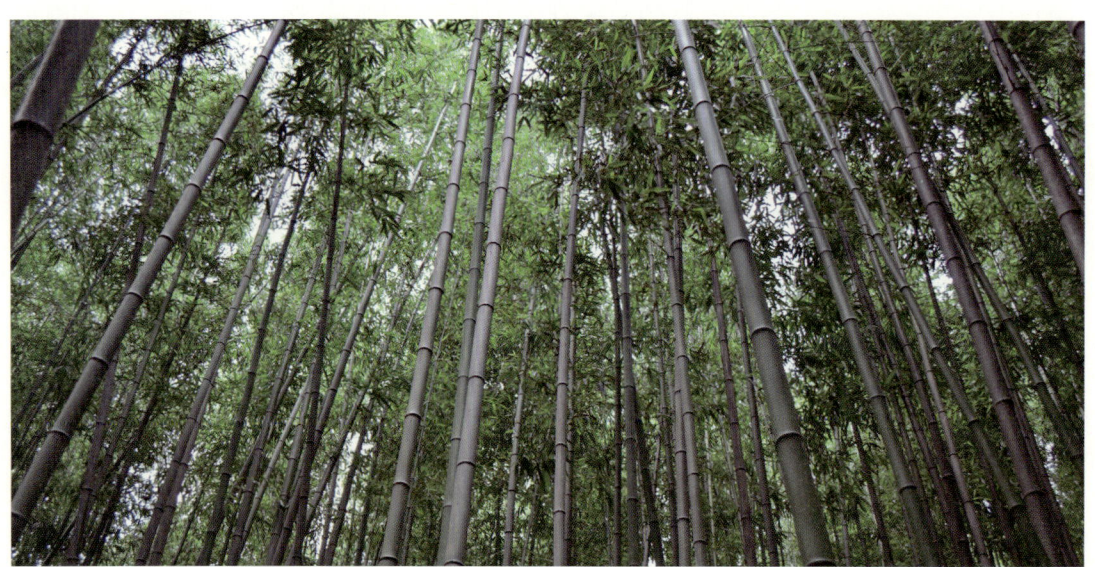

대나무의 매력

오르다 멈추고
오르다 멈추니
굵은 마디 튀어나와
미운 허리 되었다오.

속 비어서
허한 줄 알았는데
곧은 절개 꽉 채우고

생태 · 채취

한반도 중부 이남에 자생하고, 4~5월에 죽순을 채취한다.
죽순은 너무 자라면 뻣뻣해 먹지 못하므로 두 뼘 이상 자라기 전에 채취한다.

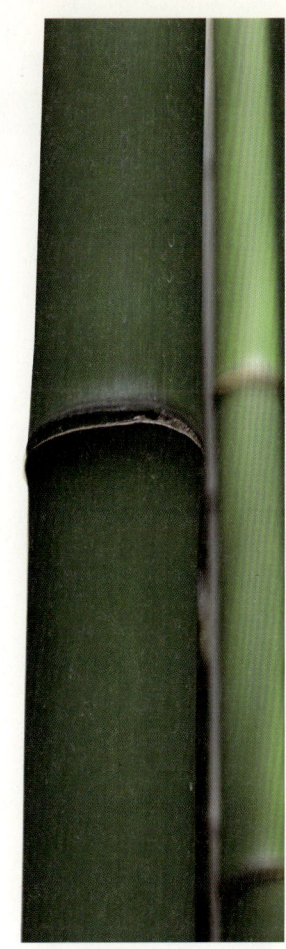

쭉 뻗어 올라갔구려.

버리고 비우면
몸과 마음 가벼워져
하늘 올라갈 수 있다네.

대나무를 바라보면 시원하다는 느낌이 먼저 든다. 쭉쭉 뻗은 대나무 숲 사이 길을 걷기만 해도 시원하다. 옛사람들은 죽부인을 안고 뜨거운 열대야를 이겼다. 대나무로 만든 돗자리에 앉으면 엉덩이가 서늘하다. 호남지방으로 유배온 지조 강한 조선 선비들, 그들은 억울함을 불평으로 쏟아내지 않고, 대나무 숲 속에 정자를 지어놓고 글을 지으며 가슴에 맺힌 울화를 풀었다. 그들의 화를 가라앉히는 데는 대나무가 적격이었다.

대나무는 하나도 버릴 것이 없다.
비 내린 후 솟아난 대나무 새싹(죽순竹筍)
기다랗고 파릇파릇한 댓잎(죽엽竹葉)
대나무 외피를 제거한 중간층(죽여竹茹)
대나무 줄기를 구워서 추출한 수액이나 기름(죽력竹瀝)
대나무 열매의 씨앗
대나무 뿌리(죽근竹根)
심지어 댕강 자른 대통은 밥그릇으로 쓰고, 그후에 연필통으로 다시 쓸 수 있을 정도로 활용도가 높다.

대나무는 본초학적으로 차가운 성질을 가지고 있다. 이런 성질 때문에 갈증과 열을 내리는 처방들이 있다.

죽엽이 들어간 죽엽석고탕竹葉石膏湯 - 죽엽, 석고, 맥문동… 등등

맛과 성질

대나무의 잎·줄기·기름·죽순 등 모두 맛이 달고 성질은 차갑다.

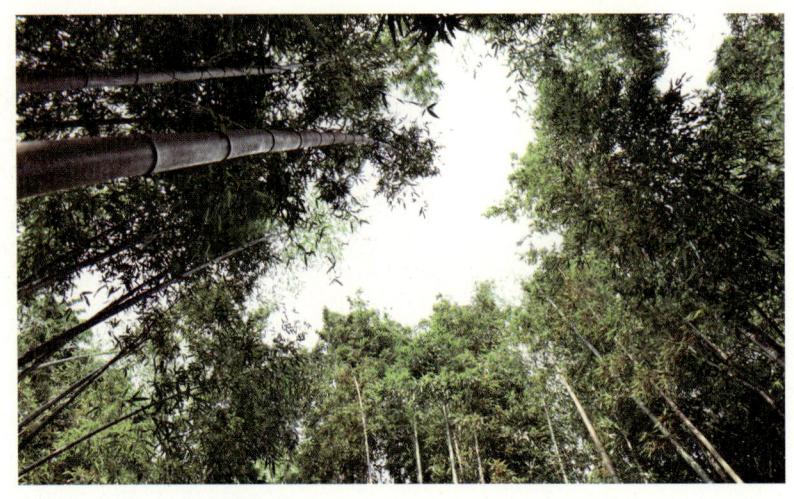

죽여가 들어간 온담탕溫膽湯 – 죽여, 반하, 생강, 진피, 지실, 감초
죽력과 적복령으로 된 죽력탕竹瀝湯

죽엽은 죽여에 비해 가벼워 심을 서늘하게 하고 폐를 맑게 하며, 허열虛熱(허해서 나는 열)로 인해 답답하고 조급해지면서 잠을 못 자는 것을 물리친다.

죽여는 심을 맑게 하면서도 위를 맑게 한다. 위열로 인한 딸꾹질을 주관하고 구역질나는 것을 치료하고 가슴이 답답한 것을 뚫어준다. 성질이 달고 서늘하여 위와 간으로 들어간다.

대나무 잎은 심장을 시원하게 하고, 줄기는 심장을 맑게 하고, 기름은 중풍으로 닫힌 입을 열어준다.

죽력은 피를 맑게 하고 중풍·뇌졸중·고혈압 같은 혈관질환에 도움을 준다. 중풍으로 인해 입이 열리지 않는 증상을 풀어준다.

죽엽·죽여·죽력 이 세 가지는 모두 담을 맑게 하고, 화를 내린다.

담양에서 대나무를 벗하다

담양의 소쇄원瀟灑園을 찾아갔다가 대나무를 많이 보았다.

'담양에 왔으니 떡갈비와 대통밥을 먹어야지.'
유명하다는 대통밥집을 물어물어 찾아갔다. 손님들이 많이 있는 걸 보니, 그 맛이 짐작된다. 대통밥 정식을 주문하자마자 군침이 꼴까닥 넘어간다. 떡갈비와 함께 먹는 대통밥의 맛이 얼마나 좋았는지, 소쇄원 하면 대통밥만 기억난다. 대통밥 도시락을 집에 가져가려고 주방으로 갔다가, 아줌마를 보자 장난기가 발동했다. 혼자 대통밥을 맛있게 먹다 보니 집에 두고 온 아내 생각에 소화가 되지 않는다고… ㅎㅎㅎ 동그란 아줌마 얼굴에 그려지는 질투와 시샘을 보니 외로웠던 마음이 어느 정도 풀렸다.

자, 이제 대나무 숲에 둘러싸인 소쇄원으로 들어가 볼까? 소쇄원으로 들어가는 오솔길 양쪽에는 대나무가 쭉쭉 뻗어 숲을 이루었다. 공기가 깨끗하고 시원해서 '소쇄원'이라고 했구나. 대나무 줄기 타고 내려온 향그러운 죽향이 코끝에 와 닿는다. 대나무 숲을 흔드는 바람은 바스락거리는 소리로 연주를 한다. 소쇄원을 다녀간 사람들이 내뱉는 불평이 있다.
"이게 끝이야?"
"뭐야? 볼 게 없잖아?"
"난 대통밥만 생각나는데…"

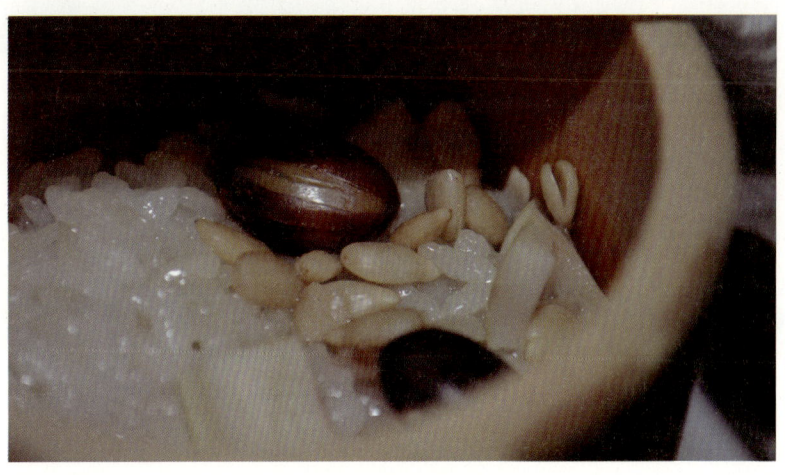

삼칠 33
三七
Panax notoginseng

운남백약(雲南白藥)으로 명품 대접 받는 피를 다스리는 약재

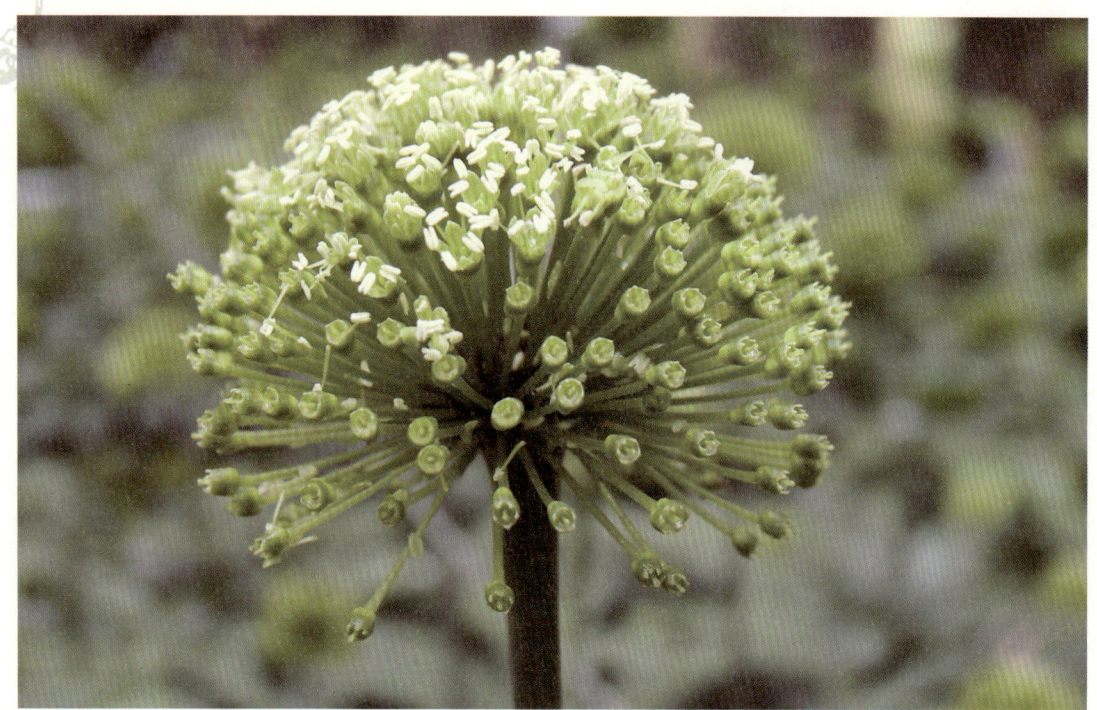

피를 다스리는 성약 삼칠은 혈삼血參 혹은 전칠田七이라고도 불린다. 명나라의 저명한 의학자 이시진은 금으로도 바꿀 수 없을 만큼 좋다고 삼칠을 '금불환金不換'이라 불렀다. 삼칠은 인삼과 같은 오가피나무과인데, 잎과 줄기는 인삼을 닮았고 뿌리는 생강처럼 생겼다.

중국 원난성에 사는 한 농부가 자기 집안으로 들어오는 큰 구렁이를

생태·채취

삼칠은 중국 남부 윈난성(雲南省) 지역에서 많이 재배된다. 인삼과 비슷한 꽃과 열매를 맺으며, 잔뿌리가 많고 굵고 단단하다.

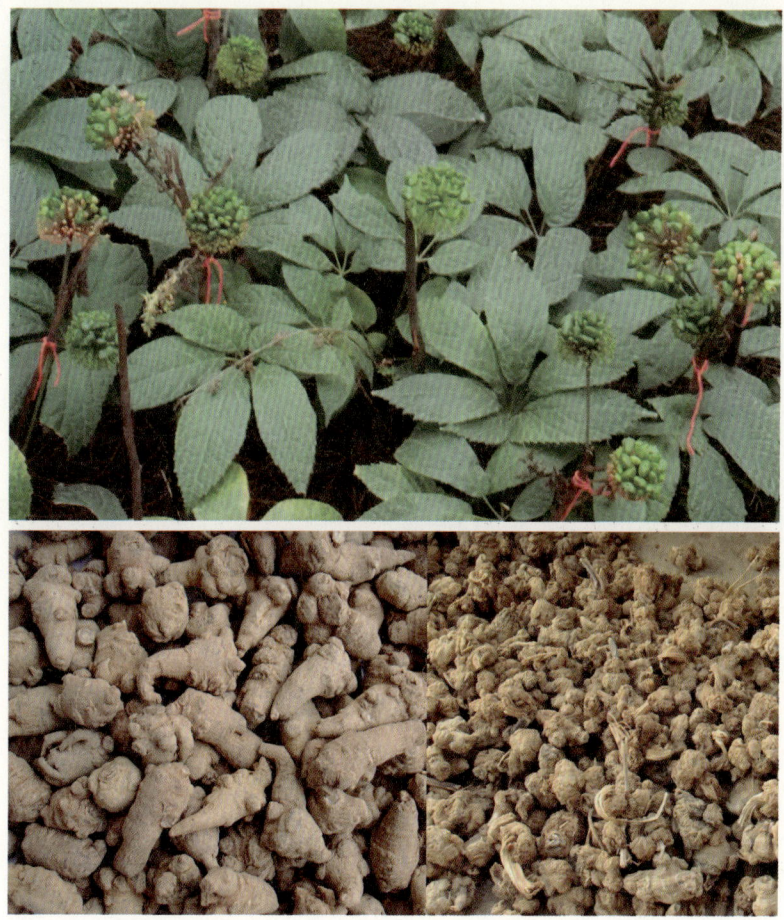

맛과 성질

맛이 약간 쓰고, 성질은 강하고 따뜻하다.

괭이로 마구 때린 후 내버려두었다. 그냥 두면 죽겠거니 했던 것이다. 그런데 3일 후에 보니 그 구렁이가 다시 집안으로 들어오고 있었다. 놀란 농부는 구렁이를 때려눕히고 나서 피가 철철 흐르는 놈을 자세히 살펴보았다. 구렁이는 숲속으로 들어가 어떤 풀을 먹고 있었다. 구렁이가 먹었던 풀이 바로 약초인 삼칠이었다.

과학적으로 삼칠근에서 유효성분을 추출하면 노토진세노사이드라는 사포닌 성분이 분리된다. 노토진세노사이드는 면역기능을 강화시키고, 간 손상에 대한 예방 및 치료효과가 있었고, 노화예방에도 효과

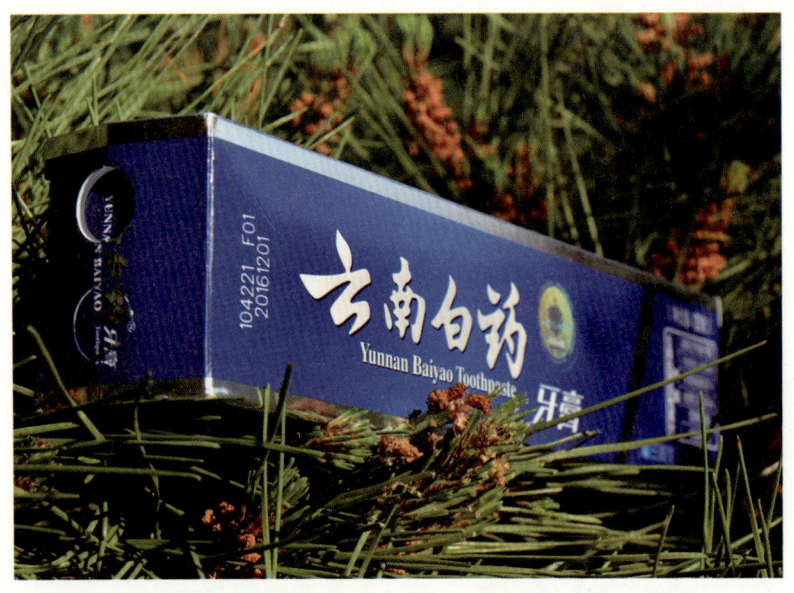

운남백약으로 만든 치약

가 있음이 확인되었다.

실제로 삼칠근은 고지혈증·심장질환 등에 사용되고 있다. 즉, 삼칠근은 혈압을 내리는 작용도 있고, 부정맥에 대한 보호작용, 동맥경화 예방 등 심혈관질환에 효과가 있음이 밝혀졌다.

삼칠근이 주성분인 운남백약이 유명하다. 운남백약으로 만든 치약을 중국에서 구입하여 직접 사용하여 보았다. 잇몸이 약해 피가 나거나 염증이 생기는 사람들에게 매우 좋은 치약임을 경험할 수 있었다.

고려인삼 모르는 한국사람 없듯이 운남백약 모르는 중국사람 없다. 실제로 한국에 와서 일하고 있는 조선족 할머니에게 물었더니, 중국에서는 운남백약이 만병통치약처럼 사용되고 있다고 하였다.

삼칠근은 혈관을 잘 통하게 하므로 고혈압·고지혈증·관상동맥질환에 쓰인다. 지혈작용과 어혈작용이 뛰어나 타박에 의한 출혈에도 좋다.

중국에서는 삼칠근으로 구성된 운남백약을 국가가 직접 나서 관리하고 있다. 중국정부는 운남백약을 국가1급 비밀로 사용약재나 제조에 관해 출입과 접근을 금지시켰으나, 미국의 과학자들은 그 내용물의 구성약재가 무엇인지 밝혀냈다.

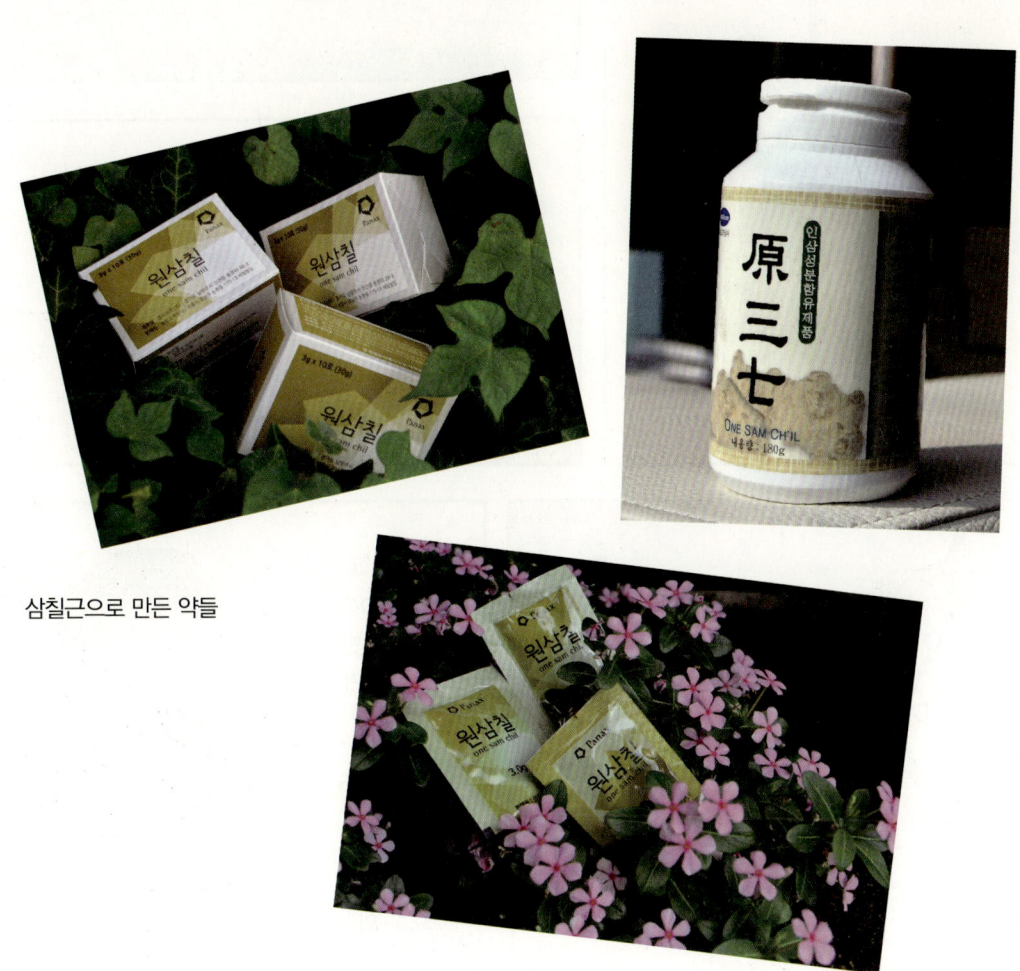

삼칠근으로 만든 약들

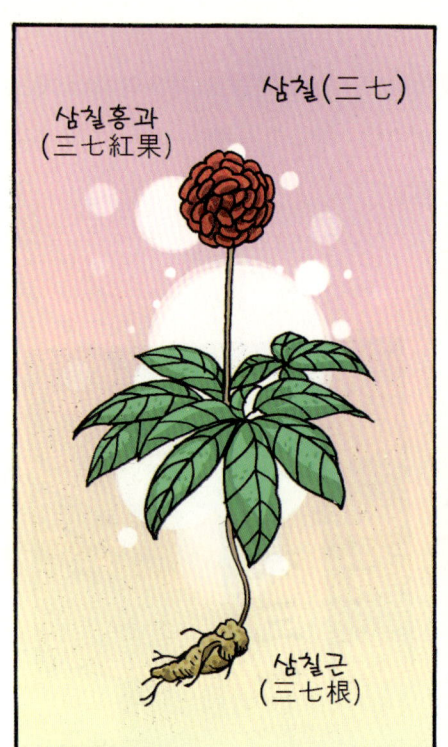
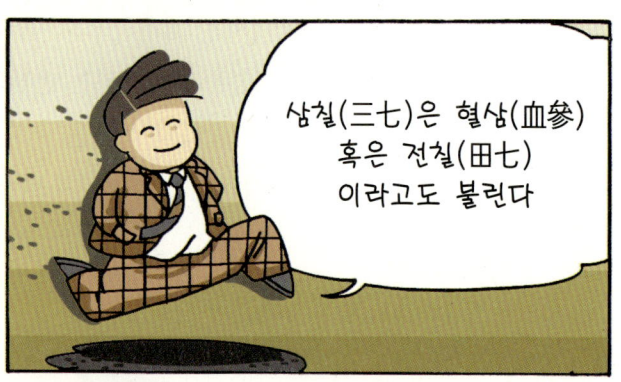
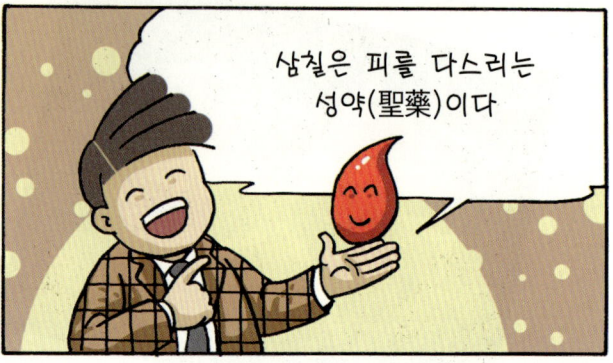
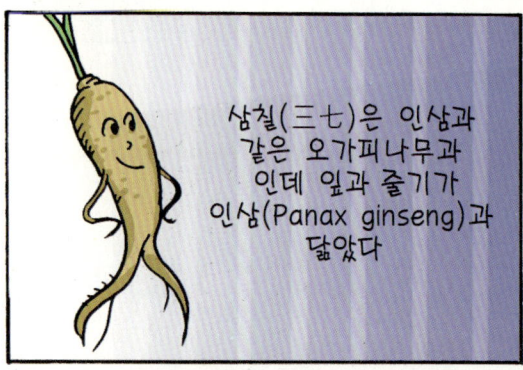
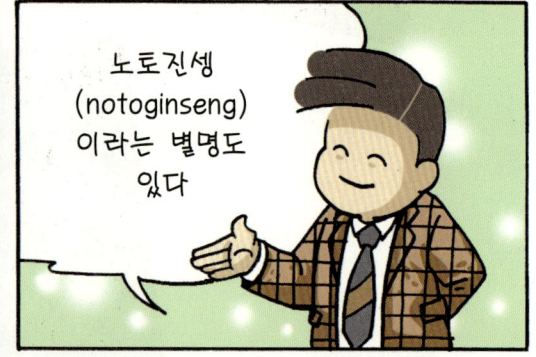
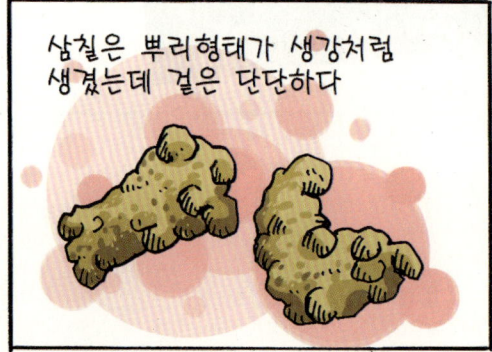
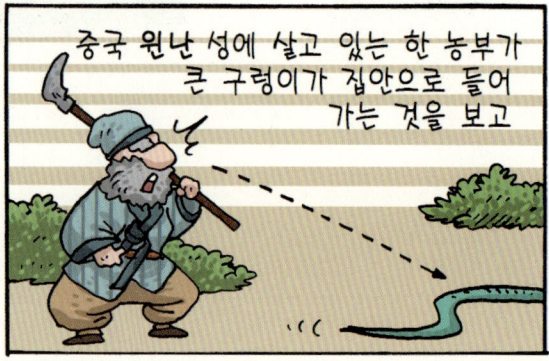

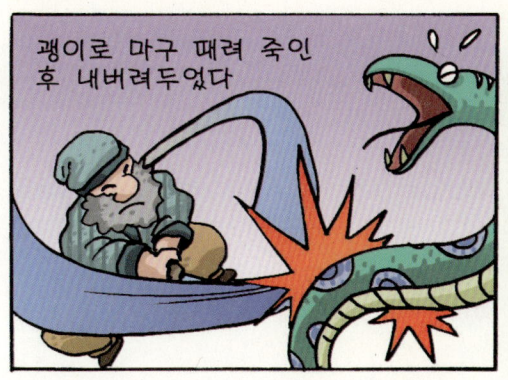
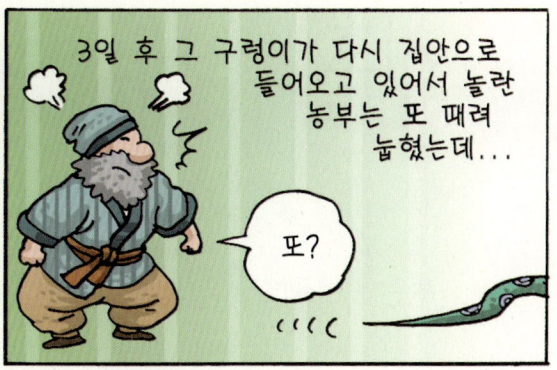
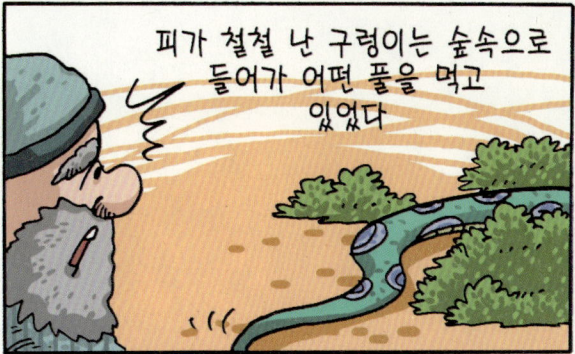
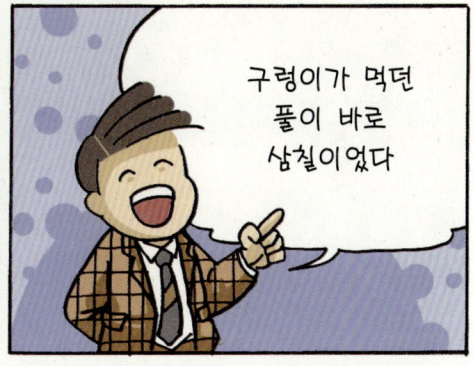
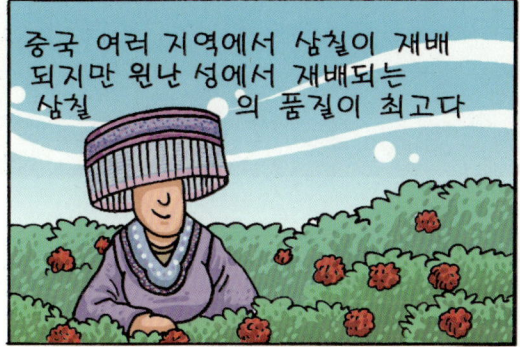
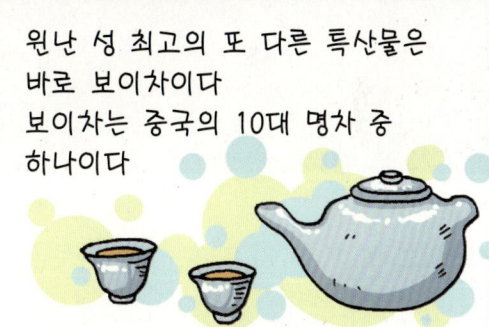
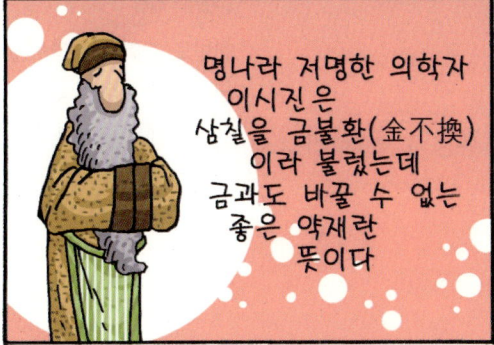
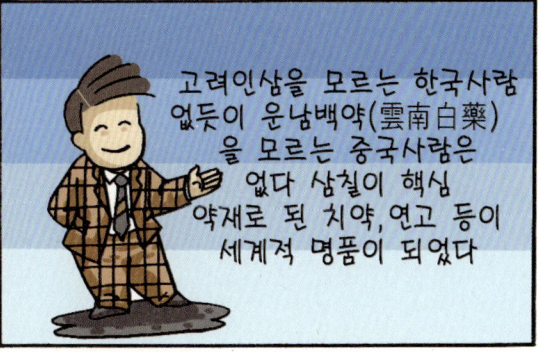

시호 [34]

柴胡

Bupleurum falcatum

추웠다 더웠다 하는 열을 꺼주는 해결사 약초

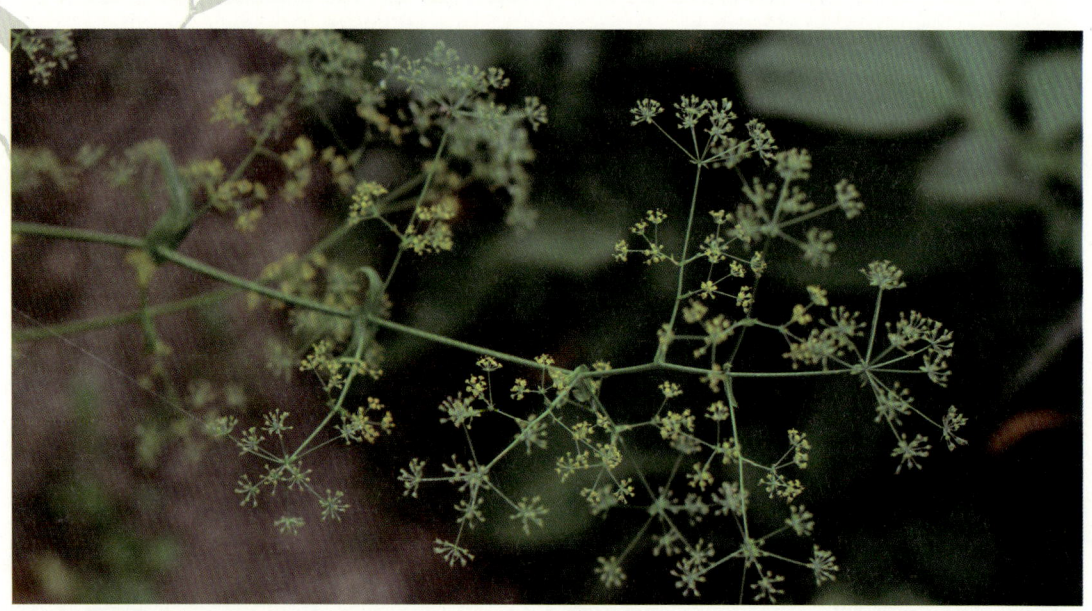

시호에는 여러 종류가 있다. 즉, 대나무 잎처럼 길쭉한 잎을 가진 시호, 잎자루가 줄기를 감싸고 있는 개시호, 꽃봉오리들이 별처럼 담겨 있는 섬시호, 울릉도에서 자라는 등대시호도 멋지다. 모양은 달라도 모두가 한약재로 귀하게 사용되는 식물이다.

노란색 꽃이 얼마나 아름다운지, 군락을 이룬 시호꽃이 활짝 피면 초록 캔버스에 금가루를 뿌린 듯하다.

생태·채취

한반도 산야에 자생하는 풀로, 줄기는 가늘고 길며 여름에 노란꽃이 핀다. 8~9월에 타원형 열매가 익는다. 음력 2월과 8월에 뿌리를 채취해 한약재로 사용한다.

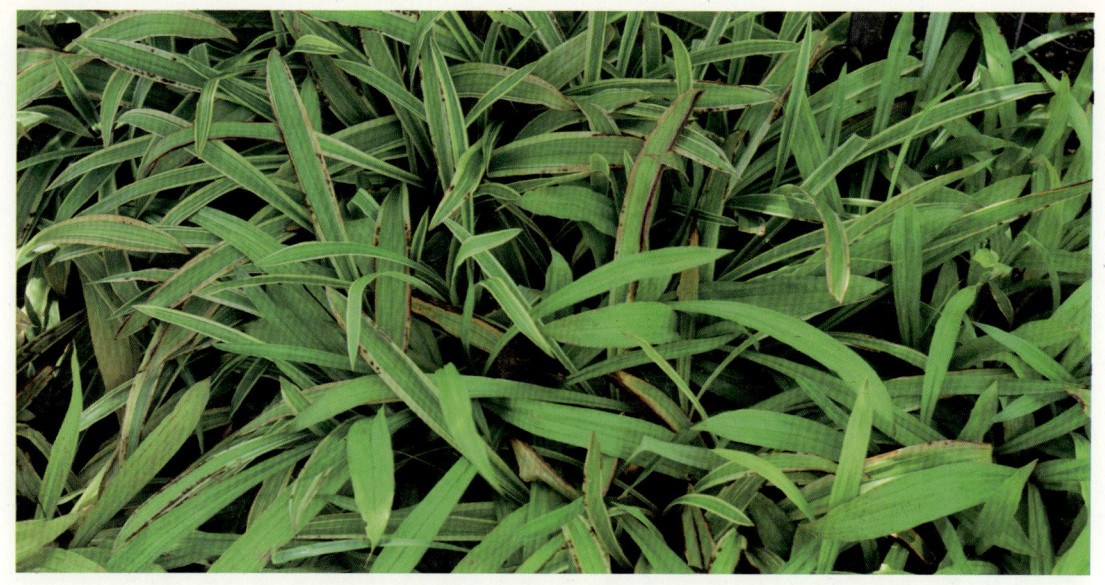

홍릉수목원에서 만난 시호가 반갑다. 명찰엔 '시호'라 되어 있었지만, 잎자루와 줄기를 살펴보니 분명 개시호였다.

시호 뿌리는 아스피린이라 불릴 정도로 열을 잘 내려준다. 특히 열이 나서 추웠다 더웠다 하는 말라리아를 낫게 하고, 스트레스와 울화병으로 가슴에 맺힌 열을 꺼준다.
일제강점기에는 말라리아 치료제로 금계랍이 인기가 많았다.

> 맛과 성질
> 시호 뿌리는 맛이 맵고 쓰다.
> 성질은 서늘하다.

〈참고〉
금계랍은 남미 안데스 산맥에 자생하던 친코나무 껍질로 만든 천연약품이다. 1693년 선교사들이 학질에 걸린 중국 황제 강희제에게 전해 준 것을 계기로 아시아 전역으로 널리 퍼지게 되었다. 학질 치료에 탁월한 효능을 보인 금계랍은 일제강점기에 우리나라에도 들어와 만병통치약처럼 사용되었다. 그 당시 광고문을 보면 표현이 재미있다.

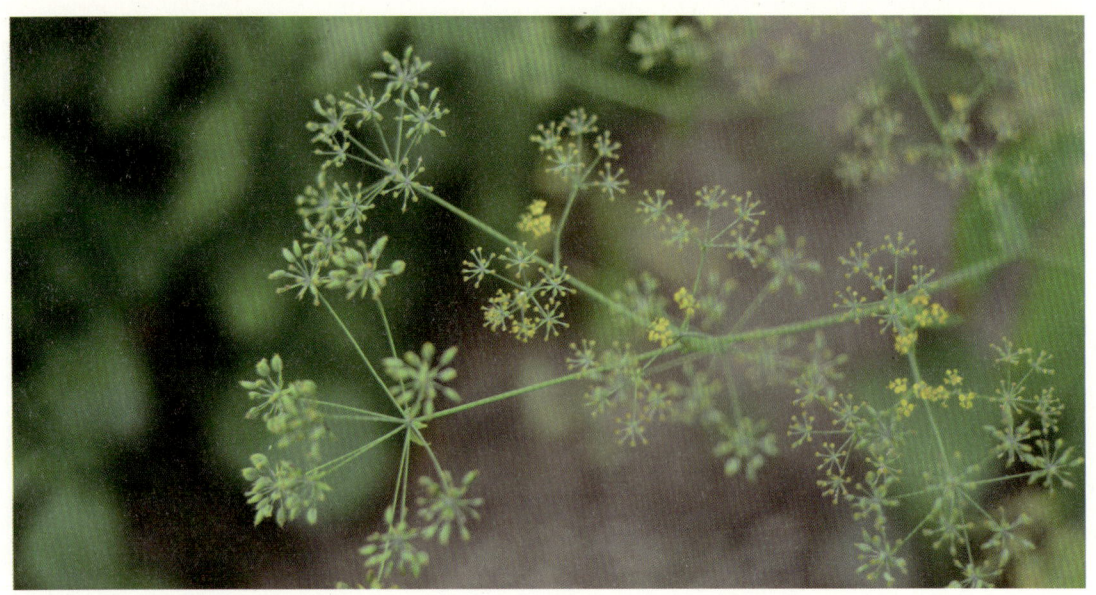

세창양행의 금계랍(학질약) 광고

'셰계에 제일 죠흔 금계랍을 이 회샤에셔 또 새로 만히 가져와셔
파니… 와셔 샤거드면 도매금으로 싸게 주리라'

시호의 핵심 성분은 사이코사포닌과 그 유도체이다. 사이코사포닌은 간의 단백질 생합성을 촉진하고 간의 글리코겐 양을 증가시키므로 간질환에 유효하다. 그렇다고 무조건 시호를 간염치료제로 단정해서는 안 된다. 시호는 간염바이러스를 퇴치하는 항바이러스 약은 아니다.

한의학적으로 시호의 성질을 살펴보고 적용하면 된다. 일반적으로 사기邪氣라고 불리는 나쁜 기운이 외부로부터 안으로 깊숙이 들어가는데, 시호는 사기가 중간 정도에 들어갔을 때 사용하는 약재이다.

시호는 뭉치거나 맺힌 것을 잘 풀어준다. 마음속에 뭉친 것, 누구에

시호는 추웠다 더웠다 열이 나는 학질(말라리아)을 치료하고, 간과 담의 뭉친 것을 풀어준다.

게 박해당한 것, 가슴에 맺힌 설움, 자식을 잃은 슬픔 등등…

시호는 예부터 과부나 여승이 잘 걸리는 병에 효능이 있다.
바람이 싫고, 나른하고, 오한이 났다 열이 났다 오락가락하고, 얼굴이 확 달아오르고, 가슴이 답답해 오기도 하고, 힘없이 땀이 난다. 아침나절엔 어지럽고, 햇빛이 싫고, 오후엔 머리가 무겁고, 배가 아프고, 잘 놀란다.
사람이 히스테리컬해지고, 구토·식욕부진·설사·발진·냉증·무월경 등 다양한 증상이 있다. 말이 없고, 자꾸 자려 하고, 잠을 못 이룬다. 움직이려 하나 움직이지 못하고, 말하려 하나 말하지 못하고, 먹으려 하나 먹지 못한다.
마음이 편치 못하고, 혼잣말로 중얼거린다. 입이 소태같이 쓰고, 소변은 농축되어 진하고 양 또한 작다. 한마디로 마음의 병에 시호를 약으로 쓴다.

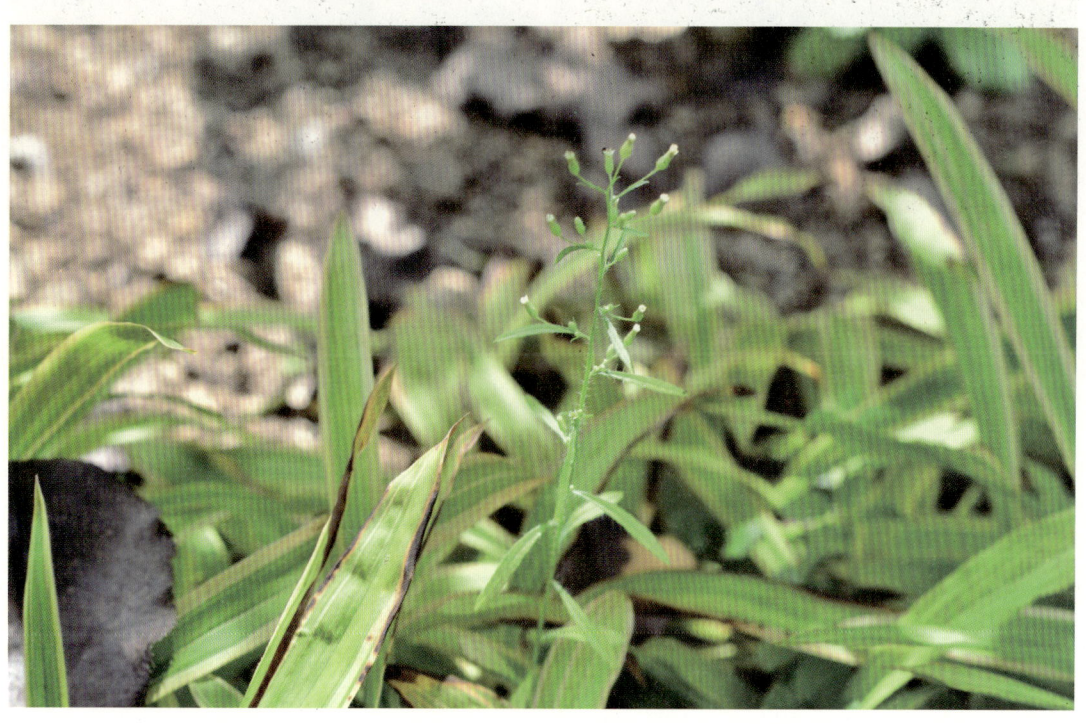

황금 35

黃芩
Scutellaria baicalensis

가슴의 열독을 꺼주는 약초

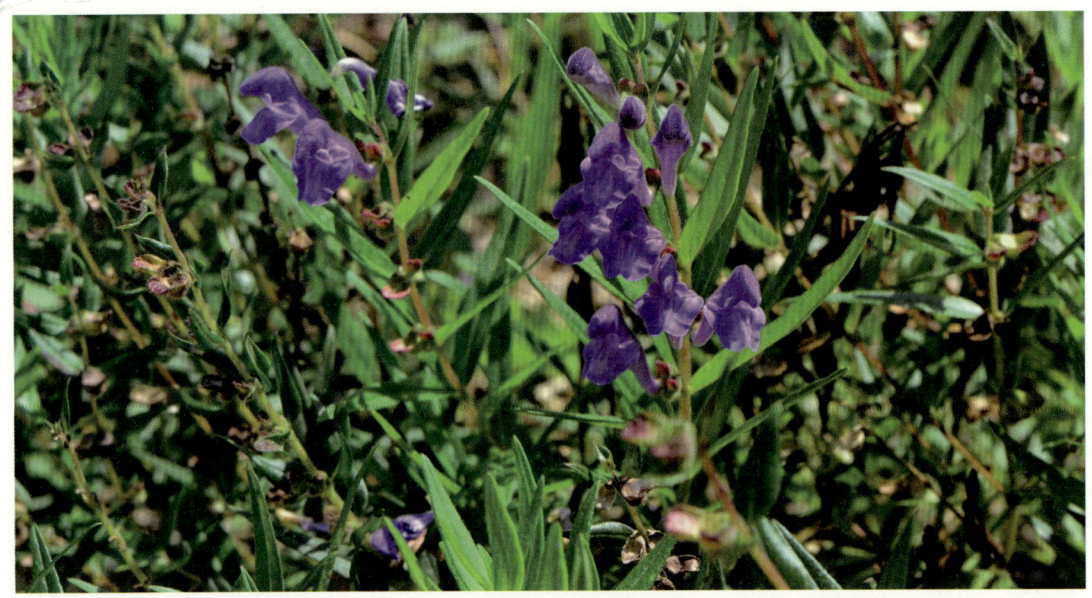

황금은 우리말 이름으로 '속썩은 풀'이다. 속이 얼마나 상했으면 썩었을까? 얼마나 화나는 일이 있었을까?
잎겨드랑이에서 꽃이 한 개씩 핀다. 꽃은 짙은 남빛을 띤 붉은색으로 아름답다.

황금 뿌리의 껍질을 벗기면 그제야 황금색이 보인다. 황금 뿌리에서 추출한 바이칼린이란 지표물질은 가슴에 응어리진 화를 식혀주고, 피부 자극을 완화하고, 잡티가 생기는 것을 막아주니, 어두워진 여

생태·채취

원산지는 중국 북부이고 우리나라 남부지방에서 자란다. 여름에 연보라색의 입술모양 꽃이 피고, 가을에 동그스름한 열매가 맺힌다.

인의 얼굴을 환히 빛나게 한다. 유명한 화장품 회사에서 만든 황금 추출물이 들어간 화장품은 최고 인기이다. 한방화장품·에센스·샴푸에도 들어 있다. 약용으로는 굵으며 속이 비지 않고 꽉 찬 것이 좋다.

플라본 배당체인 바이칼린은 가수분해처리를 하면 바이칼레인과 글루쿠론산이 된다. 바이칼린은 항염증·항암·항바이러스·항세균 작용이 있다.

물에 넣어서 가라앉는 것을 약으로 쓴다. 술로 축여 볶으면 약기운이 올라가고, 동변童便(열두 살 이하 어린 사내아이의 오줌)에 축여 볶으면 내려간다. 보통 때는 생것을 쓴다.

맛과 성질
황금의 뿌리는 맛이 쓰고 성질은 차다.

황금은 가슴의 열을 꺼주고, 열독을 낫게 하고, 황달을 치료한다.

열독熱毒과 골증骨蒸(열이 골수로부터 증발되어 나오는 것), 추웠다 열이 났다 하는 것을 치료하고, 갈증을 멎게 하고, 황달·이질·설사·담열痰熱·위열胃熱을 낫게 한다. 소장을 잘 통하게 하고, 유옹乳癰(유방에 생긴 멍울)·등창·악창과 돌림열병을 낫게 한다.

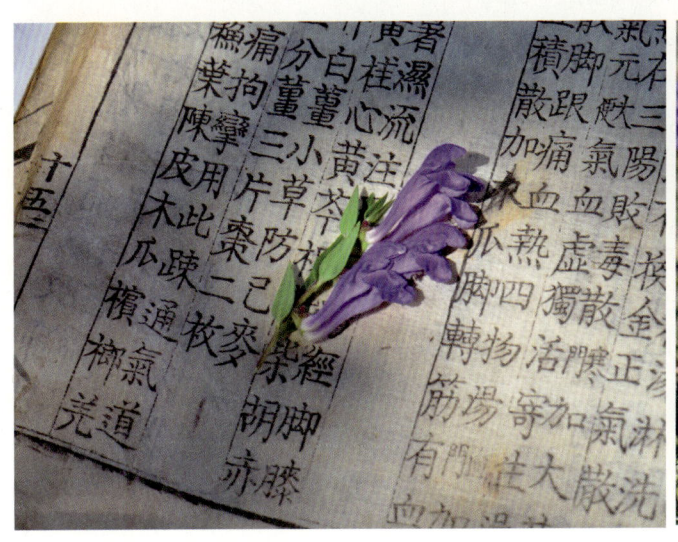
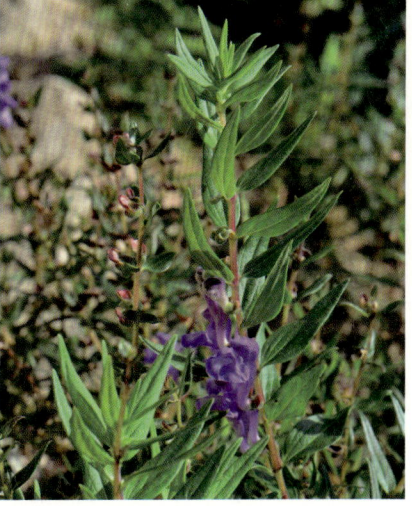

용담 36

龍膽
Gentiana scabra var. buergeri

감청색 꽃이 인상적인 방광염에 좋은 약초

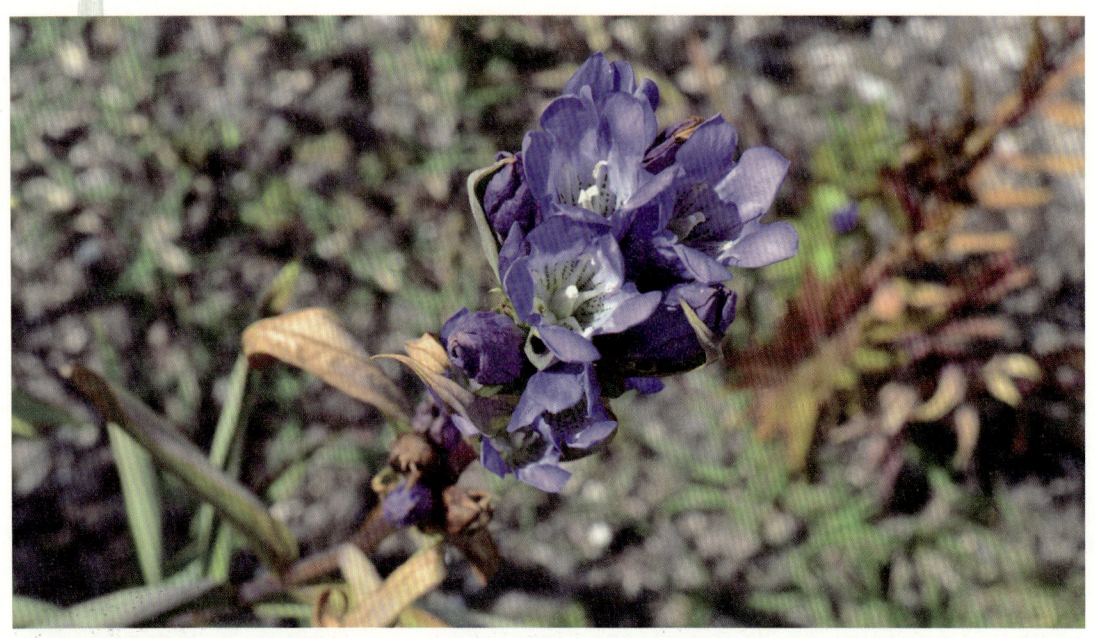

용담의 꽃말은 '애수(슬픈 그대가 좋아)'.

웅담만 좋은 줄 알았더니 용담도 좋은가 보다.
용의 쓸개인가?
뿌리를 맛보니 곰의 쓸개보다 더 쓰다.
그래서 용담이란 이름이 붙었구나.

청색이 눈부실 정도로 아름다운 꽃, 시원하게 빛나는 코발트블루,

생태·채취

8~10월에 푸른색 꽃이 피고 꽃잎은 다섯 갈래로 갈라져 있다. 수염 모양의 뿌리는 한약재로 쓰인다.

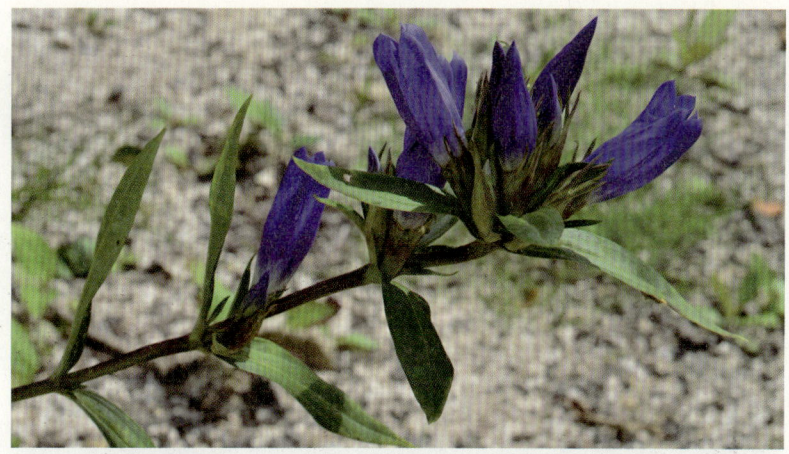

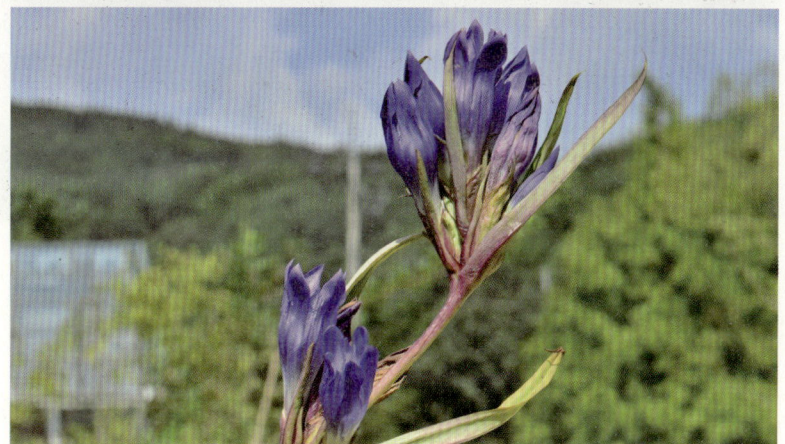

맛과 성질

용담의 뿌리는 맛이 쓰고 성질은 차다.

지중해의 섬 산토리니 컬러이다. 푸른빛의 이미지가 절묘하게 녹아 있다. 슬픈 꽃말처럼 가을의 쓸쓸한 서정을 불러일으킨다. 그래서 한번 보면 한참 동안 눈에 밟히는 그런 꽃이다.

들꽃 중에서는 드물게 색감이 너무 아름다운 꽃이다. 크지도 작지도 않고 적당히 휘어진 줄기와 날카롭지 않은 잎과 꽃대를 올려 통꽃을 피운다. 꽃의 아랫부분이 봉긋하게 부풀어 여러 송이가 한 줄기에 다닥다닥 붙어 피는 모습이 마치 의좋은 오누이 같다. 아침이면 잎이 열리고, 밤이 되면 잎이 돌돌 말리며 오므라들어 닫힌다. 비가 와도 오므라든다.

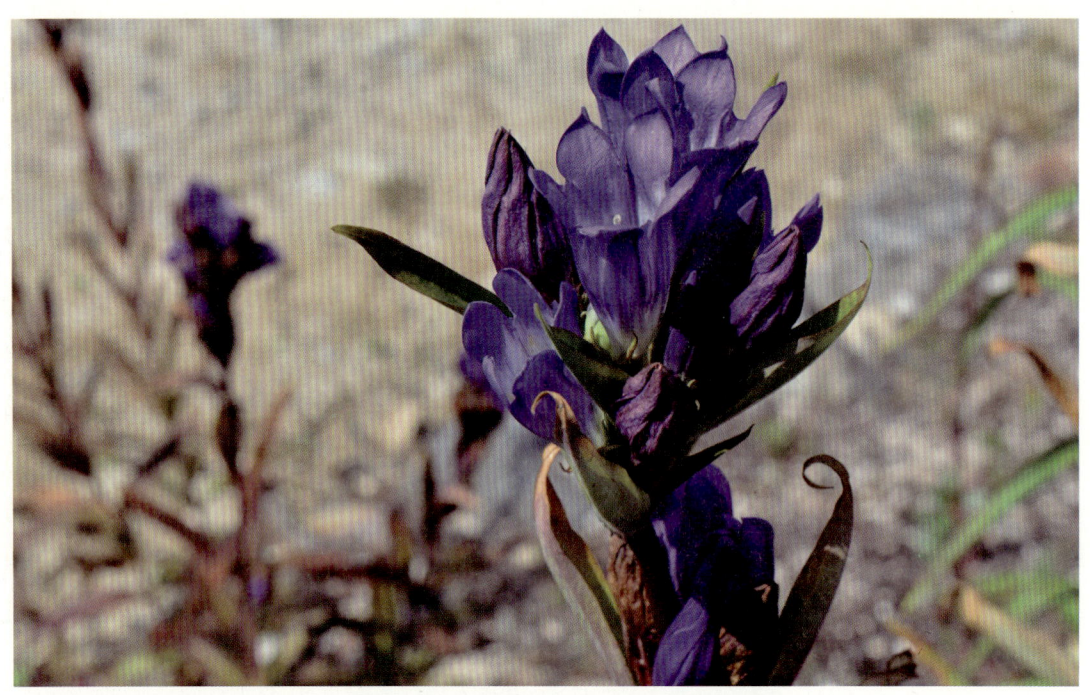

매혹적인 꽃모양과는 달리 뿌리는 인상을 찌푸릴 정도로 쓴맛을 낸다. 쓴맛은 모두가 홀대하는 맛이다. 달콤하지도 새콤하지도 못하고 인상을 찌푸릴 정도로 쓰디쓴 맛을 낸다. 쓴맛의 정체는 고미배당체인 겐티오피크린과 삼당체三糖體인 겐티아노즈이다.

용담은 열을 내리고 염증을 삭이는 작용을 한다. 특히 간에 열이 성할 때 그 열을 내리는 작용이 탁월하다. 그런즉 용담은 간의 열을 꺼주는 소방수와 같은 약재이다.

용담은 방광염을 낫게 하고 간열을 내려준다.

용담사간탕

『방약합편』과 『제세보감』의 처방이 서로 다르다. 용담사간탕龍膽射干湯은 간경의 열성과 하초의 습열에 대표적인 처방이다.

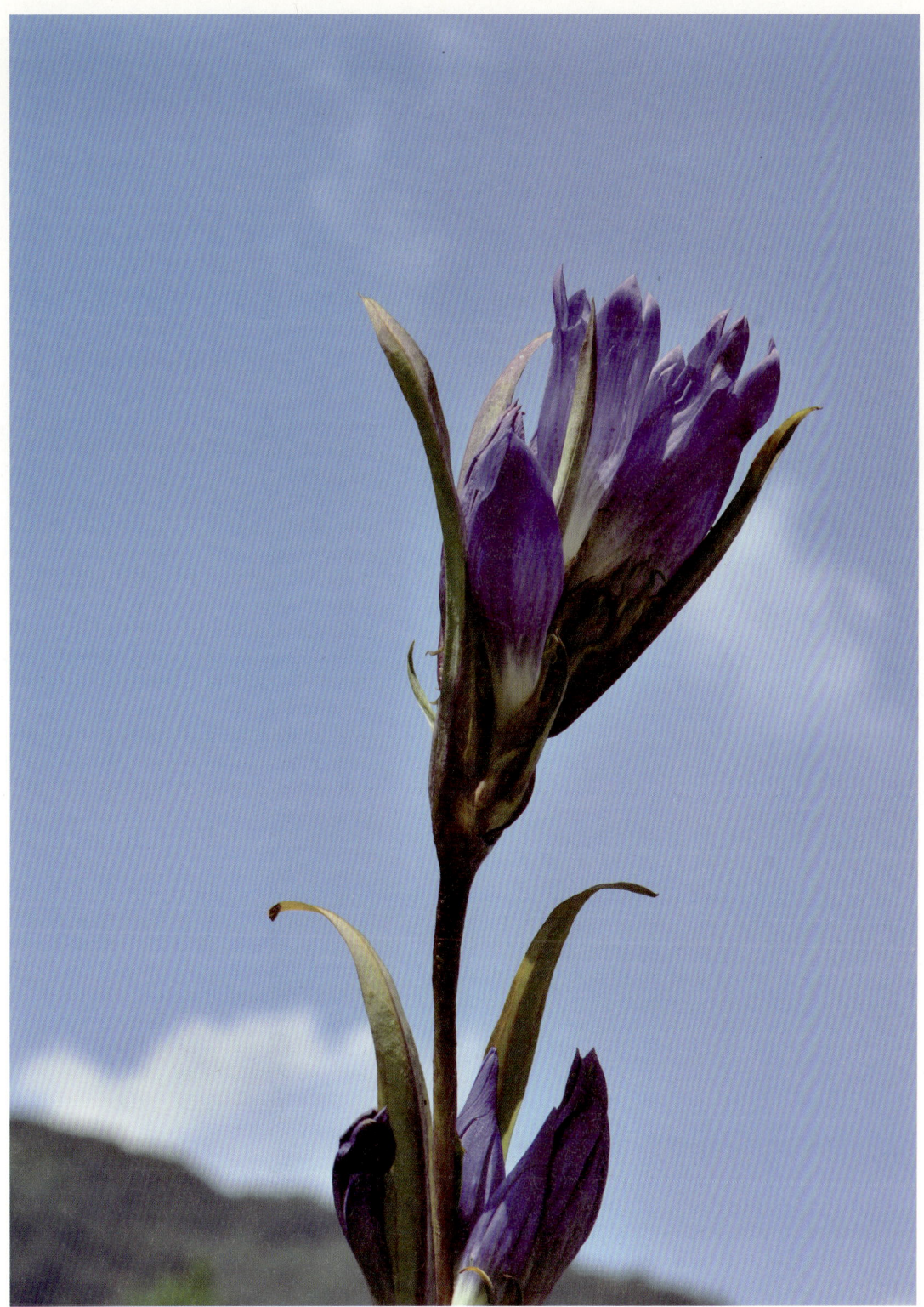

사간射干이란 맛이 쓰고 성질이 찬 약으로, 간의 열을 내리는 데 쓰인다. 간열이 있다는 것을 어떻게 알까? 체온계로 간을 재어 보는 것이 아니다. 소통되지 않고 쌓이면 간열이 생긴다. 스트레스로 인해서도 간열이 쌓인다.

1. 간열이 위로 가면 눈곱이 낀다.
2. 간열이 아래쪽으로 가면 사타구니에 습진이 생기고 생식기에는 염증이 생긴다.(대하증)
3. 간열이 옆으로 가면 겨드랑이에 액취증腋臭症이 생긴다.

용담사간탕은 기운이 뭉친 것을 풀어주고 스트레스를 해소하며, 체격이 실한 사람의 간이 뜨거워진 것을 식혀주는 약이다.

그러므로 용담사간탕은 체격이 실한 사람의 간이 뜨거워진 것을 식혀주는 약이다.
용담龍膽, 황금, 산치자—열을 꺼주는 소방수이다.
차전자, 목통, 택사, 적복령—필요없이 머물러 있는 나쁜 습과 열독을 품어주고 내려보낸다.
당귀, 생지황, 감초—너무 불을 껐으니 자윤滋潤(음기를 길러서 윤택하게 하는 것)을 시켜준다.

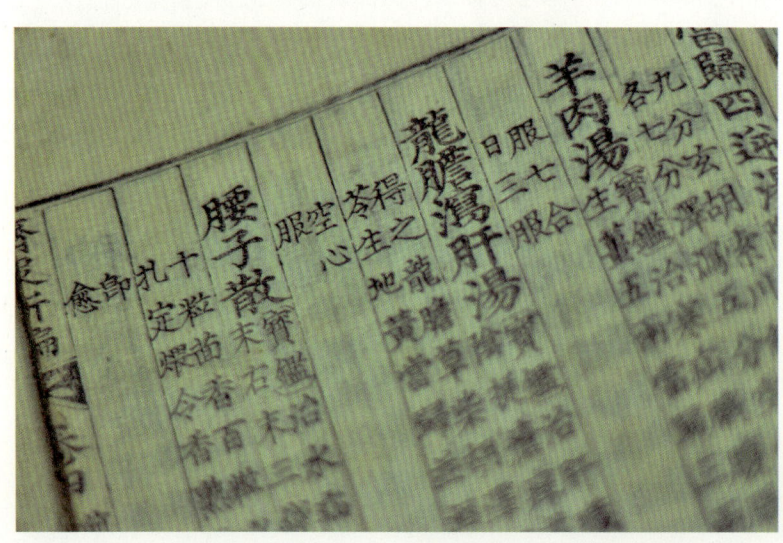

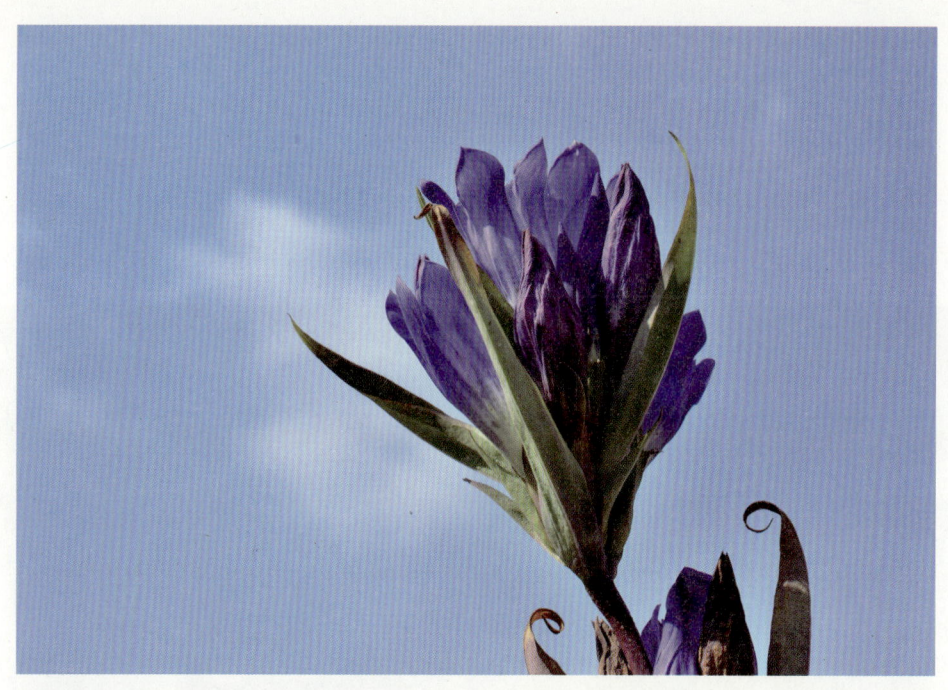
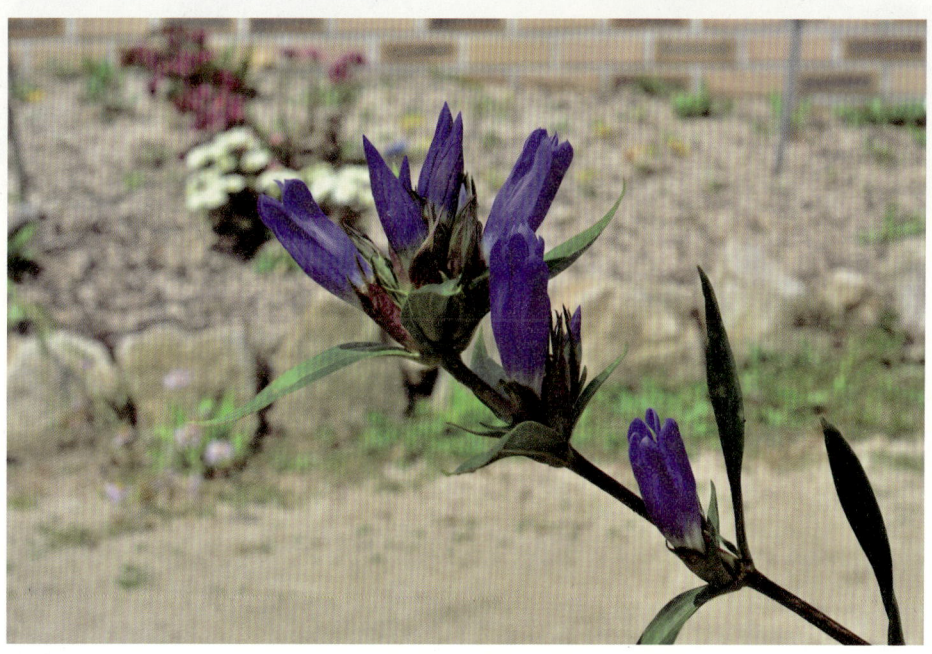

36. 용담

은행나무 37

銀杏
Ginkgo biloba

살아 있는 화석, 혈액을 맑게 하는 약초

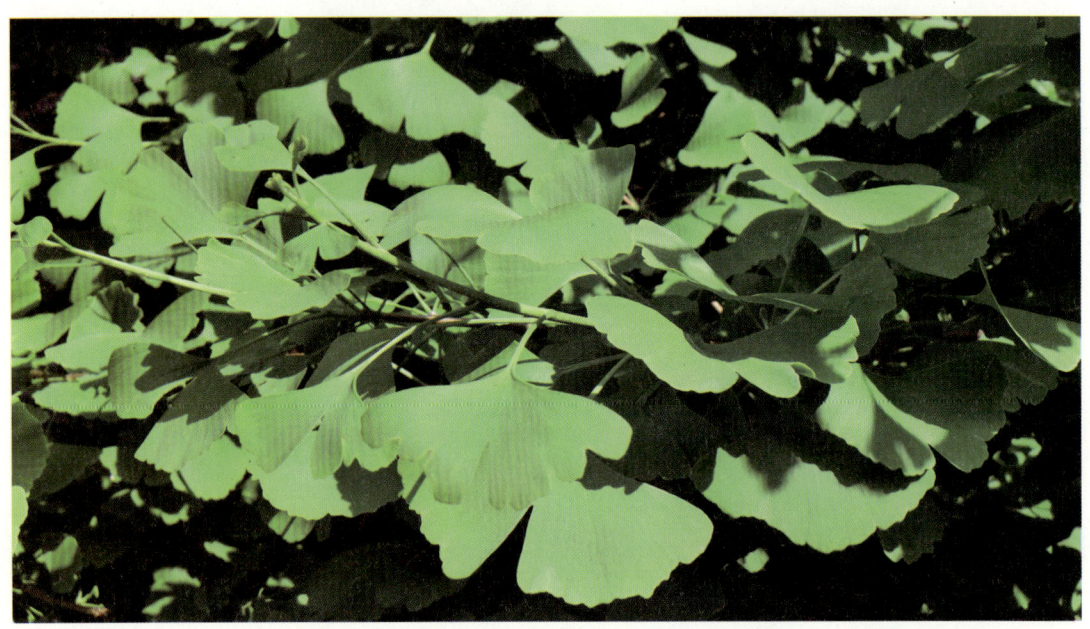

화산이 폭발하던 고생대를 거치고, 공룡들의 전성시대인 주라기 시대도 지나가고, 신생대를 거치는 동안 지구상 대부분의 식물들은 생존하지 못하고 사라졌다. 오직 화석으로만 존재할 뿐이다. 그러나 은행나무는 혹독한 시기를 잘 견디며 오늘날까지 존재를 과시해 왔다. 그러기에 은행나무는 살아 있는 화석으로 불린다.

은행나무는 침엽수에 속한다. 소나무처럼 잎이 뾰족하지 않고 넓은

생태·채취

암수나무가 따로 있고, 5월에 꽃이 피고 열매는 10월에 노랗게 익는다. 열매는 익은 후에 따고, 은행잎은 푸를 때 어린잎을 채취한다.

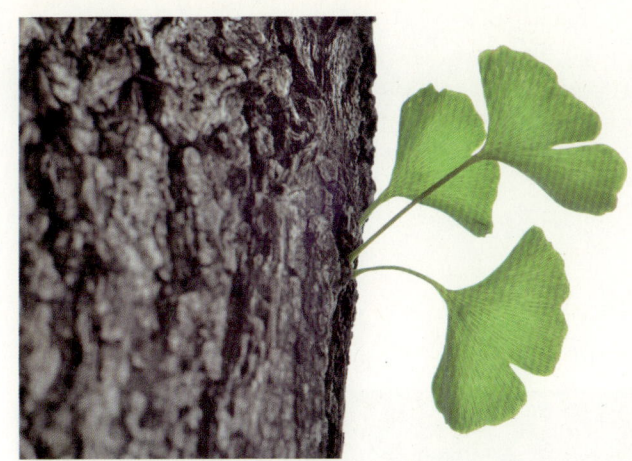

데 왜 활엽수가 아니냐고요?

은행잎을 자세히 들여다보면 바늘 모양의 잎들이 여러 개 모여 넓적한 형태를 이루고 있다. 또한 은행나무는 헛물관을 가지고 있다. 식물분류학상 헛물관을 가지면 침엽수이고 물관을 가지면 활엽수이다. 그러므로 은행나무는 침엽수에 속한다.

맛과 성질
열매는 맛이 달고 쓰고 떫으며 성질은 평하다.

은행나무는 잎·열매 등이 유용한 약으로 사용된다. 파란 잎에서 추출한 엑기스는 혈액을 깨끗하게 만들어주고, 노랗게 익은 열매는 식용으로 인기가 있고, 씨앗은 한약재로 쓰인다. 은행나무 잎은 해충 구제 효과가 있어 책갈피에 끼워놓으면 좀이 먹지 않는다.

은행나무의 열매는 기침·가래를 낫게 하고, 푸른잎 추출물은 혈액을 맑게 한다.

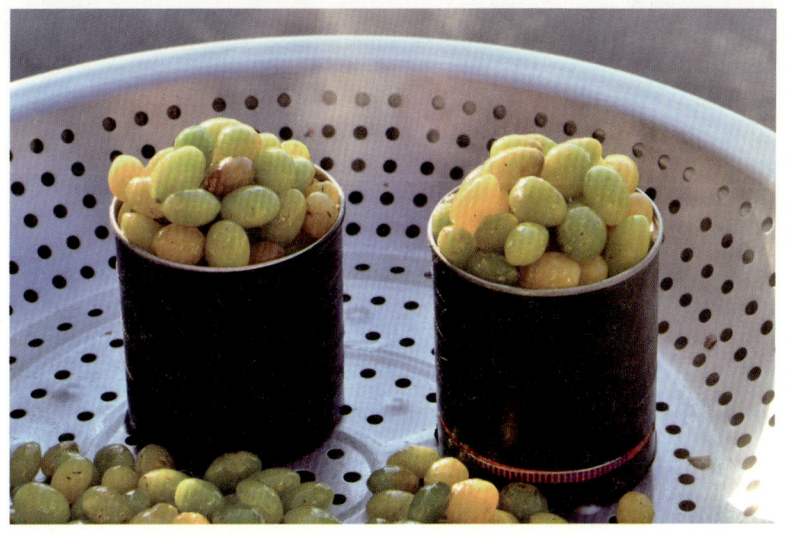

37. 은행나무 213

황기 [38]

黃芪

Astragalus membranaceus

봄날처럼 따스한, 땀을 다스리는 보양 약초

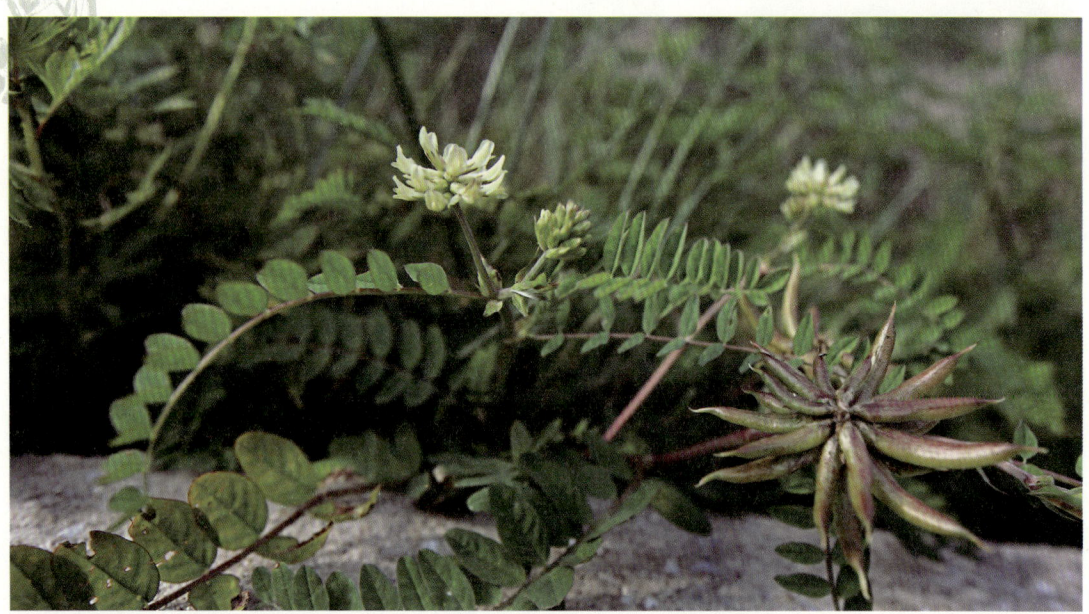

[사진제공 큰바위]

정선은 정감이 넘치는 산골. 평창장과 더불어 유명한 것이 정선 시골장인데, 자연의 숨결이 느껴지는 귀한 것들이 많다. 노르스름하게 물든 황기와 곤드레나물. 장터에 먹을 것이 빠지면 안 되지. 황기백숙, 황기족발, 황기찐빵… 아우라지 강가에 큰 솥 걸어놓고 황기를 넣은 닭백숙을 먹어 볼까? 장작불 피워놓고 정선 아리랑을 부르니 슬픈 정선 처녀의 이야기가 떠오른다.

콩과 식물이 다 그렇듯 잎이 마주보고 나 있다. 꽃도 나란히 이어서

생태·채취

콩과식물로 노란꽃이 나란히 핀다. 콩깍지 형태의 열매를 맺는다. 가을에 땅속 깊이 뻗어내린 기다란 뿌리를 채취해 껍질을 제거하고 한약재로 사용한다.

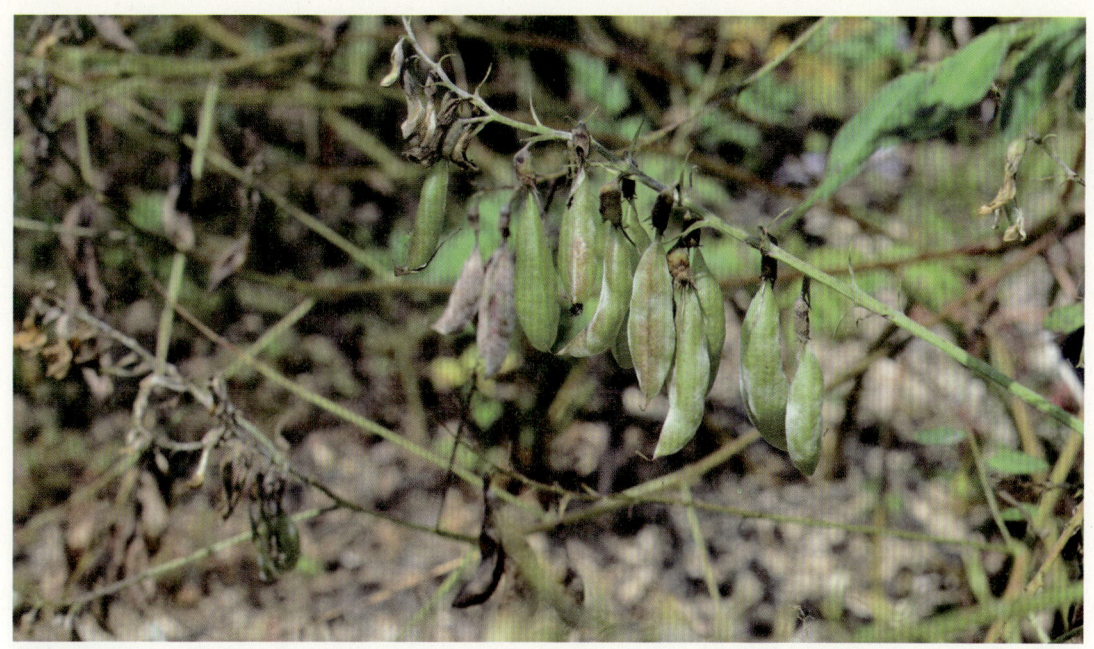

피기 때문에 열매도 콩깍지처럼 주렁주렁 매달린다. 그러나 정선황기는 꽃의 생김새가 특이하다. 방사형으로 핀 노란꽃이 꼬투리 형태로 피고, 꽃이 지면 뾰족한 다발 형태로 열매가 맺힌다. 껍질을 열어보니 알맹이들이 옹기종기 들어 있다.

> **맛과 성질**
>
> 황기의 뿌리는 맛이 달고 성질은 따뜻하다.

황기는 산간 고랭지에서 잘 자란다. 뿌리가 매우 길고 땅속 깊이 박혀 있다. 구멍이 숭숭 뚫려 속이 성글며 잔가지가 거의 없어서 캐낼 때 호미를 사용하지 않고 그냥 힘을 주어 뽑는다.

정선황기와 중국산 황기 구분법

1. 가늘고 고르지 않다.(중국산-굵고 고르다.)
2. 겉은 연한 황색 혹은 황갈색이다.(중국산-겉은 진한 황색이다.)
3. 껍질이 벗겨져 있다.(중국산-껍질이 그대로 있다.)
4. 머리 부분이 달려 있다.(중국산-머리 부분은 잘려서 없고 몸통만 있다.)

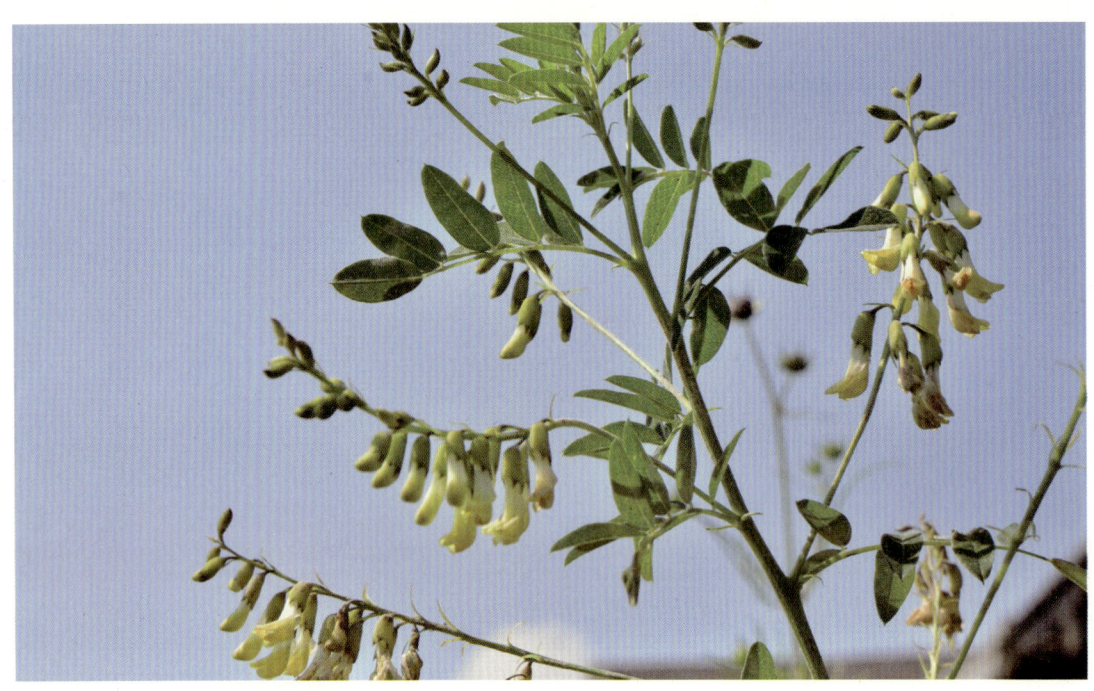

5. 작고 가늘며 조직이 단단하다.(중국산-크고 길며 조직이 엉성하다.)
6. 작은 잔뿌리가 붙어 있으며 뿌리가 휘어져 있다.(중국산-잔뿌리가 없고 뿌리가 곧다.)

그럼에도 불구하고 중국산을 국산의 형태로 조작하는 것이 문제이다. 사람들이 껍질을 벗겨낸 하얀 황기를 좋아하니까 일부러 껍질을 벗기고, 그래도 하얗지 않으면 표백제를 쓴다고 한다.

황기의 뿌리에 있는 약효성분으로는 폴리사카라이드, 사포닌, 슈크로즈(서당蔗糖), 글루쿠론산, 점액질, 수종의 아미노산, 콜린, 베타인 등이 있다. 효능은 면역증강 · 항산화 · 항노화 · 항염증 · 강장이뇨 · 혈압강하 작용이 있다.

황기는 땀이 나는 체표를 다스리고, 면역증강 · 항산화 · 자양강장 효과가 있다.

약성가에서는 황기에 대해 다음과 같이 노래한다.

'황기는 맛이 달고 성질은 따뜻한데
체표를 굳게 해 땀 멈추네.
새살 빨리 돋게 하고 헌데 잘 낫게 하니
허하면 많이 쓰세.'

황기는 차고 눅눅한 기운을 따뜻하게 말리면서 깊이 처져 있는 이로운 기운을 끌어올려 준다. 피부를 튼튼히 하여 땀을 그치게 하는 보기약補氣藥이다.

황기는 단방으로 하루 12g에 물 300㎖를 붓고 달여서 마시기도 한다.

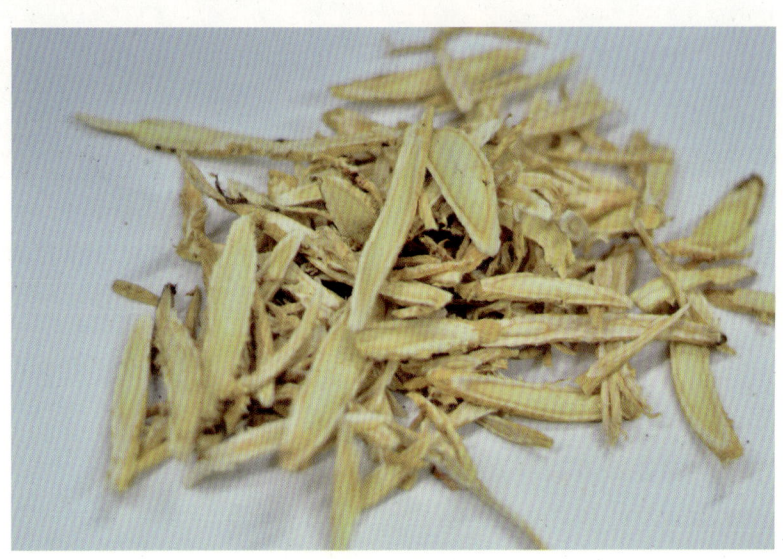

구기자[39]

枸杞子
Lycium chinense

'피로야, 저리 가라' 할 만한 천연 피로회복 약초

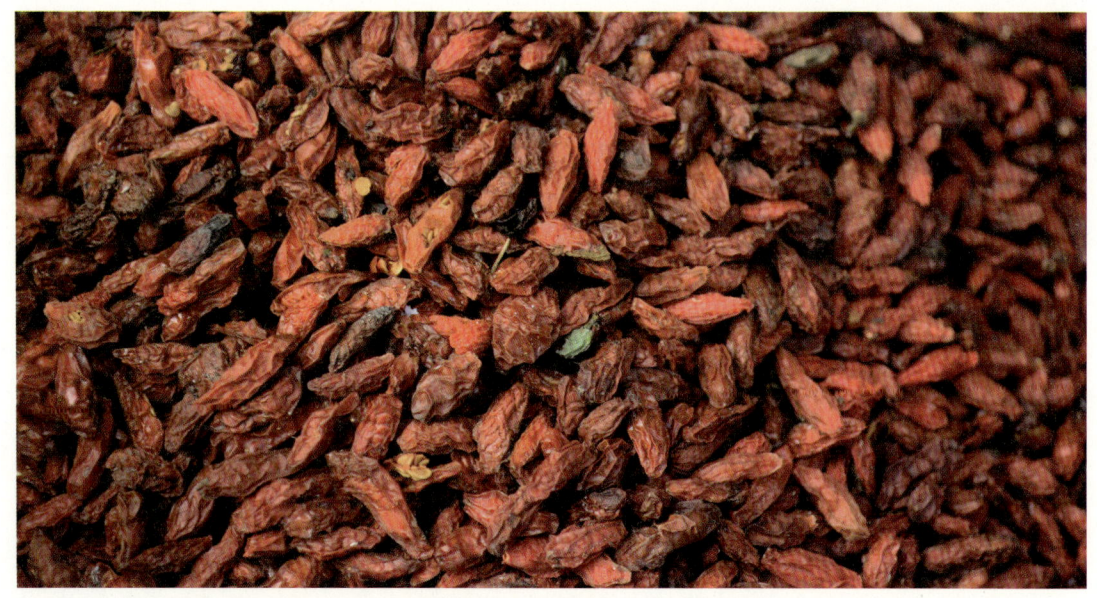

충남 청양의 알프스 칠갑산! 칠갑산이 유명한 것은 주병선의 노래 때문일까?

> 콩밭 매는 아낙네야 / 베적삼이 흠뻑 젖는다
> 무슨 설움 그리 많아 / 포기마다 눈물 심누나
> 홀어머니 두고 시집가던 날 / 칠갑산 산마루에…

'칠갑산' 노래를 들으며 고개 넘어가는데, 가로등마다 구기자와 고추

생태·채취

여름에 보랏빛 꽃을 피우고, 가을에 통통하고 길쭉한 빨간 열매를 맺는다. 잘 익은 열매는 햇볕에 말려 약재로 사용하고, 뿌리는 심을 빼내 지골피라는 한약재로 쓴다.

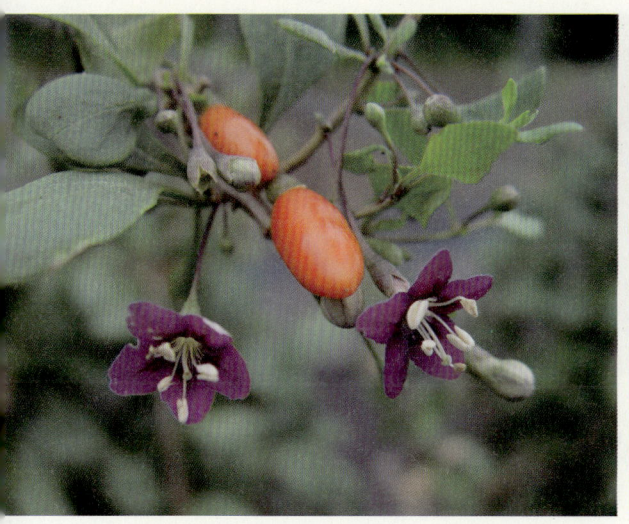
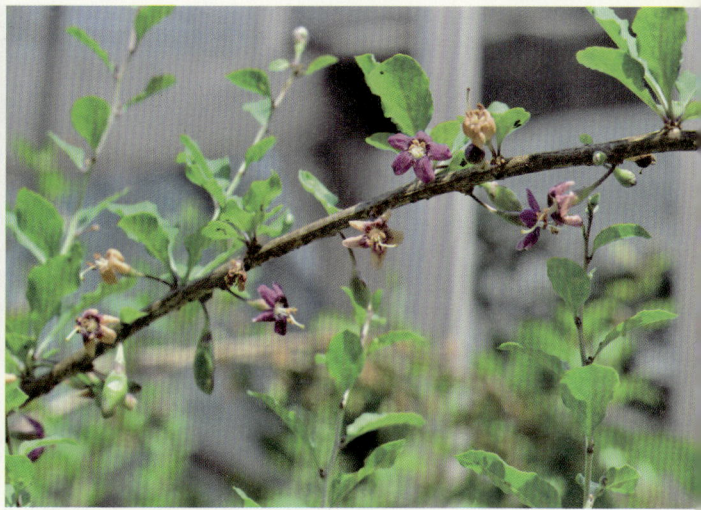

형태가 새겨져 있다. 칠갑산의 이슬을 먹고 자란 청양 구기자. 청양 고추와 더불어 청양의 특산명물이다. 칠갑산 아래 산간지역은 기후와 토양이 알맞아 최고 품질의 구기자를 생산할 수 있다.

가시가 있어 탱자나무[枸]와 비슷하고 줄기는 버드나무[杞]와 비슷해 구기枸杞라고 한다. 가지과에 속해 있어 꽃모양도 가지꽃을 닮아 보랏빛이다. 구기자는 재배하는 데 병충해가 유난히도 많은 작물이다. 너무 달아서 벌레가 많이 달라붙는다. 게다가 탄저병도 무섭고 흑응애·노린재 등의 해충도 퇴치해야 한다. 연구 끝에 병충해에 강하고 함량도 우수한 개량종들이 개발되었다.

『향약집성방』에 구기자의 효능을 알려주는 내용이 있다.

서하지방에서 한 관리가 길을 가는데, 15~6세 되어 보이는 소녀가 90은 먹은 듯한 노인을 때리고 있었다. 관리가 심히 괴이하게 여겨,
"이게 무슨 일이오?"
하고 물으니, 여인이 답했다.

> **맛과 성질**
> 열매는 맛이 달고 성질은 서늘하다.

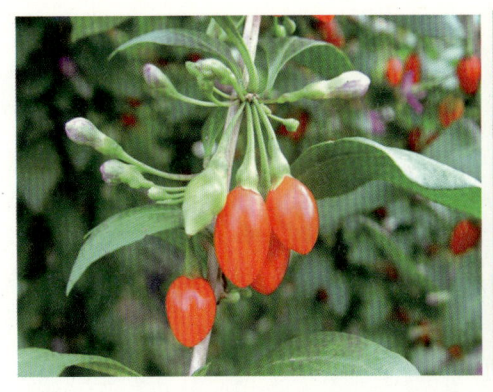 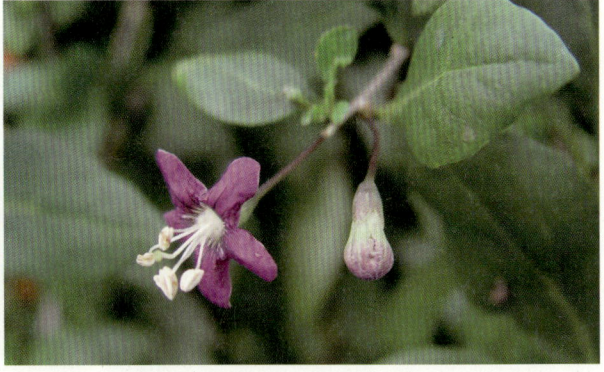

"이 녀석은 나의 증손자인데, 좋은 약을 먹지 않는 바람에 이렇게 걷기도 힘들 정도로 늙어 버렸다오. 하도 괘씸해서 벌로 지금 때리고 있는 중이오."

관리가 되물었다.

"그럼 당신은 올해 몇 살이나 되었소?"

"나는 올해 375살이오."

"그렇다면 그 좋은 약이라는 건 어떤 종류요?"

관리가 물었다.

"종류는 한 가지인데, 이름은 다섯 가지요."

"그 다섯 가지 이름이 무엇이오?"

"봄에는 천정天精, 여름엔 구기枸杞, 가을에는 지골地骨, 겨울에는 선인장仙人杖, 또 다른 이름은 서왕모장西王母杖이라 한다오. 이것을 사시사철 채취하여 먹으면 천수를 누린다오."

여인이 대답했다.

"그러면 그걸 어떻게 먹어야 하오?"

관리가 물었다.

"정월에는 뿌리를 캐어 2월까지 먹고, 3월에 줄기를 캐어 4월까지 먹고, 5월에 잎을 따서 6월까지 먹고, 7월에 꽃을 따서 8월까지 먹고, 9월에 열매를 따서 10월까지 먹고…"

구기자의 구성물질 중 베타인과 루틴을 주목해야 한다. 열매에는 베타인이 많이 들어 있고 잎에는 루틴이 많이 들어 있다.

구기자는 깔깔하고 마른 것을 촉촉이 적시며 풍열을 식혀준다. 귀경은 간·신에 작용한다.

구기자는 몸이 쇠진한 것을 다스리고, 근육과 골격을 강하게 하며, 정기를 보하고, 안색을 좋게 하며, 눈을 밝게 하고, 정신을 안정시킨다. 오래 먹으면 몸을 가볍게 한다.

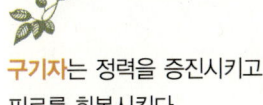
구기자는 정력을 증진시키고 피로를 회복시킨다.

구기자 뿌리껍질을 지골피地骨皮라 한다. 지골피는 폐결핵이나 천식이 잘 낫지 않고 피를 토하거나 미열이 있는 경우, 잠을 잘 때 땀을 흘려 속옷이 젖거나 소갈증이 있는 경우 그리고 자주 코피를 흘리는 경우에 응용할 수 있다.

구기자차
구기자 말린 것 20g에 물 300㎖을 넣고 끓여 차처럼 마신다.

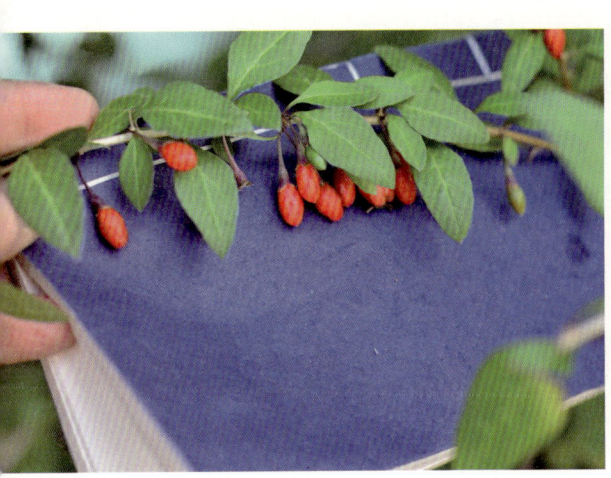
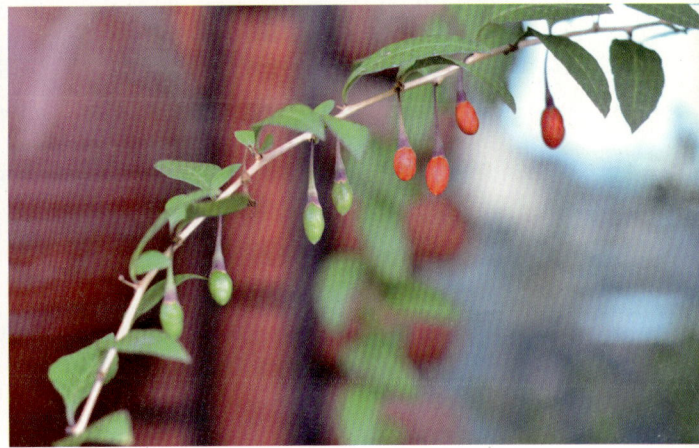

녹차 40

綠茶

Camelia sinensis

참새의 혀와 같이 파랗고 여린 순

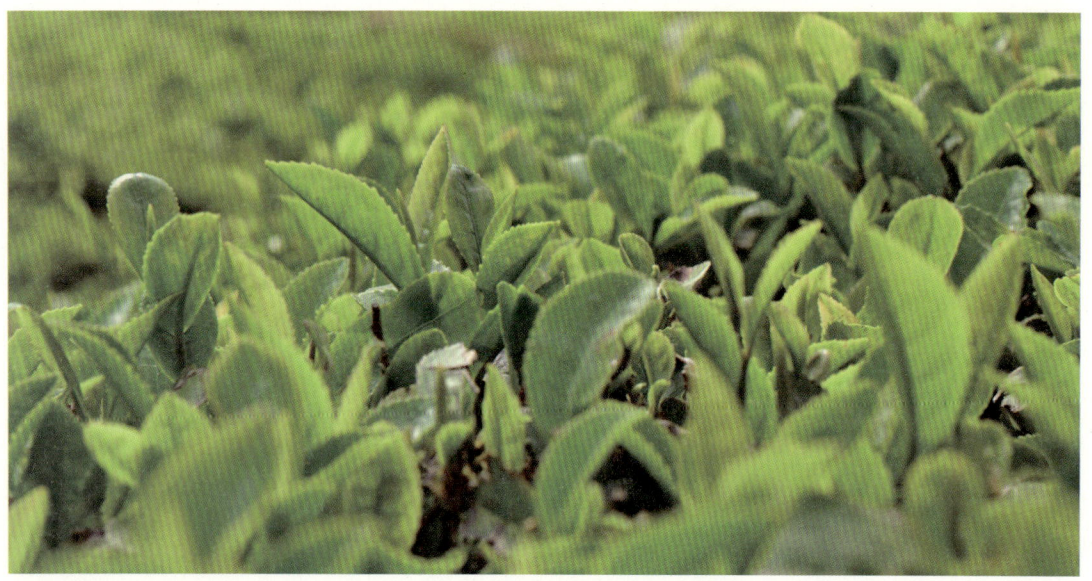

한반도 끝자락 보성. 녹차밭으로 가는 길은 숨막히도록 아름답다. 삼나무, 편백나무… 하늘까지 쭉 뻗어 있다. 나무숲이 뿜어내는 피톤치드에 취한다. 삼나무 기둥 사이로 초록의 세계가 보인다. 언덕에 조성된 차밭이 한 폭의 그림 같았다. 계단을 따라 조심스럽게 발을 옮겼다.

파란 카펫을 깔아놓은 듯, 차곡차곡 멍석 말아놓은 듯, 굽이굽이 구부러져 연둣빛 에스라인이 되었다. 괜스레 숨바꼭질을 하고 싶어졌

생태·채취

차나무는 중국이 원산이고, 일본 시즈오카, 우리나라 보성과 제주도에서 재배된다. 늦가을에 흰색 혹은 연분홍 꽃이 핀다. 어린 순을 이른 봄에 채취하여 가공해 녹차를 만든다.

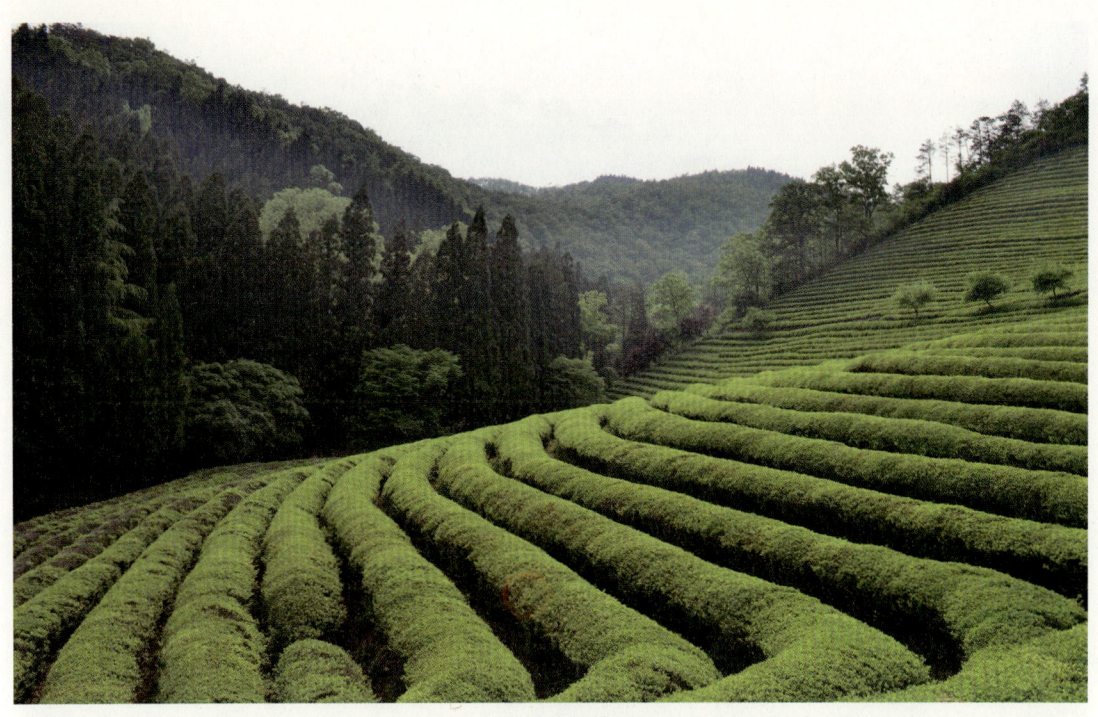

맛과 성질

차나무 잎은 맛이 쓰고 달며, 성질은 서늘하다.

다. 나지막하게 허리를 굽혀 몸을 숨겼다. 싱그러움이 몸에 은은히 스며든다. 삼나무가 흔들어 대는 바람결에 여린 찻잎에서 흘러나온 향기가 영혼을 깨끗이 정화시켜 주었다. 눈덮인 후지산을 배경으로 펼쳐진 시즈오카의 녹차밭이 멋지다고 하지만, 내 눈엔 보성 녹차밭이 훨씬 더 아름다웠다.

조선시대 승려 초의草衣는 차茶에 대하여 다음과 같이 읊었다.

위대한 하느님께서 어여쁜 차나무를
귤의 덕과 짝되게 하시니
받은 천명 그대로 옮기지 않고
남쪽 나라에서 사네.
빽빽한 잎은 눈과 싸우며

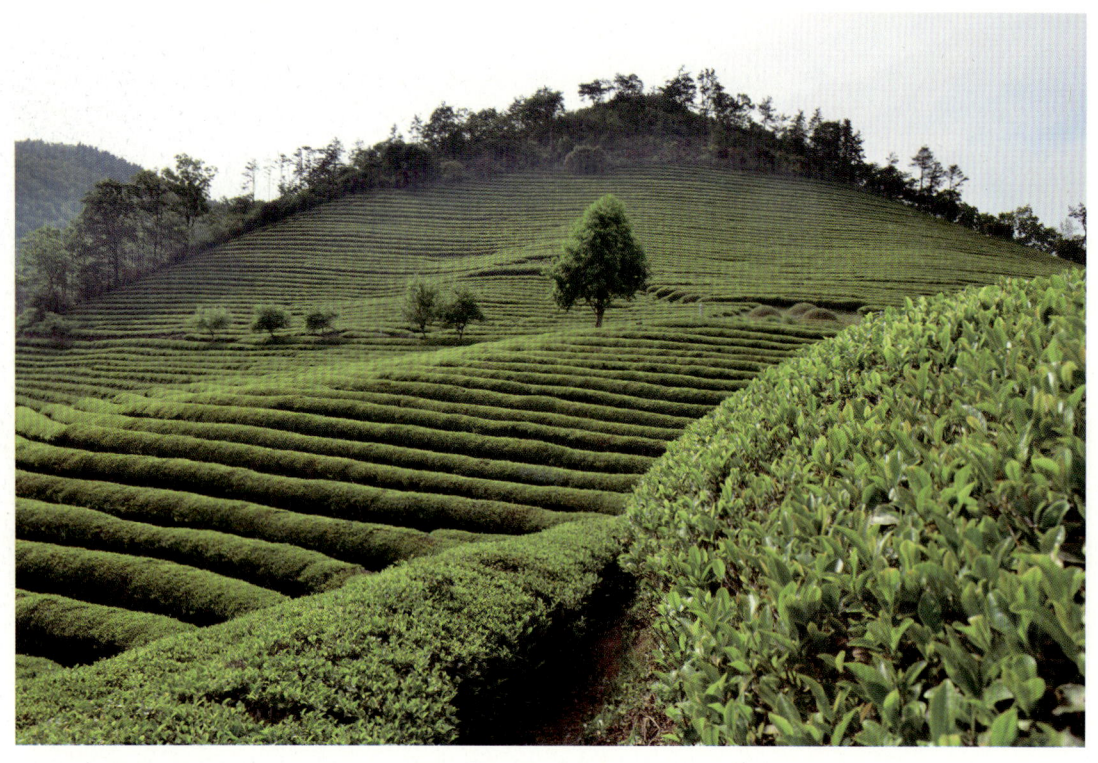

겨우내 푸르고
하얀 꽃은 서리에 씻기며
가을의 영화로움 드러낸다네.

고야산의 신선같이 분을 바른 듯한
살결은 깨끗하고
염부나무 강가의 금모래같이
아름다운 꽃술이 맺히어 있네.
밤이슬에 물기 머금으니
푸른색의 새 혀 같구나.

　　『동다송東茶頌』 중에서

녹차 잎에는 폴리페놀의 일종인 카테킨이 있고, 카페인·타닌·테아닌·세키세놀·비타민 C·비타민 B1, B2·나이아신·펜토텐산·이노시톨·루틴 등이 들어 있다.

1. 녹차는 몸에 지방이 쌓이는 것을 막아준다. 그러므로 다이어트에 아주 효과적이다.
2. 카테킨과 비타민 C는 활성산소를 없애 항노화 작용을 함으로써 세포를 젊게 해준다.
3. 카테킨은 탈모를 예방한다.

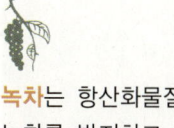

녹차는 항산화물질이 있어 노화를 방지하고 카테킨은 지방을 분해시켜 다이어트에 좋다.

한의학적 관점으로 살펴보면, 『동의보감』에서는 차를 고다苦茶, 혹은 작설차雀舌茶라고 부른다. 차의 순이 참새[雀]의 혀[舌]와 같아서 생긴 이름이다. 성질이 약간 차고 맛은 달고 쓰며 독이 없다. 몰린 기운을 내리게 하고, 오래된 식체食滯(음식물이 잘 소화되지 않아서 생기는 증상으로, 흔히 '체했다'고 하는 경우를 말함)를 다스리며, 머리와 눈이 맑아지게 하고, 소변을 잘 통하게 하며, 소갈을 치료하고, 잠을 덜 자게 한다. 또한 굽거나 볶아먹고 생긴 독을 풀어준다.

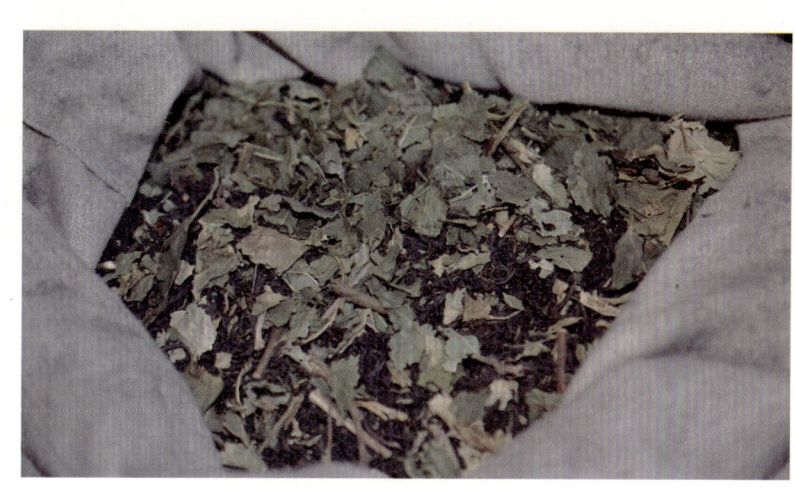

건조된 차잎

커피 이야기[41]

Coffea arabica

정신을 맑게 하고 볶으면 맛이 좋아지는 붉은 열매

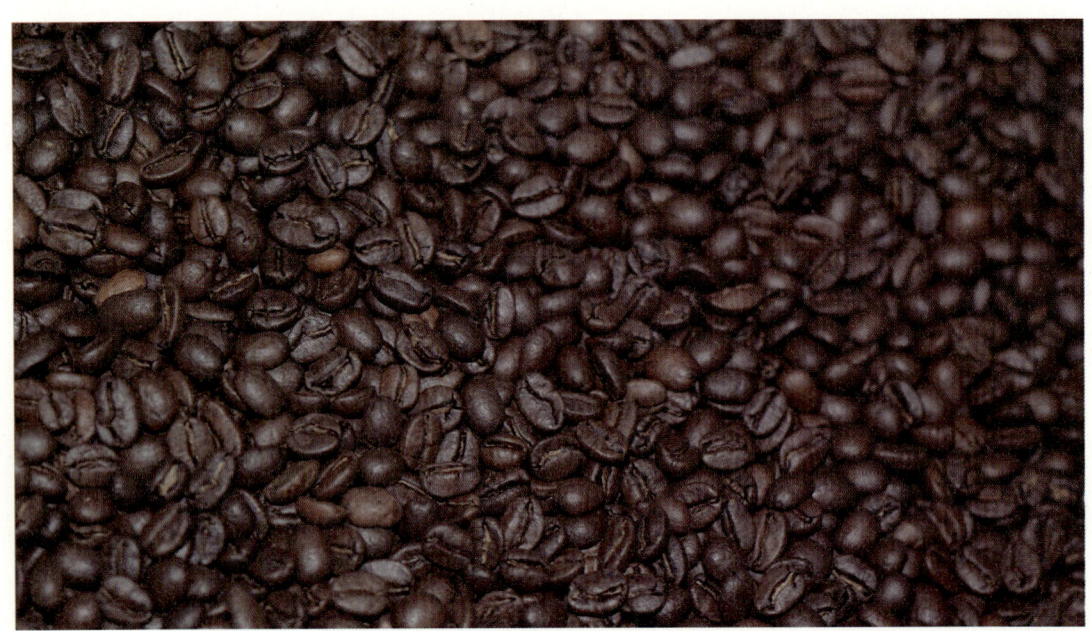

코나커피를 찾아서

아내랑 아침식사 중 커피 문화에 관해 이야기를 나누게 되었다. 4천 원짜리 식사를 하고 커피는 5천 원짜리 즐기는 것은 어떤가? 철학적으로 고상하게 표현하면 포스트모더니즘 현상의 일종이다. 커피 한 잔에서 얻는 행복이 한끼 식사보다 더 만족을 줄 수 있다면 커피값이 식대보다 더 비싼 것을 무조건 나무랄 수 없을 것이다.

식탁에서 벌어진 인문학 논쟁을 마치고 근처 별다방으로 향했다. 바다의 요정 세이렌이 매혹적인 눈빛으로 오라고 손짓한다. 친절한 바

생태·채취

커피나무는 꼭두서니과 열대 상록관목이고, 야생에서 자라며 키가 8~10m에 이른다. 가지에 자스민 향이 나는 흰 꽃이 피고, 열매는 초록빛으로 맺혔다가 빨갛게 익는다.

리스타 아가씨의 미소는 세이렌의 모습을 닮았다. 포스트모더니즘을 의식하며 아메리카노 커피를 주문하였다.

요즘 대한민국은 커피 공화국이 되었다. 바다의 요정 세이렌이 한반도에 상륙하더니 초록 문양을 휘날리며 사람들을 유혹하였다. 따뜻한 머그잔에 그려진 로고를 유심히 살펴보았다. 긴머리 휘감아 올린 모습이 매력을 발산하고 있다.

또 하나의 커피 요정이 생각났다. 뜨겁게 타오르는 화산의 여신이다. 그녀의 이름은 펠레이다. 펠레는 코나커피의 심볼이다. 코엑스 코나커피점에서 코나커피를 맛볼 수 있었다. 코나커피는 세계 3대 커피에 속하는 고급커피이다. 자메이카의 블루마운틴, Blue mountain 예멘의 모카, Mocha 그보다 더 유명한 것이 코나 Kona 커피이다. 코나커피는 생산량이 적어 귀하게 대접받는다. 특별한 자연에서 자라는 코나커피가 보고 싶었다. 그래~ 여신 펠레를 만나러 가 봐야지. 남태평양 한가운데 하와이로 가보자. 화산 용암이 이글거리는 빅아일랜드로… 코나 지역으로 가보자.

> **맛과 성질**
> 커피 열매는 신맛과 쓴맛이 나는데 200도 이상으로 볶으면 독특한 맛을 낸다.

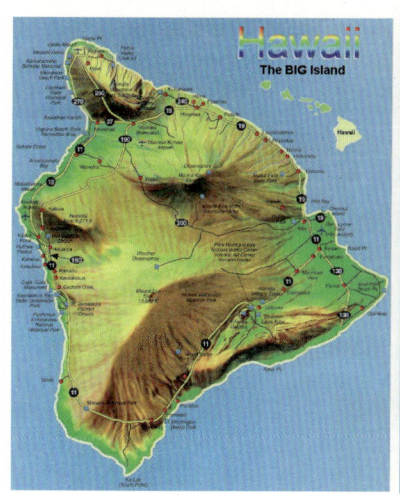
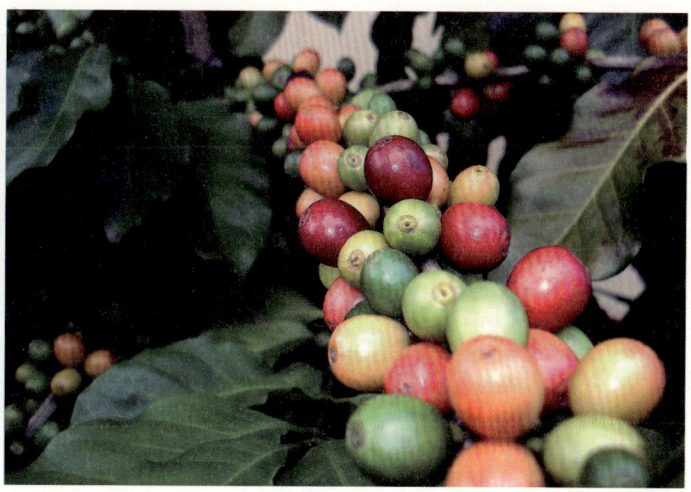

벼르고 벼르다 꿈을 이룰 수 있었다. 아내랑 하와이안 항공 티켓을 끊었다. 10시간 넘게 하늘을 날아 하와이에 착륙하였다. 아름다운 레이꽃목걸이를 목에 걸고 환영을 받았다. 오하우섬 와이키키 해변 근처 호텔에 체크인하였다. 와이키키 해변을 거닐 때 20년 전 기억이 떠올랐다. 맨발에 커플티를 입고 선글라스 차림으로 찍었던 과거. 그곳에서 다시 포즈를 취하고 지나간 기억을 되살렸다. 폴리네시아컬처센터에서 훌라댄스와 원주민 쇼를 감상했다.

세계적인 휴양지 와이키키도 좋지만 코나커피를 만나러 빅아일랜드로 향했다. 얼마나 가까운지 금세 빅아일랜드가 보인다. 아직 살아있는 화산활동으로 연기가 올라온다.

커피나무의 덜 익은 열매는 다이어트용이고, 잘 익은 열매는 커피음료용으로 쓰인다.

코나 지역에는 많은 커피농장들이 있었다. 코나 지역 후아랄라이산과 로아산 기슭에는 커피농장들이 모여 있어 커피벨트를 이룬다. 그린웰 농장, UCC 농장, 로얄코나 커피농장, 코나조 커피농장, 코나드 펠레 Kona De Pele 훌라대디 커피농장, 도토루 커피농장…

어느 커피농장이나 언덕 위에 커피밭이 있어 앞이 확 트여 바다가

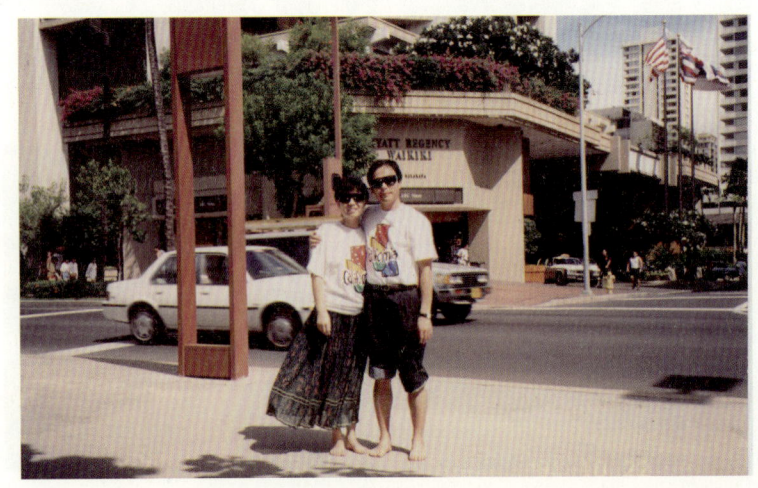

시원하게 보인다. 그럼 어느 농장으로 가볼까? UCC(우에시마 커피 컴퍼니) 농장은 주인이 일본인이고, 코나 드 펠레 커피농장 주인은 한국인이다. 그럼 코나 드 펠레로 가보자.

커피나무가 가득한 농장을 돌아보았다. 석양에 커피체리가 발갛게 반사된다. 어쩌면 이렇게 아름다울까? 하얗게 피어나 꽃이 지고 나서 초록 열매를 맺었다가 햇볕을 받아 붉게 익은 것이다. 잘 익은 커피체리를 만져 보았다. 붉은 육질을 벗겨내니 알맹이들이 나타난다. 이 알맹이를 햇볕에 말리어 불에 구웠더니 거므스름한 원두가 되었다.

커피 열매의 성분

커피에는 2천 가지 이상의 물질이 들어 있지만, 중요한 성분은 카페인·클로겐산·나이아신·칼륨 등이다.

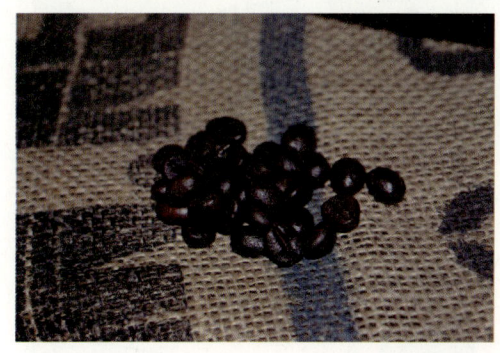

코나커피 알맹이를 코에 대고 향을 맡았다. 독특한 향기가 코끝을 타고 가슴을 자극한다. 왜 코나커피는 맛있을까? 코나 지역은 일년 내내 일조량이 좋고, 토지가 화산석으로 되어 있어 배수가 잘 되는 곳이다. 물·토양·햇볕 등이 잘 맞아 떨어져 커피 재배에 적당하다. 또 화산으로 인해 경사가 심해 기계작업이 불가능하다. 그러다 보니 일일이 수작업으로 잘 익은 커피 열매를 딴다.

그러니 커피 맛이 좋을 수밖에 없다. 아~ 독특한 커피, 코나커피. 펠레 여신이 눈앞에 아른거린다. 펠레 여신이여~ 당신을 보러 이곳까지 왔어요~

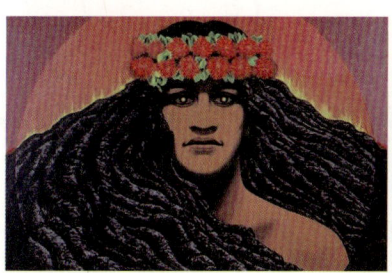
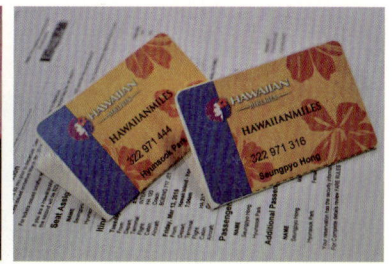

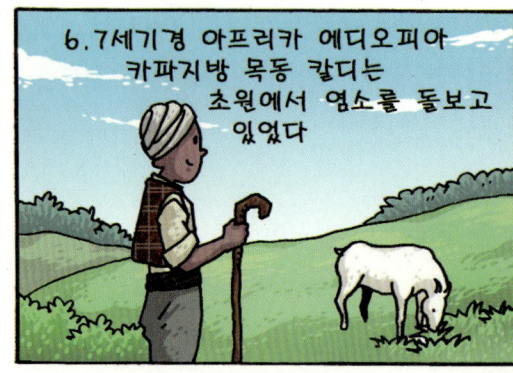
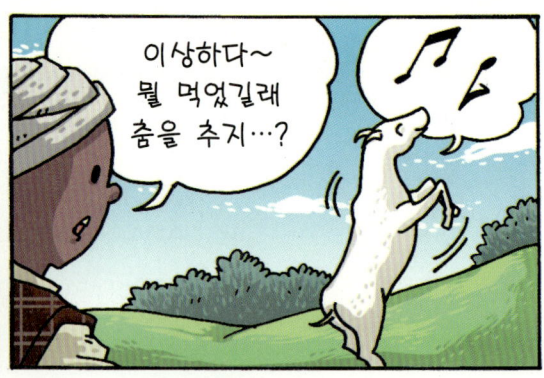
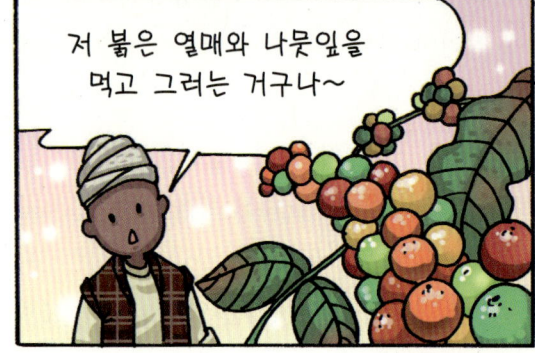
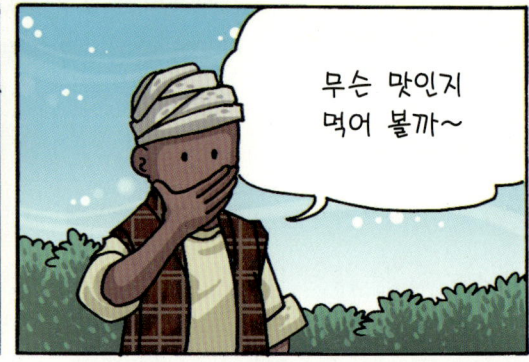
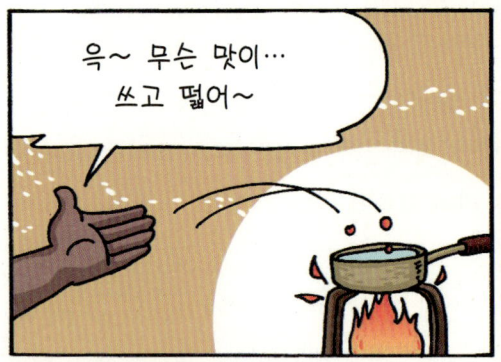
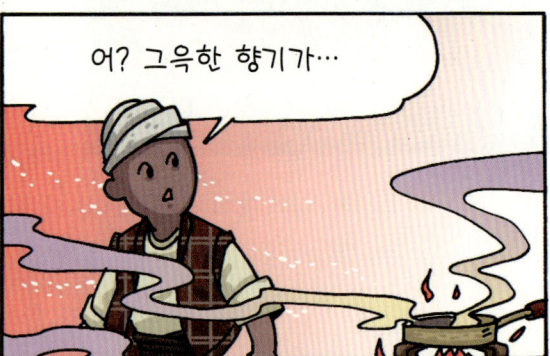
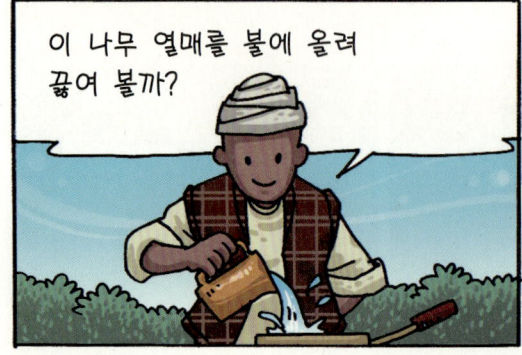
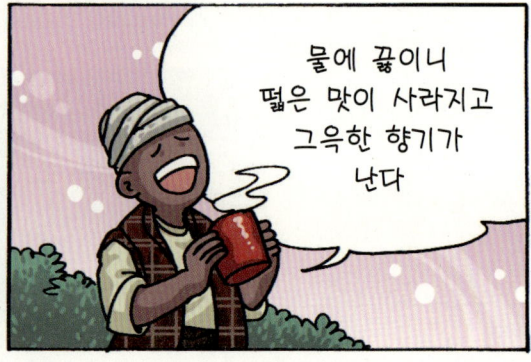

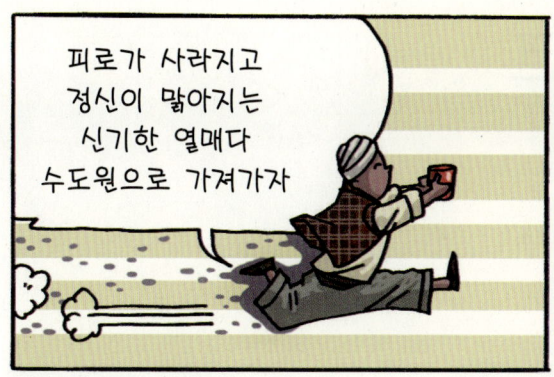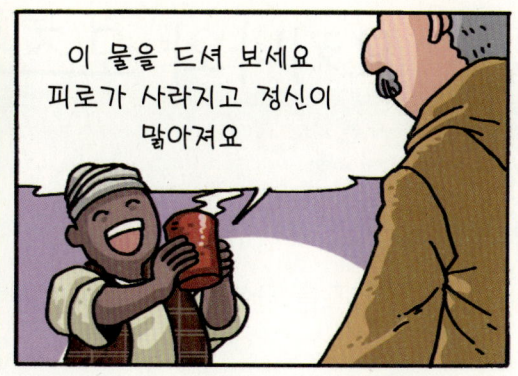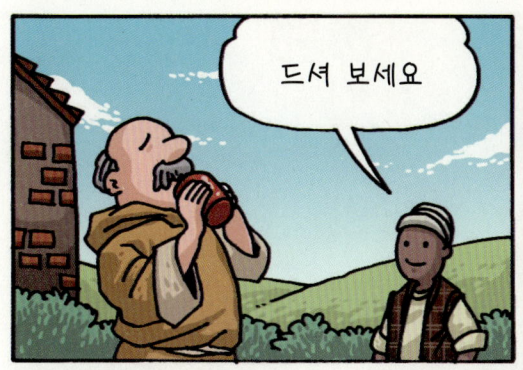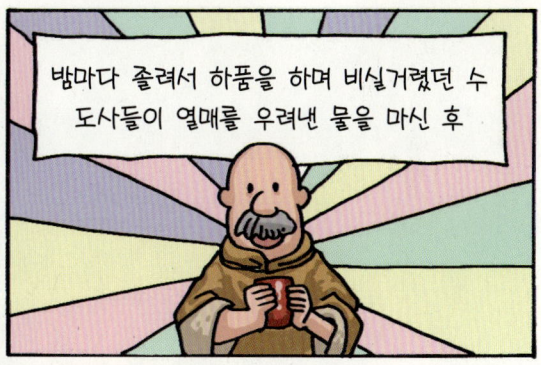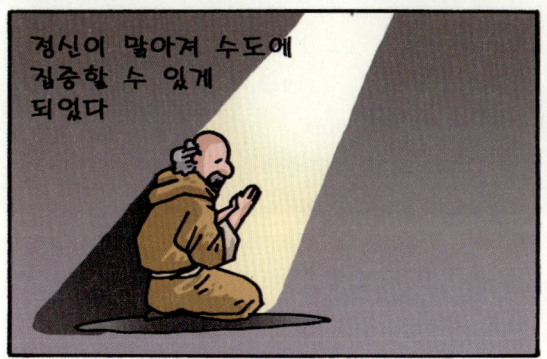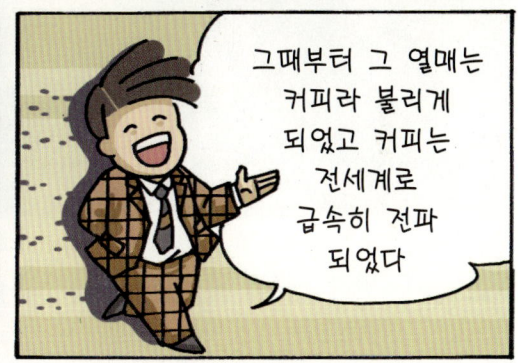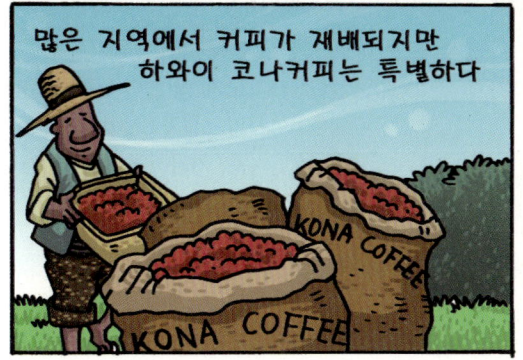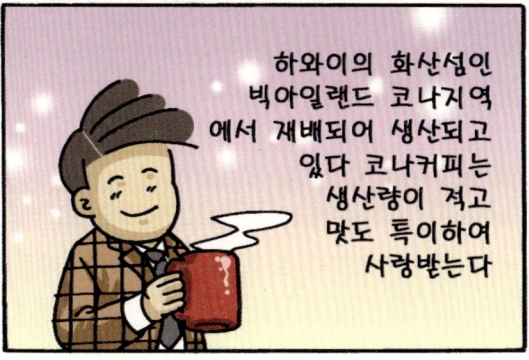

오키나와 모즈크[42]

沖縄 海蘊
Caldosiphon okamuranus

암세포를 자살하게 하는 해조류

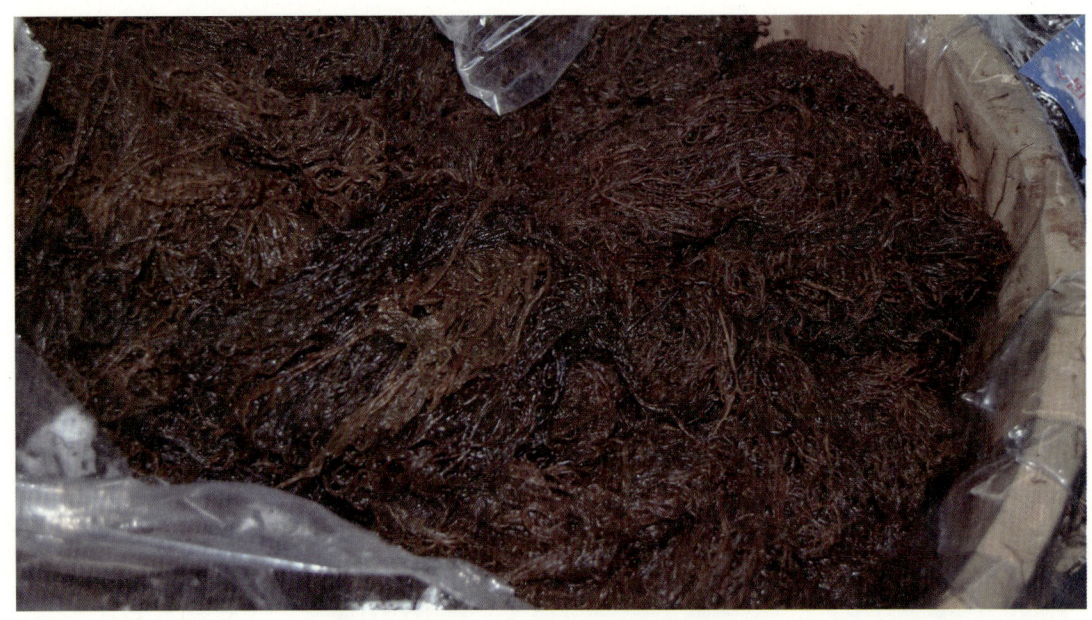

일본에서도 멀리 남쪽에 위치한 오키나와섬. 오키나와 사람들은 왜 장수하는 걸까? 아름다운 자연 속에서 살기 때문일까? 특별한 먹거리를 즐기기 때문일까? 오키나와 바다에서 자라는 갈색의 해조류 모즈크가 비밀의 열쇠였다. 풍부한 태양빛을 받고 자라는 오키나와 해조류 모즈크.

오키나와 모즈크에는 후코이단이 많이 들어 있다고 한다. 바닷속에서 자라는 모즈크를 보고 싶었다. 아니, 직접 먹어 보고 싶었다. 들

생태·채취

오키나와 청정해역에서 자란다. 3월과 6월에 모즈크를 채취, 가공하여 후코이단을 생산한다.

뜬 마음을 차분히 가라앉히고 비행기에 올랐다. 하늘에서 내려다보는 한반도 끝자락이 바다에 닿아 있다. 파란 남해 바다도 청정해역이라 불릴 만했다.

'저기서 자라는 미역에도 질 좋은 후코이단이 들어 있을 거야.'
이런 생각 저런 생각 하다 보니, 비행기는 어느새 나하(那覇) 공항에 착륙했다. 짐을 풀기 무섭게 나하 평화거리로 나갔다. 작은 도시의 재래시장 냄새가 물씬 풍긴다. 갈색 해조류 모즈크가 눈에 들어왔다. 국수처럼 가느다란 모즈크를 시식했다. 해조류 특유의 향기가 바닷냄새를 느끼게 한다. 홍콩에서 온 예쁜 아가씨도 모즈크를 시식한다.

오키나와의 호텔 부세나 테라스 리조트. 고품격 호텔로서의 명성을 자랑한다. 그곳에서 메이요 대학 교수님과 저녁 약속이 있었다. 탁 트인 투명한 바다를 바라보며 오키나와에 대한 이야기를 나누었다. 외국여행에서 중요한 것 중의 하나는 향토음식이다. 뷔페 음식을 탐색하는데 반가운 요리가 준비되어 있었다. 음식을 담은 용기에 모즈크라고 쓴 것이 선명하게 보였다. 역시 모즈크는 고품격 건강식품으

맛과 성질

모즈크는 미역과 맛이 비슷하고 성질은 평하다.

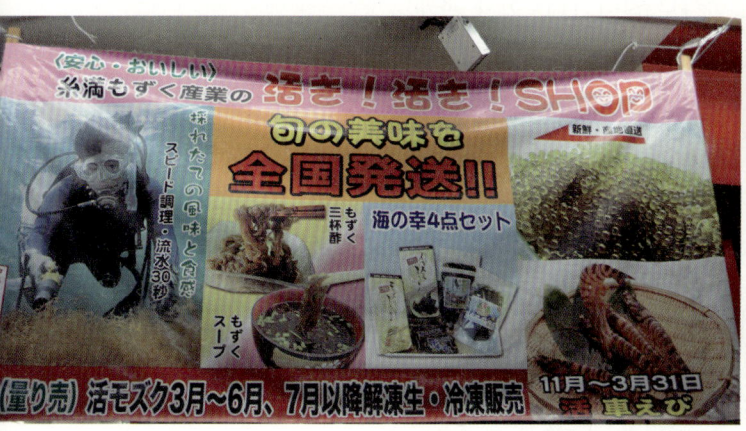
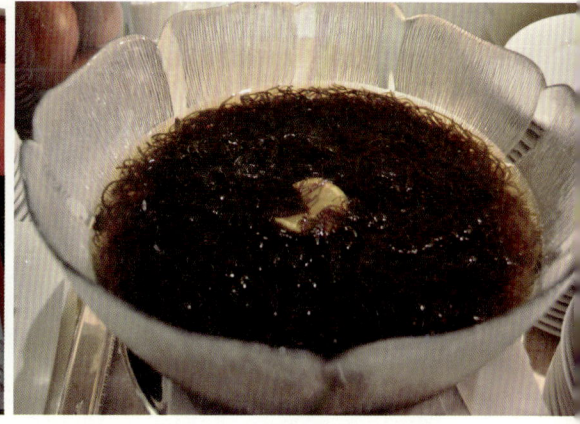

로 대접받는 모양이다. 오키나와에 와서 모즈크를 맛보지 않으면 반쪽 여행밖에 안 된다.

해조류 모즈크는 왜 이렇게 귀한 대접을 받을까? 모즈크의 핵심은 끈적끈적한 수용성 다당체, 곧 후코이단이다. 모즈크는 거친 바다에서 스스로를 보호하기 위해 후코이단을 만들어내고, 후코이단은 면역력과 항균력이 있어 외부로부터 나쁜 세균들이 침입하지 못하게 한다.

후코이단을 발견한 사람은 1913년 스웨덴 웁살라 대학 클라인 교수이다. 처음에는 단순한 보호물질로 알려졌으나, 1990년대부터 일본인들의 장수 비결 중 하나가 해조류를 즐겨 섭취한다는 것임에 착안해 연구가 거듭되었다. 1996년 일본 암학회는 후코이단과 아포토시스 효과에 대해 발표하였다. 아포토시스는 암세포들을 스스로 자살하게 만든다고 한다. 그렇다면 암환자들에게는 눈이 번쩍 뜨이는 소식이다.

모즈크로부터 후코이단을 추출하는 회사들이 많지만, 가네히데 바이오(주)는 일본에서도 알아주는 후코이단 제조회사이다. 오키나와 남부 이토만에 위치한 가네히데 바이오 회사로 찾아가니, 회사 관계

모즈크 추출물에 함유된 후코이단이 항암작용을 하고 면역력을 증진시킨다. 알긴산·식물섬유·미네랄이 풍부하다.

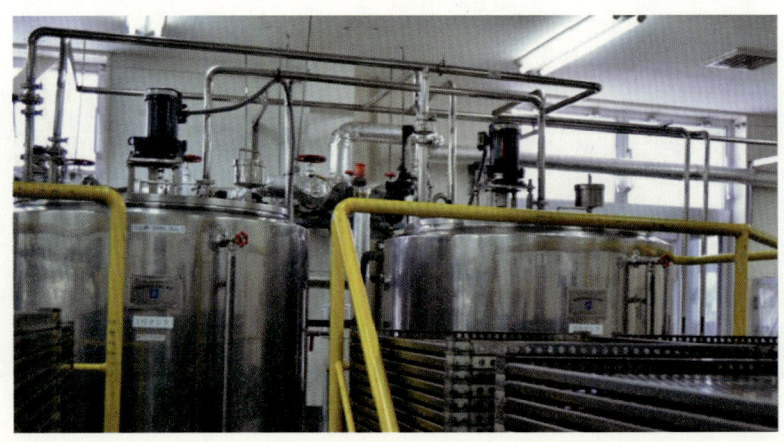

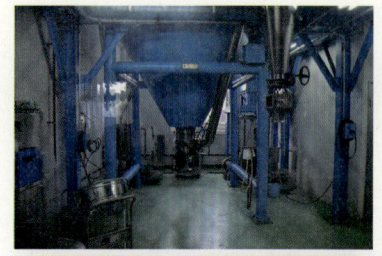
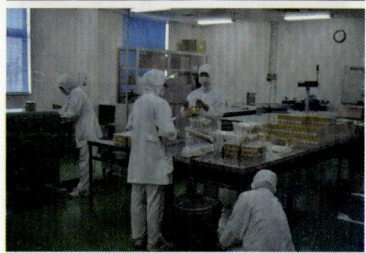
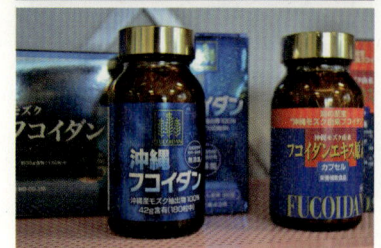

자들이 친절하게 생산 및 제조과정을 안내해 주었다.

바다에서 채취한 거대한 모즈크 저장 탱크들이 보였다. 분쇄된 모즈크에서 풍기는 독특한 향이 코를 자극한다. 작업현장으로 들어가기 위해 무균복으로 갈아입었다. 반도체 공장에서 입는 얼굴만 빼꼼 나오는 하얀 복장이다.

후코이단 생산과정을 돌아다니며 살펴보았다. 공장장님이 친절하게 자세히 설명해 주었다. 엄격한 연구와 검수과정을 거쳐 생산되는 후코이단 가루. 모즈크를 처리해 순도 높고 질적으로 훌륭한 후코이단을 만들어내는 모든 시설과 공정을 내 눈으로 직접 보니, 이곳에서 생산하는 후코이단에 대한 신뢰가 더 깊어졌다. 후코이단 추출액을 입에 넣고 혀로 음미해 보니 독특하다.

후코이단에는 어떤 효과가 있을까?
첫째, 정상세포에는 전혀 영향을 주지 않고 암세포에만 작용해 스스로 자살하게 하는 아포토시스 유도작용을 한다.
둘째, 헬리코박터균의 작용을 막아 위를 지켜준다. 후코이단의 황산기로 위점막을 코팅함으로써 헬리코박터가 공격하지 못하도록 보호하는 것이다. 그뿐 아니라 후코이단은 헬리코박터 자체를 흡착하여 장으로 옮겨 몸 밖으로 내보냄으로써 위를 지켜준다.
셋째, 후코이단은 림프구 생산을 촉진하여 우리 몸의 면역력을 증진시킨다.

그런 이유로 암환자들 사이에서는 항암치료를 할 때 후코이단을 함께 섭취하면 좋다고 입소문이 나게 되었다.

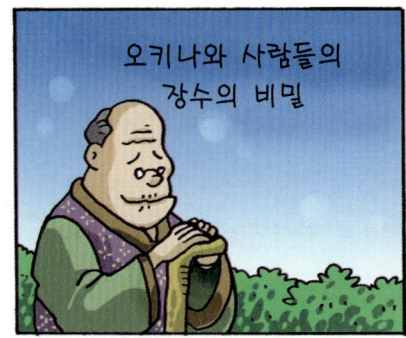
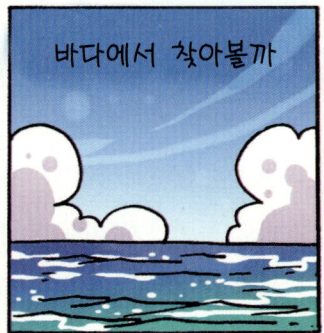
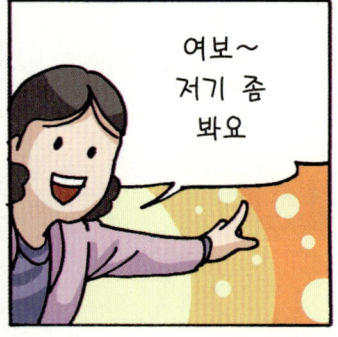
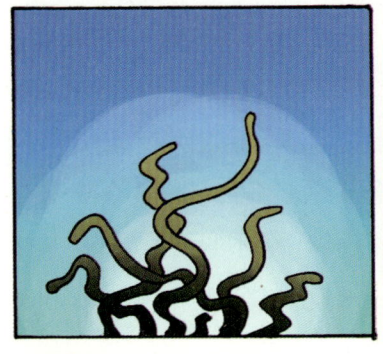
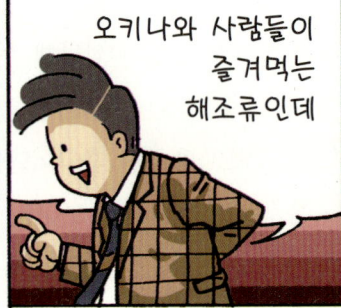
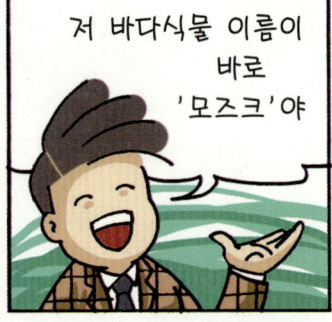
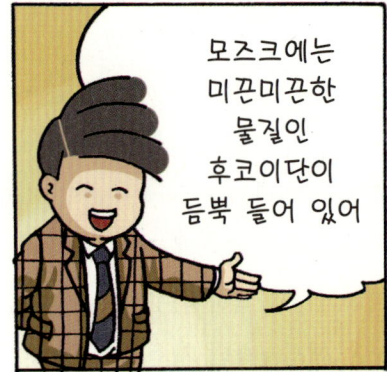
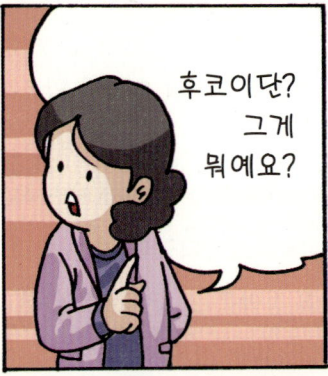
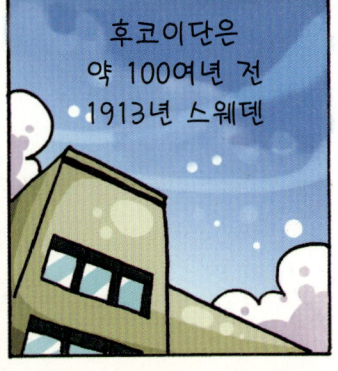
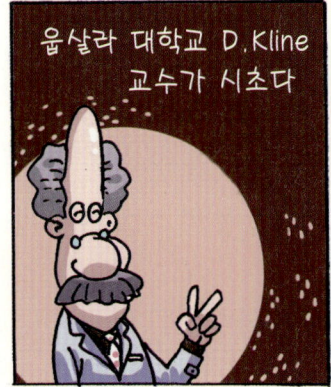
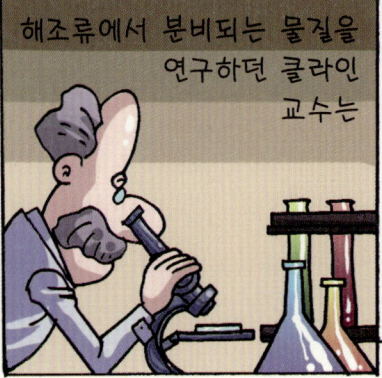
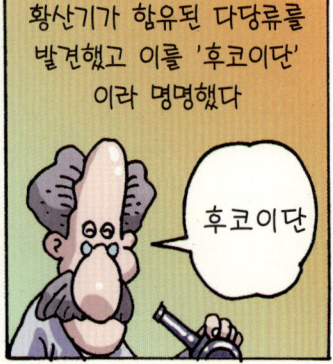

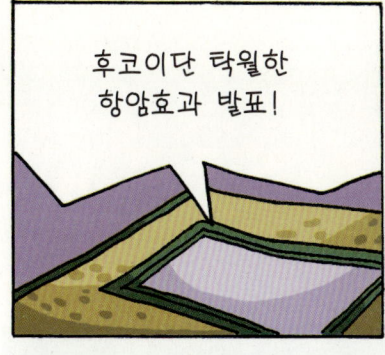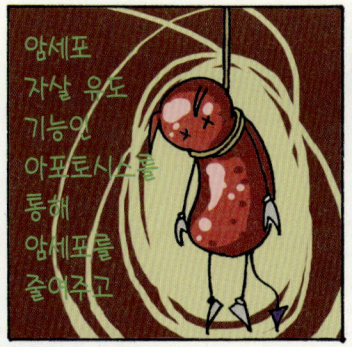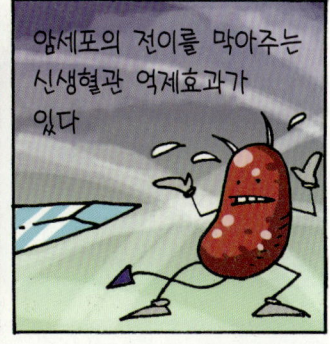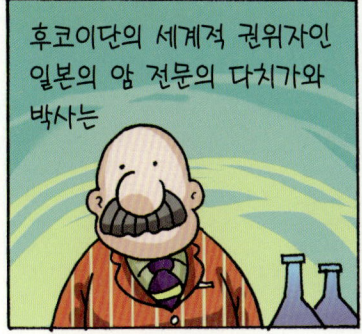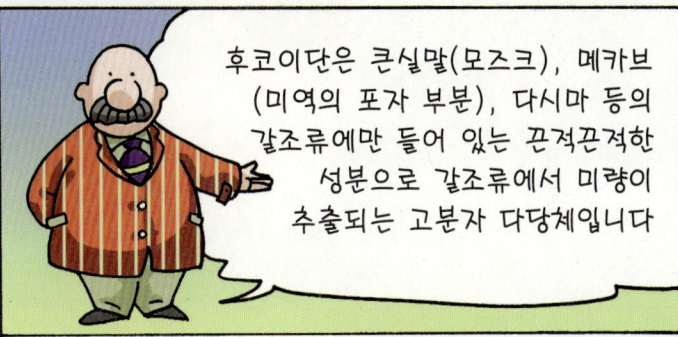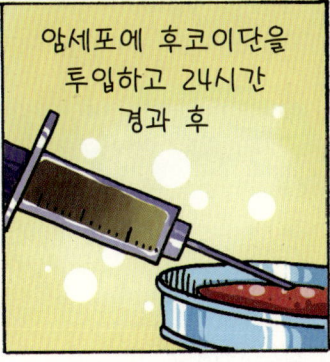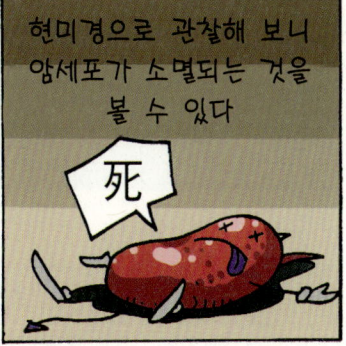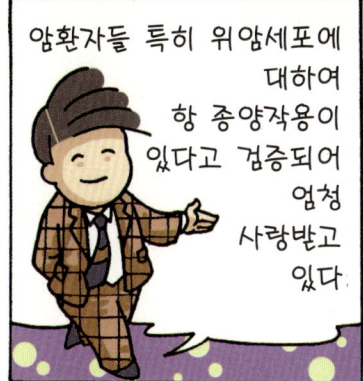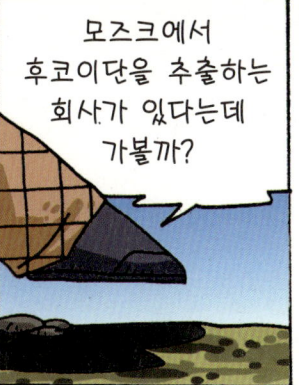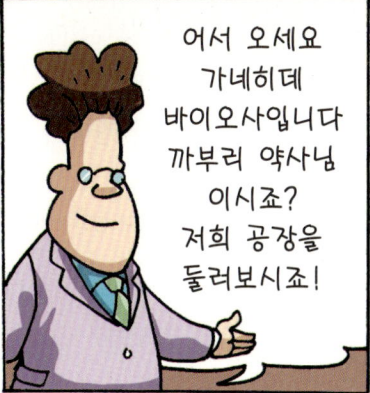

차가버섯[43]

Chaga

암으로 고통받는 사람들에게 희망을 주는 버섯

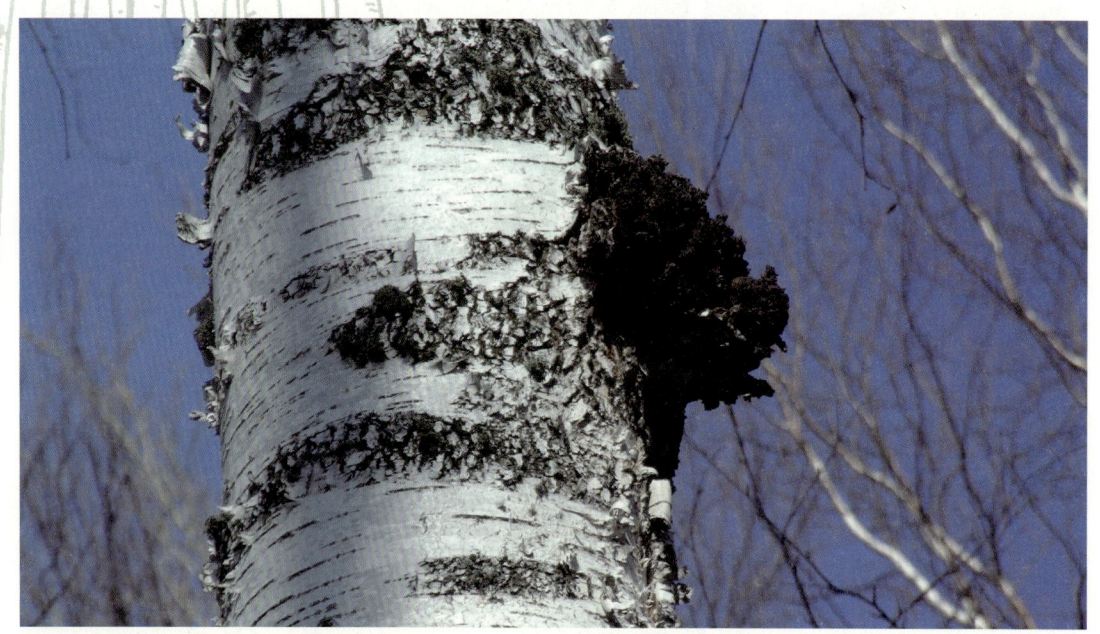

[사진제공 고려인삼공사]

차가버섯의 '차가chaga'라는 말은 '희망'이다.
암이라는 진단을 듣고 받은 충격. 직접 당해 본 사람 아니면 어느 누구도 이해하지 못하리라. 하늘마저 원망하고 싶을 것이다. 하염없이 눈물만 흘리고 슬퍼했으리라. 자포자기하고 죽고 싶은 생각뿐이었겠지. 삶에 대한 강한 집념이 생긴 것은 사랑하는 가족들이 있었기 때문이다.

차가버섯은 만병통치약은 아니다. 용기와 희망을 주는 영원한 동반

생태·채취

러시아 혹한지역에서 자라는 자작나무에 기생하는 15년 이상 된 차가버섯을 채취하여 분말이나 엑기스로 만든다.

자이다. 차가버섯이 혹한 속에서 생명을 이어가는 모습은 암이라는 질병과 싸우는 당신의 모습과 흡사하다. 러시아산 차가버섯이 암 치료에 좋다는 소문이 나자 너도나도 차가버섯을 들여왔다. 그러나 저품질 차가버섯은 슬픔에 잠긴 사람들을 또 한 번 깊은 수렁에 빠뜨렸다. 고품질의 차가버섯을 만나는 것은 좋은 의사를 만나는 것만큼 중요하다.

맛과 성질
차가버섯은 무미·무취하다.
성질은 평하다.

자작나무에 툭 튀어나와 있는 거무스름한 덩어리. 이리저리 살펴보니 볼수록 신비스러운 느낌이 든다. 조각조각 쪼개진 누런 차가버섯. 내 눈에는 버섯덩어리가 아니라 황금처럼 보였다. 이 황금 같은 덩어리가 암으로 슬픔에 잠긴 사람에게 한 가닥 희망을 주는 귀한 물질이기를 기대한다.

1968년 러시아 문인 솔제니친이 「암병동」을 발표하면서 전 세계 사람들은 차가버섯이 암 치료에 이용된다는 사실을 알게 되었다. 오늘날 러시아 약전에도 차가버섯이 수록되어 있다.

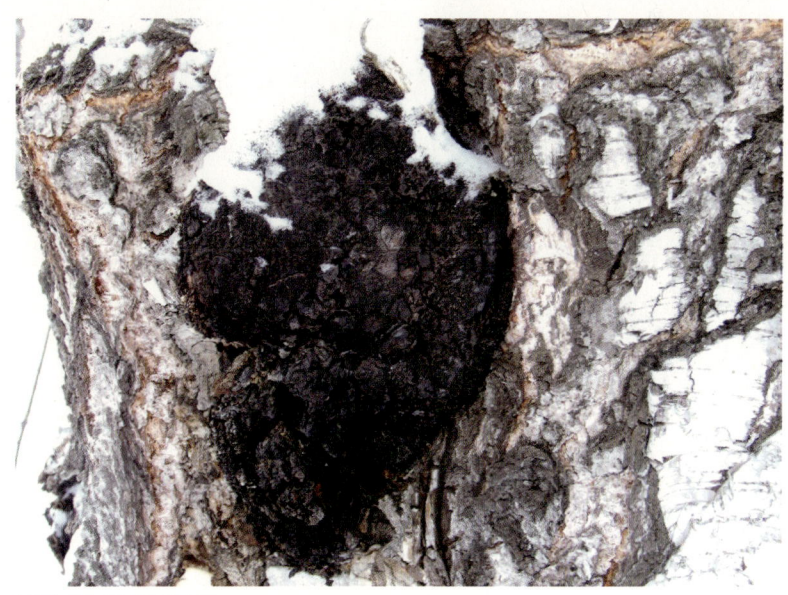

[사진제공 고려인삼공사]

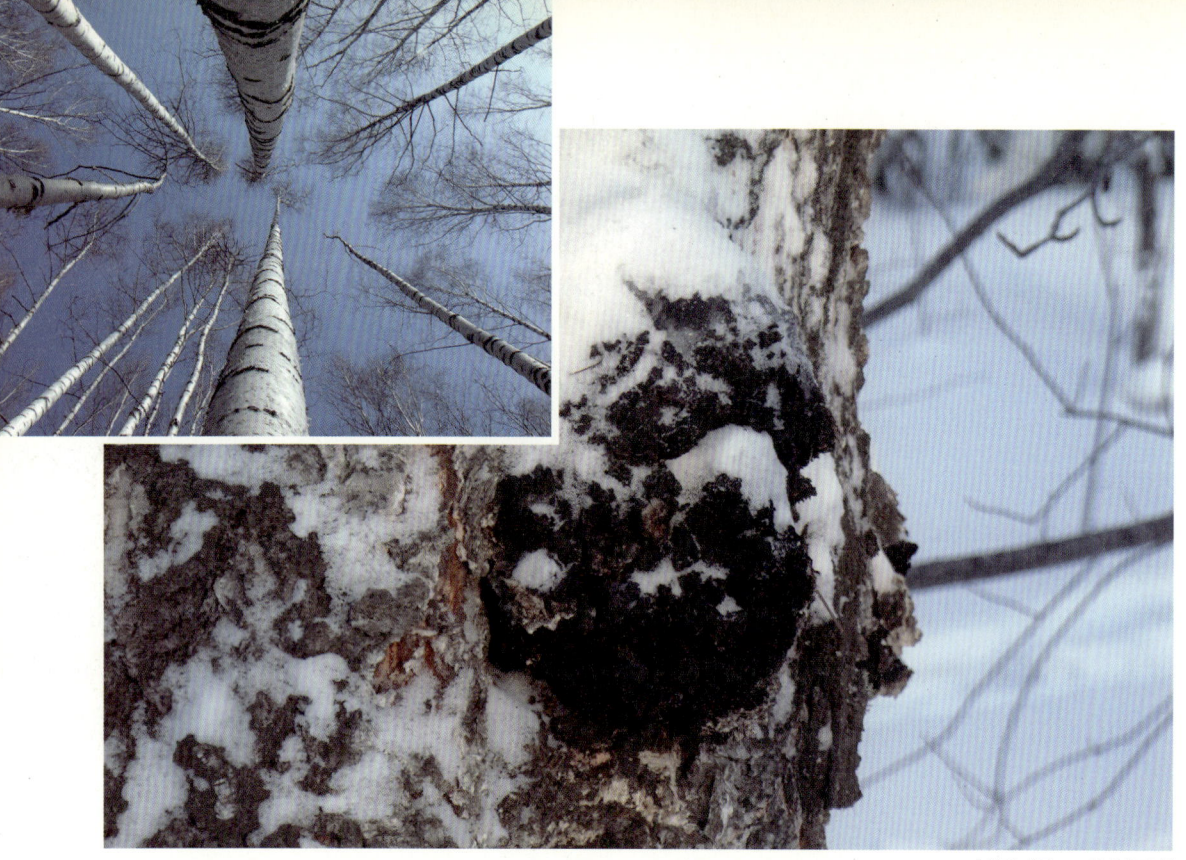

[사진제공 고려인삼공사]

실제로 차가버섯은 항암효과가 탁월하여 지금도 많은 암환자들에게 사랑을 받고 있다. 차가버섯은 어디에서 구할 수 있을까?

러시아 시베리아 지역은 영하 40도 이하의 날씨가 계속되는 곳. 이런 혹한지역에서 자라는 자작나무에 주목하자. 하얗고 굵은 나무줄기와 거뭇거뭇한 얼룩무늬는 조화를 이룬다. 나무가 하늘을 향해 뻗어 숲을 이루면 한 폭의 수채화 같다. 자작나무 껍질을 벗겨내어 불을 붙이면 껍질 속 기름이 녹아 자작자작 소리를 내며 잘 타오른다. 그래서 자작나무라고 했다.

차가버섯은 일명 자작나무시루뻔버섯이라고 불린다. 차가버섯균은 자작나무 속으로 파고들어 목질 부분에 자리를 잡고는, 자작나무가 만들어내는 영양분 등을 빼앗아 먹고 자라 2m 정도 뿌리를 내린다. 차가버섯균은 7년 이상 자라면 자작나무 껍질을 뚫고 나와 10년 이상 계속 수액을 빨아먹으며 2차성장을 한다. 이렇게 자란 차가버섯은 겉은 투박하고 검은 빛이고 안쪽은 밝은 갈색으로 돌처럼 단단하다. 튼튼하던 자작나무는 차가버섯이 15년 이상 자라면 기운을 다 빼앗겨 서서히 죽어간다.

차가버섯은 임파구를 활성화 시켜 암세포에 대항한다. 종양의 증식을 억제한다. 항암 요법의 보조제로 사용된다.

차가버섯 속에는 항암작용을 하는 생리활성물질이 있다. 차가버섯에 함유된 특별한 생리활성물질군을 통칭하여 크로모겐 콤플렉스 chromogen complex 라 부른다.

크로모겐 콤플렉스에는 다음과 같은 성분이 있다.
1. 암세포의 성장을 억제하는 성분이 있다.
2. 베타글루칸은 면역세포를 활발하게 한다.
3. 폴리페놀계 물질은 항산화 작용을 한다.
4. 활성산소를 없애는 SOD 성분도 있다.
5. 수용성 리그닌이 풍부하다.

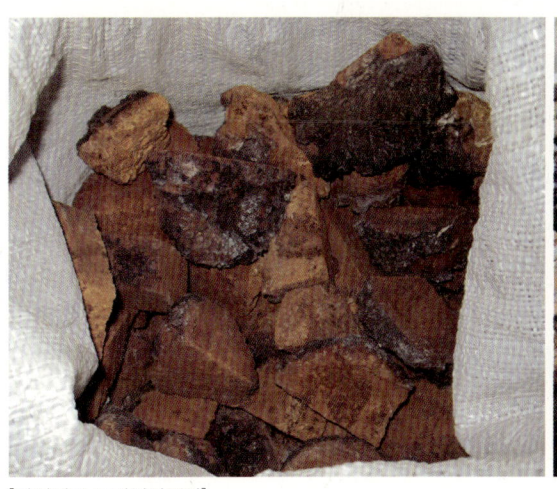
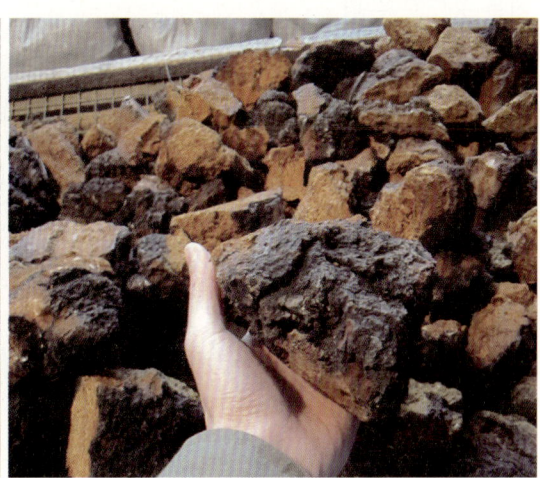

[사진제공 고려인삼공사]

그러므로 차가버섯의 작용을 정리하면 다음과 같다.

1. 암세포의 성장을 억제하고 자가사멸시킨다.
2. 면역기능을 정상화하여 암세포의 활동을 막는다.
3. 항암치료의 부작용을 줄여준다.
4. 암을 예방하고 재발을 막는다.
5. 활성산소를 제거한다.

차가버섯의 효능
항암, 제암효과
면역력 강화 작용
활성산소 제거 작용
당뇨병 예방과 개선
고혈압 예방과 개선
아토피성피부염 예방과 개선
만성간염 예방과 개선
만성신장질환의 예방과 개선

러시아에서는 차가버섯을 등급으로 관리하고 있다. 최고 품질인 1등급 차가버섯의 기준은 다음과 같다.

1. 북위 50도 이상 지역에서 채취한 것
2. 겉껍질을 제외한 속껍질과 속살의 두께가 10cm 이상일 것
3. 크로모겐 콤플렉스가 10% 이상일 것
4. 건조한 후 수분 함량이 14% 이하일 것
5. 불순물의 합이 1% 이하일 것
6. 관능검사 · 성분검사 · 방사선검사 등에 문제가 없을 것
7. 섭씨 60도 이하에서 건조된 것

1등급 이하의 차가버섯은 약용으로 쓸 수 없어 폐기하거나 차를 끓이는 용도로 쓴다.

북한에서 발행된 『약초의 성분과 이용』에는 다음과 같은 기록이 있다. '차가버섯의 추출액은 종양의 증식을 억제하고 종양환자의 일반상태를 좋게 한다. 위암 환자에게 쓰면 밥맛을 돋우고 소화가 잘된다. 유효성분은 물에 풀리는 색소물질로 생각되는데, 효소 활성작용이 있는 망간이 주목된다.'

차가버섯을 복용하는 방법
전통적인 방법으로 차가버섯을 복용하는 법은 다음과 같다.

1. 껍질과 불순물을 제거한 차가버섯 덩어리를 200g 준비한다.
2. 물 2.5ℓ를 100도 이상 펄펄 끓인 후 50~60도 될 때까지 식힌다.
3. 그 물에 차가버섯 덩어리를 넣고 4~5시간 담가둔다.
4. 물을 먹어 부드럽게 된 차가버섯 덩어리를 건져내어 가루로 만든다.
5. 가루로 된 차가버섯을 부직포에 넣어 우려냈던 물에 넣고, 40~60도 상태에서 차가버섯 가루를 48시간 정도 우려낸다.
6. 우려낸 추출액을 하루 세 번 600㎖씩 식전에 복용한다.

그러나 위와 같이 준비해 복용하려면 너무 번거롭고 힘들다. 손쉽게 복용할 수 있게 만든 차가버섯 추출물 분말이 있다. 최고 품질의 차가버섯 추출물 제품을 구해 복용하는 것이다.

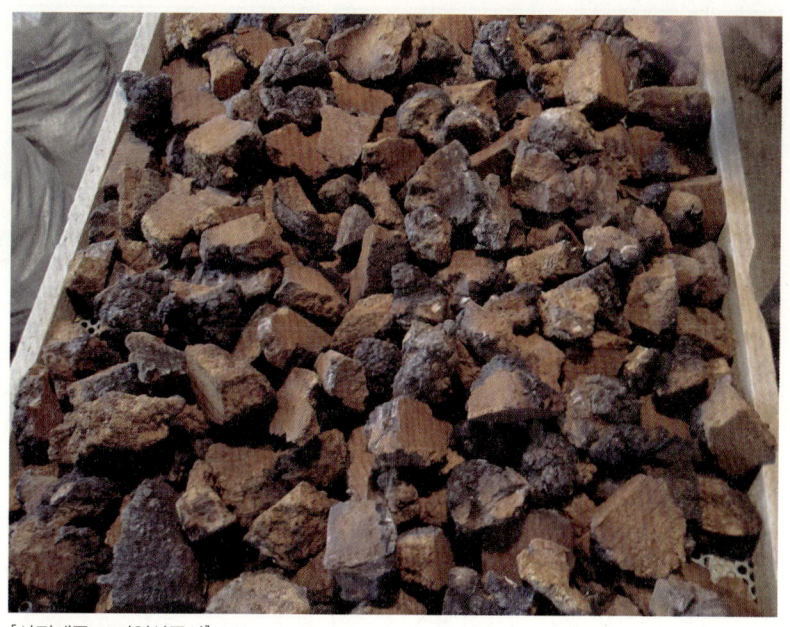

[사진제공 고려인삼공사]

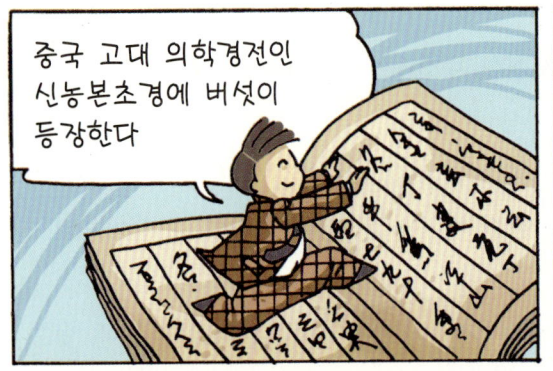
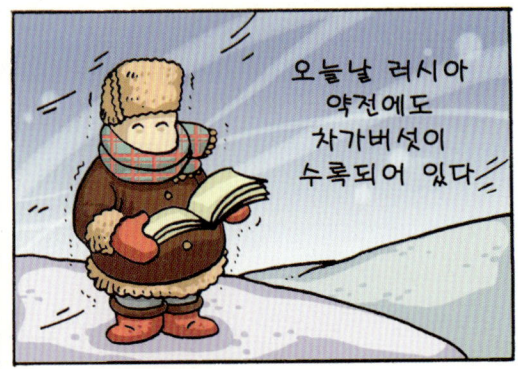
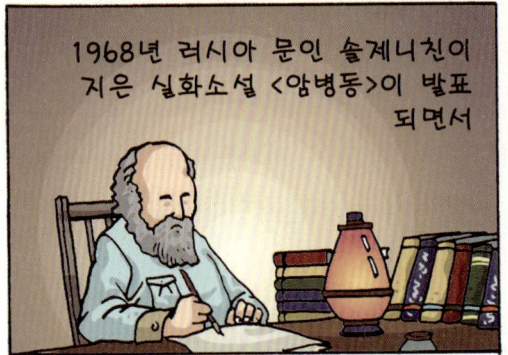
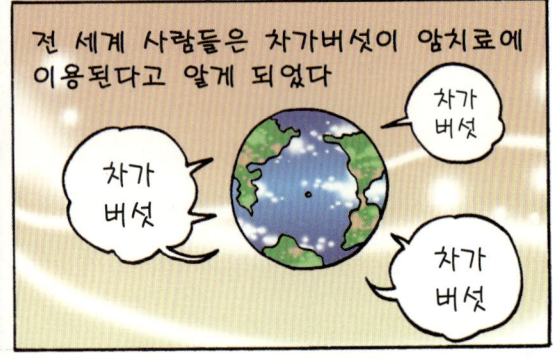
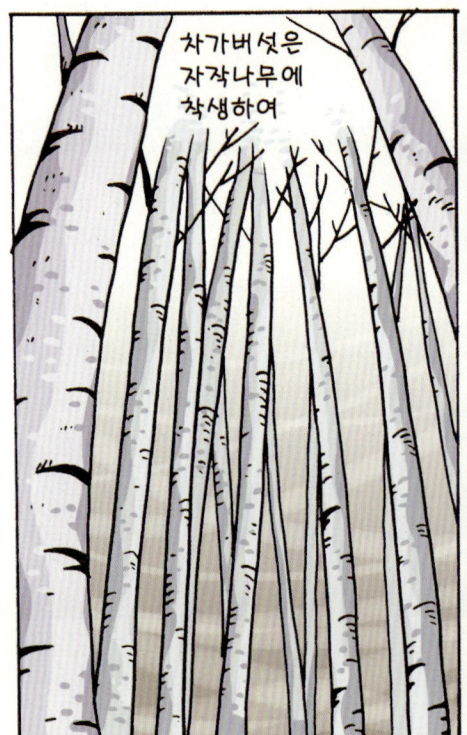
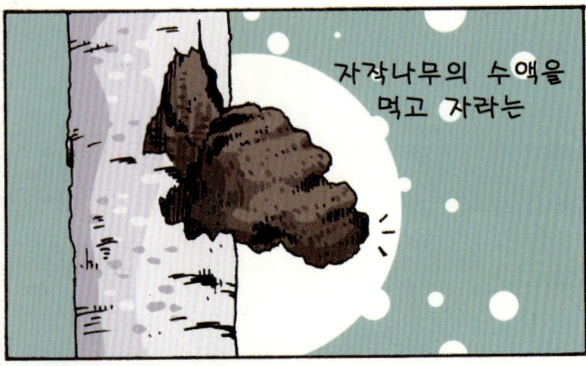
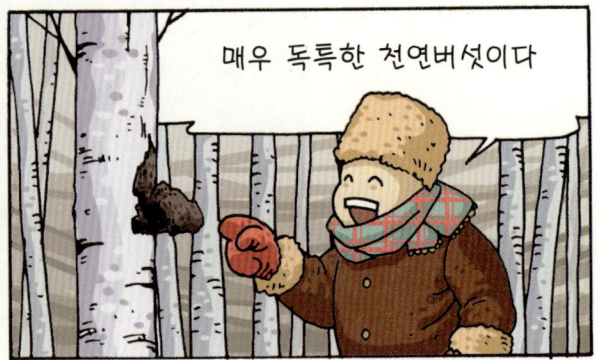

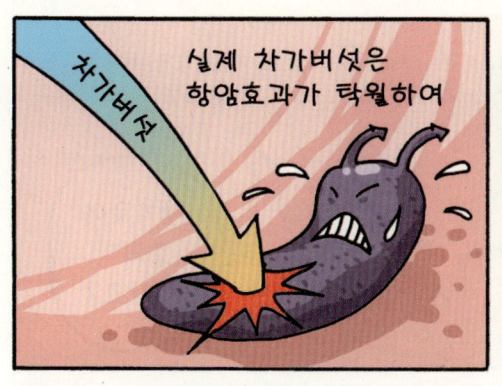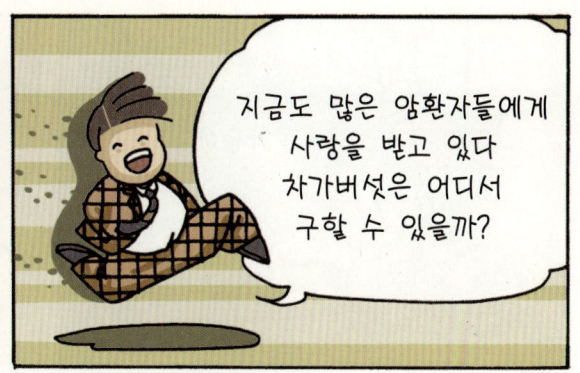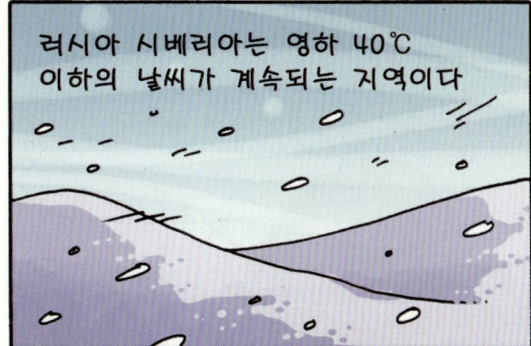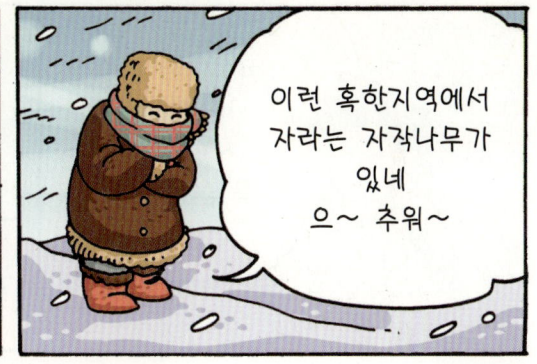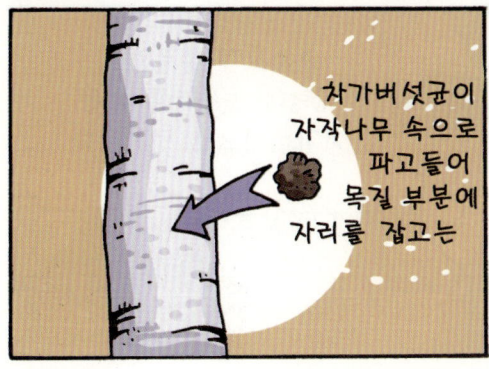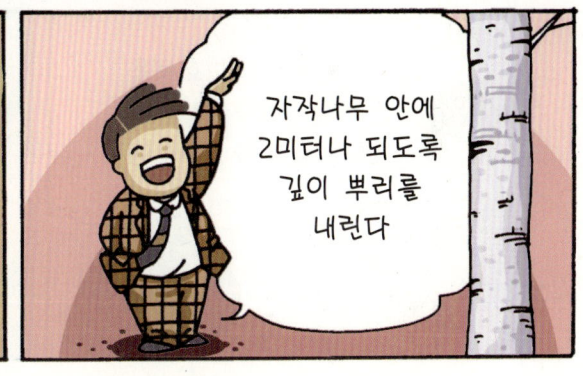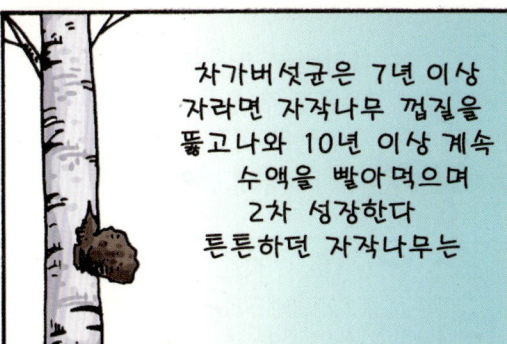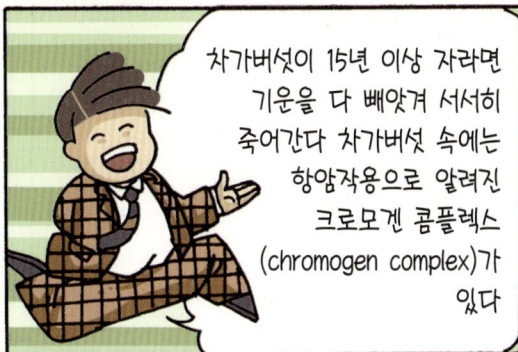

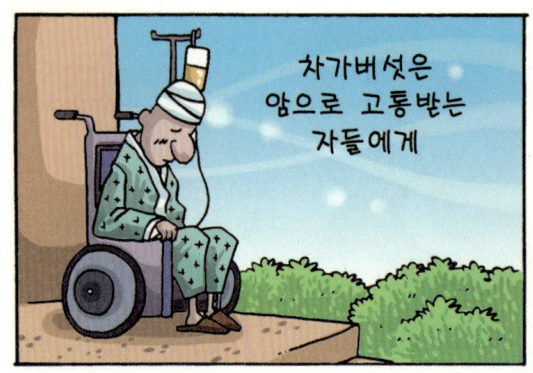
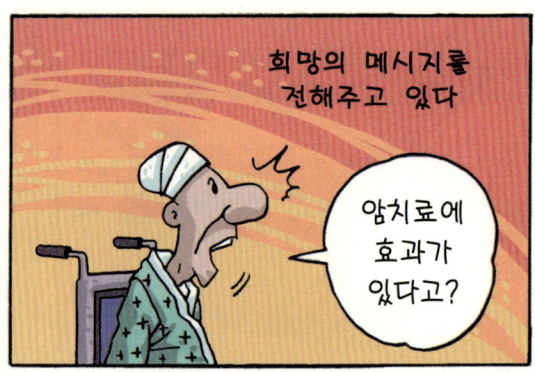
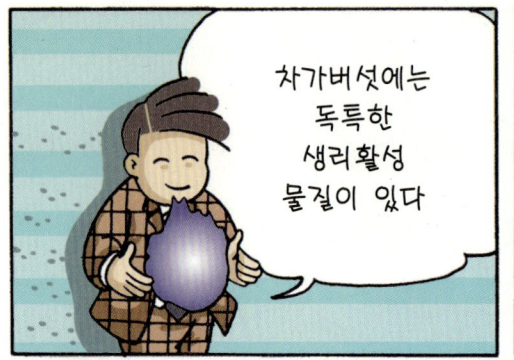
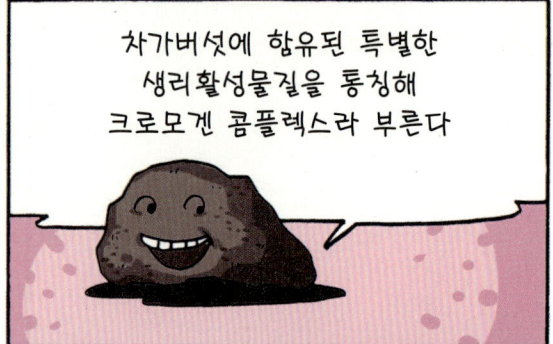
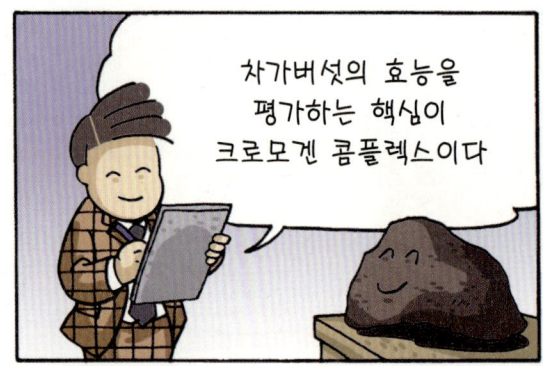
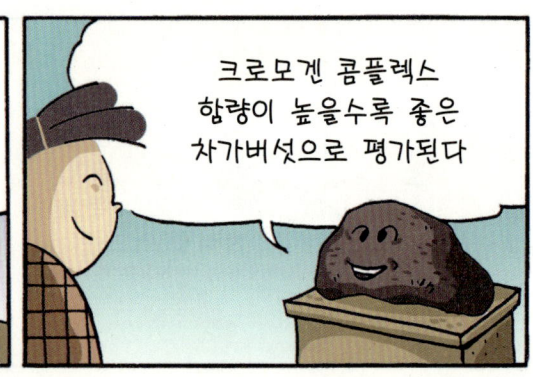
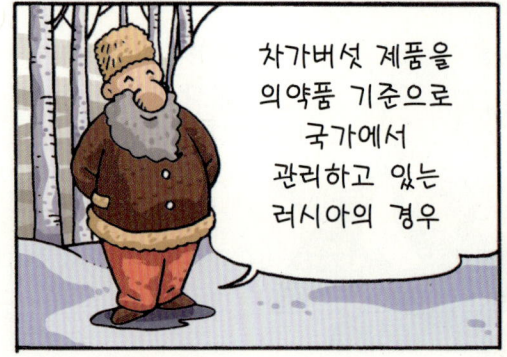
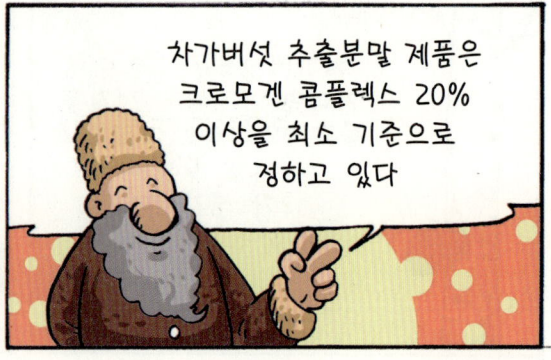

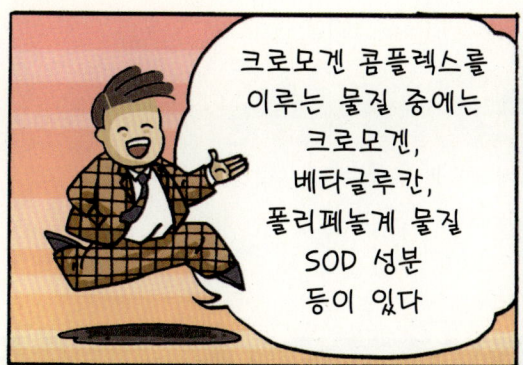
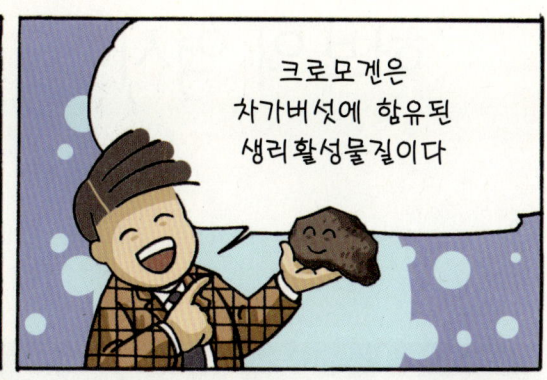
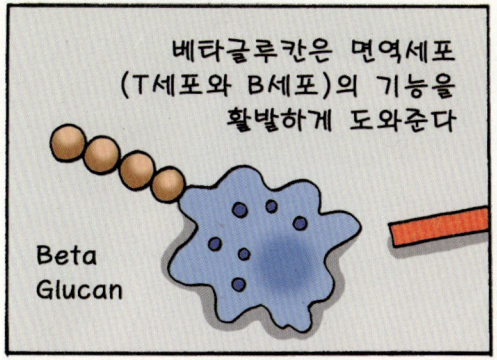
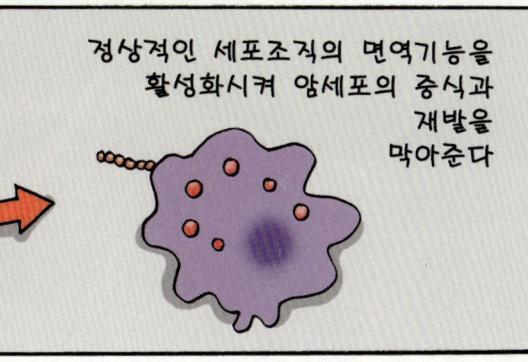
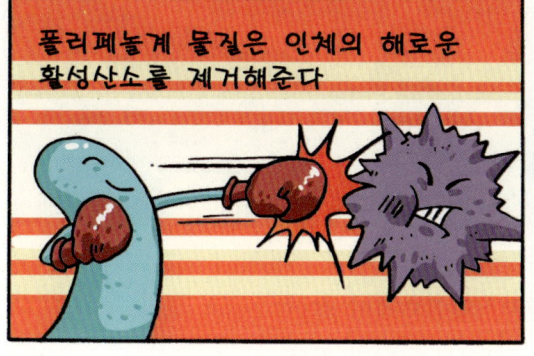
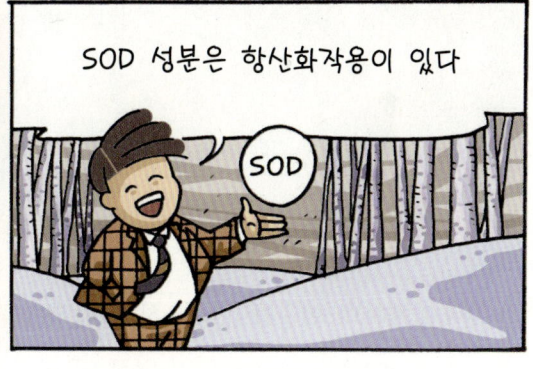
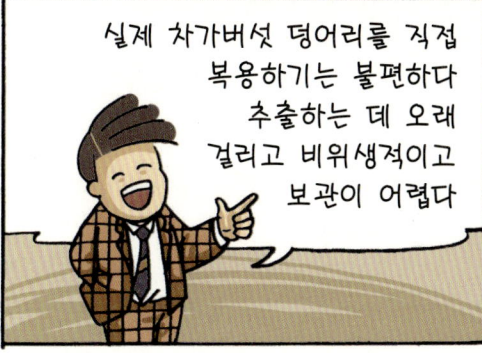
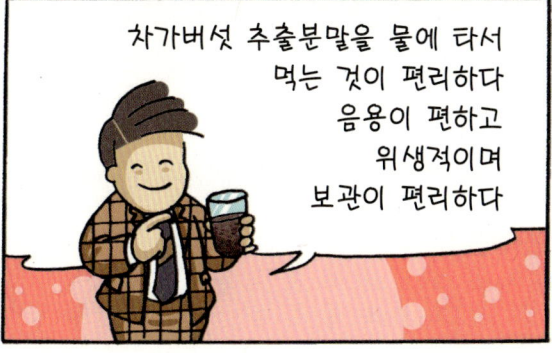

허브의 역사[44]
식물의 이야기

허브에 관한 고전으로 사랑받는 책

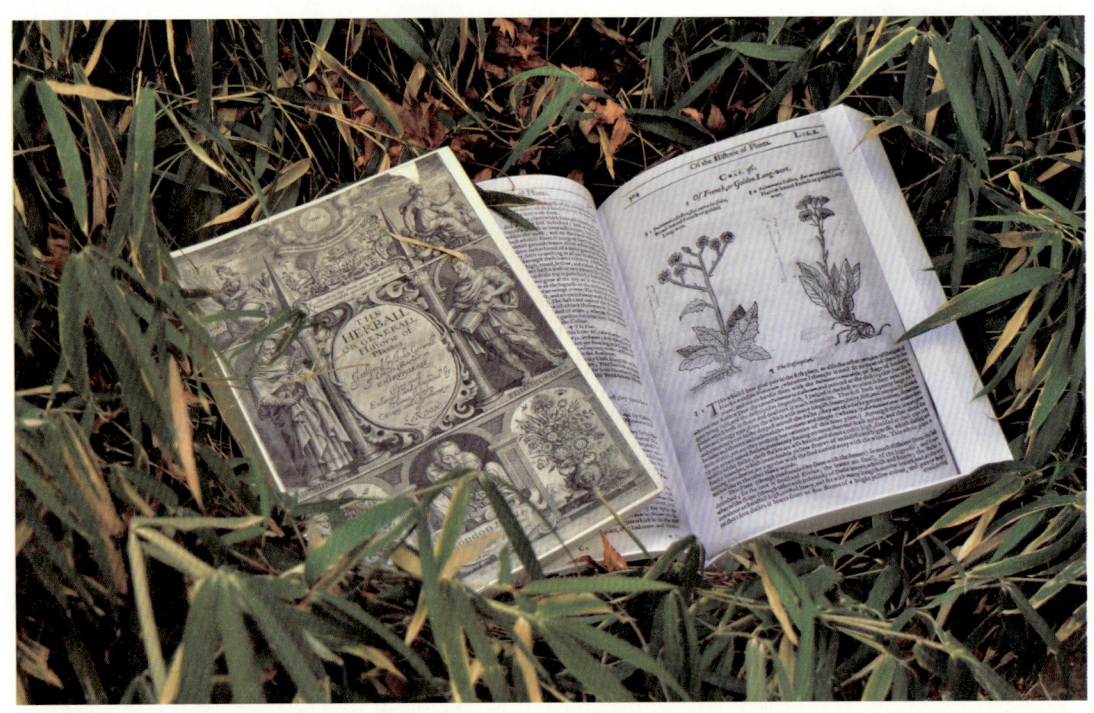

허브는 언제부터 인간들이 이용하기 시작했을까? 이집트에서 발견된 파피루스에 허브가 기록되어 있고, 고대 수메르인들이 남긴 점토판에도 허브라는 말이 있는 것을 보면 허브는 예로부터 사람들이 이용하였음이 틀림없다.

고대 근동近東 사람들은 냄새로도 선과 악을 구별하였다고 하는데, 불쾌한 냄새는 악한 것, 좋은 향기는 선한 것이라 여겼다. 신에게 제사를 올릴 때면 허브를 태워 좋은 향기가 나게 하였다.
고대 이집트 사람들도 허브가 가진 방부효과를 알아내고는 미이라를 만들 때 시신이 부패되지 않도록 허브를 사용하였다.

세계정복에 나선 마케도니아의 알렉산더왕도 원정 다닐 때는 항상 식물학자를 동반해 허브를 수집할 정도로 허브광이었다.

로마시대에 이르러 네로 황제의 시의였던 데오스코리데스는 『마테리아 메디카』라는 허브에 관한 식물지를 저술하였다. 이 책은 동양의 『본초강목』과 견줄 중요한 서양허브 고전이다.

중세시대에 이르러는 수도원에서 허브를 정원 형태로 기르기 시작하였다. 후추 등 향신료와 허브가 사람들에게 보석만큼이나 귀하고 인기였던 때도 있었다. 근대에 이르러 눈부신 산업화와 더불어 허브는 과학적으로 분석되고 다양하게 활용되었다.

그후 더욱 발전되어 허브는 인간들에게 없어서는 안될 자원으로 건강·미용·식용·의약 분야에서 잘 활용되고 있다. 1597년 허브에 대해 총망라된 아주 중요한 책이 출판되었다. 식물학자 존 제라드의 『식물의 이야기』 The Herbal of General History of Plants 이다. 이 책은 지금까지도 허브에 관한 고전으로 사랑받고 있다.

이렇게 발전된 허브의 세계를 돌아볼 수 있는 세계적으로 유명한 허브 정원들이 많이 있다. 캐나다 브리티시 콜럼비아주 부차드 가든, 일본 홋카이도 후라노에 있는 팜도미타, 한국 강원도 봉평에 있는 허브나라 농원! 꼭 방문할 가치가 있는 훌륭한 곳들이다.

평창 허브나라[45]

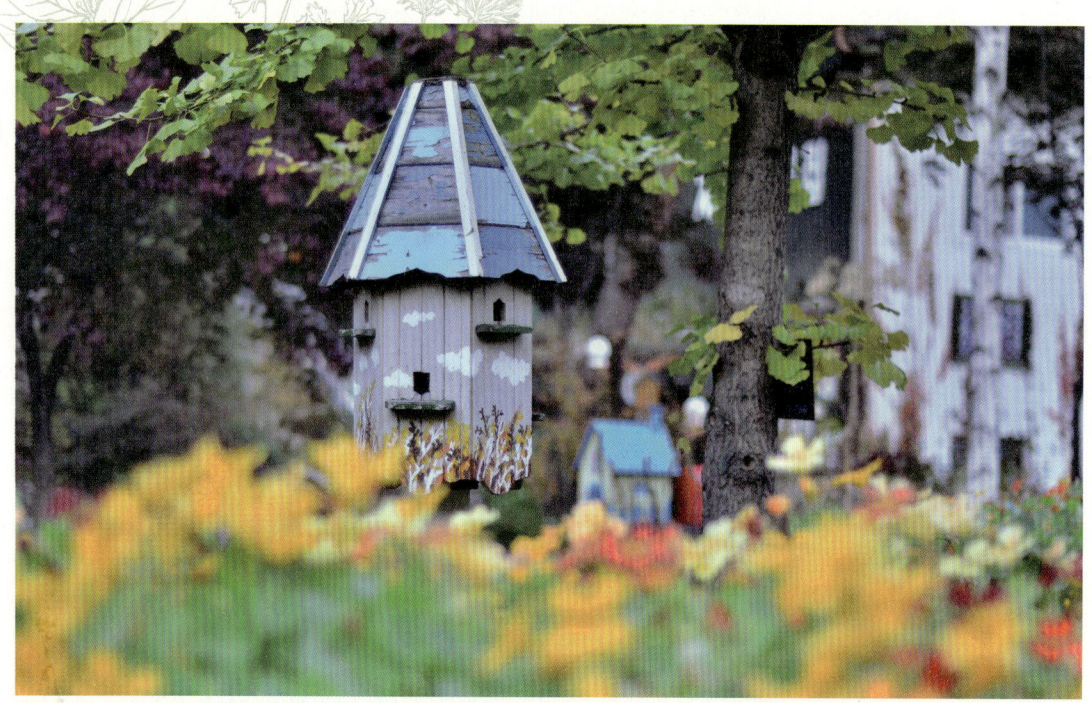

'허브herb'는 풀이란 뜻이다. 라틴어 헤르바Herba에서 유래한 단어이다. 서양에서는 식물의 구성성분을 가지고 효능을 파악하였고, 동양에서는 본초의 성질과 기운을 가지고 효능을 말하였다.

허브나라에서의 하룻밤

강원도 평창 허브나라. 가을이 깊어지자 향기를 내뿜는 허브들이 찾아오라고 손짓을 한다. 아예 허브나라 펜션에서 하루 묵으면서 허브를 만나고 싶었다. 큰맘 먹고 가을 이벤트 행사 때 맞추어 미리 예약을 하였다. 다람쥐 쳇바퀴 같던 반복된 일상을 잠시 뒤로 하고 신혼

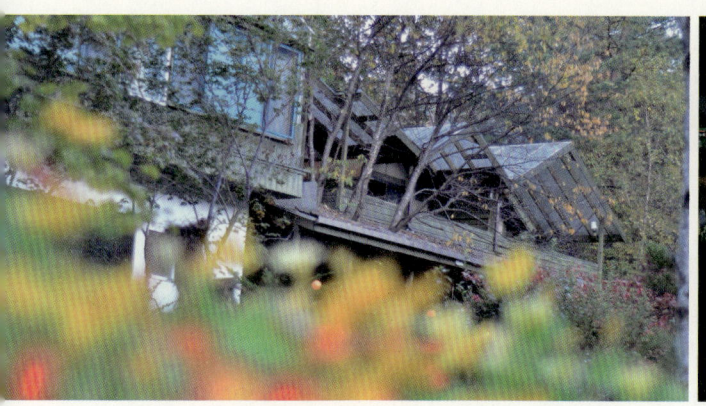
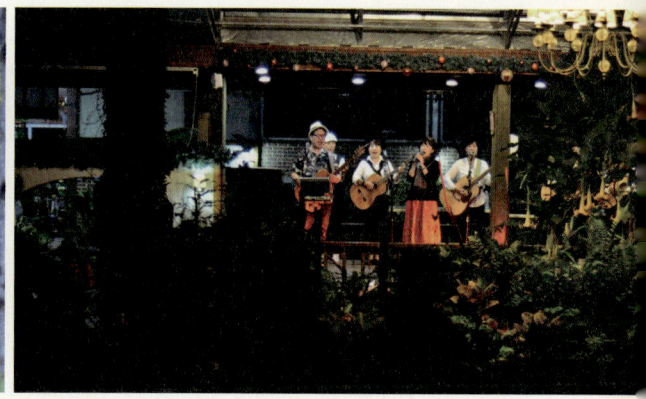

여행 가는 기분으로 주말 허브여행을 떠났다.

강원도 산속에는 어둠이 일찍 찾아왔다. 어둠을 헤치고 서둘러 허브나라에 도착했더니, 불빛과 노랫소리가 온실정원에서 흘러나왔다. 가을 허브 음악회가 벌써 진행되고 있었다. 각종 허브로 둘러싸인 무대·유칼립투스향·세이지향 등등 온갖 허브들이 향기를 내뿜고 있었다. 통기타 반주에 맞추어 울려퍼지는 음악, 젊은 시절 불렀던 추억의 노래들, 감미로운 가곡, 감성을 흔드는 서정적 가사… 나도 모르게 콧노래가 절로 나왔다. 가수들과 한마음이 된 즐거운 시간이었다.

밤이 깊자 들뜬 기분을 차분히 가라앉히고 자작나무 숲속에 지어진 펜션으로 돌아왔다. 뜨거운 물에 라벤다 입욕용 분말을 풀었더니, 보랏빛 물이 뽀얀 수증기에 아른거린다. 그윽한 향에 온 몸의 피로가 풀리고 진정된다.

천장에 뻥 뚫린 유리창 사이로 하늘이 들어왔다. 깜깜한 하늘에 수많은 별들이 매달려 반짝거린다. 서울에서는 전혀 보이지 않던 별들이다. 풀벌레소리를 자장가 삼아 행복한 단꿈을 꾸었다.

이슬이 촉촉이 맺혀 있는 모습을 보고 싶었다. 동이 트자마자 정원으로 나왔다. 맑은 물방울이 반짝이는 허브들이 아름다웠다.

한련화들이 싱그런 잎에 이슬방울을 앉히고 주홍색 꽃이 얼굴을 내밀고 있다. 듬성듬성 오려낸 듯 둥근 이파리는 방패 같다. 허브 비빔밥에 가장 잘 어울리는 귀한 꽃이다.

자작나무 식당으로 내려오는 창가 벽에서 햇빛을 좋아하는 장미허브가 인사를 한다. 포근하고 보드라운 솜털이 덮인 자그마한 잎, 살짝 흔들어주니 장미향이 솔솔 퍼져나간다.

주머니 속에서 펜션 출입문 키를 꺼냈다. '민트'라고 한글로 새겨진 글자가 신선하다. 초록빛 민트들이 옹기종기 모여 있었다. 사과향과 멘톨의 향을 자랑하는 애띤 애플민트. 초콜릿 향을 간직한 초코민트. 껌 향기를 풍기면서 또닥거리는 스피아민트…

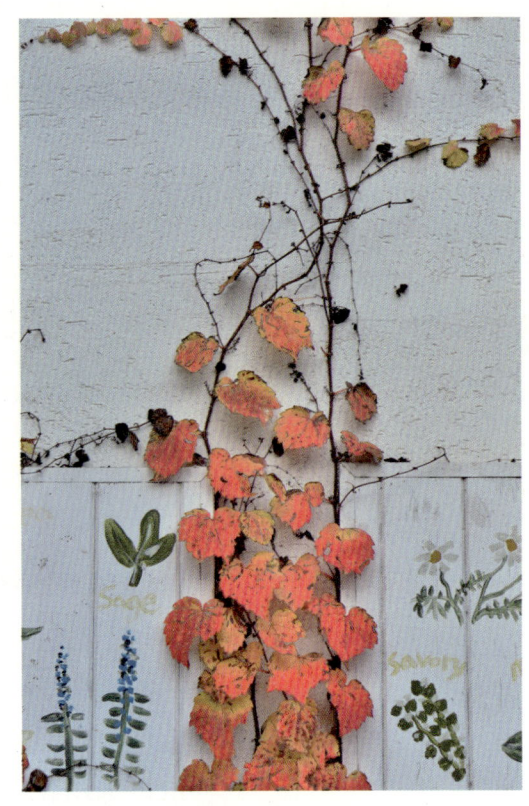

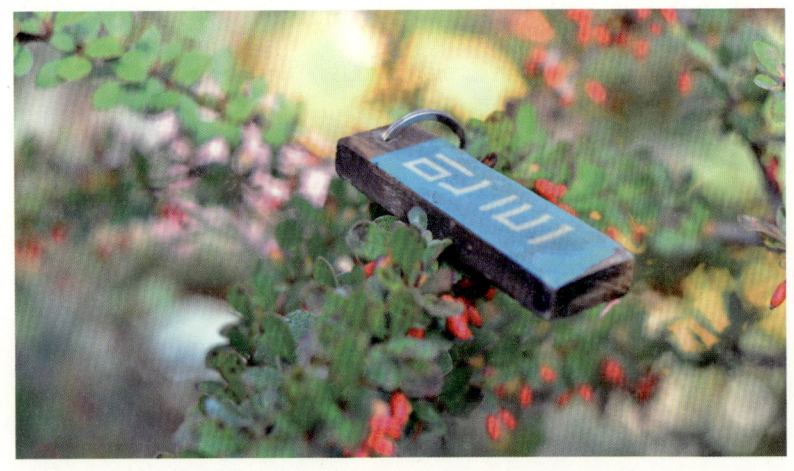

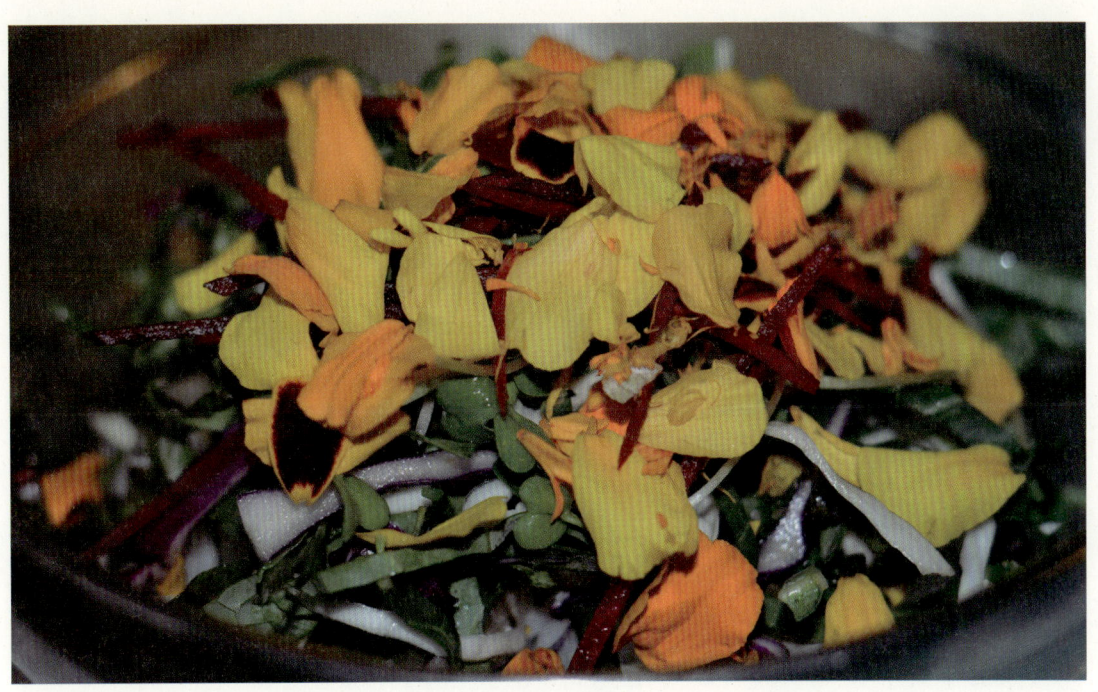

민트 옆에 자리잡은 로즈마리 화분. 도톰하고 가느다란 이파리가 예쁘다. 바다의 이슬이라 불릴 만하다. 나폴레옹을 위해 만든 향수였다고 한다. 로즈마리 이파리로 만든 진한 차, 기억을 새롭게 해주는 허브이다.

버드나무처럼 길쭉한 잎이 단순해 보였다. 이파리 뒤쪽을 손가락으로 문질러 보았다. 레몬향이 강하게 느껴졌다. 그래서 레몬 버베나구나. 강렬하게 내뿜는 레몬향에 달콤함까지 겸했으니 단번에 반할 만하다.

라벤더 화분이 곳곳에 있었다. 허브의 여왕이라 자랑하던 라벤더. 몇 달 전만 해도 허브나라의 중심이었지. 보랏빛 꽃잎을 토끼귀처럼 쫑긋 위로 올렸던 프렌치 라벤더꽃을 상상하며 향기를 맡아 본다.

입냄새를 없애주는 여러 종의 세이지가 반가웠다. 파란 물감을 연상시키는 꽃을 피운 블루세이지, 하얀 꽃잎 끄트머리를 발갛게 물들인 체리세이지, 달콤한 파인애플향을 내는 빨간 파인애플세이지.

이름만 들어도 특이한 허브, 타임. 셰익스피어는 요정의 침대에 있는 허브라고 했다. 향이 백리나 가서 백리향이라 하였지.

달콤한 맛으로 이탈리아 요리에 많이 쓰이는 바질. 싱싱한 잎에 주름골이 깊게 팬 채소 같은 허브. 바질 누룽지도 먹어 보고 허브 식초도 만들었다.

인디언들이 만병통치약으로 사용했던 에키네시아. 활짝 피었던 핑크빛 꽃잎이 매혹적으로 구부러졌다. 면역력 증강에도 효과가 있어 소중한 천연의약품이다.

캐모마일의 어원을 찾아보았다. '땅에서 나는 작은 사과'라는 뜻이다. 이름처럼 달콤하고 향긋한 사과향이 난다. 마그네슘을 함유한 소박한 허브이다. 꽃차로 마시면 차분해지고 두통도 사라진다. 피부를 진정시키니 목욕물에 담그고 싶다.

허브박물관 입구에 재스민 넝쿨잎이 매달려 있다. 개나리 모양의 노란꽃이 핀다고 하여 개나리재스민. 다른 허브들처럼 잎이나 줄기를 차로 만들 수 없고, 오직 재스민꽃이나 꽃봉오리를 차로 만들어 마신다. 중식 요리점에서 주는 재스민차가 떠오른다.

허브박물관을 돌아보았다. 허브의 역사와 활용, 허브나라의 변천사 등등 각종 자료들이 잘 전시되어 있었다. 박물관을 돌아보다가 발길을 멈추게 한 것은 『식물의 이야기』라는 책이었다. 동양에서 가장 유명한 약초 책이 이시진의 『본초강목』이라면, 서양에서는 『식물의 이야기』이다. 존 제라드가 1597년에 저술한 책인데, 허브의 역사를 전하는 귀중한 자료로 평가되고 있다. 『본초강목』은 소장하고 있지만 『식물의 이야기』는 없었는데, 수소문 끝에 『식물의 이야기』 사본 파일을 구해 소장하게 되었다.

허브나라의 주인공을 만났다. 이두이, 이호순 부부. 그리고 예쁜 따님 이지인님. 주인들을 닮은 충직한 견공 룰루가 다가온다. 하늘나라로 먼저 간 아지처럼 눈빛이 고왔다. 허브나라 사람들은 자연을 참으로 사랑하였다. 허브나라를 일군 주인공 부부의 손을 꼭 잡았다.
'맞아, 이 손이야.'
보드랍고 예쁜 손이 아니었다. 하얗고 가냘픈 손이 아니었다. 햇볕에 그을려 거무스름한 손, 밤낮으로 허브와 희로애락을 함께했던 손, 돌덩어리 파내고 잡초를 뽑아내며 일하던 손, 거칠어져 상처가 날 때까지 애썼던 손이었다. 태풍이 할퀴고 갔을 때도 견디었던 강인한 손, 그분들의 손에서 경의를 느낄 수 있었다.
허브나라가 전 세계에 널리 알려져 세계적인 관광명소가 되기를 바라며…

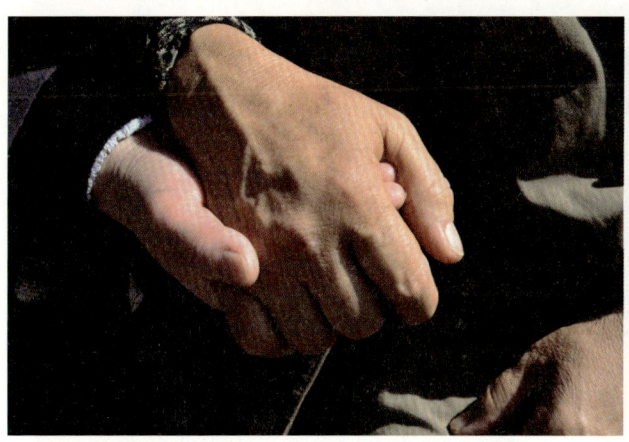
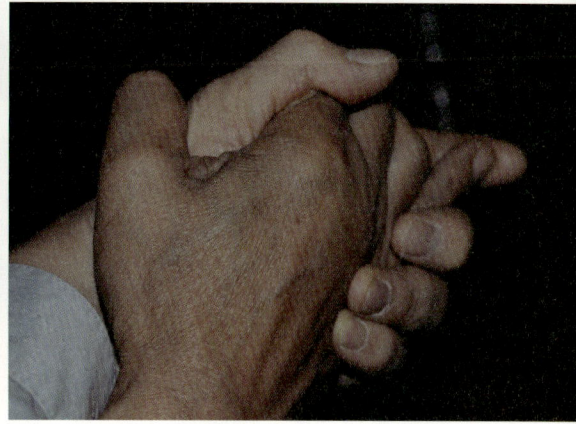

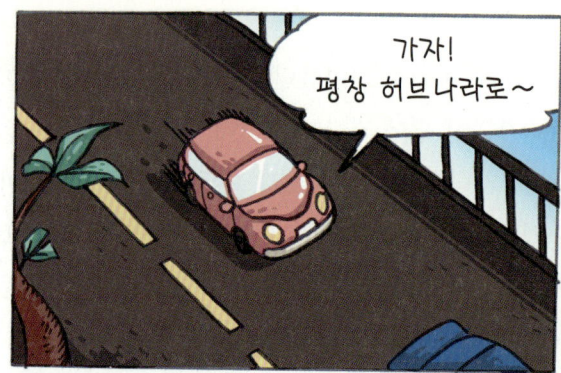
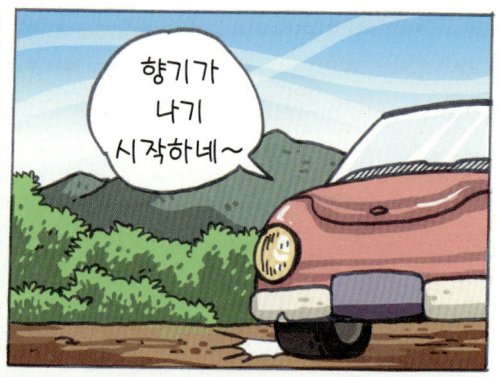
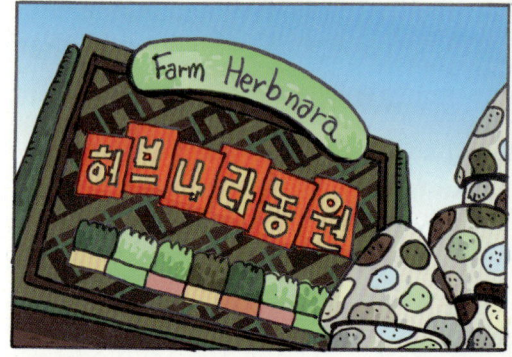
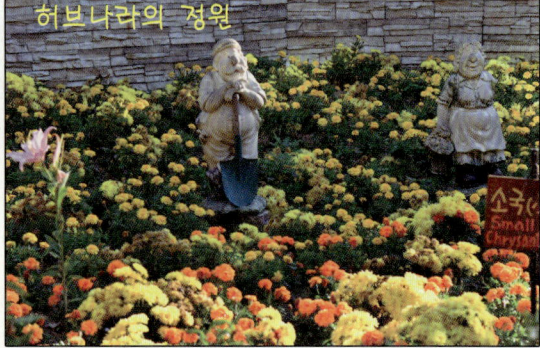
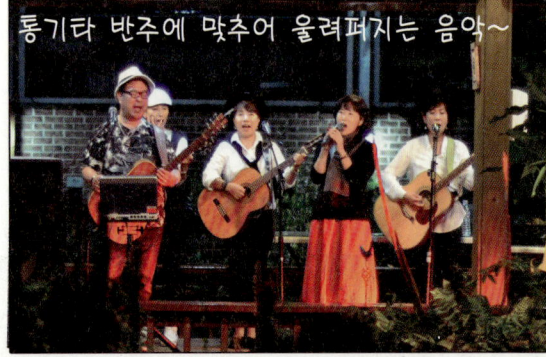

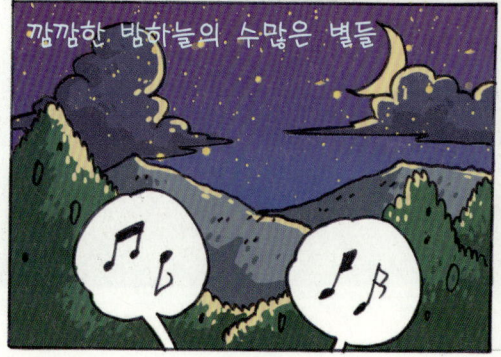
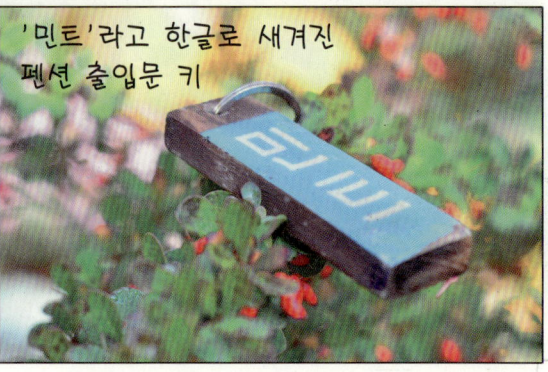

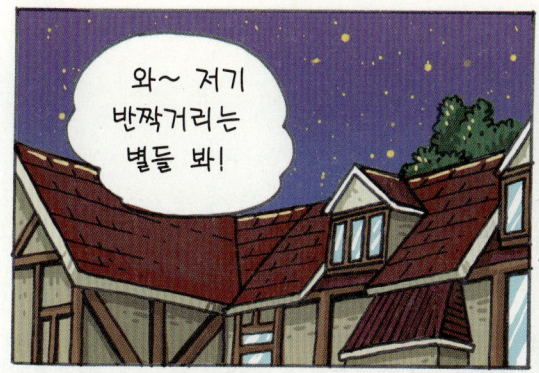
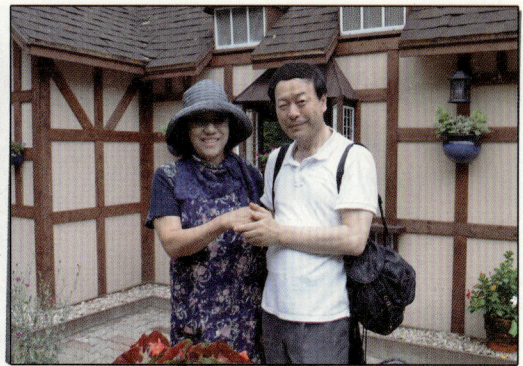
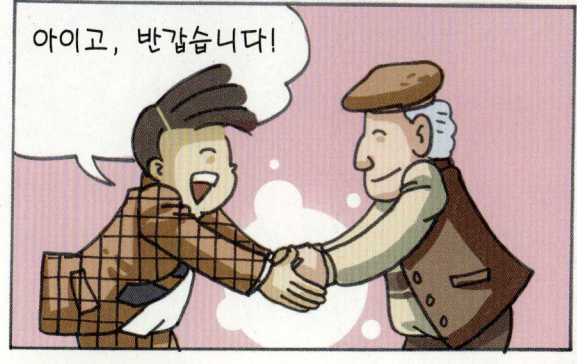
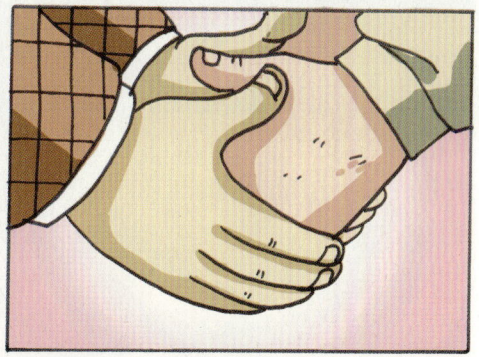
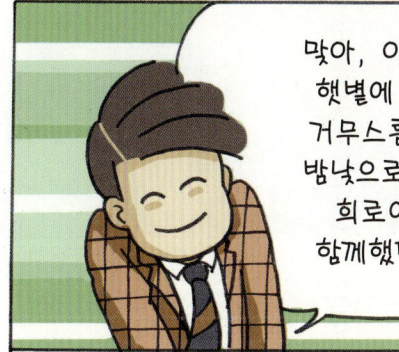
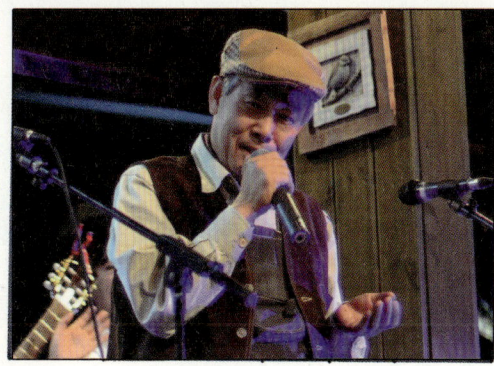
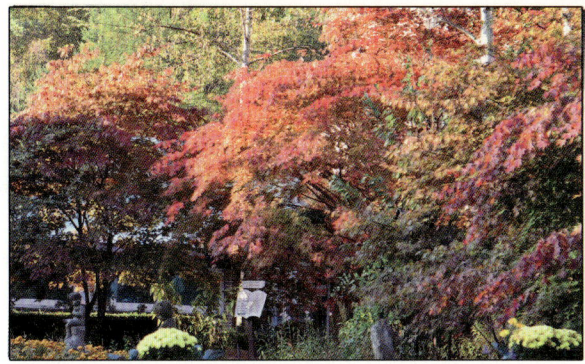
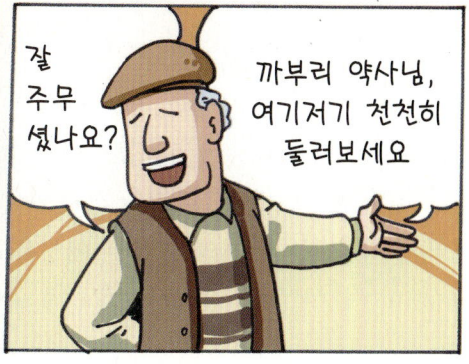

라벤더[46]
Lavender

곤충은 내쫓고 향기로 유혹하는 허브

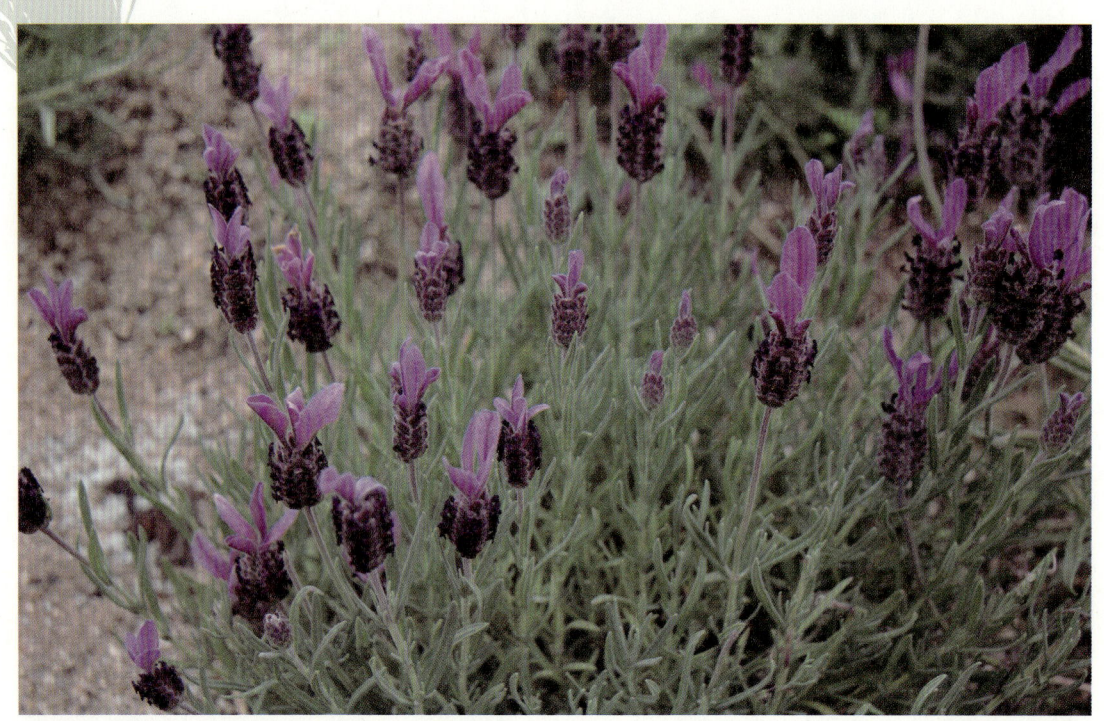

[사진제공 허브나라]

라벤더의 꽃말은 '침묵'이다.
고대 사람들은 라벤더꽃을 물에 띄우고 목욕하였다. 라벤더라는 이름을 분석해 보면, 라틴어로 'lavare(목욕하다)'가 어원이다.

보랏빛 꽃잎이 인상적인 가장 대표적인 허브이다.
6~7월에 라벤더꽃이 핀 초원은 가히 환상적이다.
프렌치 라벤더는 '토끼의 귀'라는 애칭을 가지고 있는데, 보라색 꽃

생태·채취

프렌치 라벤더는 토끼귀 모양의 보랏빛 꽃이 핀다. 꽃을 채취해 다발로 건조시킨다.

라벤더는 마음을 진정시키고, 해충과 벌레를 없애주고, 두통을 가라앉혀 준다.

잎이 토끼 귀처럼 쫑긋 올라와 있다.
습기에 강해 우리나라 기후에 잘 적응하는 허브이다.

라벤더는 마르면 향기가 더 짙어지고 향도 오래 간다.
라벤더향은 머리 아픈 데 좋으므로 두통약으로 쓸 만하다.
라벤더 향수를 이마에 바르면 머리가 상쾌해진다.
라벤더꽃을 모자에 꽂기만 해도 두통이 낫는다.

라벤더 향기는 마음을 진정시키고 편히 잠들게 한다.
아로마 요법에 안심하고 사용할 수 있다.
라벤더꽃과 잎에서 추출한 에센셜 오일은 화장품 · 비누 · 목욕용품의 향료로 이용된다.

라벤더꽃은 허브젤리나 식초의 맛을 낼 때 좋다. 아로마 요법에서 마사지 오일로 사용한다.

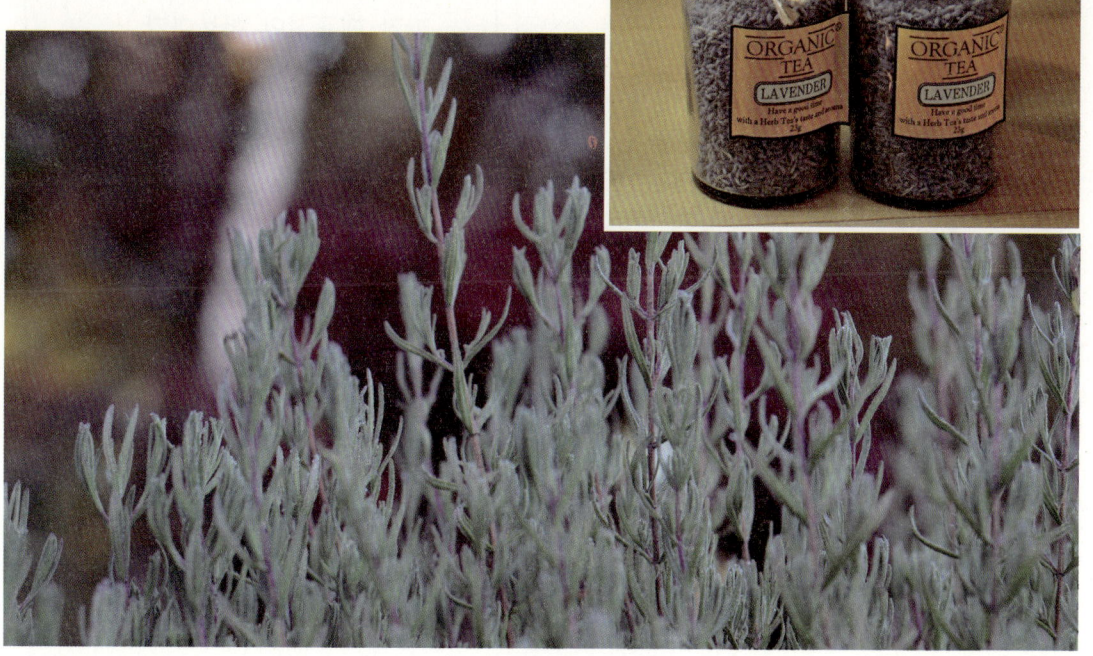

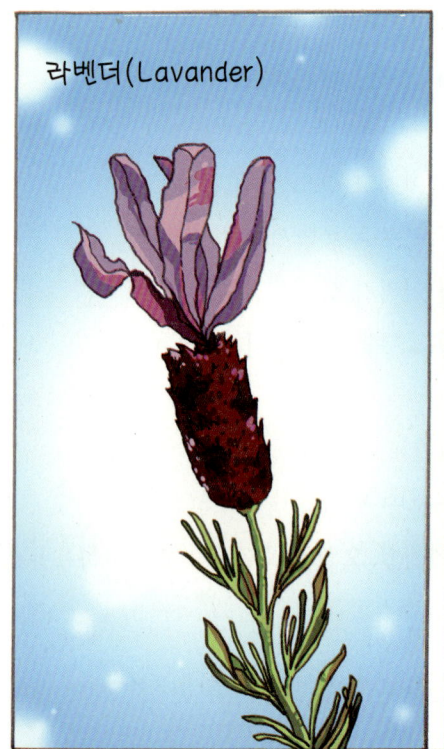
라벤더(Lavander)

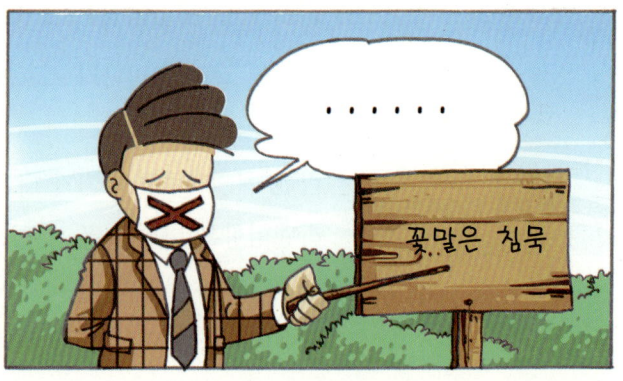
······
꽃말은 침묵

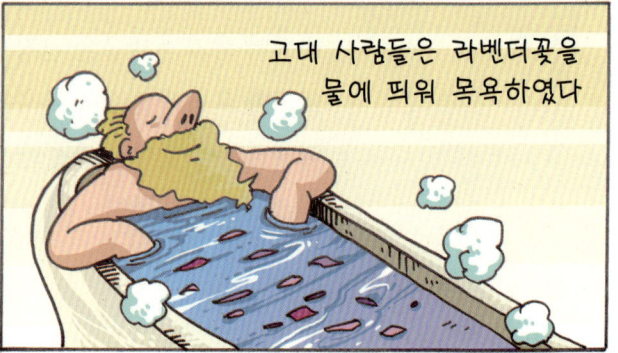
고대 사람들은 라벤더꽃을 물에 띄워 목욕하였다

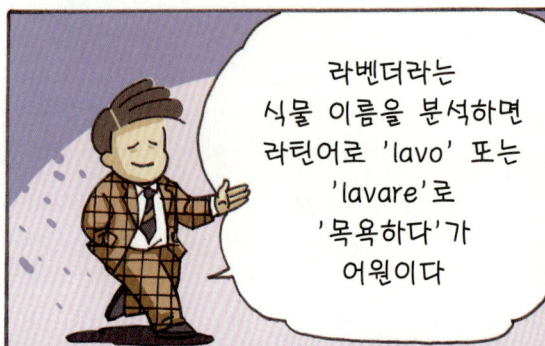
라벤더라는 식물 이름을 분석하면 라틴어로 'lavo' 또는 'lavare'로 '목욕하다'가 어원이다

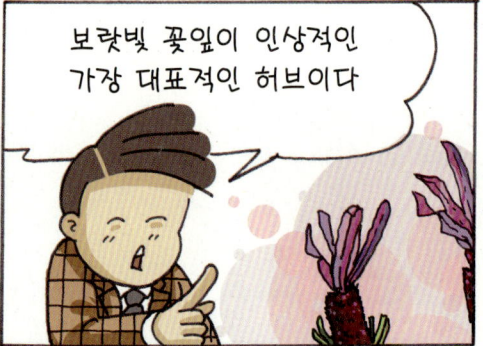
보랏빛 꽃잎이 인상적인 가장 대표적인 허브이다

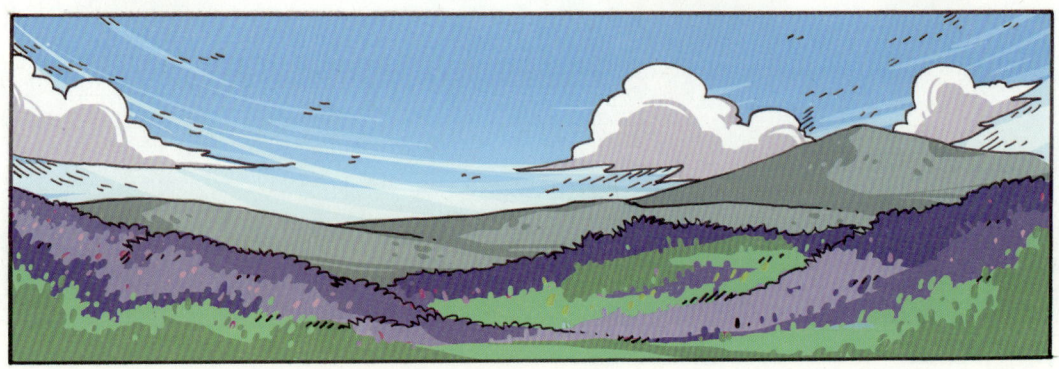

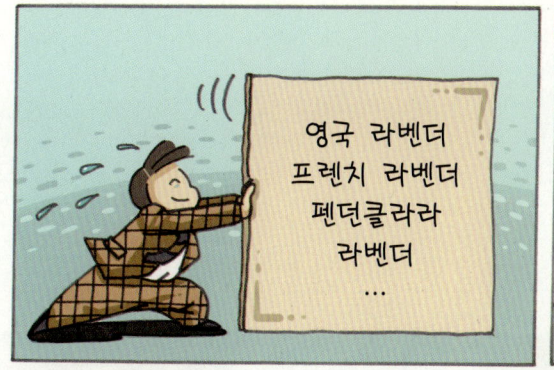
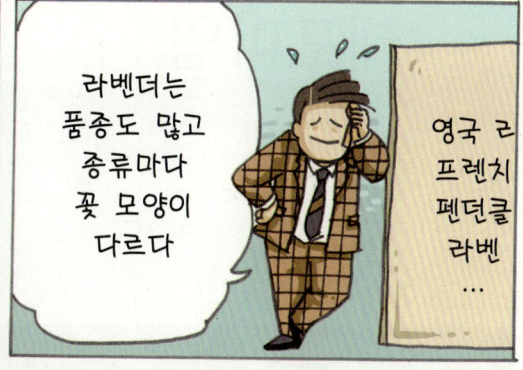
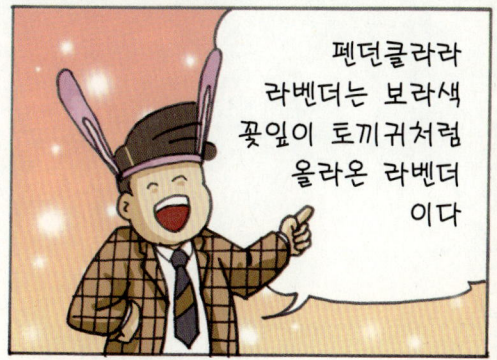
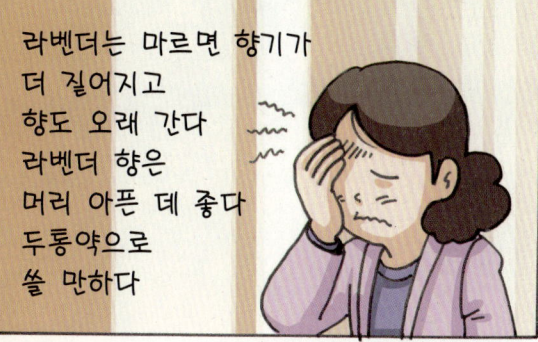
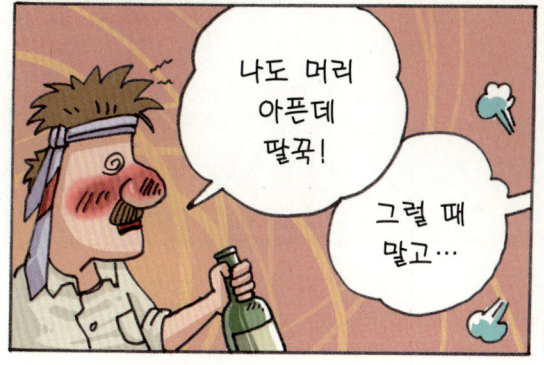
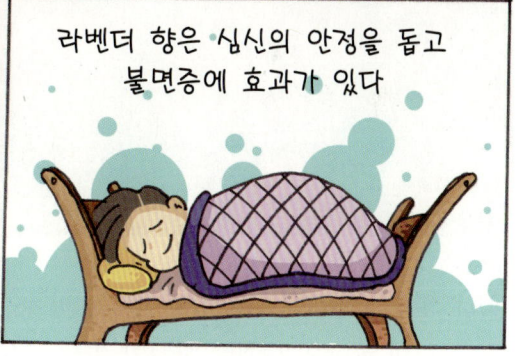
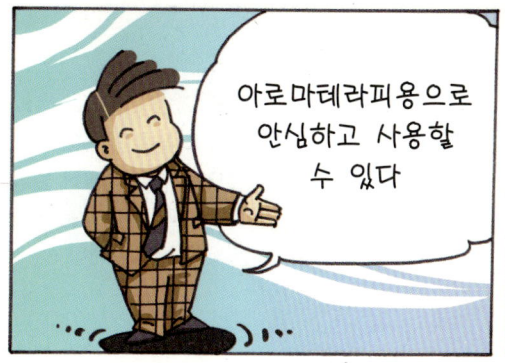
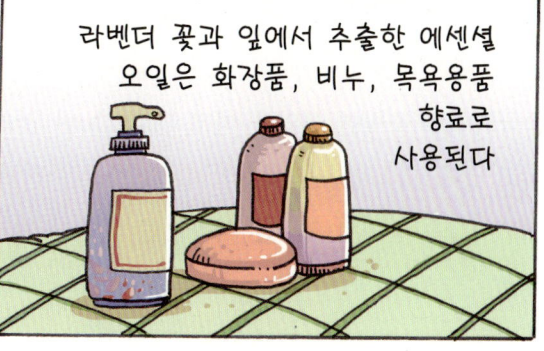

캐모마일[47]

Chamomile

향긋한 사과향을 풍기는 허브

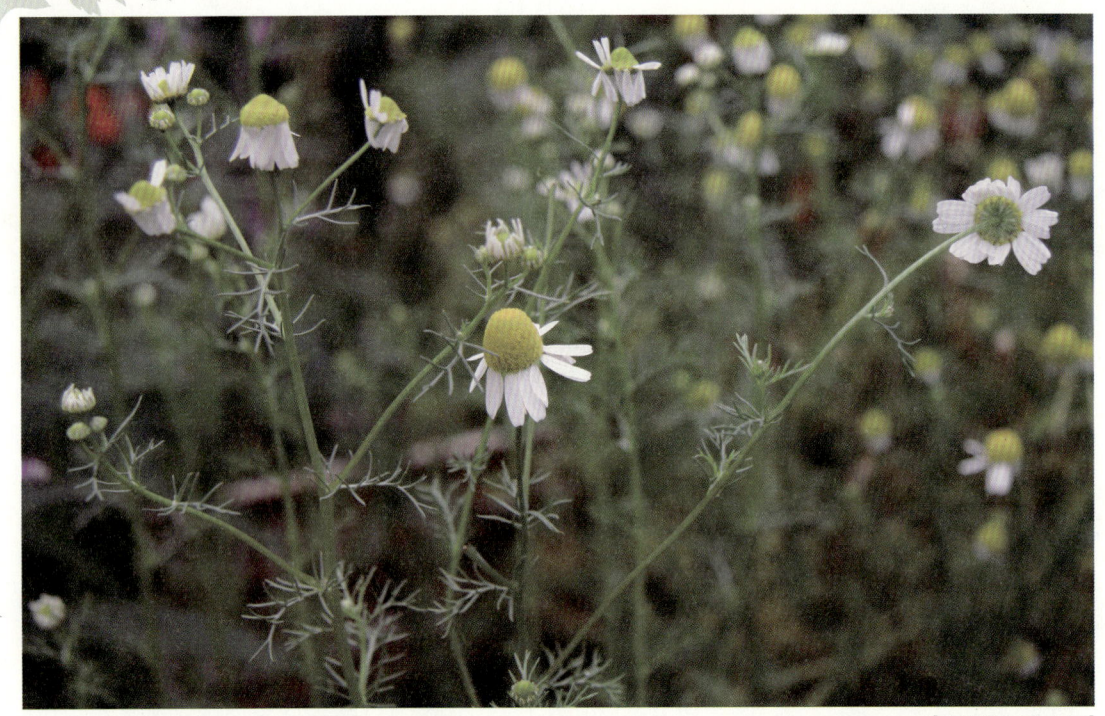

[사진제공 허브나라]

캐모마일은 국화과의 식물로 원산지는 영국이다.
캐모마일의 꽃말은 '역경에 굴하지 않는 강인함'. 꽃말처럼 발로 밟아주면 더 잘 자란다.

들국화처럼 소박한 모양을 하고 있다. 노란 꽃가루와 하얀 잎을 가지고 있다. 마그네슘을 섭취할 수 있는 좋은 허브이다.
캐모마일은 땅에서 자라는 사과라는 의미를 가지고 있다. 이름처럼

생태·채취

노랗게 볼록한 봉오리를 중심으로 하얀 꽃잎이 들국화처럼 둘러 있다. 여름철 꽃이 활짝 필 때 채취한다.

캐모마일은 향균효과와 항염 효과가 있다. 근육을 풀어주고 진정작용을 한다. 소화를 촉진하고 식욕을 향상시킨다.

달콤하고 향긋한 사과향이 나는 것이 특징이다.

캐모마일은 다양하게 이용되고 있다.
캐모마일 차는 감기에 좋다고 알려져 있고, 캐모마일 꽃을 넣은 베개를 베고 자면 숙면을 할 수 있고, 목욕물에 넣으면 근육이완과 진정효과가 있다. 피부를 진정시키므로 화장품에 사용되고, 마사지용으로도 쓴다.

의약용으로는 쓴맛이 적은 저먼 캐모마일^{German Chamomile}을 쓰고, 로만 캐모마일^{Roman Chamomile}은 향기가 좋아 길가에 심는다.

캐모마일은 눈의 염증에는 절대 사용하면 안 되고, 임신부도 사용하면 안 된다.

캐모마일을 목욕물에 넣으면 긴장이 풀린다. 차로 우려내 꿀을 넣어 마신다. 천연염색제로 사용된다.

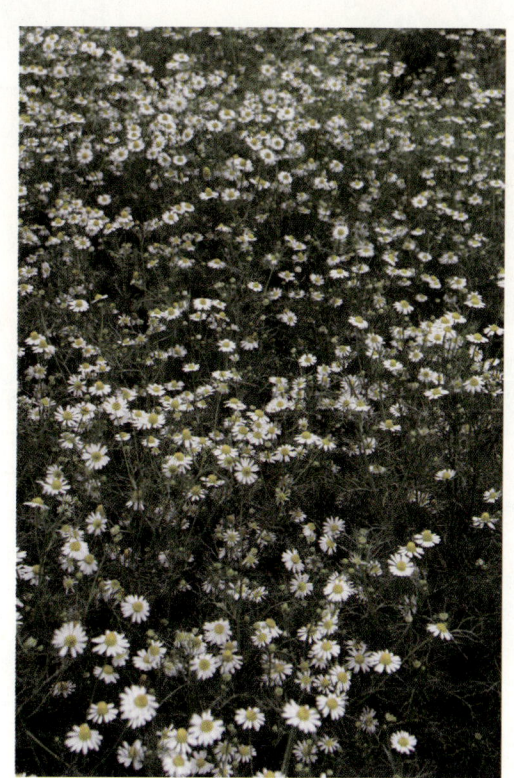

[사진제공 허브나라]

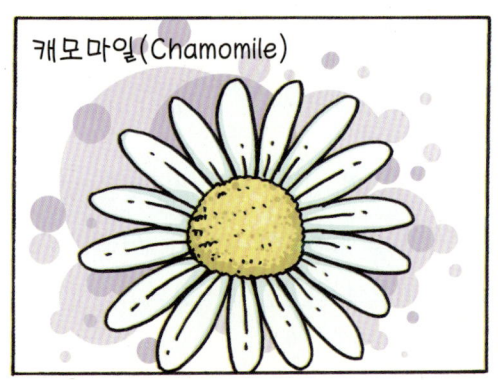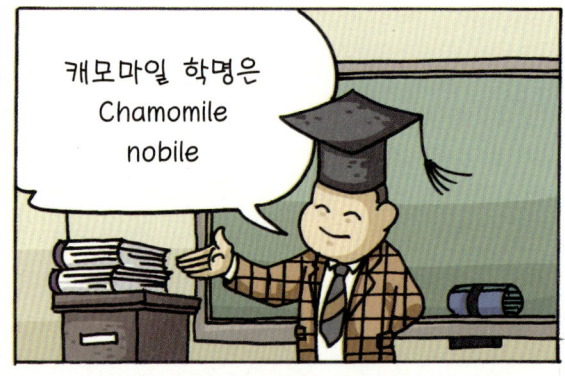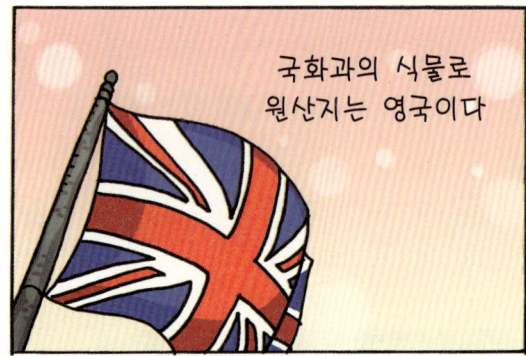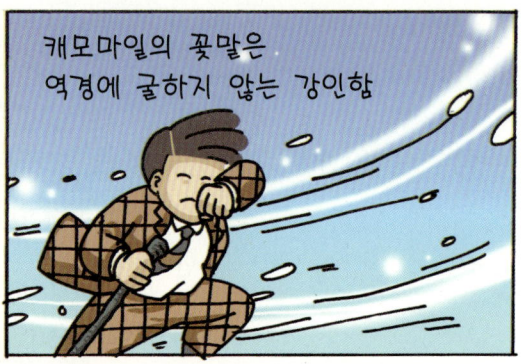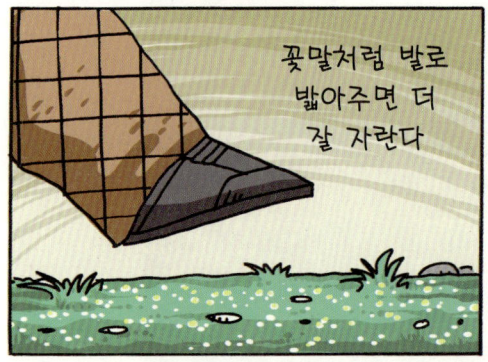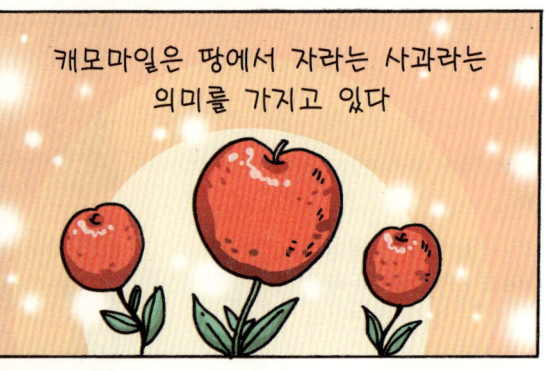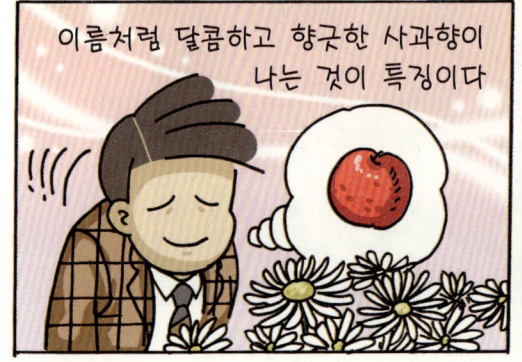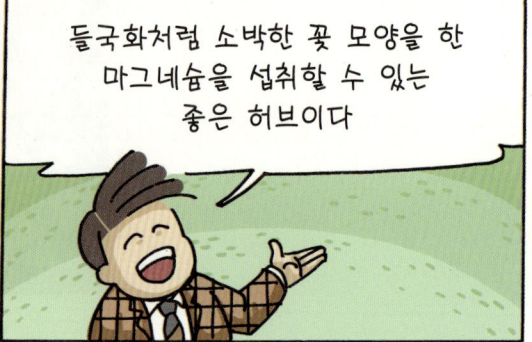

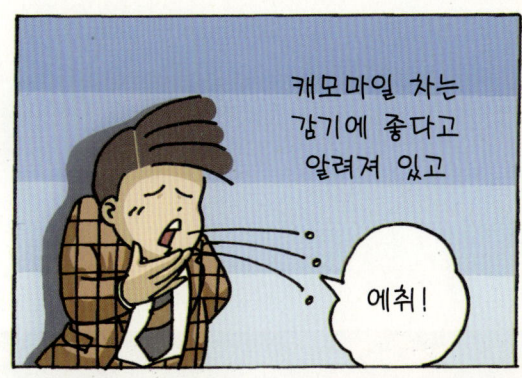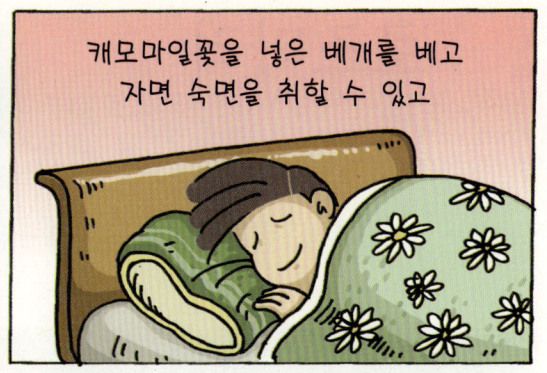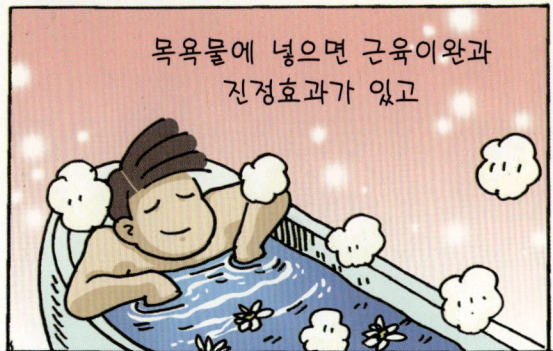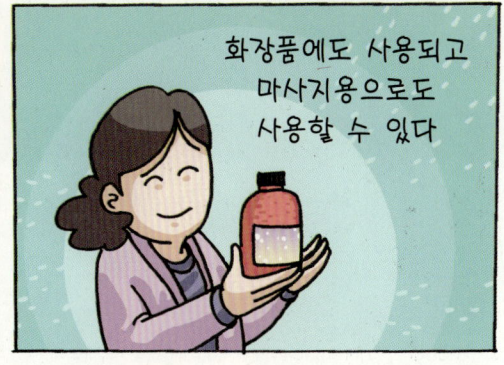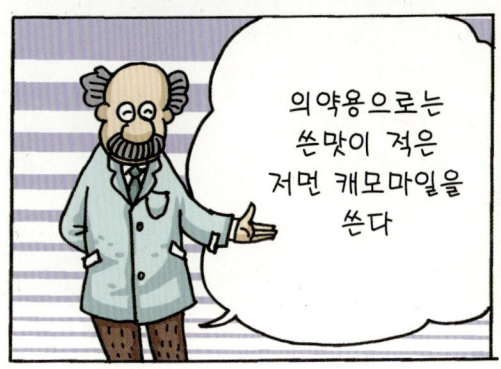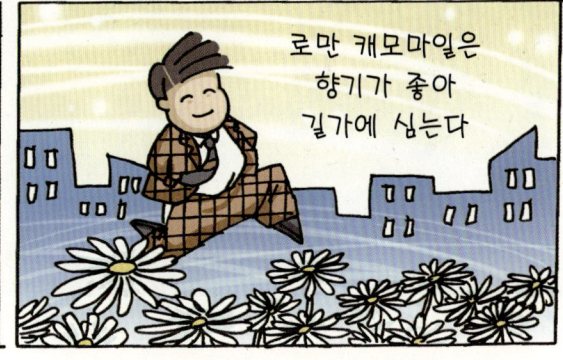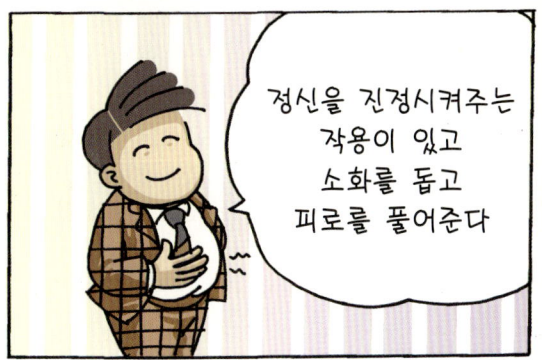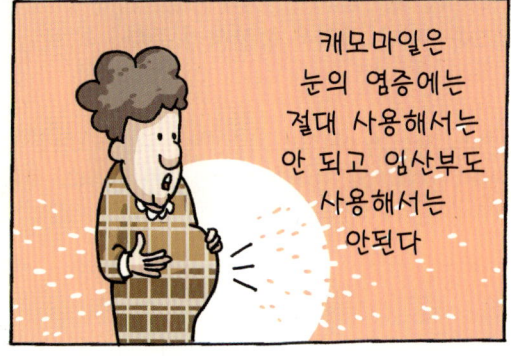

로즈마리[48]

Rosemary

머리카락을 윤기나고 튼튼하게 하는 허브

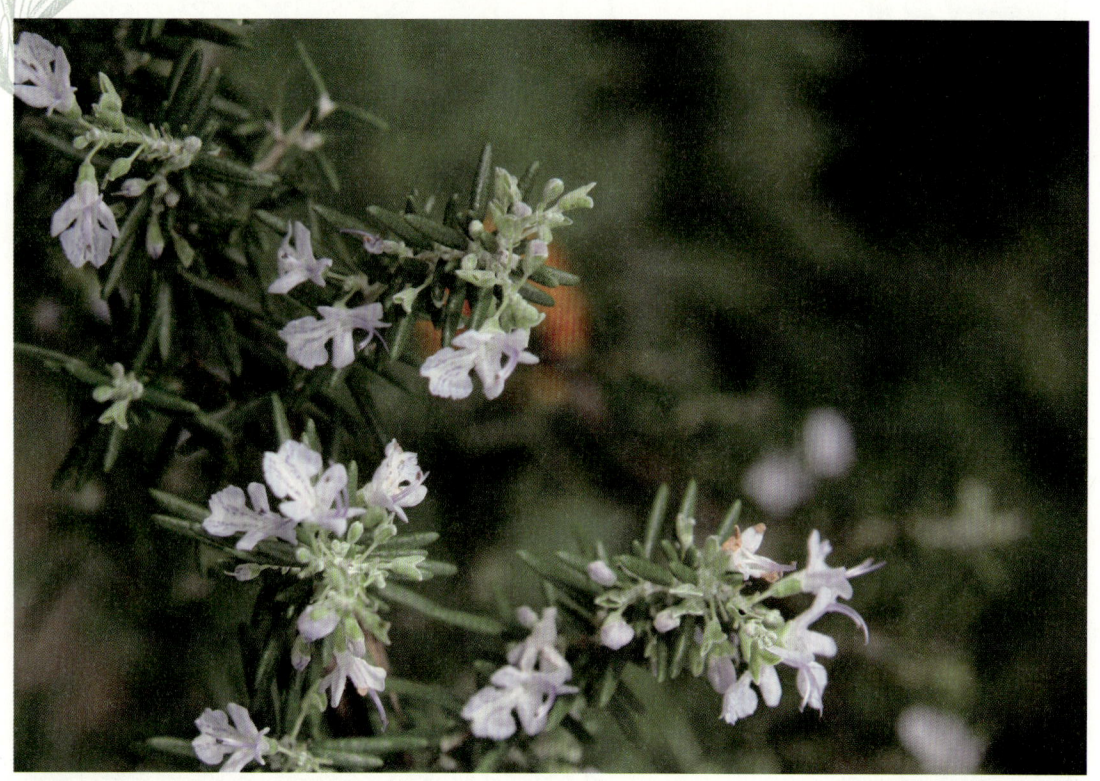

[사진제공 허브나라]

로즈마리의 꽃말은 '기억, 추억'.
로즈마리향은 기억을 향상시켜 준다.

로즈는 장미가 아니라 이슬[Ros], 마리는 바다[Marinus]
로즈마리는 '바다의 이슬'로 불린다.

생태·채취

작고 길쭉한 푸른 잎사귀에 엷은 청색 꽃이 핀다. 연중 신선한 잎을 채취해 건조시킨다.

로즈마리는 향균작용과 항진균 작용이 있다. 입냄새를 없애준다. 담즙 분비를 촉진시킨다.

로즈마리는 향기가 강한 편이다. 로즈마리로 만든 향수가 오데콜롱 Eau De Cologne이다. 나폴레옹은 오데콜롱을 엄청나게 좋아했다.

살균력이 있어 옛날에는 병마를 물리치는 데 사용했다. 로즈마리를 실내에 두면 나쁜 세균을 없애 공기를 정화시킨다.

로즈마리향은 솔잎 냄새가 나고 상큼하고 강렬해, 생선요리에 사용하면 비릿한 냄새를 없애준다.

로즈마리는 탈모방지에도 효과가 있다.

로즈마리는 모발용 샴푸로 활용한다. 욕조에 넣으면 피부가 건강해진다. 요리에 넣어 비릿한 냄새를 없앤다.

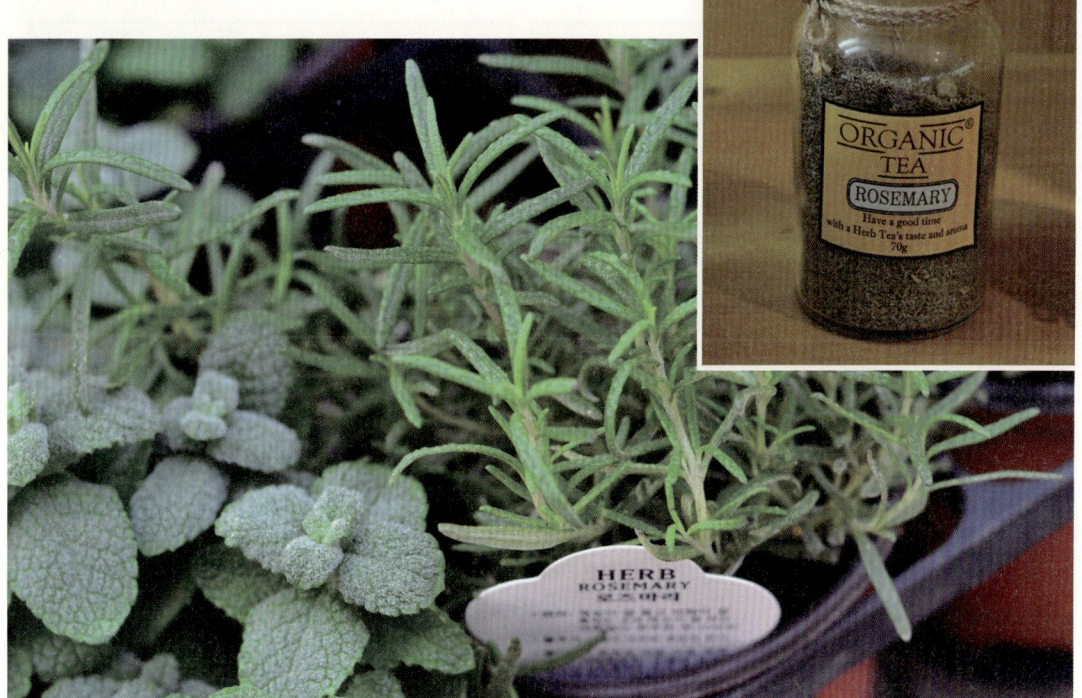

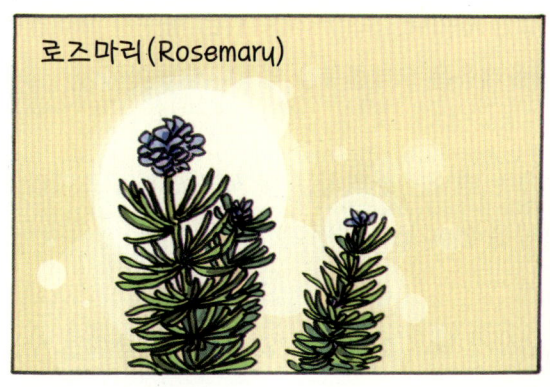
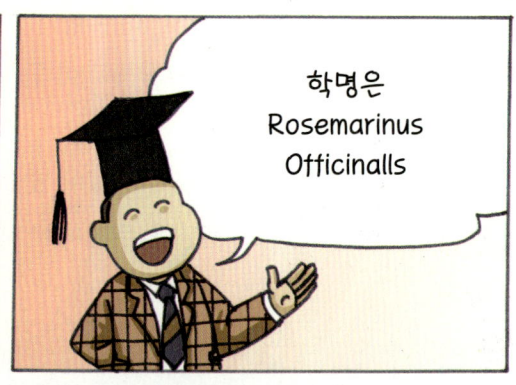
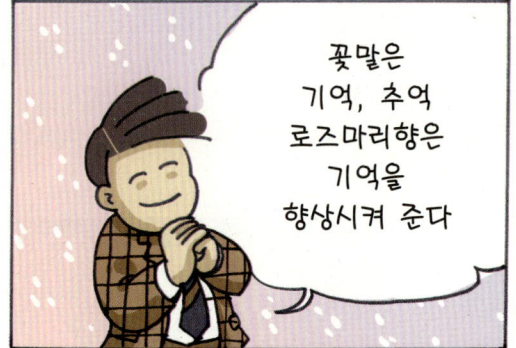
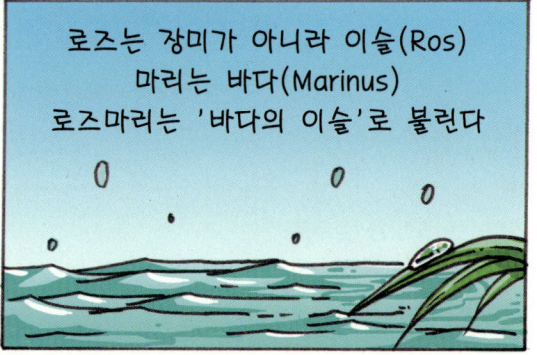
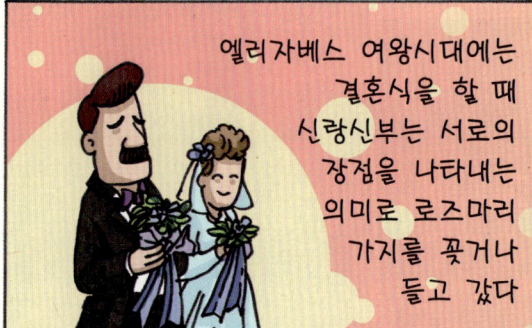
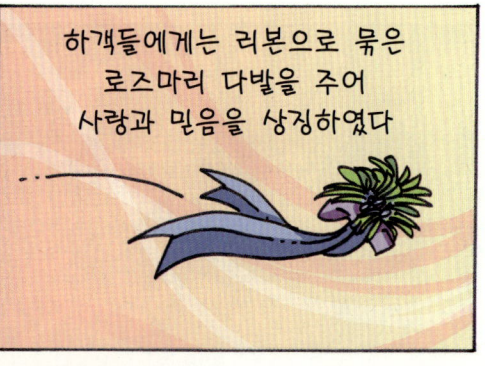
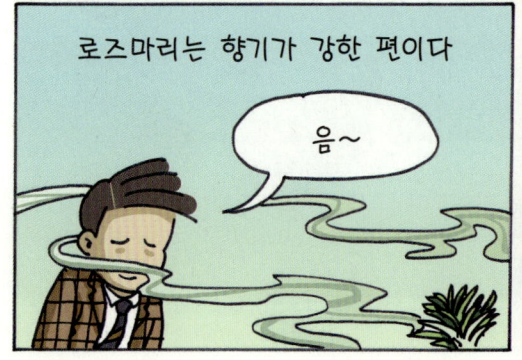
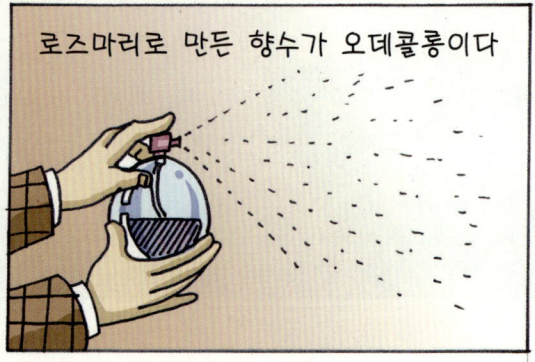

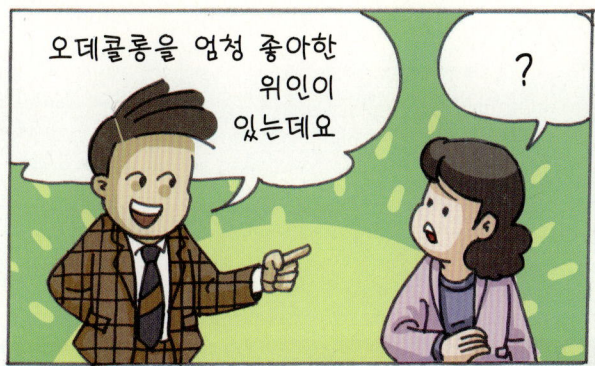
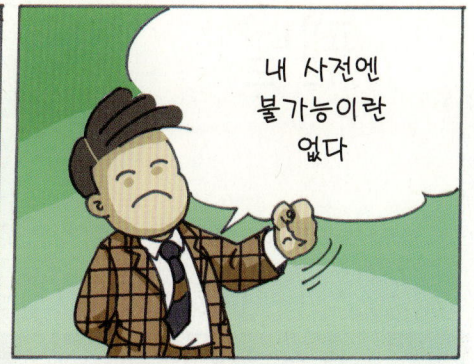
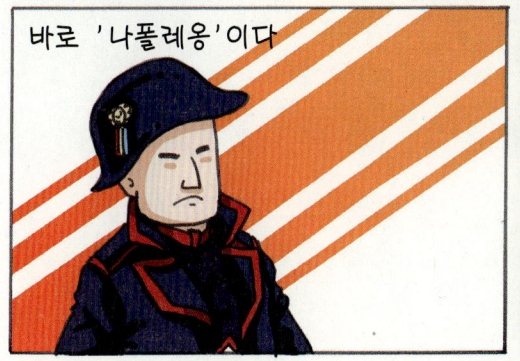
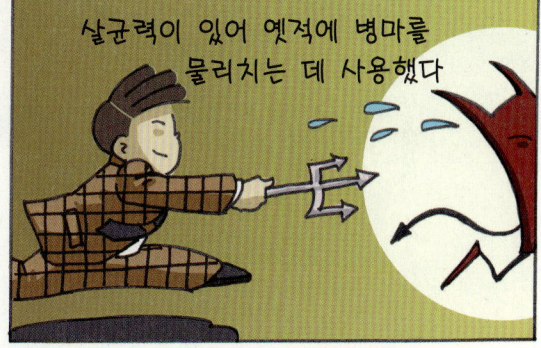
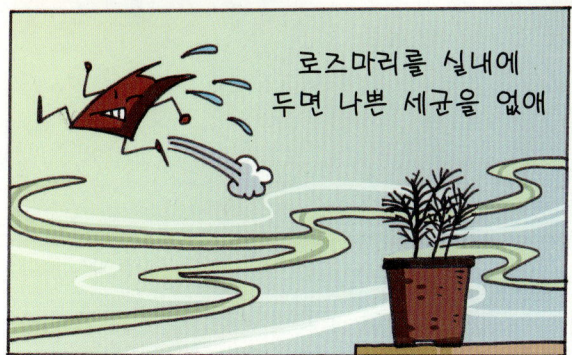
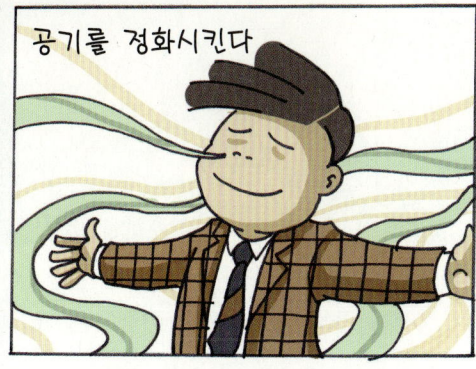
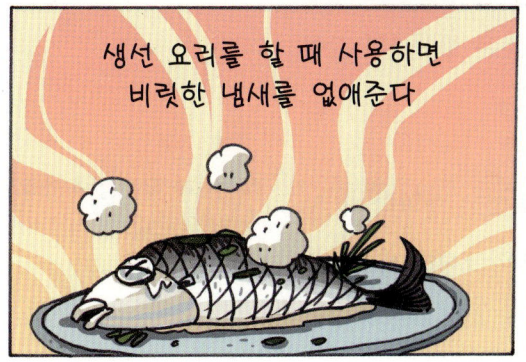
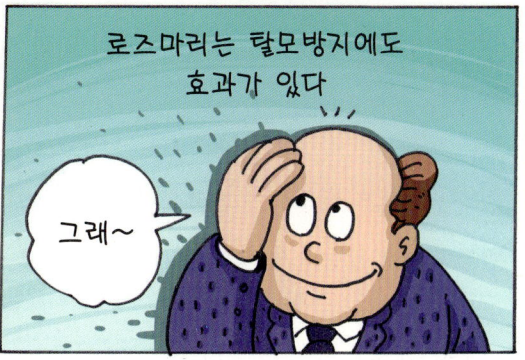

펜넬[49]
Fennel

소화를 돕고 다이어트 효과도 있는 허브

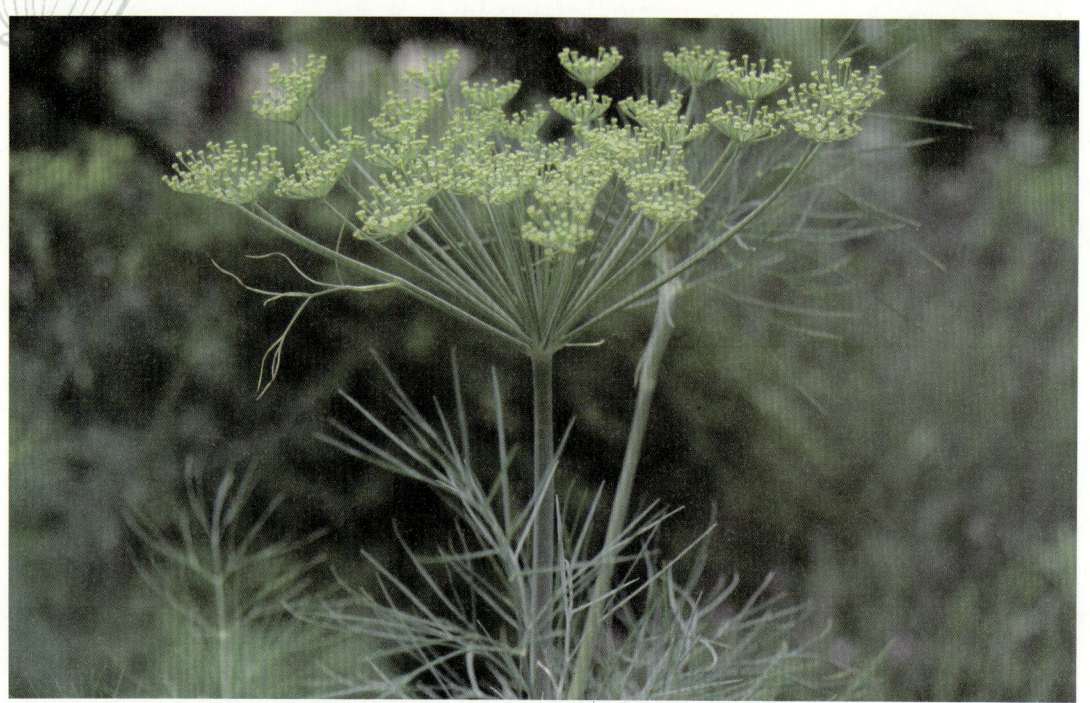

[사진제공 허브나라]

가장 오래된 허브 중 하나가 펜넬이다. 펜넬은 기원전 3000년 메소포타미아 지역에서 소화제로 사용되었다. 한약에서 말하는 회향茴香이라는 약재가 펜넬이다. 말린 펜넬의 잎과 씨앗은 향신료로 많이 사용된다.

회향의 주성분은 아네톨과 펜콘이다. 속이 더부룩하고 팽만할 때 장의 연동운동을 활발하게 하여 가스를 내보내고 소화를 촉진시킨다.

생태·채취

늦여름에 우산형 꽃차례로 노란꽃이 핀다. 잘 익은 씨앗을 채취한다.

펜넬은 음식의 향과 맛을 풍요롭게 한다. 소화를 돕고 변비를 예방한다. 식욕을 억제하고 노폐물을 배출시킨다.

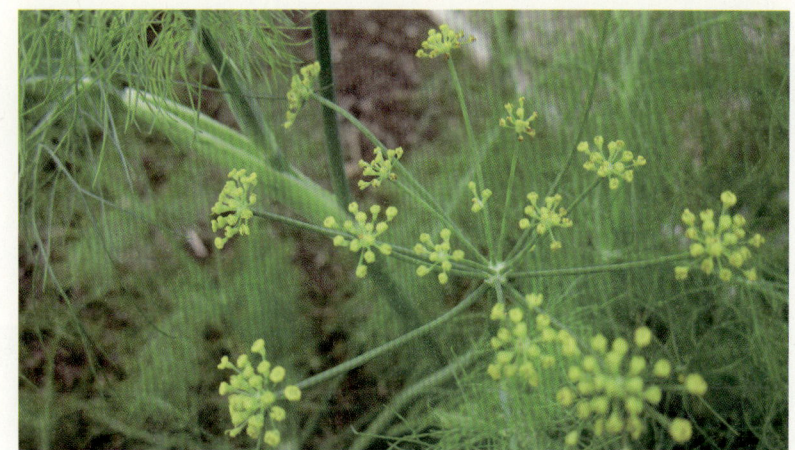

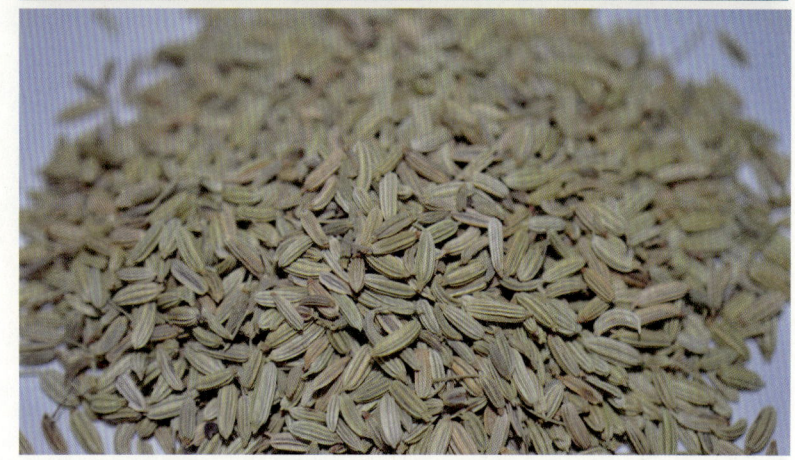

펜넬 잎은 생선요리에, 어린 줄기는 샐러드에, 씨앗은 소스와 빵에 넣는다. 다이어트를 위해 씨앗을 차로 마신다.

최근 우리나라에서는 다이어트용으로 유명해졌다. 펜넬은 신진대사를 활발하게 하고 식욕을 억제하는 효과가 있다. 이뇨작용을 도와 필요 이상의 수분을 감소시키고 체내 노폐물을 배출하는 데 도움을 준다.

다이어트를 위해 펜넬 씨앗을 뜨거운 물에 우려서 차 형태로 마시는 방법이 가장 일반적이다.

세이지[50]

Sage

치약과 요리에 없어서는 안 될 허브

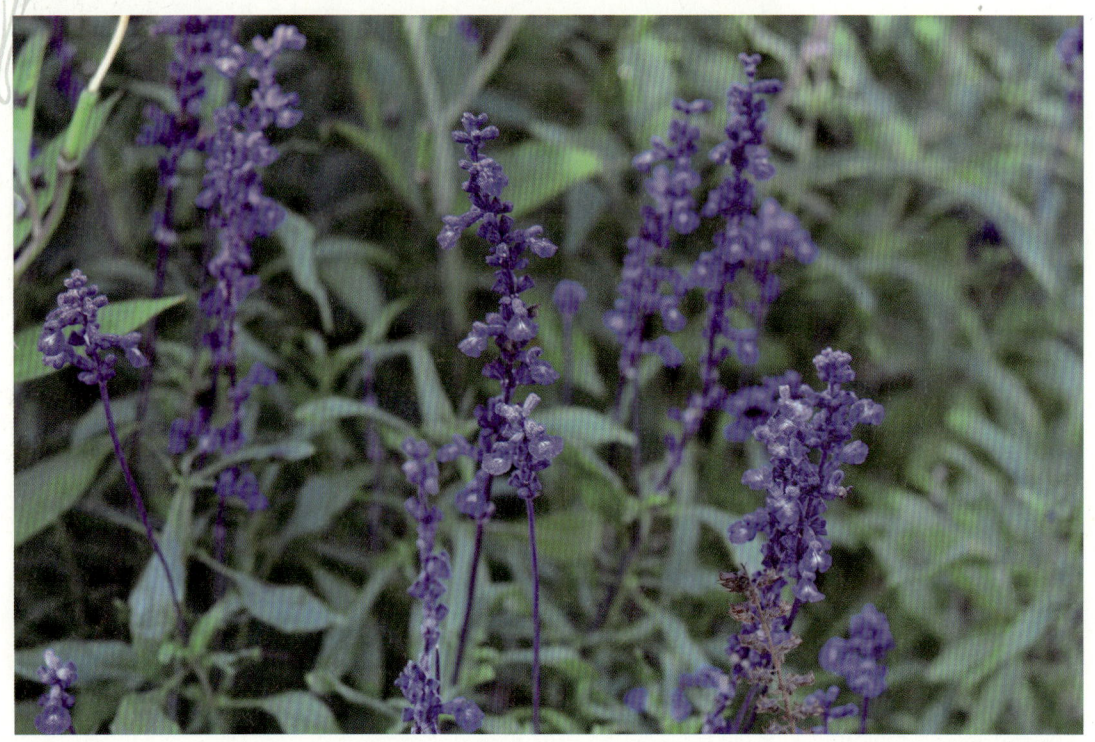

세이지는 종류도 많고, 허브의 여왕으로 불린다. 향이 강한 편이다.

소시지를 만들 때 꼭 필요한 허브이다. 소시지[Squsage]는 암퇘지[Sow]와 세이지[Sage]의 합성어이다.

세이지는 품종이 아주 다양하고 꽃 색깔도 여러 가지이다.

생태·채취

파란꽃, 붉은꽃, 보랏빛 꽃을 피운다. 세이지는 목질화가 쉽게 진행된다. 상록식물이므로 잎은 사계절 수확할 수 있다.

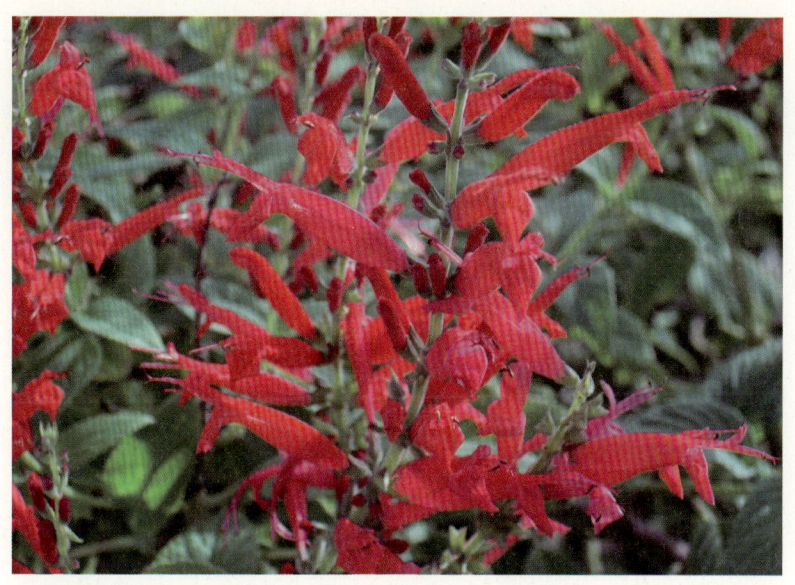

체리세이지 Cherry Sage – 끄트머리를 붉게 물들인 것 같다.
블루세이지 Blue Sage – 파란빛이 아름다운 세이지이다.
파인애플세이지 Pineapple Sage – 전체적으로 붉은꽃이 피고, 시원하고 달콤한 파인애플 같은 향을 가졌다.
핫립세이지 Hotlip Sage – 윗부분은 하얗고 아랫부분은 빨갛다. 정열적인 빨간 입술 같아서 핫립세이지이다. 흰색과 빨간색의 조화가 무척 아름답다. 일교차가 심하면 두 가지 색, 일교차가 별로 없으면 한 가지 색으로 보인다. 붉은색이 강렬하다.

세이지는 살균작용이 강하다. 생선이나 육류의 비린내를 없앤다. 기억력을 좋게 한다.

세이지의 효능

세이지 말린 잎은 강장·방부·항균·항염작용이 있다. 기억력을 높여주고 두통·긴장을 진정시켜 두뇌를 명석하게 한다. 심한 운동 후의 피로나 통증을 가라앉힌다.

세이지는 잇몸출혈·구취방지에 효과가 있다. 세이지를 차로 끓여 마시면 감기로 목이 아플 때 좋고, 가글액으로 사용하면 소염효과가 있다.

세이지 마른 잎은 요리에 많이 활용된다. 고기나 생선의 지방분을 중화시켜 냄새를 없애준다. 특히 육류 요리에 넣으면 고기맛을 좋게 하고 느끼한 것도 잡을 수 있다. 세이지의 정유성분이 지방을 분해시켜 소화도 도와준다. 고기를 먹은 후 세이지 차를 마시면 입안이 개운해진다.

세이지 잎을 냉장고 안에 깔아서 고기를 보존하면 부패하지 않고 오래가며, 건조한 잎을 화장실에 넣어두면 효과가 있다.

세이지는 치약 원료로 사용한다. 소시지 만들 때 넣는다. 구강청정제로 사용한다.

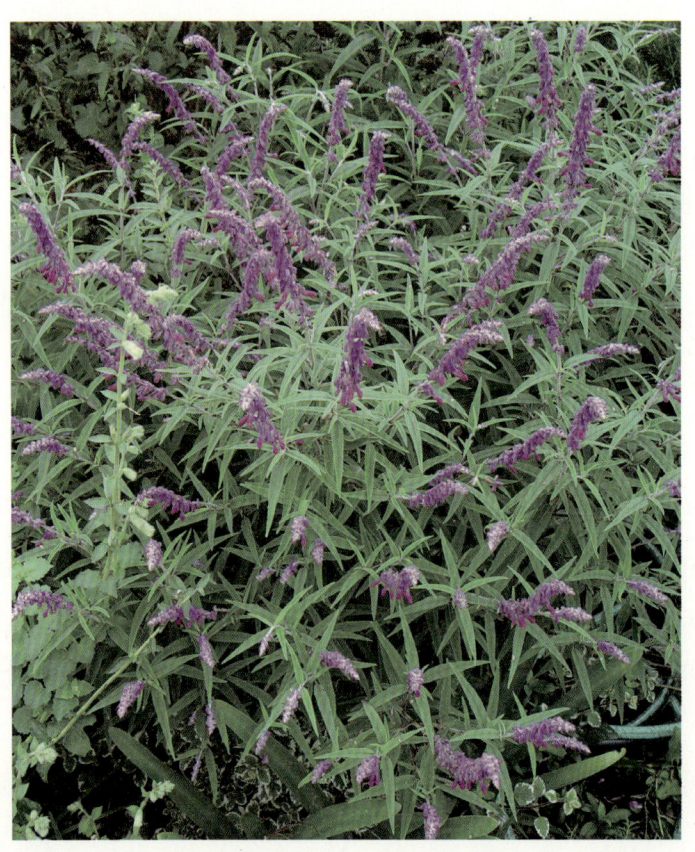

세이지 활용

-세이지 치약 만들기

1. 죽염 2큰술과 말린 세이지 2큰술을 함께 빻아서 가루로 만든다.
2. 전자레인지에서 바삭바삭하게 될 때까지 굽는다.
3. 다시 한 번 잘 섞어서 가루로 만든다.
4. 효능이 좋은 가루 세이지 치약이 완성된다.
5. 양치할 때마다 칫솔에 묻혀서 사용한다.

-세이지 버터 만들기

1. 전자레인지용 투명 용기에 버터를 넣고 돌려 녹으면 거품을 걷어낸다.
2. 맨 아래층의 우유 성분은 버리고 윗부분 맑은 노란색 버터만 쓴다.
3. 따라낸 버터에 세이지를 넣어 향을 내면 세이지 버터가 완성된다. 세이지 버터는 고기나 생선 요리에 주로 쓰인다.

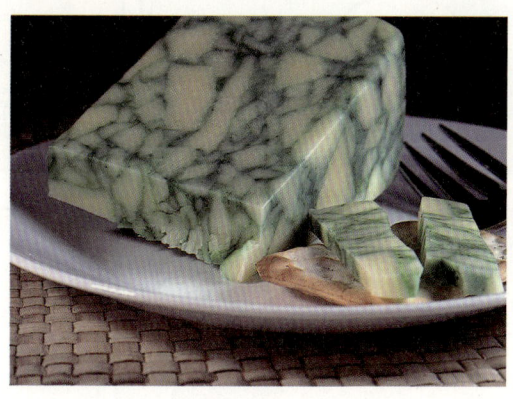

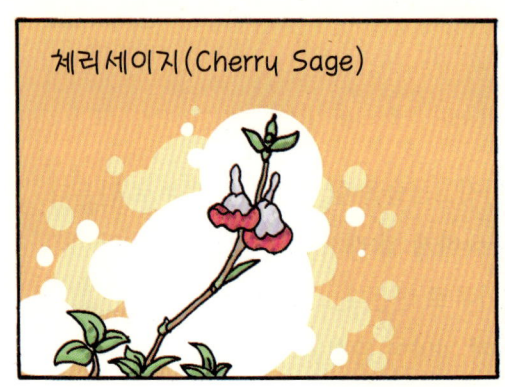
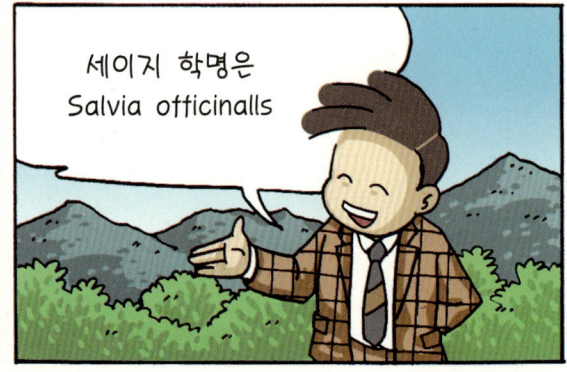
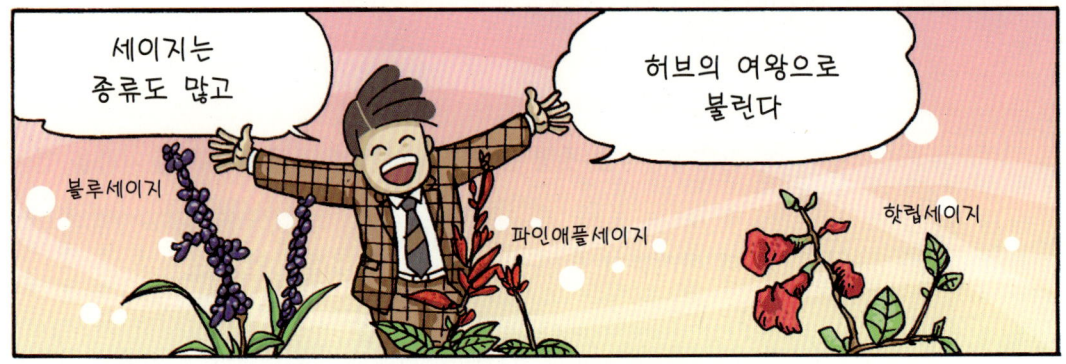
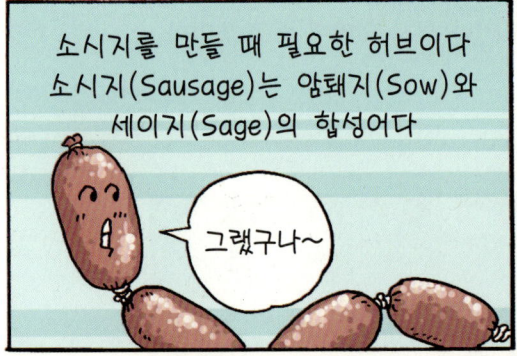
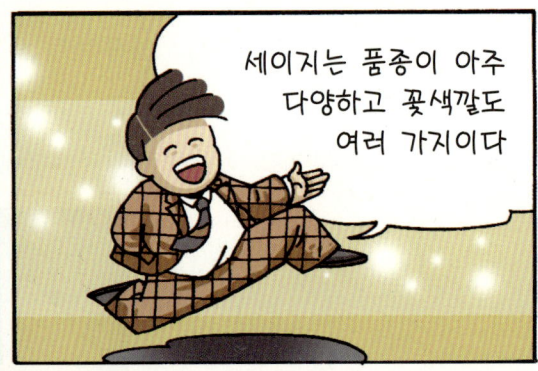
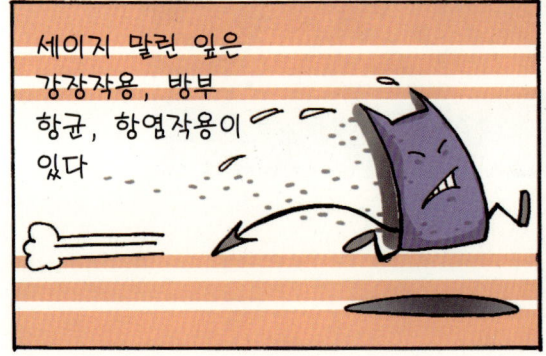
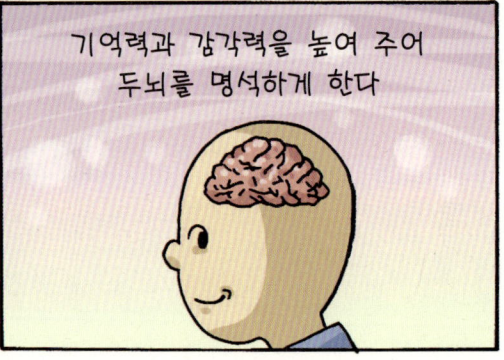

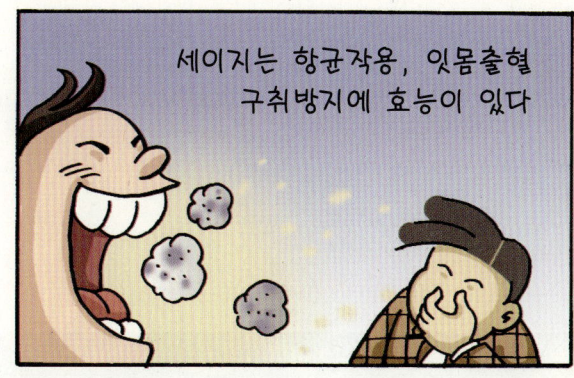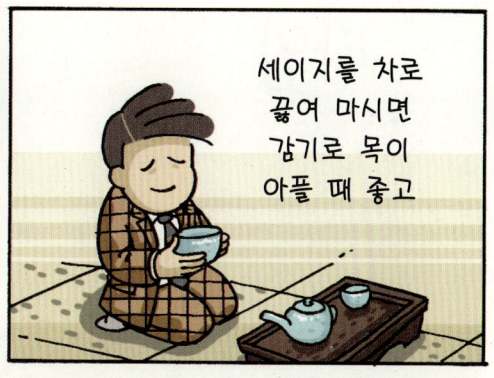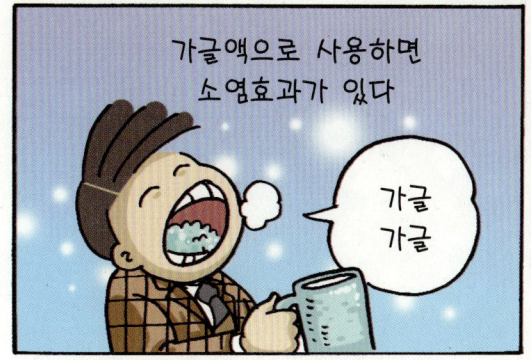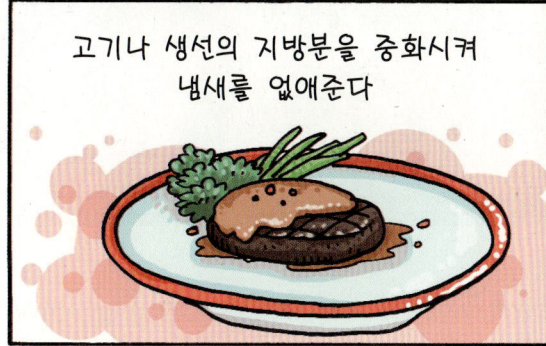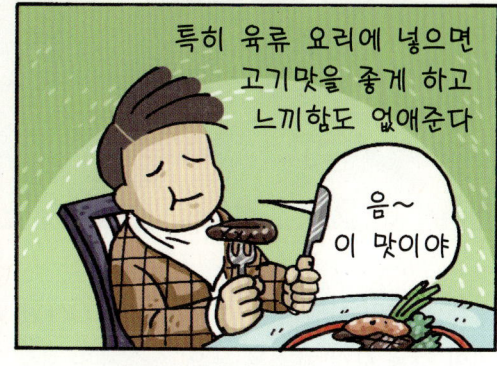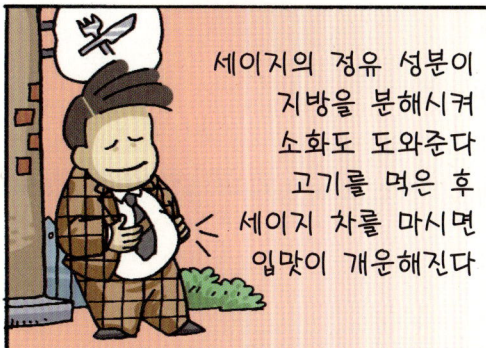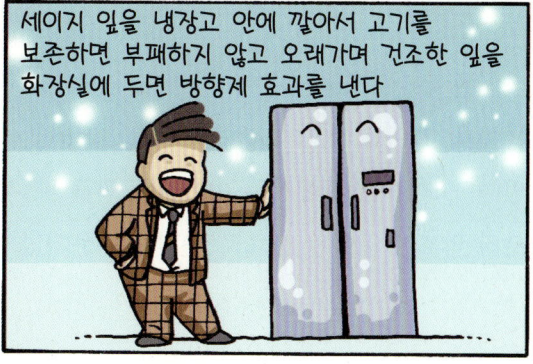

타임[51]

Thyme

살균작용이 뛰어난 허브

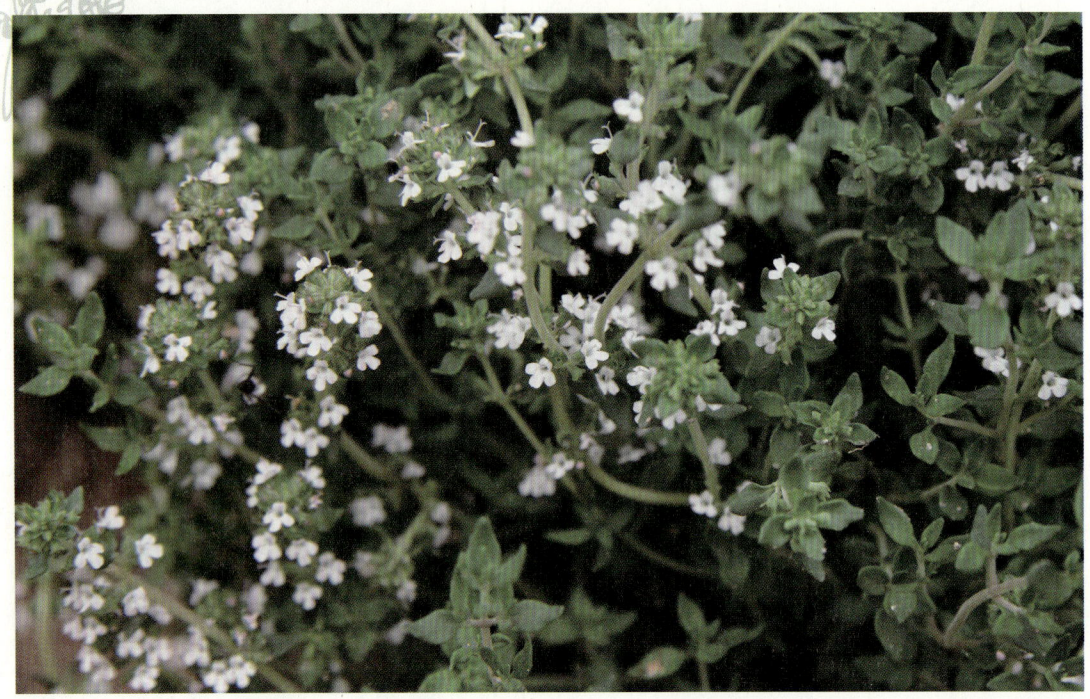

[사진제공 허브나라]

상쾌한 향이 사랑스러워, 여인들은 기사인 연인에게 타임의 작은 가지와 함께 꿀벌 자수를 놓은 손수건을 선물했다.

타임은 우리말로 백리향이다. 향기가 백리를 간다고 하여 붙여진 이름이다. 그만큼 향기가 강한 편이고, 강력한 살균작용과 방부효과가 있다. 고대 이집트에서는 미이라를 만들 때 사용했다. 타임은 예로부터 약효가 뛰어난 음료로도 널리 이용되었으며, 악몽에 시달리는

생태·채취

일반 타임은 여름에 담자색 꽃이 핀다. 상록수이므로 연중 잎을 채취한다.

타임은 강한 살균효과가 있다. 항균·항진균 작용이 있다. 지방질 음식을 잘 소화시킨다.

타임은 구강청정제로 쓰인다. 감기 치료제로 사용한다.

사람이 자기 전 타임 차를 마시면 좋다고 한다. 실제 타임은 두통·우울증·빈혈·피로 등에 효능을 발휘한다. 타임 차를 편하게 이용하기 위해서 수확한 타임을 흑설탕이나 꿀에 재어놓았다가 음용해도 좋다.

타임에서 추출한 티몰 thymol은 항균효과가 뛰어나 감기나 기침 등 호흡기질환에 쓰이는데, 특히 목을 많이 사용하는 사람에게 좋다. 또한 타임은 육류 요리의 부향제로 많이 쓰이며, 살균·방부효과 때문에 햄·소시지·치즈·피클 등의 보존재로도 쓰인다.

타임의 종류는 아주 다양하다. 대표적인 타임으로 커몬타임 Common Thyme · 레몬타임 Lemon Thyme · 실버타임 Silver Thyme · 골든레몬 타임 Golden Lemon Thyme이 있다. 타임은 그대로 자라서 우거진 입성 타임과 지면을 덮듯 퍼져 있는 포복성 타임 두 가지로 나뉜다.

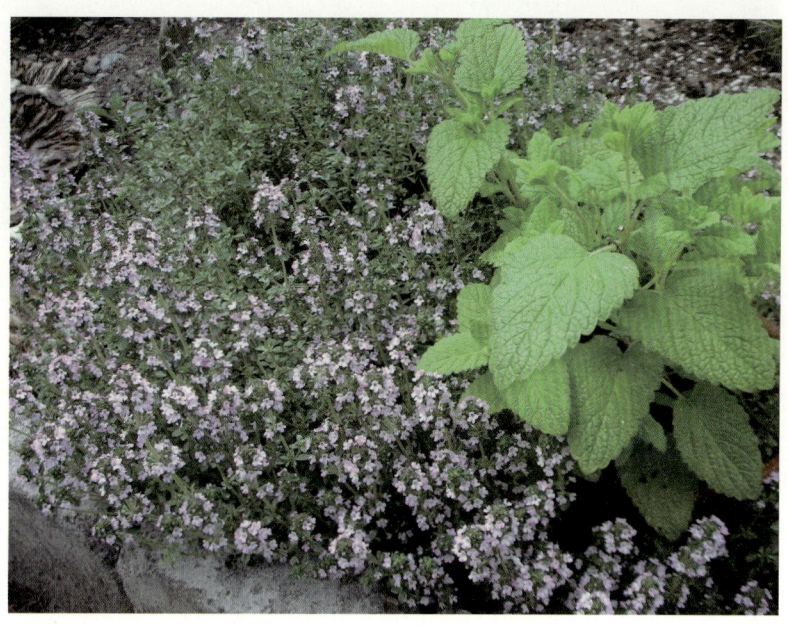

바질 [52]
Basil

달콤하면서도 향기로워 요리에 쓰이는 허브

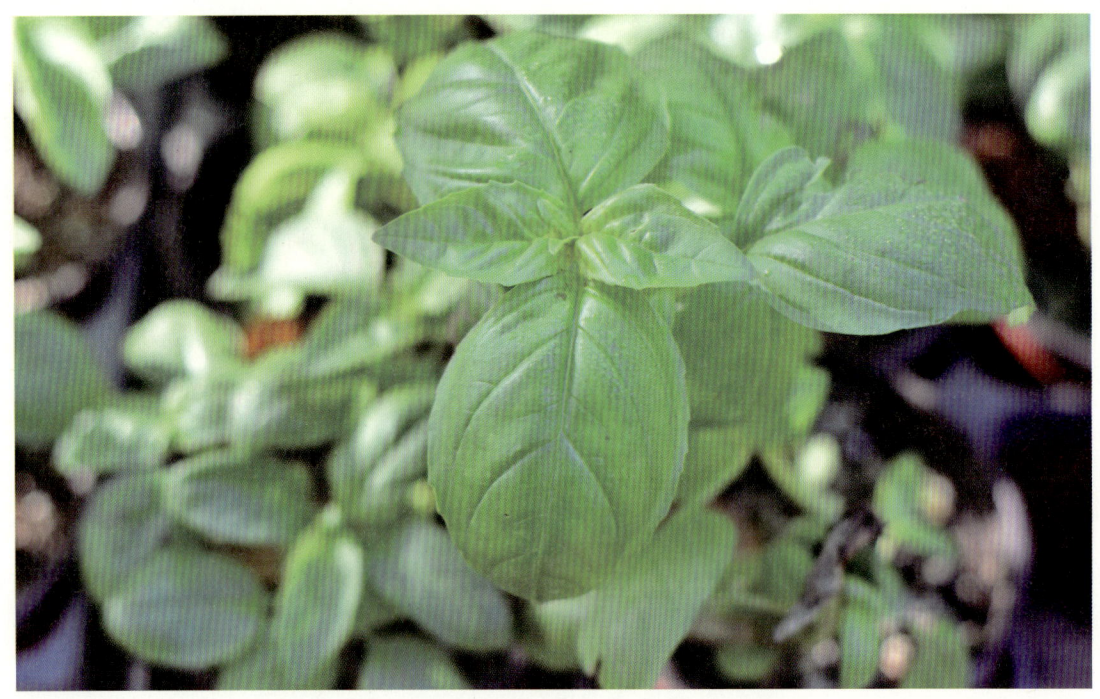

바질은 힌두교가 신성시하는 허브이다. 인도에서는 바질을 요리에는 쓰지 않는다. 대신 인도 사람들은 바질을 차로 만들어 마신다.

요리에 풍미를 더해줘 바질은 식용으로 많이 쓴다. 토마토·마늘과 잘 어울리기 때문에 스파게티·파스타·피자·샐러드·수프 등 이탈리아 요리에 많이 사용한다.

생태·채취

여름과 가을에 채취하는데, 바질 잎은 건조시키기 힘들기 때문에 올리브오일이나 식초에 담가둔다.

바질은 달콤하면서도 강한 향을 가진 허브이다. 임신 중에는 먹지 않는다.

바질은 풍미를 더해 준다. 소화를 촉진시킨다. 살균작용이 있다.

잎에서는 에센셜 오일을 채취하여 향수 · 약용 · 실내공기 정화용으로 쓰고, 꽃은 차 · 향낭 · 포프리 · 꽃다발 · 요리(향신료)에 사용한다.

약효로는 두통 · 신경과민 · 구내염 · 강장효과 · 건위 · 진정 · 살균 · 불면증과 젖을 잘 나오게 하는 효능이 있고, 졸림을 방지하여 늦게까지 공부하는 수험생에게 좋다.

바질은 요리에 넣어 사용한다. 잎을 잘게 부수어 두면 파리를 쫓는다.

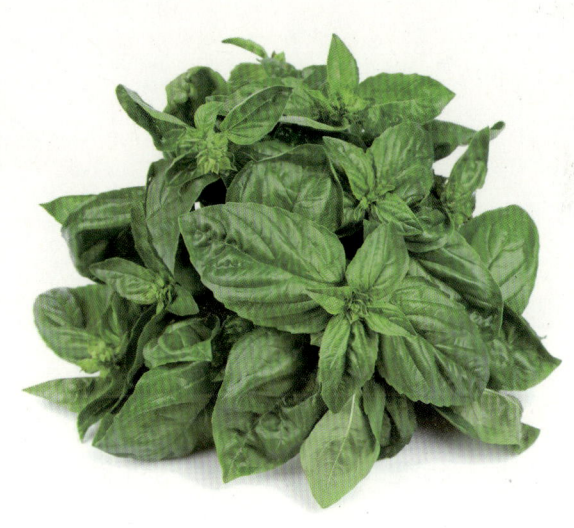

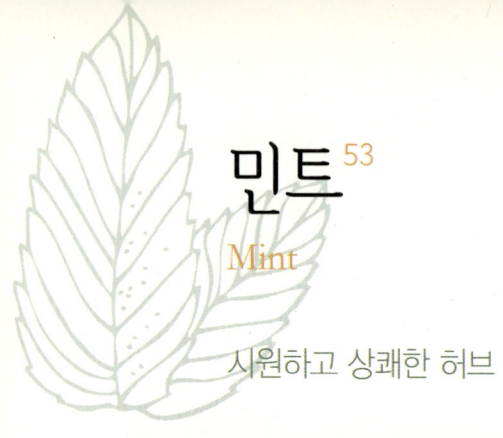

민트 [53]

Mint

시원하고 상쾌한 허브

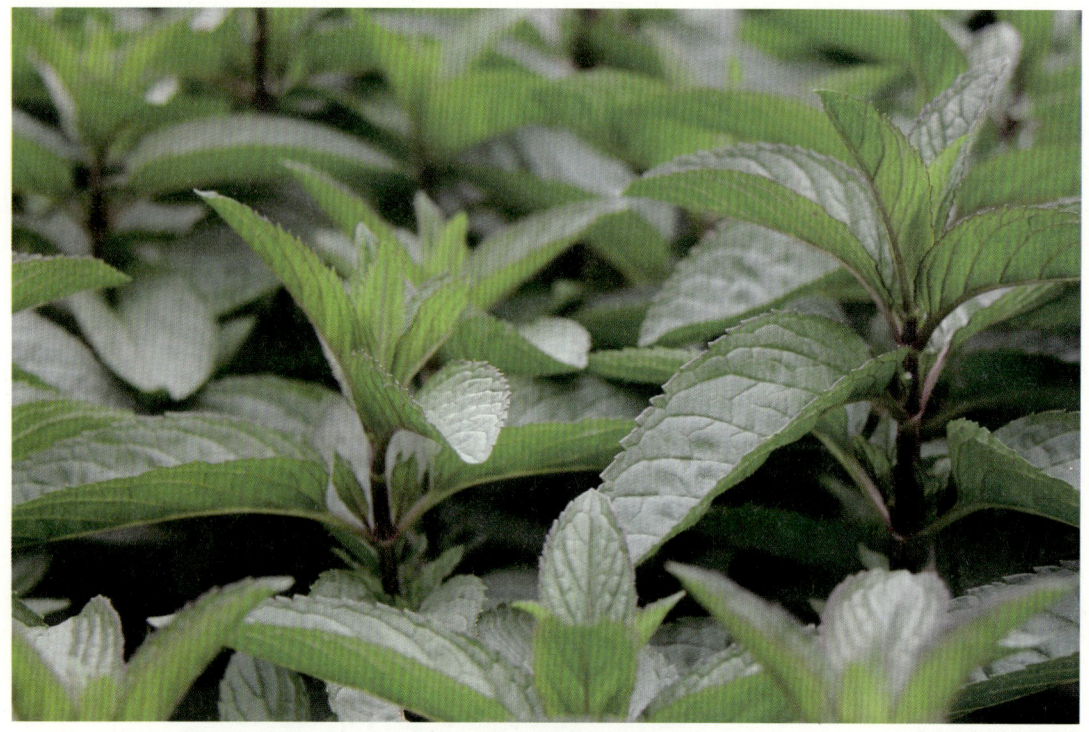

[사진제공 허브나라]

민트는 박하라는 이름으로 잘 알려져 있다. 그 종류로 페퍼민트 · 애플민트 · 스피아민트 · 초코민트 · 파인애플민트 등이 있다.

페퍼민트는 잎에 멘톨이 있다. 멘톨은 톡 쏘는 상쾌한 향이 있고 항염 · 진통작용이 있어 근육통에 외용제로 쓰인다. 줄기를 잘라서 심어도 잘 자랄 정도로 키우기 쉽다.

생태 · 채취
여름에 연한 자주꽃이 핀다.

민트는 멘톨향이 시원하다. 살균효과가 있다. 입냄새를 없앤다.

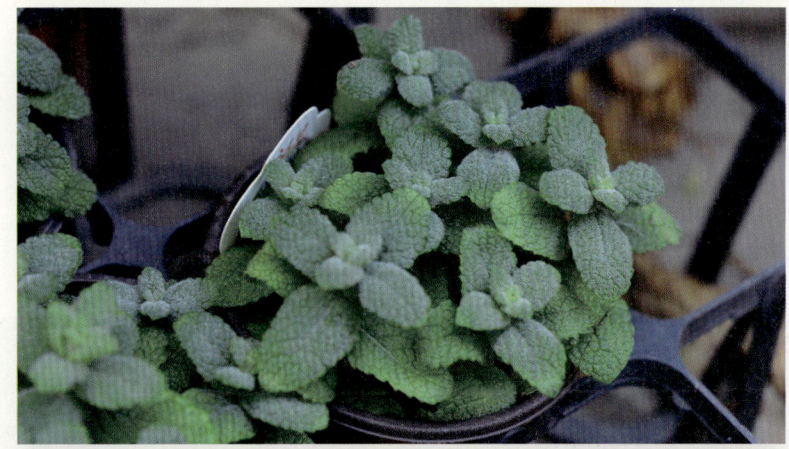

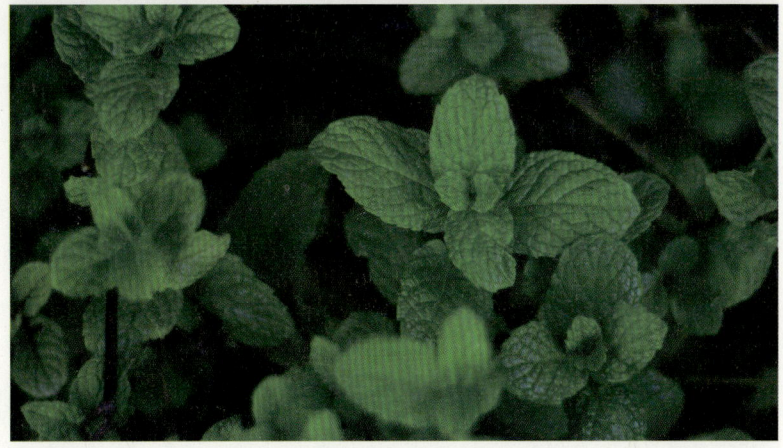

민트는 치약이나 껌에 사용된다. 식욕을 촉진시키고 소화를 시킨다. 근육통을 풀어준다.

애플민트는 사과향과 박하향이 난다. 사과의 달콤함과 멘톨의 상쾌한 청량감이 조화를 이룬다. 소화불량·구취제거 등에 좋다. 스피아민트는 애플민트와 외형적으로 구분이 안 된다. 애플민트는 이파리 끝이 동그스름하고 애플민트보다 강렬한 향이 나는데, 껌냄새가 나는 듯하다. 애플민트보다 쑥쑥 자란다. 초코민트는 페퍼민트향과 스피아민트향에 초콜릿향이 약간 더 난다. 잎은 밝은 초콜릿색이다. 파인애플민트는 잎 테두리가 하얗고 청량감이 느껴지는 파인애플향이 난다.

에키네시아[54]

Echinacea

북미 원주민들이 민간약으로 사용한 허브

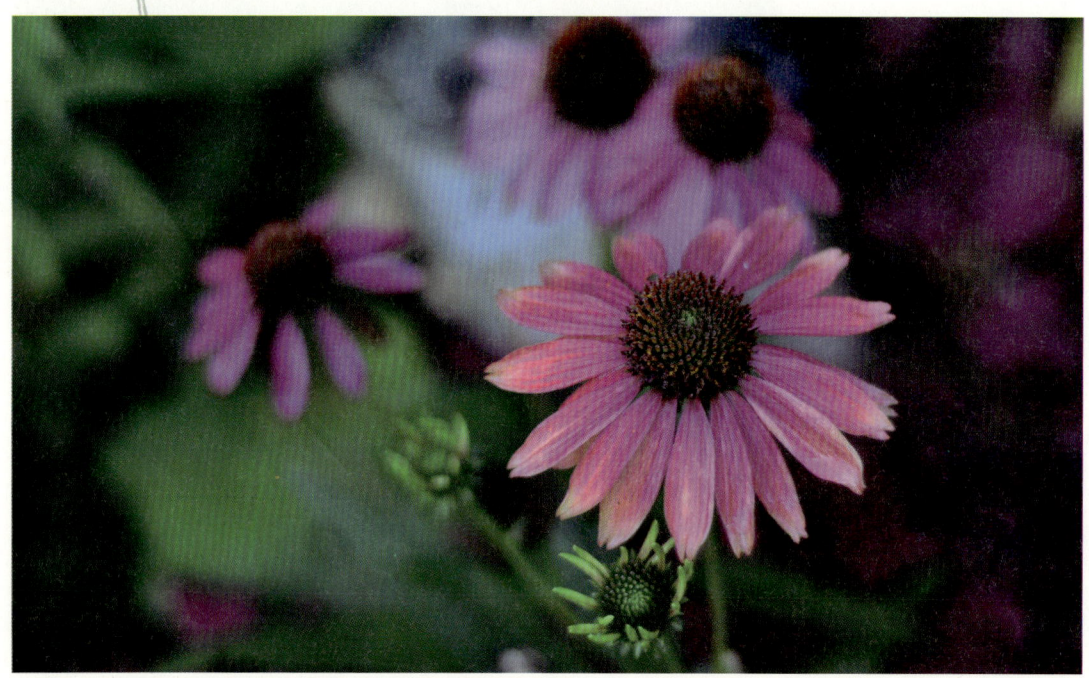

미국의 들판에 자생하는 다년생 풀. 예부터 미국 원주민들이 감기 치료에 이용했고, 뱀에 물렸을 때나 치통에나 민간요법으로 사용했다. 에키네시아는 미국 약전에도 오를 만큼 효과가 대단하였다. 독일 등 유럽에서는 에키네시아를 활발히 연구한 결과 면역력 증강·항염증 효과·항바이러스 효과·인후통·기침·기관지염에도 효과가 있음이 확인되었다. 에키네시아는 상처 치료를 빠르게 하는 작용도 있다.

생태·채취

분홍색과 연한 자색꽃이 핀다. 약용으로 쓰려면 4년쯤 자란 뿌리를 채취한다.

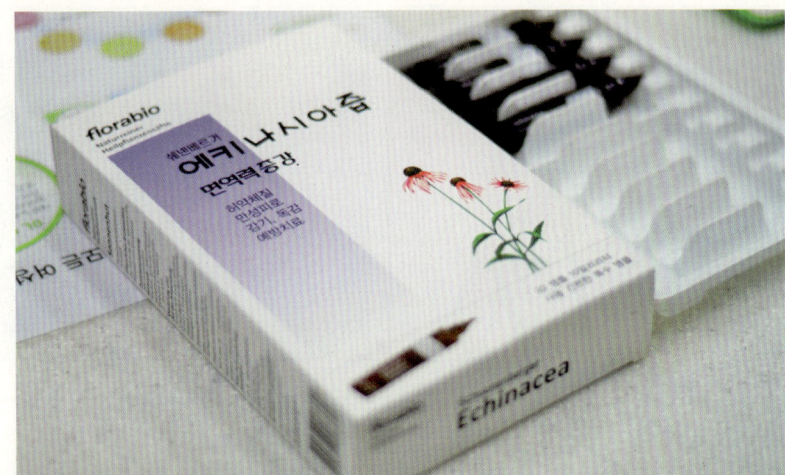

에키네시아는 면역력을 증강시킨다. 상처·염증을 낫게 한다.

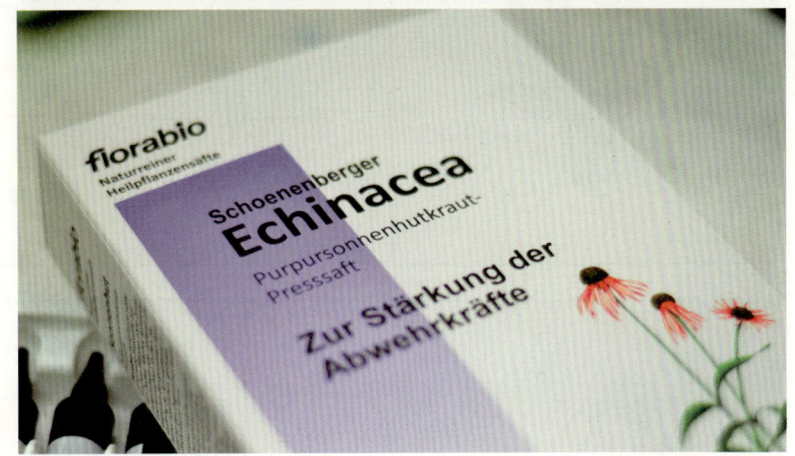

유효성분 중 후코갈락토시로그루칸과 산성아라비노갈락탄은 면역력 증강에 직접 작용하는 인터로이킨의 생산을 촉진시킨다.

에키네시아는 꽃잎과 뿌리를 차로 달여 마신다. 호흡기질환 치료제로 쓰인다. 상처·염증 치료제로 활용된다.

주의할 점은 결핵·백혈병 등 자가면역질환이 있으면 증상이 더 심해질 수 있기 때문에 사용하지 않는다. 심각한 알레르기를 일으킬 수 있으므로 열두 살 이하의 어린이에게는 쓰지 않고, 성인들도 8주 이상 연속사용을 금한다.

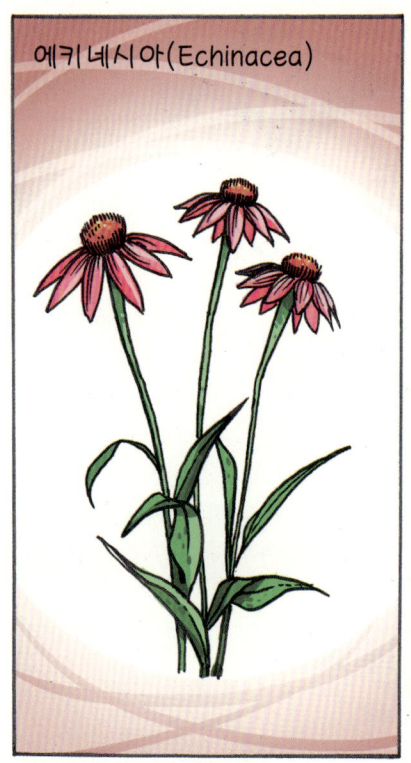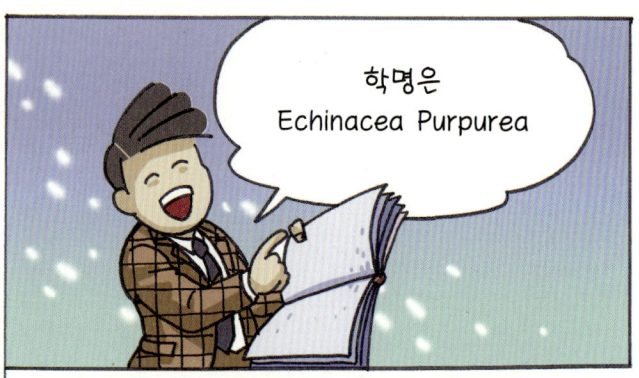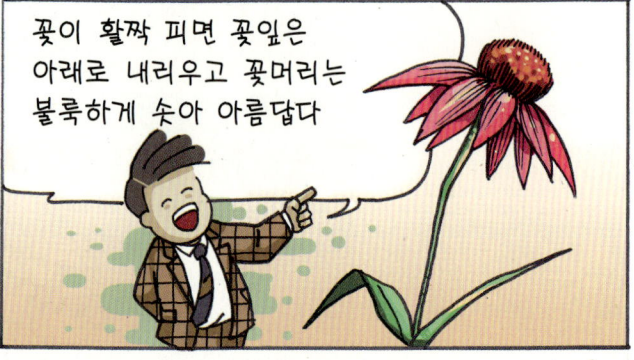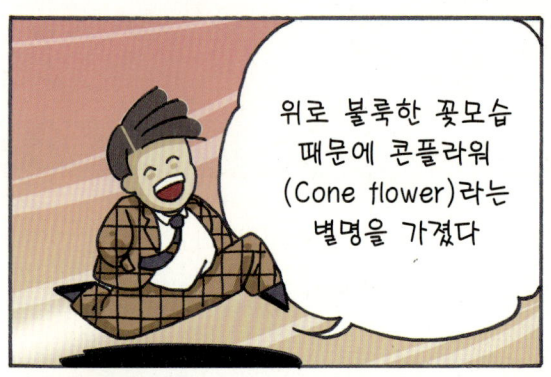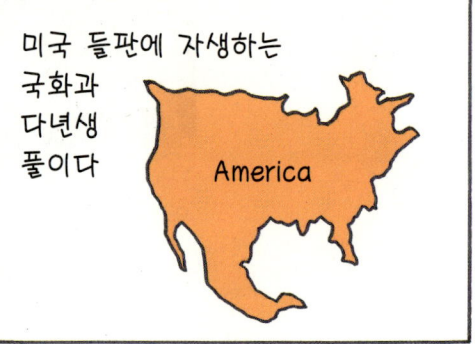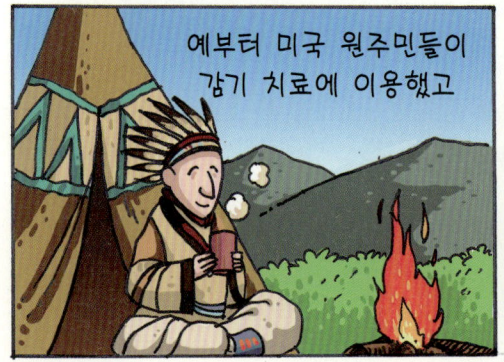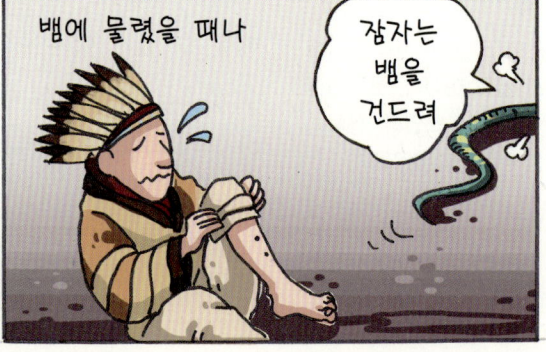

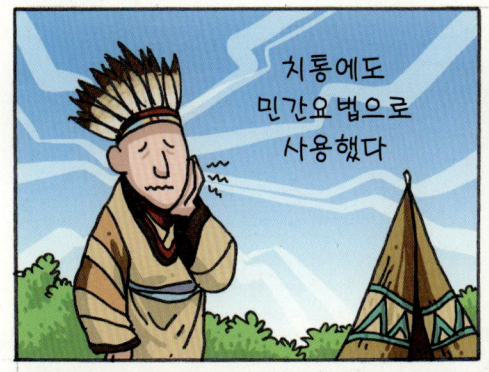
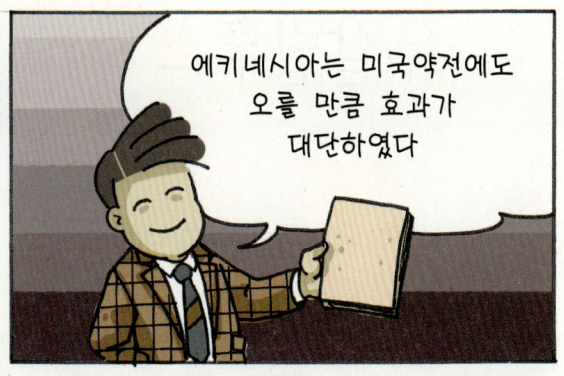
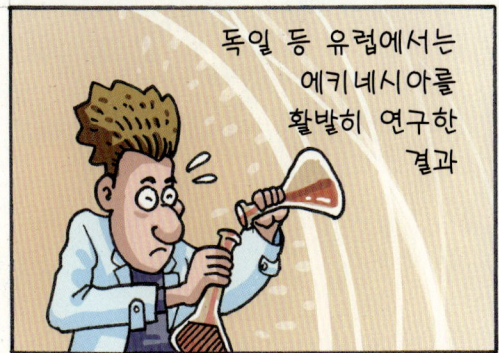
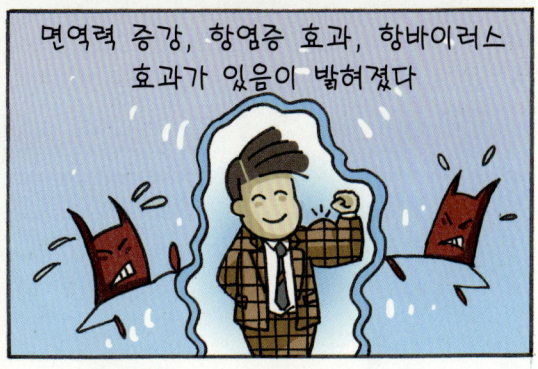
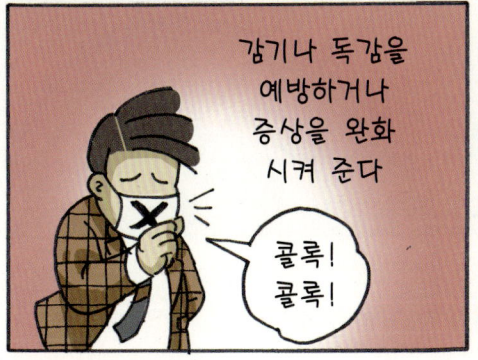
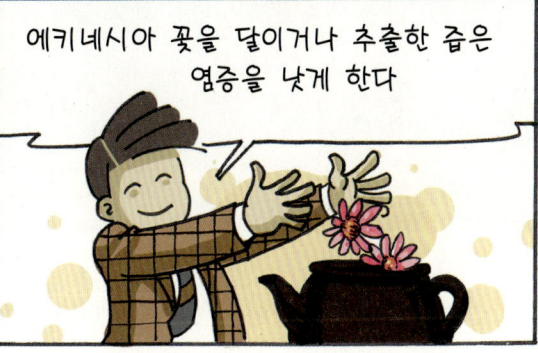
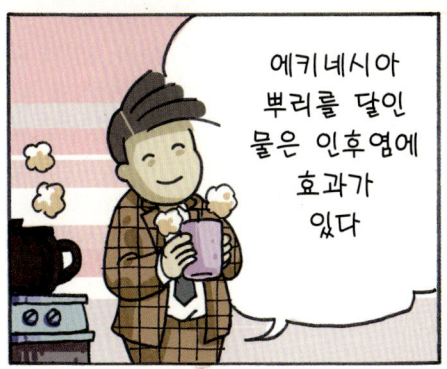
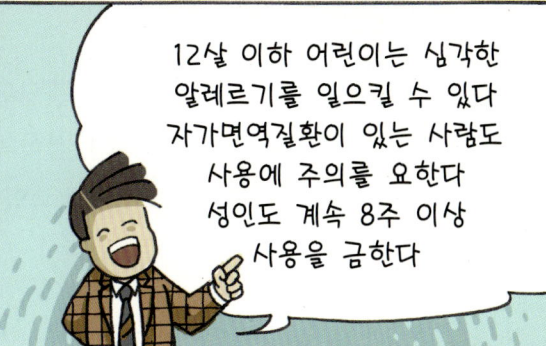

유칼립투스[55]
Eucalyptus

시원하고 상쾌한 향을 내뿜는 허브

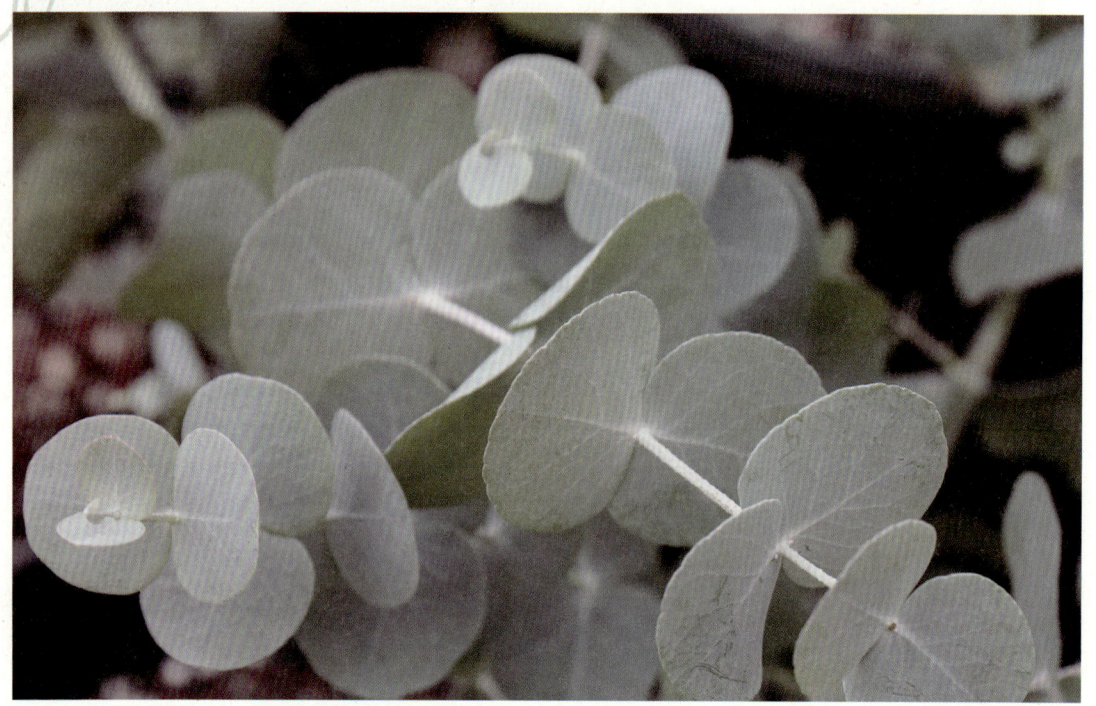

유칼립투스라는 명칭의 어원은 '아름답다'와 '덮이다'가 합쳐진 것이다.

오스트레일리아 블루마운틴 협곡 아래는 유칼립투스가 대군락을 이루고 있다. 아침이면 유칼립투스 잎에서 기름이 증발하여 푸른빛을 발산한다. 그래서 '블루마운틴'이라고 부르게 되었다.

생태·채취

둥근항아리 모양의 씨방이 갈색으로 여물었을 때 씨앗을 채취하면 된다. 씨앗은 1~2mm 정도 크기로 황갈색을 띤다. 오일은 잎을 증기 증류하여 추출한다.

오스트레일리아의 동물 코알라는 향기 좋은 유칼립투스 잎만 먹고 산다. 유칼립투스 잎은 비비면 알코올 냄새가 난다. 그 물질은 휘발성이라 불에 잘 탄다.

유칼립투스는 살균작용이 있다. 스트레스를 해소해 준다. 진정효과가 있다.

유칼립투스 꽃은 진분홍색을 띤다. 향기가 시원하면서 특유의 박하향을 내뿜는다.

유칼립투스에는 시네올이라는 정유성분이 있다. 시네올에는 살균작용과 항바이러스 작용이 있어 감기와 비염 치료 및 관절염·류머티즘에 많이 이용되고 있다. 유칼립투스 오일을 근육이나 관절 부분에 발라준다.

유칼립투스는 목 아플 때 트로치 약물로 사용된다. 코막힘을 뚫어주는 비염약으로 쓰인다. 근육통을 풀어주는 외용약으로 쓰인다.

유칼립투스는 코가 막히거나 비염일 때 완화효과가 있다. 또한 미세먼지와 각종 공해로부터 기관지를 보호해 주는 역할을 하며, 살균작용과 벌레퇴치 효과가 있다. 스트레스도 해소해 주고 진정효과도 있다.

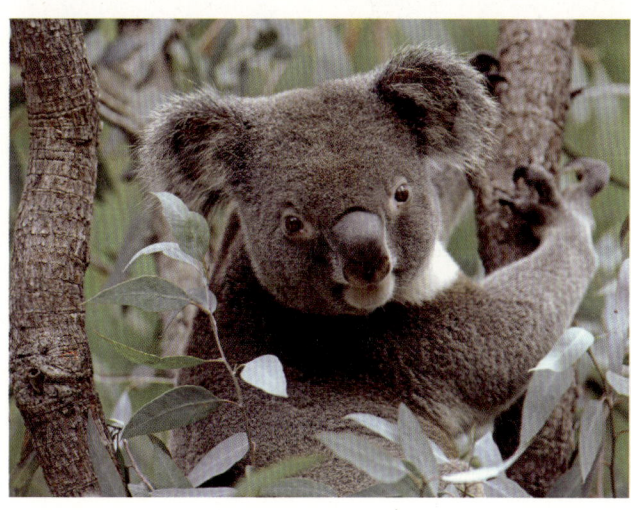
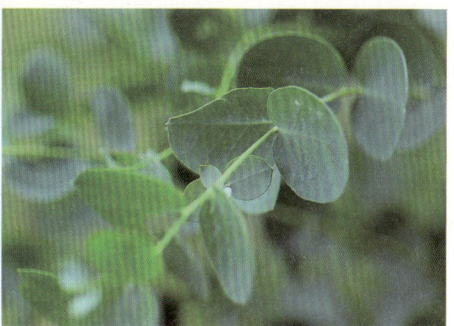

신농본초경[56]

神農本草經

현존하는 가장 오래된 본초학 서적

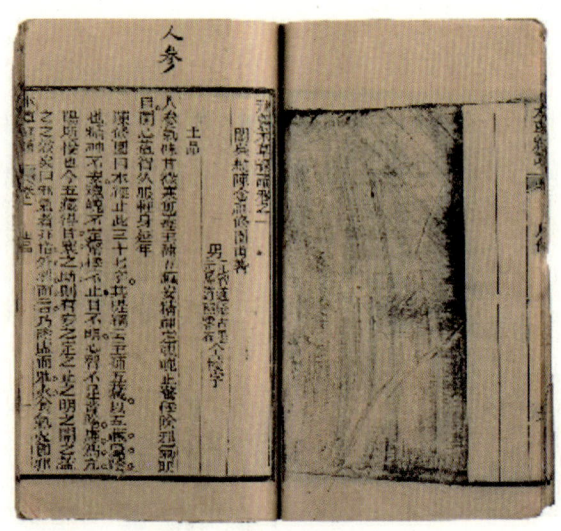

신농神農은 중국의 고대 전설상의 존재로 복희·여와와 더불어 삼황三皇이라 불린다. 이들은 어떤 개인을 의미하는 게 아니라, 복희의 뒤를 이어 여와 시대가 있었고, 그 다음에 염제炎帝 신농씨의 천하가 8대 530년간 지속되다가 첫째 황제皇帝인 황제黃帝에게로 넘어갔다고 알려져 있다.

전설에 의하면 신농은 농업의 발명자이며 의약을 창시했다고 한다. 『회남자淮南子』에서는 '신농이 백성들에게 오곡을 파종하는 방법을 가르쳤으며, (중략)… 백 가지 약물의 맛을 보았다. … 이때에 하루에 70가지씩 맛을 보았다'라고 했다. 『사기史記』에서도 '신농씨가 백 가지 약초를 맛보아 비로소 의학이 시작되었다'라고 했다.

후세에 와서 『신농본초경』이라는 책이 나타났는데, 이 책은 신농씨가 직접 쓴 것이 아니며, 대략 동한東漢시기에 쓰여진 작자 미상의 책이다.

그 내용을 보면 365종의 약물을 독성의 차이에 따라 상약上藥·중약中藥·하약下藥으로 나누었다. 상약은 독이 없고 기氣를 보태주므로 오래도록 복용할 수 있는 것이고, 중약은 독이 있기도 하고 없기도 한 것으로 주로 질병을 치료하면서도 몸을 이롭게 하는 데 쓰이고, 하약은 독이 많아서 주로 병을 치료하는 데 쓰이며 오래 복용할 수 없다고 하였다. 또 각 약물의 맛과 성질을 밝혀놓아 이론과 임상을 결부시켰으며, 응용 범위에 대해서도 명확하고 구체적으로 기록하였다.

예를 들어서 임산부의 금기약을 76종으로 명확히 구별하여, 실제로 사용함에 있어서 주의를 기울일 수 있도록 하였다. 따라서 오늘날까지 본초학의 시조로 인정받고 있다.

『신농본초경』에 수록되어 있는 본초 가운데 지금도 치료에 사용되고 있는 것들이 많이 있다. 대표적인 본초는 대황大黃·망초芒硝·파두巴豆·마황麻黃·인삼人蔘·두중杜仲·오미자五味子 등인데, 이것들은 전 세계 각 민족이 널리 사용하고 있는 약물이다.

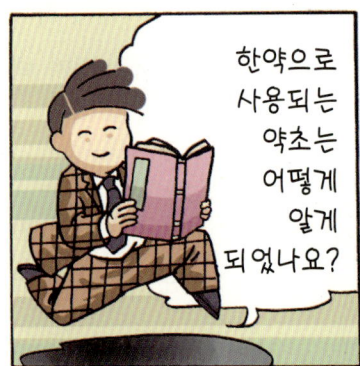
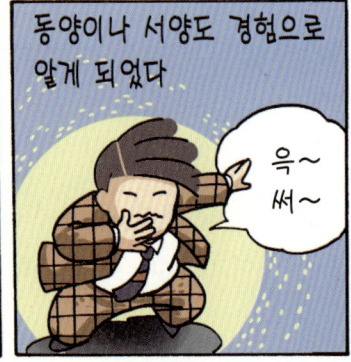
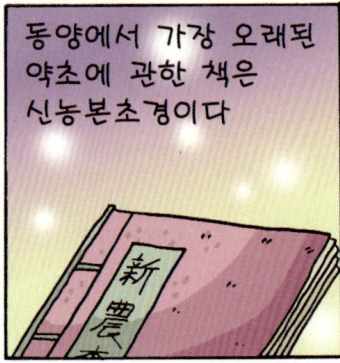
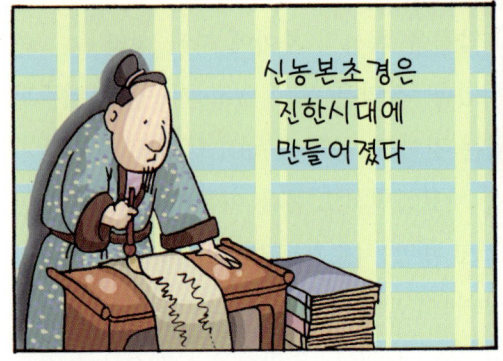
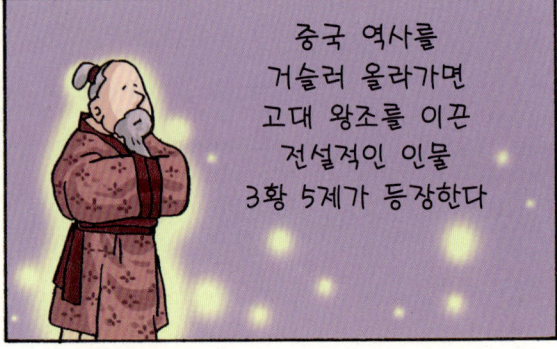
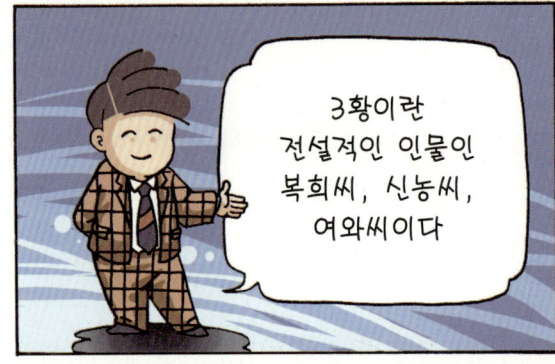
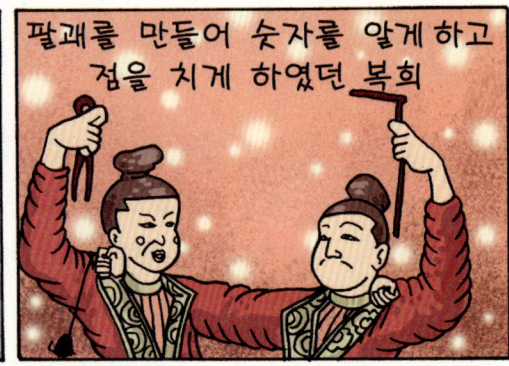
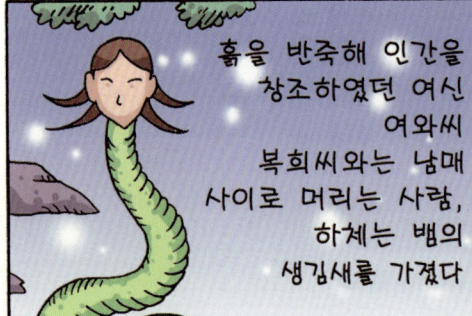
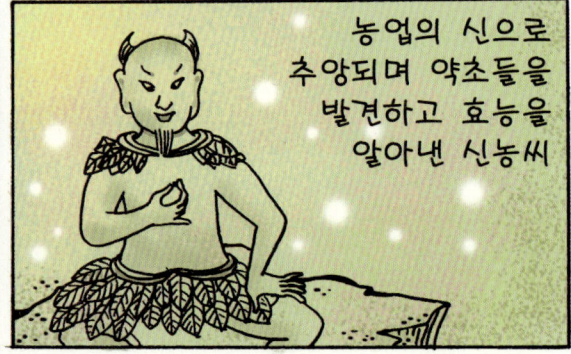

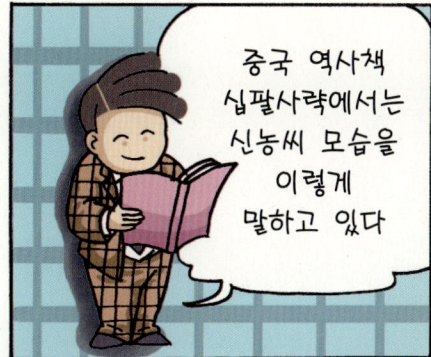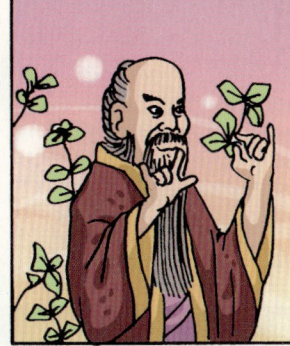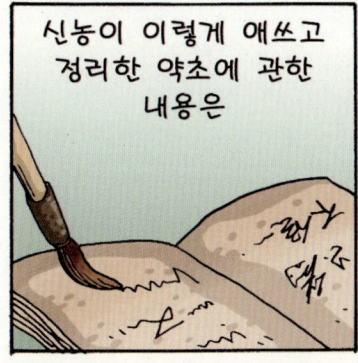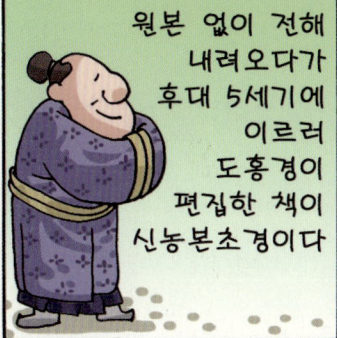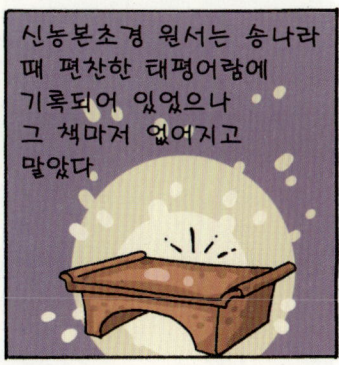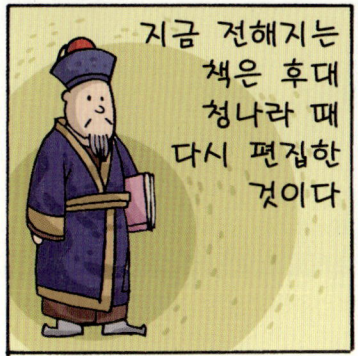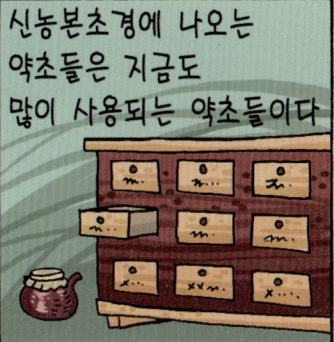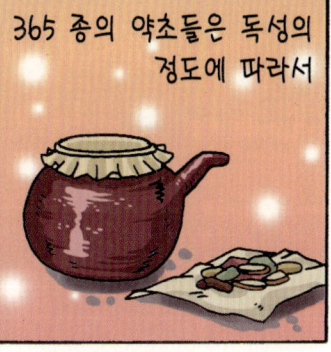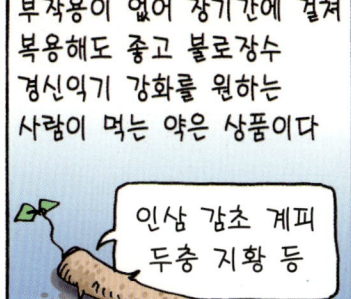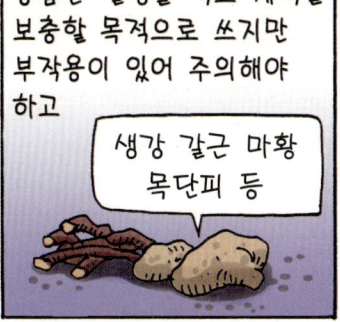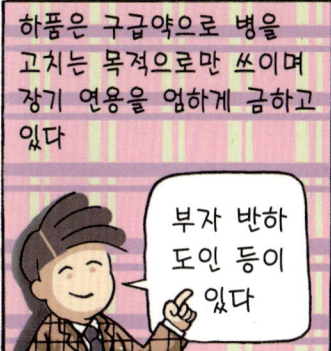

황제내경 [57]
黃帝內經

중국에서 가장 오래된 중의학 문헌

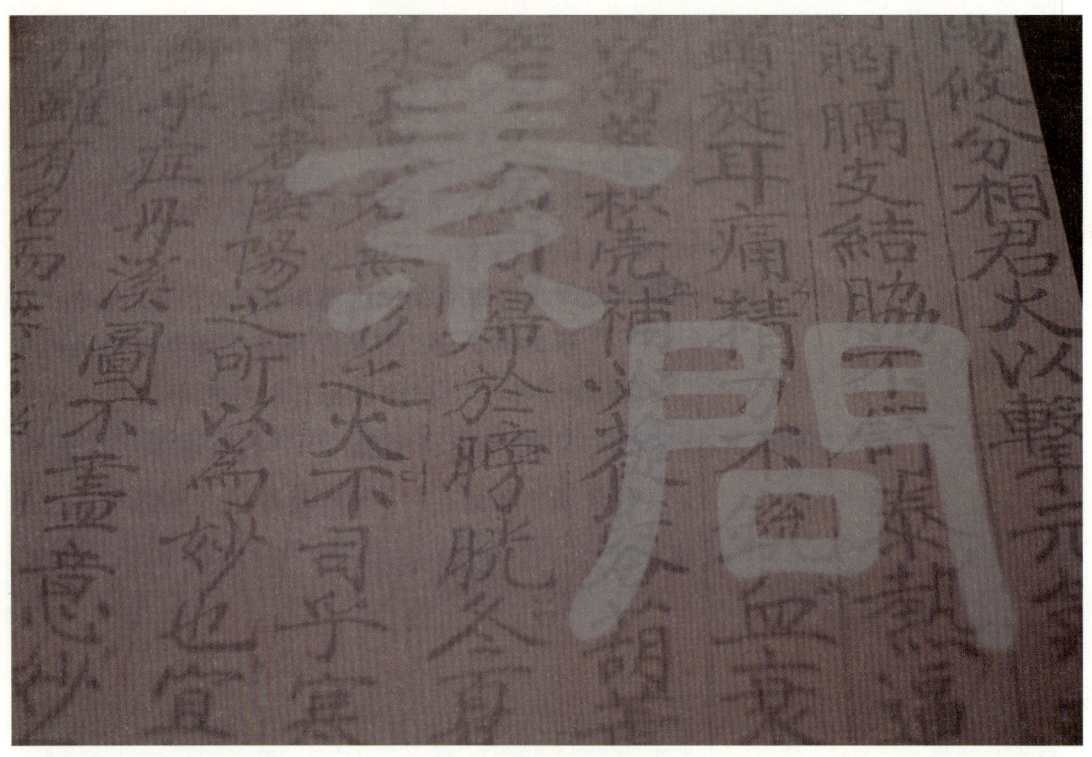

황제내경? 왕실에서 황제가 읽는 고상한 책일까?
아니다. 『황제내경』은 헌원軒袁 황제가 지은 책으로, 동양의학의 진수가 담겨 있다. 『황제내경』이 없으면 동양의학이 존재할 수 없다. 황제가 신하 기백岐伯과 나눈 질문과 대답 형식으로 되어 있는 『황제내경』에는 자연과 인체의 조화와 비밀이 한 편의 시처럼 은유적으로 표현되어 있다.

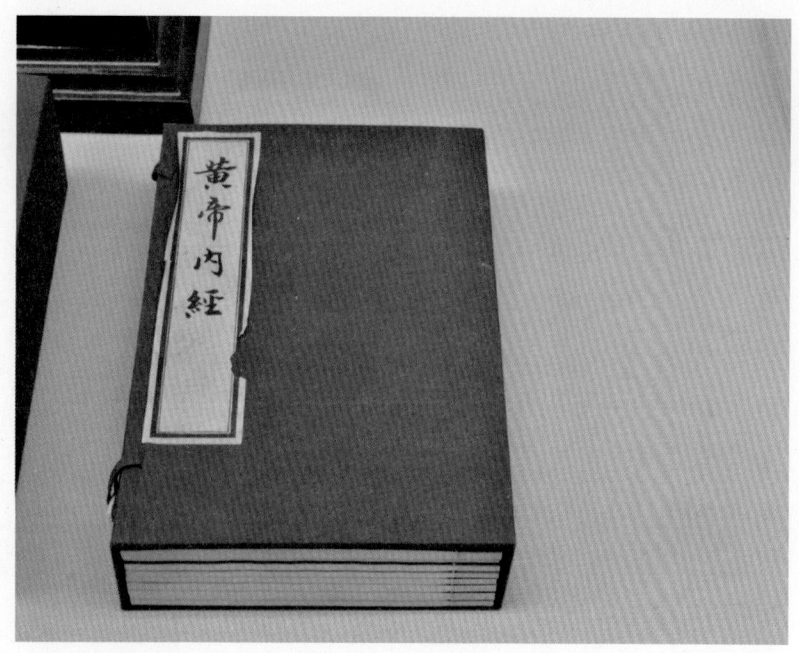

헌원 황제는 중국 건국의 인물로 추앙받기도 하는데, 본래 성씨는 공손公孫이고, 헌원은 이름이다.

「소문素問」 81편은 음양오행과 장부臟腑에 관한 것이고, 「영추靈樞」 81편은 침鍼과 경락經絡에 관한 내용이 기록되어 있다.

그럼 『황제내경』 「소문편」을 잠깐 살펴보자.
황제의 질문이다.
"사람은 천지와 조화를 이루며 생겨난다고 하는데, 그게 사실이냐?"
이는 보통 질문이 아니다. 수업시간에 공부 못하는 사람은 질문도 잘 못한다. 공부 잘하는 사람은 질문도 특별해서 선생님을 당황하게 한다. 이런 질문을 하는 황제는 이미 의술이 상당한 경지에 이른 것 같다. 우주와 자연에 대한 지식도 엄청나게 해박한 것 같다. 황제의 이런 질문에 신하 기백은 뭐라고 대답했을까?

"東方生風 風生木 木生酸 酸生肝

肝生筋 筋生心 肝主目…"

그 질문에 대한 대답이 동방생풍이라? 동쪽에서 바람이 분다?

잘 이해가 안 된다. 중요한 글자만 추려보자.

'東 – 風 – 木 – 酸 – 肝 – 筋 – 目…(동쪽, 바람, 나무, 신맛, 간, 근육, 눈…)

연결하여 풀이하면 다음과 같다.

'동쪽에서 바람이 불어온다. 그 바람으로 나무가 잘 자라고, 그 나무는 신맛이 있는 식물을 만들어 내고, 신맛이 있는 식물을 먹으면 간에 영양이 되고, 간은 근육의 기능이 생기고, 눈에 연결이 된다.'

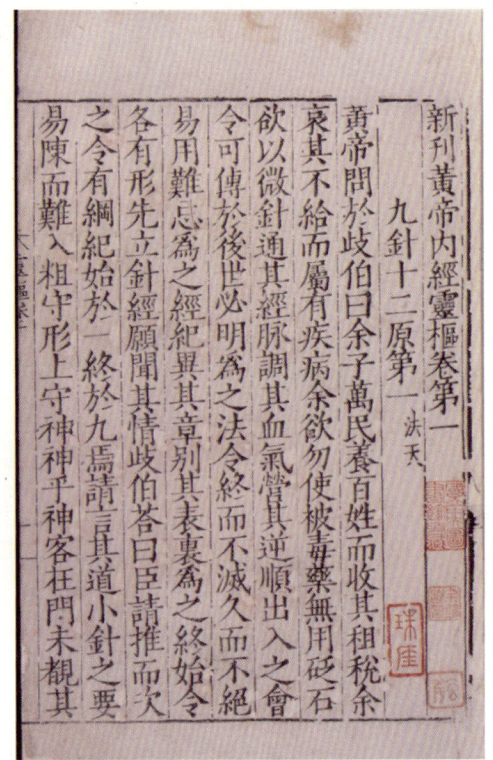

위 질문과 대답을 종합해 볼 때 동양의학의 중요한 핵심인 음양오행과 인체장부의 관련성에 대하여 아주 심오한 진리를 깨우쳐준다.

이런 식으로 황제와 기백은 이야기를 주고받는다. 옛날 선비들이 시 한 수를 가지고 주고받는 분위기이다. 이런 정서로 『황제내경』에 접근하면 재미있다.

이번에는 『황제내경』에서 침구에 관한 내용이 들어 있는 「영추靈樞」편을 잠시 살펴보자.

자고 일어나서 목을 잘 움직이지 못할 때 침을 놓는 경우를 설명하고 있다.

'목을 좌우로 돌리지 못할 때는 수태양소장경 후계혈에 침을 놓고 목을 앞뒤로 움직이지 못할 때는 족태양방광경 속골에 침을 놓으라.'

수태양소장경은 양쪽 팔로 올라가 등을 돌아 다시 얼굴로 돌아오므로 양쪽으로 목을 돌리는 근을 모두 지배한다. 이 경락의 기운이 막히면 목을 좌우로 돌릴 수 없다. 족태양방광경은 머리에서 목 양쪽으로 타고 내려와 등의 세로로 된 근을 모두 다스리며 내려온다.

위 내용은 해당부위로 지나는 경락을 침으로 소통시켜 치료하라는 것이다. 역시『황제내경』은 동양의학의 핵심이 함축적으로 들어 있는 훌륭한 문헌이다.

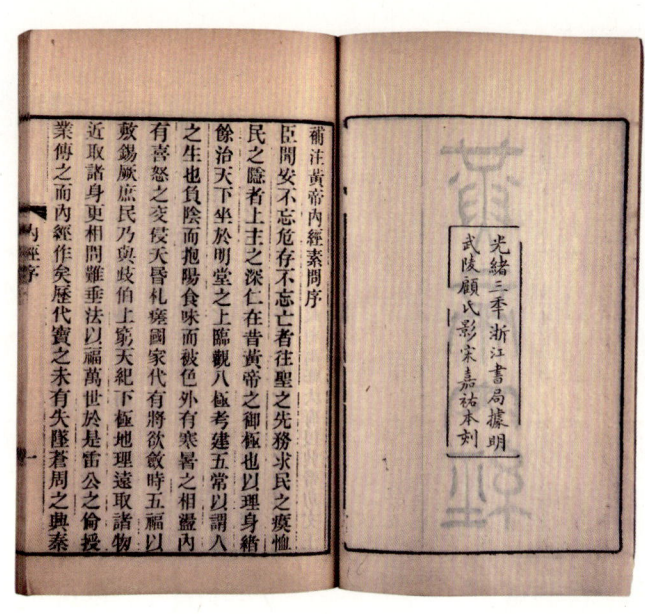

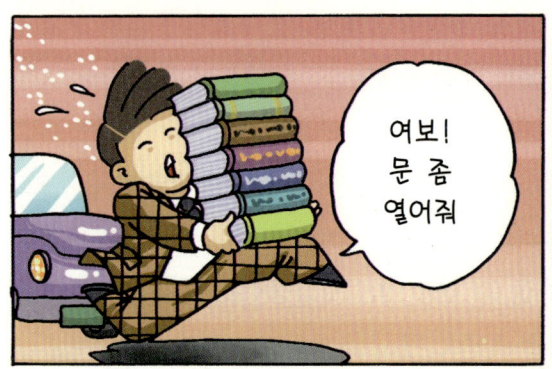
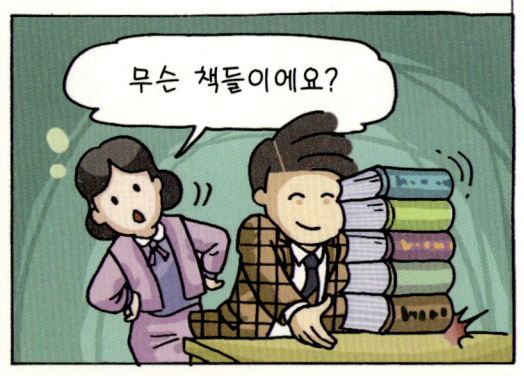
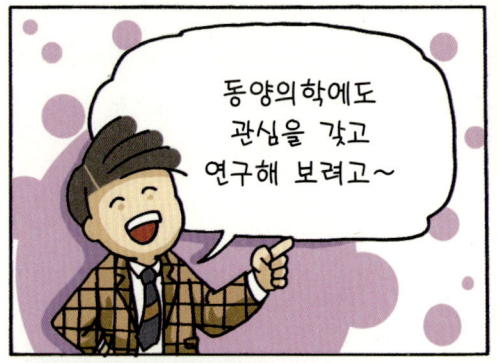
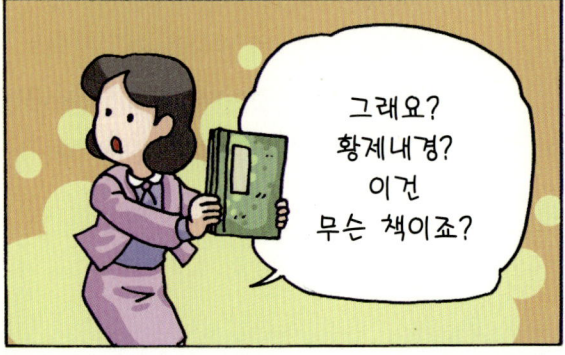
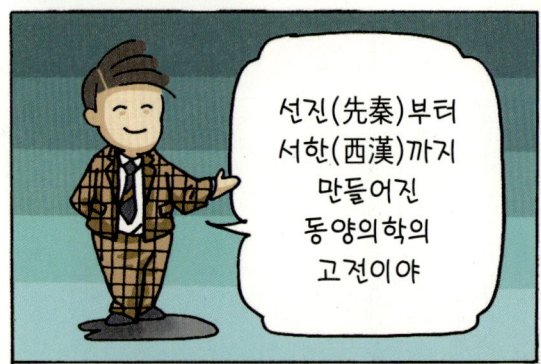
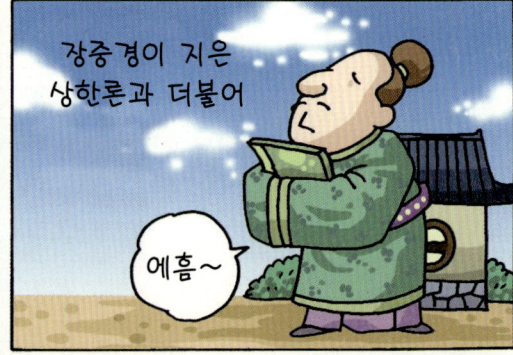
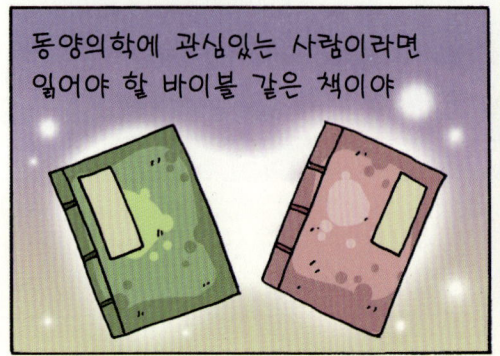
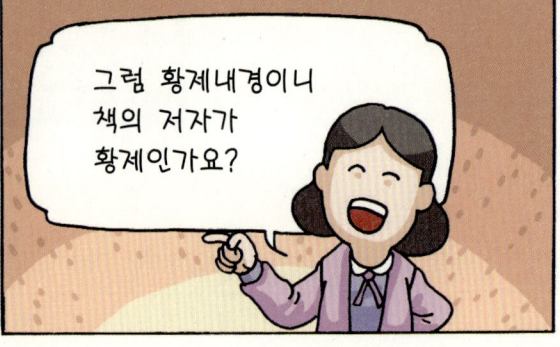

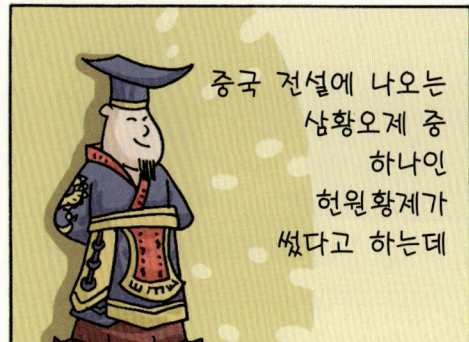
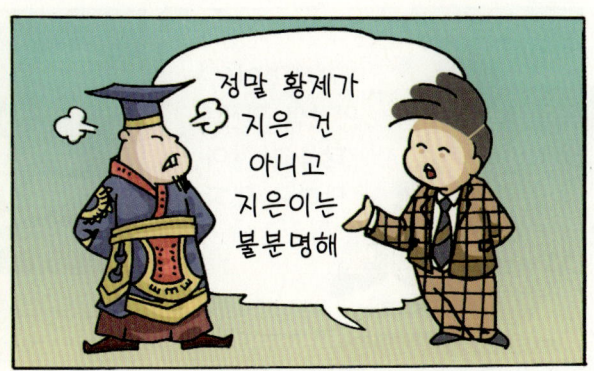
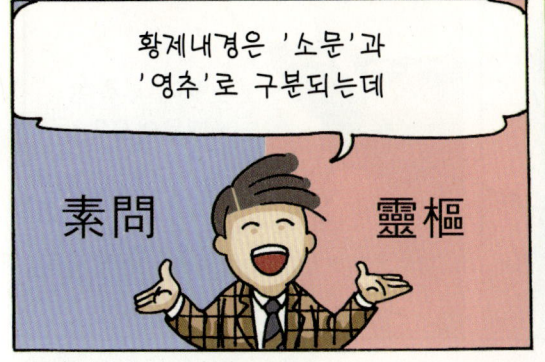
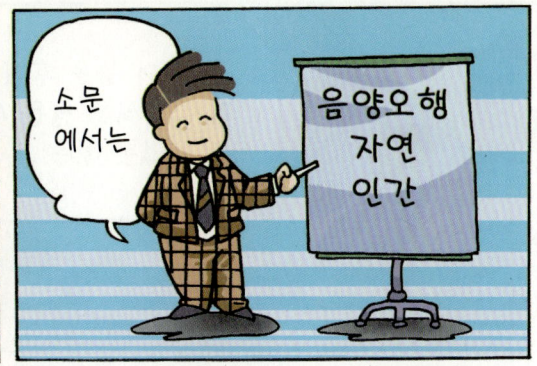
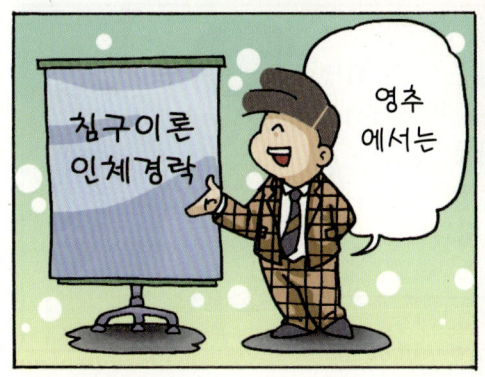
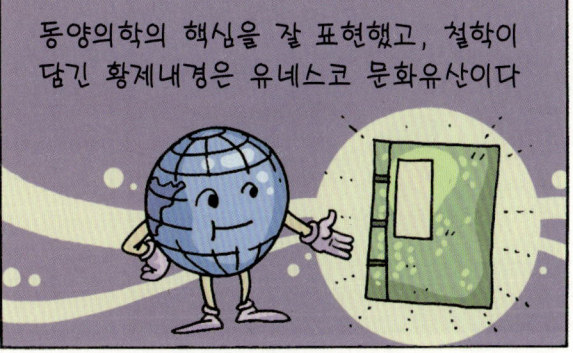
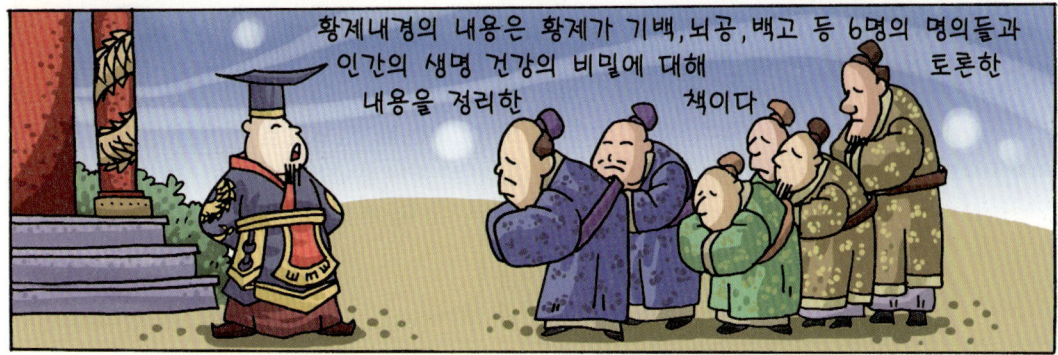

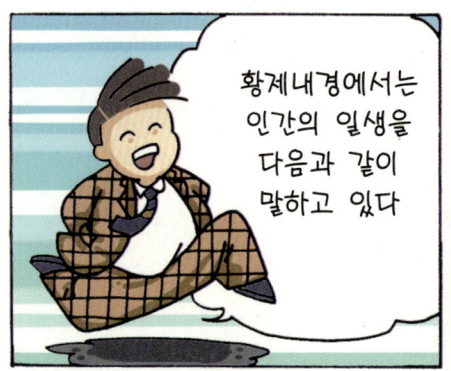
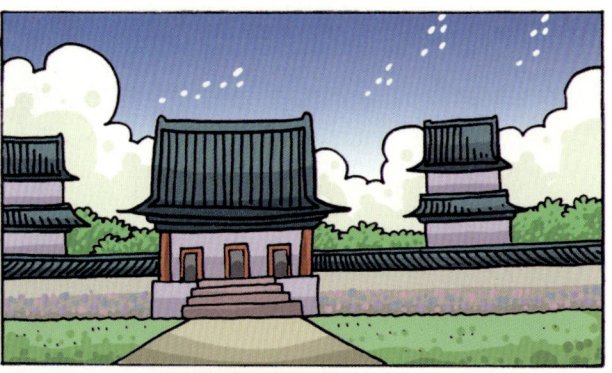
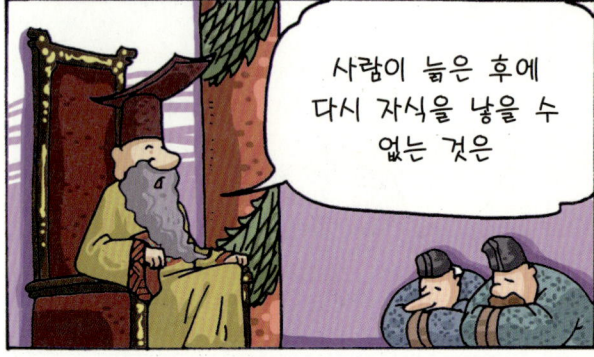
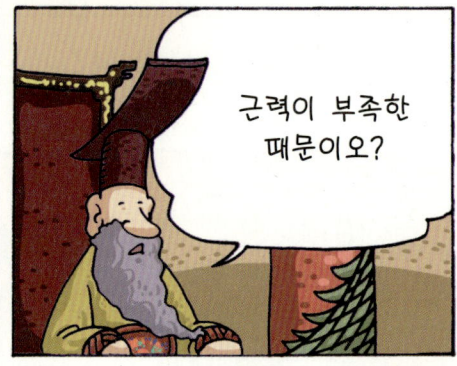
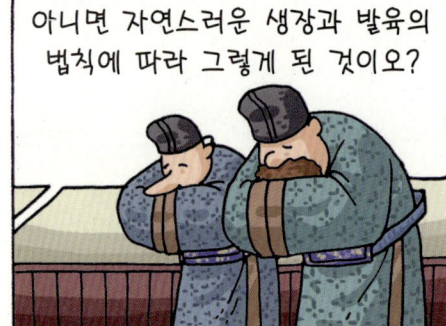
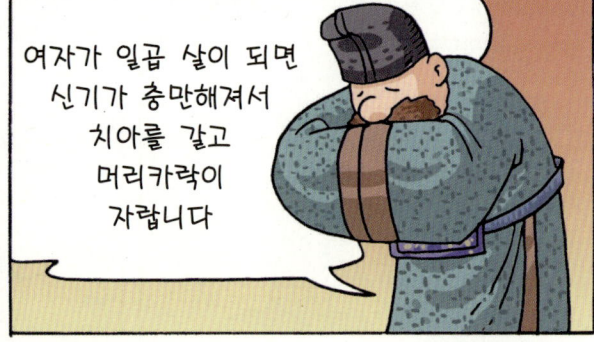
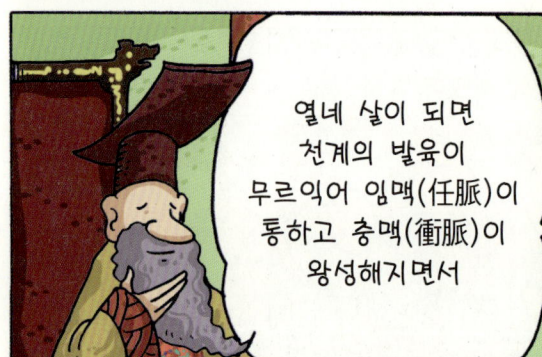
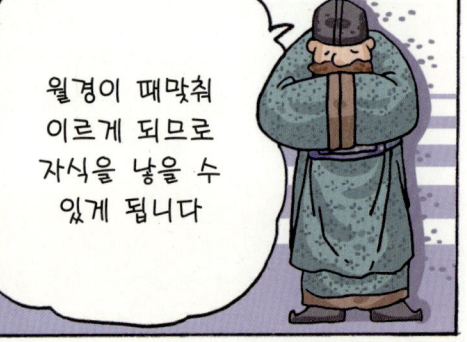

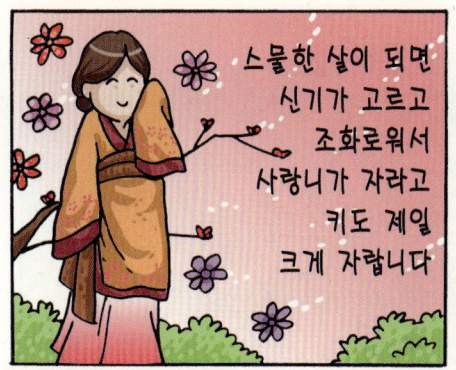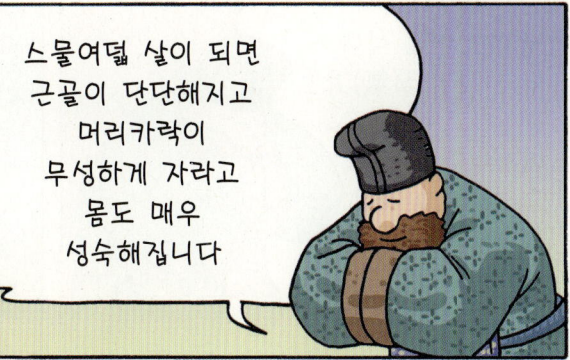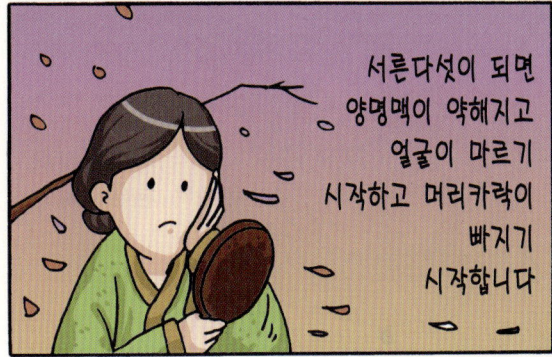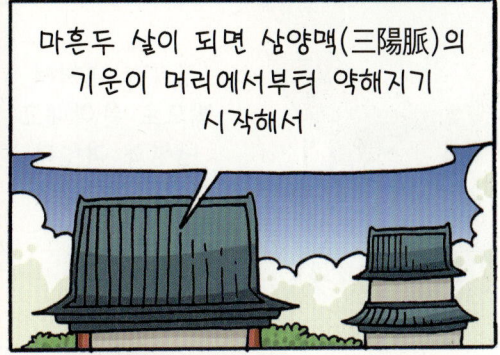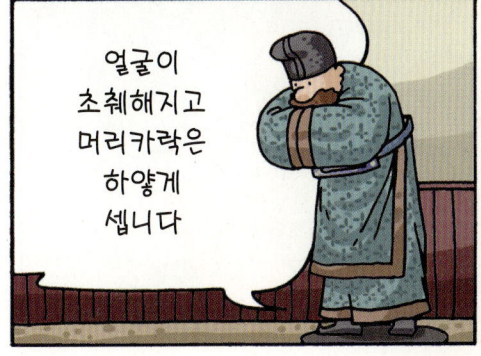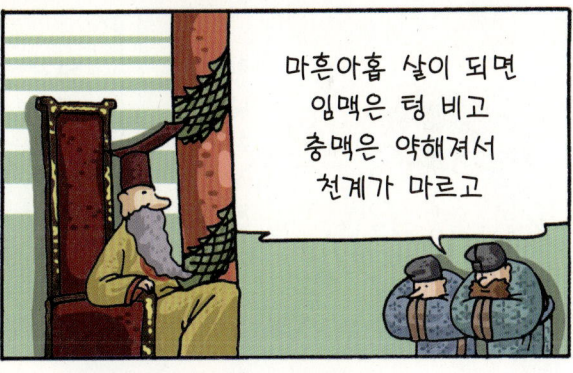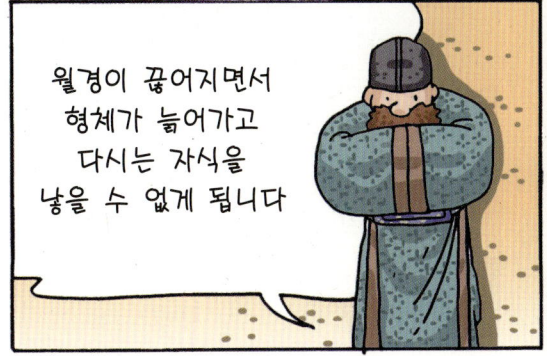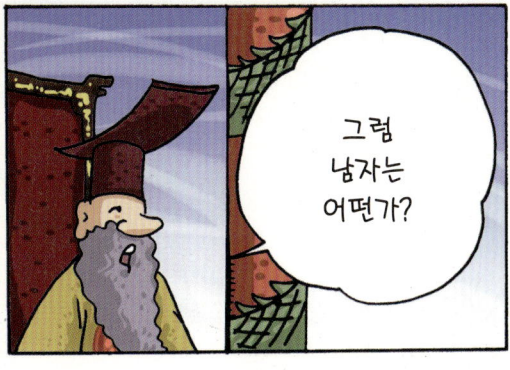

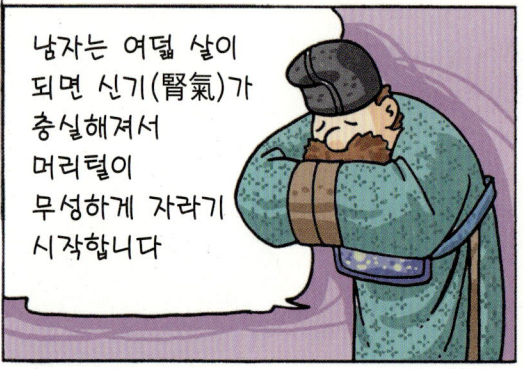
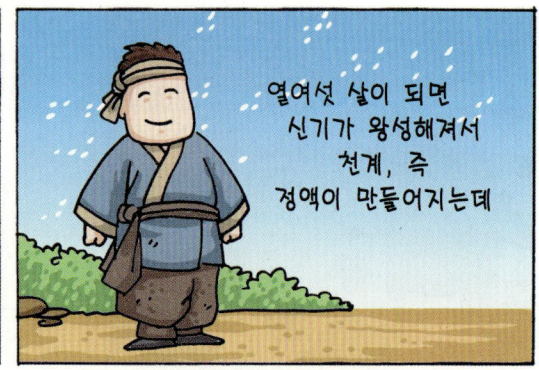
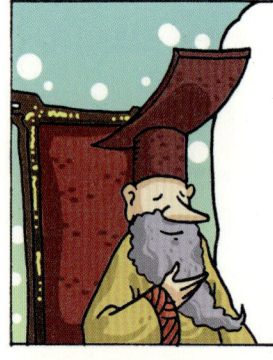
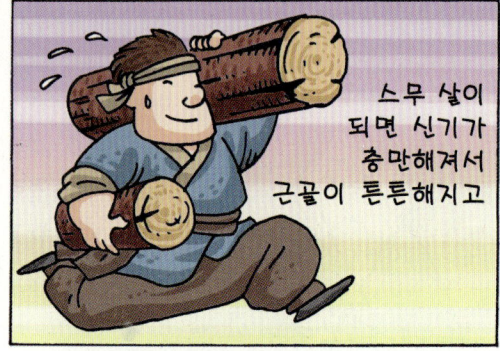
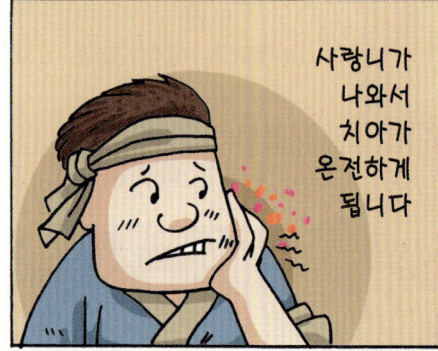
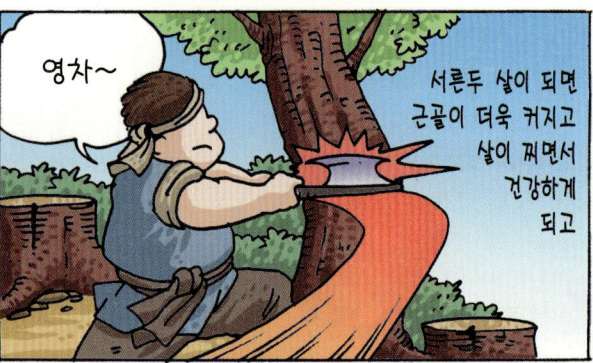
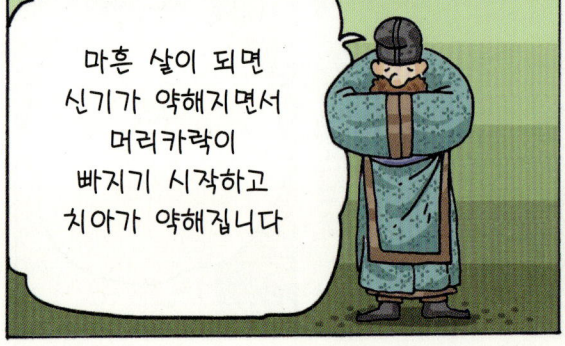
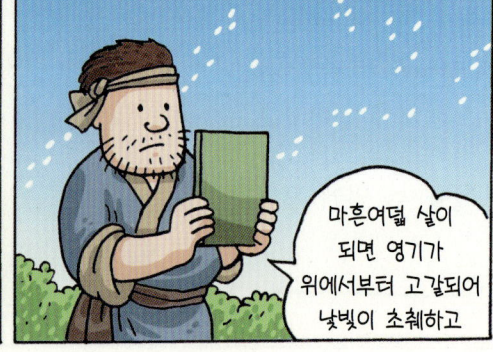

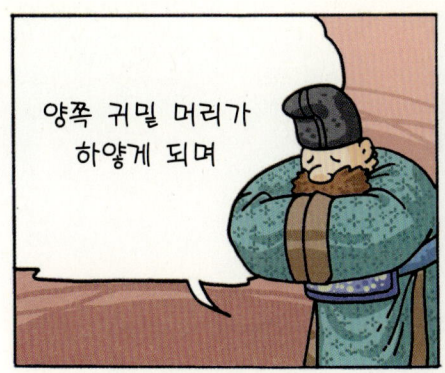
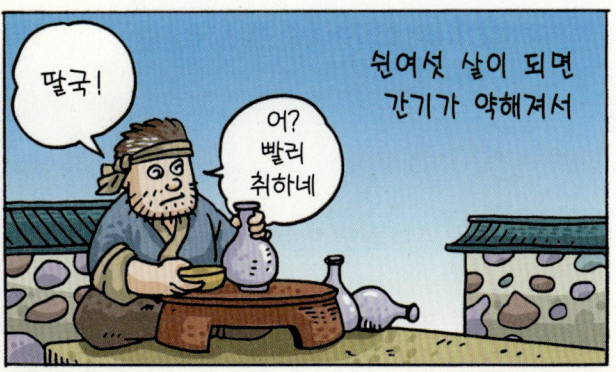
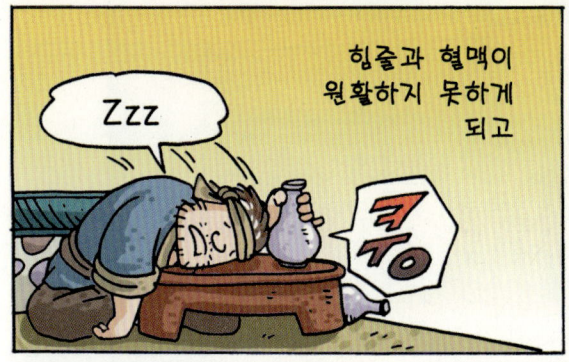
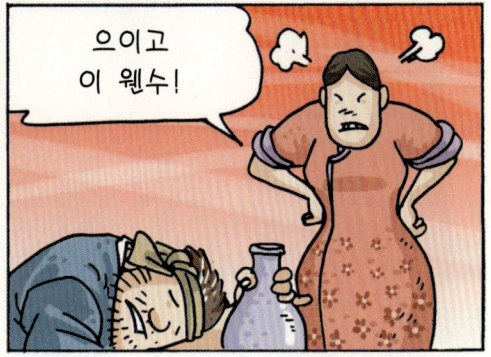
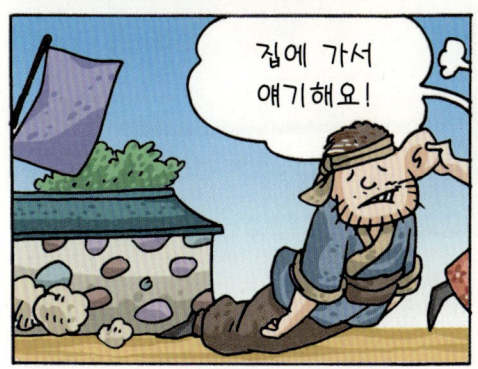
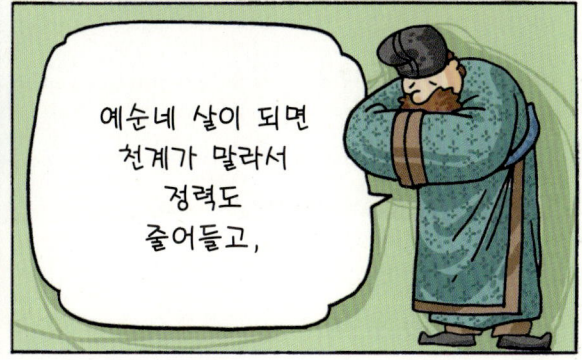
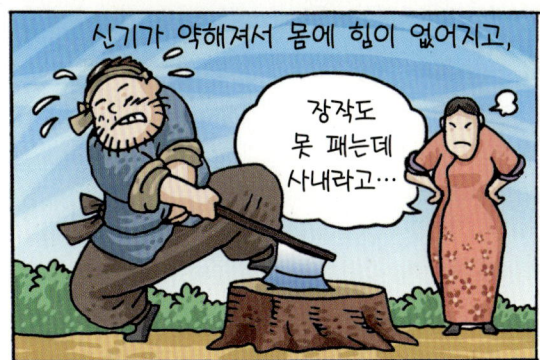
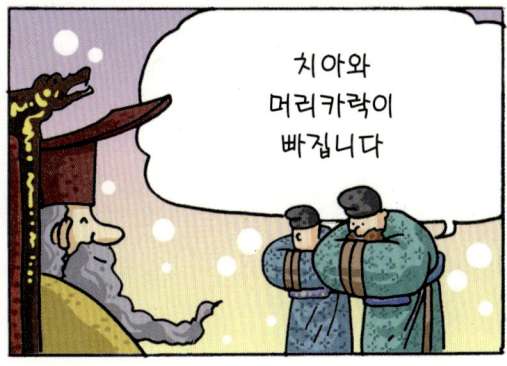

상한론 58
傷寒論

고대 중의학을 집대성한 책

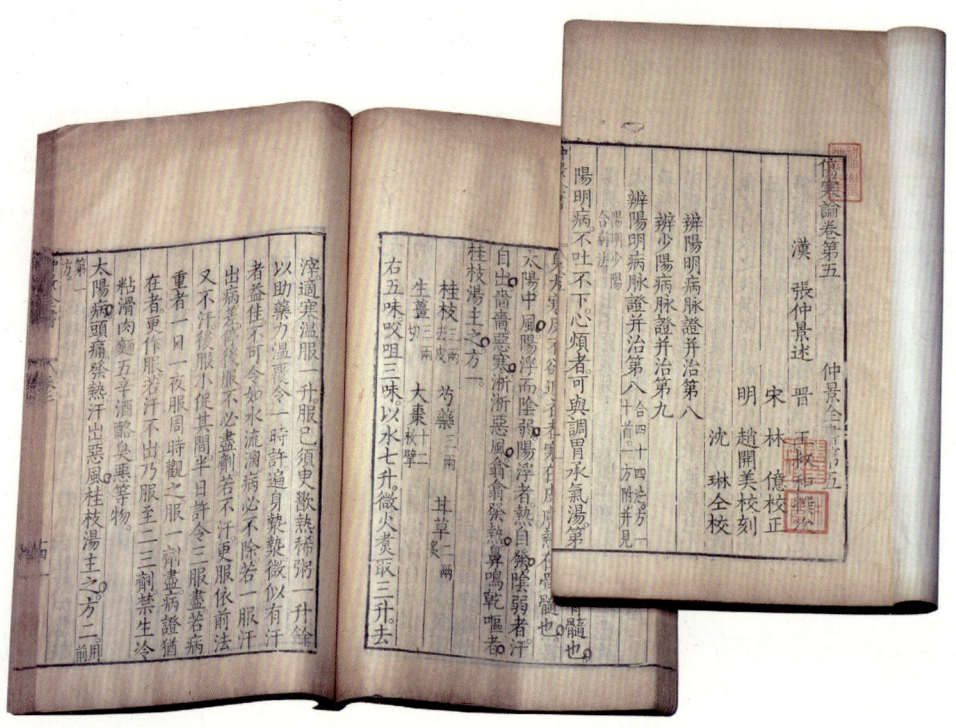

『상한론』은 동양의학에서 대단히 훌륭한 문헌으로 평가되고 있다. 그 서문을 읽어보면 장중경張仲景이 『상한론』을 지은 배경이 이해된다.

－서문－
나는 월인越人께서 괵虢나라에 들어가 진찰하면서 제齊나라 제후의 색을 관찰한 것을 볼 때마다, 일찍이 그 재능의 빼어남에 감탄하지

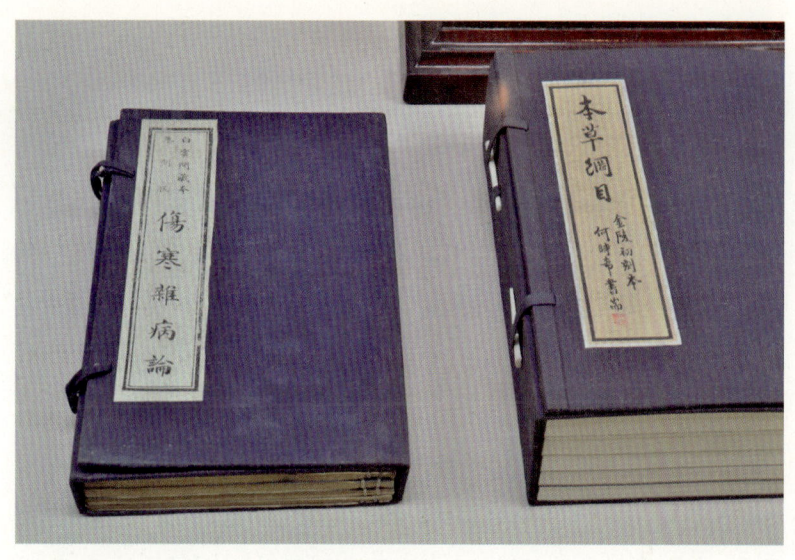

앓은 적이 없었다.

이상하게도 요즘 세상 사람들(의사)은 일찍이 의학에 뜻을 두어 방술 方術을 정밀하게 탐구하여, 위로는 임금과 부모의 병을 치료하고 아래로는 빈천한 사람들의 횡액을 구제하고 가운데로는 일신을 길이 온전하게 지킴으로써 그 생명을 길러야 하는데 그렇지 않다.

그저 영화나 권세만을 추구하고 권력자들이나 부호들을 붙좇는 데 급급하여 오직 명리에만 힘쓴다. 그 말단은 숭상하나 그 근본을 소홀히 하여 버리니, 밖은 화려하게 하고 그 내부를 초라하게 만드는 것이다. 살갗도 없는데 털이 장차 어디에 붙어 있을 수 있겠는가?

갑자기 사풍邪風의 기를 만나고 중한 병에 걸려 화환禍患이 이르기라도 하면 비로소 부들부들 떨며 뜻을 낮추고 절조를 굽혀 무당들을 삼가 바라보다가 다하였음을 고하고 하늘로 돌아가매, 꼼짝 못하고 죽게 된다. 백년의 수명을 타고 나서 지극히 귀한 보배를 지녔으나,

평범한 의사에게 의탁하여 그가 하는 대로 내버려둔다.

아아, 슬프고 슬프도다. 그 몸은 이미 죽어 신명이 소멸하고 이물異物로 변화되어 황천에 깊이 잠겼는데, 다만 울기만 한다. 애통하도다. 온통 세상이 혼미하여 깨닫지 못하고 그 목숨을 아끼지 아니하여 이처럼 생명을 가벼이 하였으니, 그것을 어찌 영화와 권세라고 말하겠는가?

그리고 나아가서는 사람을 사랑하지도 못하고 알지도 못하며, 재화災禍를 만나 몸이 궁지에 있으면서도 어리석기 짝이 없어 굼뜨기가 죽은 넋과 같으니 슬프도다. 속세로만 달려가는 사류들이여, 겉만 화려한 영화에 치달으면서 근본을 확고히 하지 아니하고 몸을 잊은 채 외물을 따라가니, 위태롭기가 빙곡氷谷과 같음이 여기에 이르렀다.

우리 집안이 본래 많아 전에는 200여 명이었다. 그런데 건안建安 원년 이후로 10년도 못 되어 그 죽은 사람이 3분의 2이니, 상한傷寒으로 죽은 자가 10분의 7이었다.

지난날 죽은 사람들을 통해 느낀 바가 있고 요절을 구하지 못한 것을 상심, 옛적의 교훈을 찾고 여러 처방을 널리 채집하여, 소문·영추·난경·음양대론·태려약록 및 평맥변증 등을 찬용撰用하여 『상한잡병론』을 만들었는데, 비록 모든 병을 다 낫게 할 수는 없지만 거의 병을 보면 근원을 알아낼 수 있을 것이니, 만약 내가 집록集錄한 것을 찾아본다면 이미 반은 넘게 알 것이다.

하늘은 오행을 선포하여 만물을 운행시키고 사람은 오상五常을 타고 나 오장을 가진다. 경락과 부유腑俞에 음양이 회통하는 것은 깊고 은미하여 다 알기 어려우니, 본디 재주가 뛰어나고 학식이 신묘한 사람이 아니라면 어떻게 그 이치를 찾아낼 수 있겠는가?

상고上古에는 신농, 황제, 기백, 백고, 뇌공, 소유, 소사, 중문이 있었고, 중세에는 장상, 편작이 있었으며, 한대漢代에는 공승인 양경과 창공이 있었는데, 이보다 아래로 내려가서는 듣지 못했다.

지금의 의원들을 보면, 경經의 뜻을 찾아내어 이로써 그 알고 있는 지식을 넓힐 생각은 아니하고 각기 집안에서 내려온 기술을 받들어 시종 옛것만을 따른다. 질병을 살피고 문진問診할 때 언변에만 힘쓰며, 잠깐 상대하고 곧 탕약湯藥을 처방한다. 촌맥寸脈을 눌러보되 척尺에는 미치지 않으며, 손을 잡되 발까지는 미치지 않고, 인영맥과 삼부맥을 참고하지 아니하며, 호흡수로 숨을 쉬는 것이 50회를 채우지 않는다. 단기에 결정적인 진단을 알지 못하며 구후九候는 일찍이 비슷한 게 없고, 코·미간·이마 부위를 다 살피지 않으니, 이른바 대롱으로 하늘을 보는 것일 따름이다.

죽음과 삶을 분별하고자 하나 진실로 어렵다. 공자가 말하기를 "태어나면서 아는 것은 상급이고 배워서 아는 것은 버금이라 하였으니, 많이 듣고 많이 기억하는 것은 앎의 다음 단계이다"라고 했다. 내가 일찍이 방술을 숭상하였는데, 청하건대 이 말에 따르기 바란다.

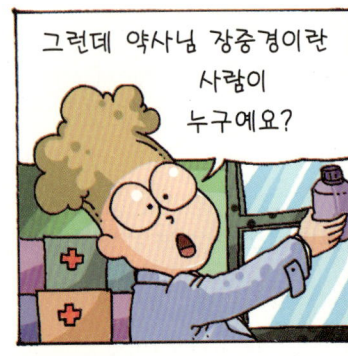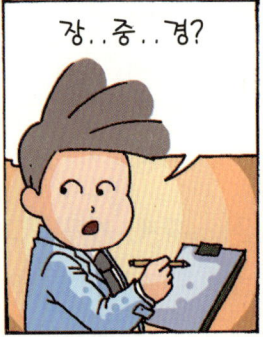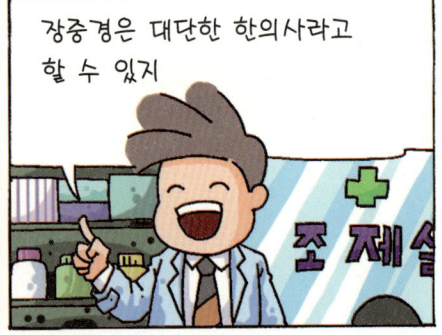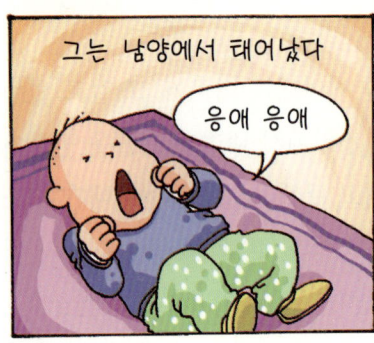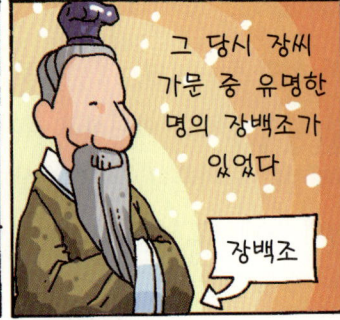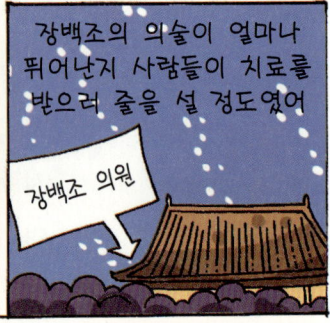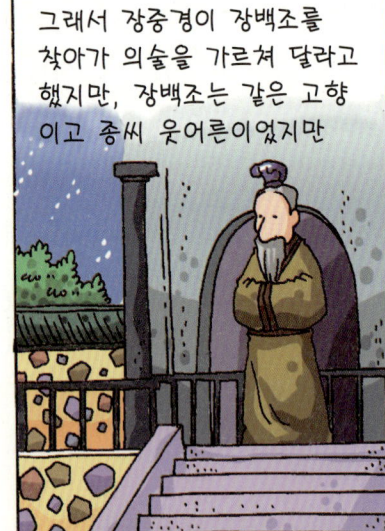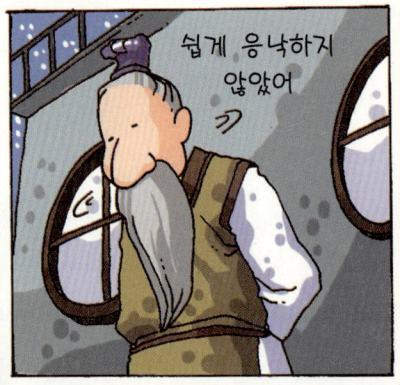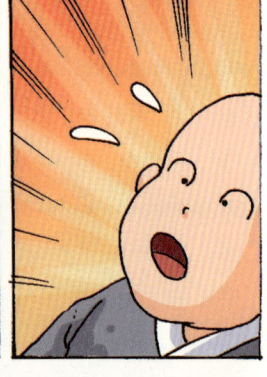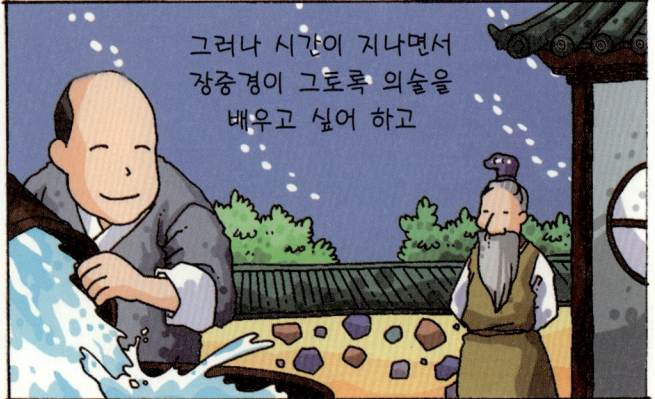

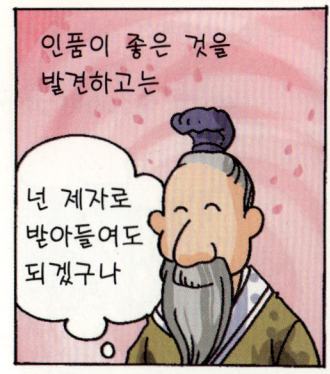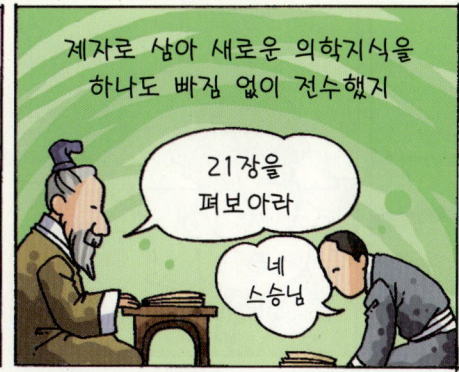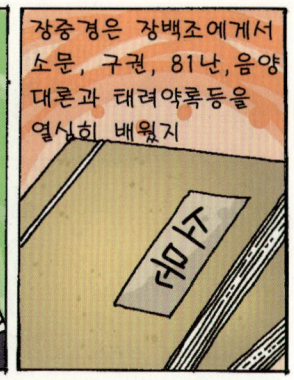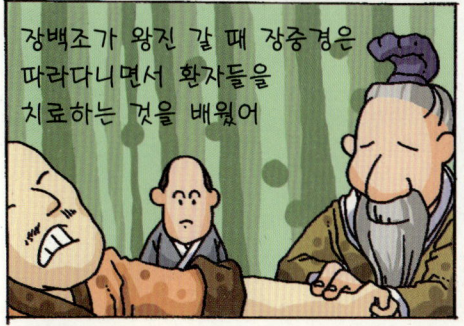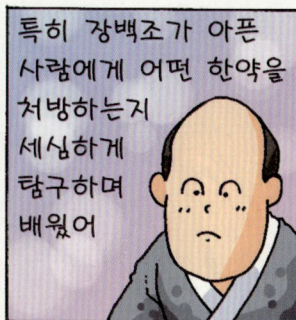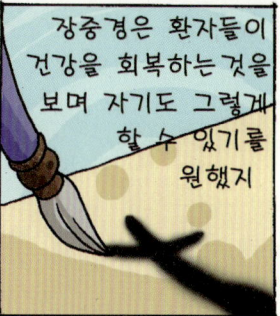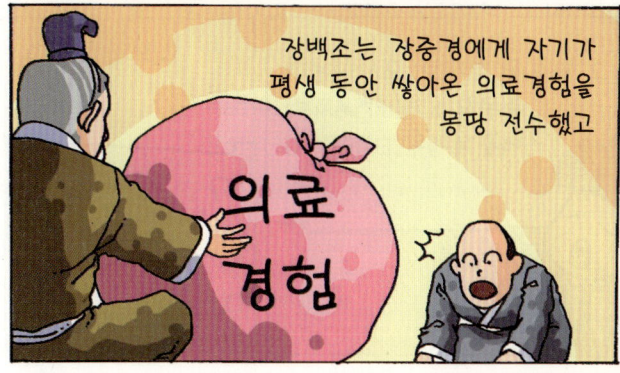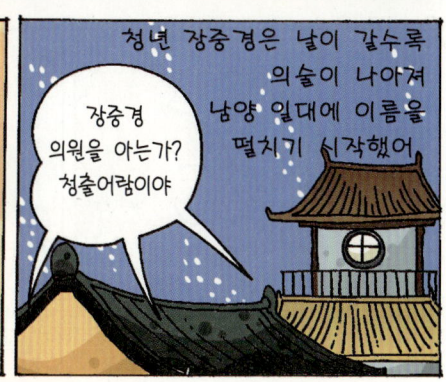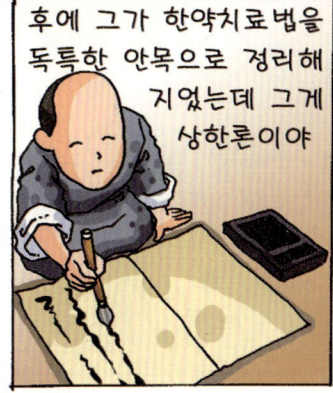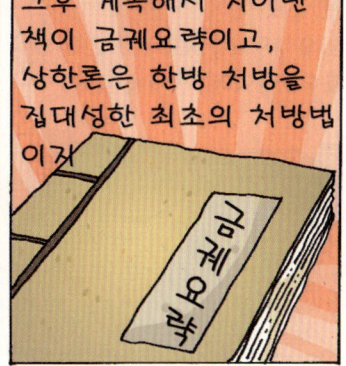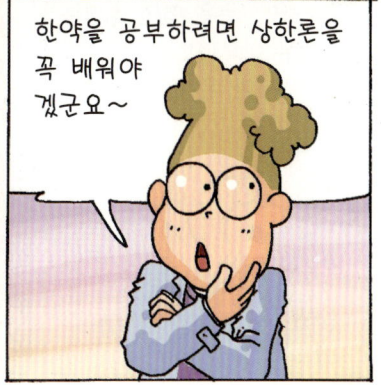

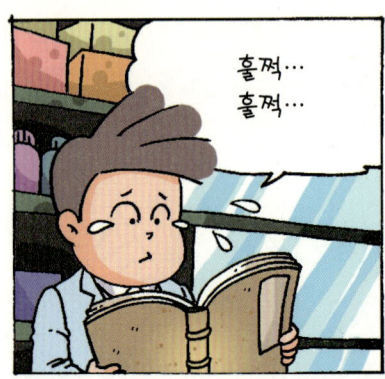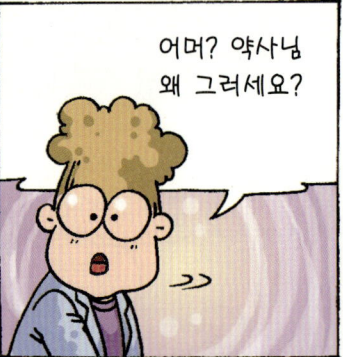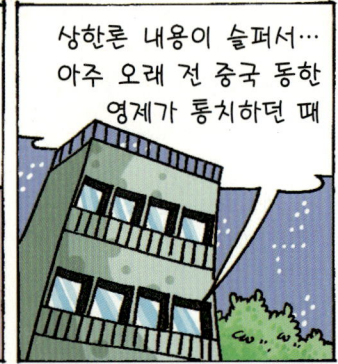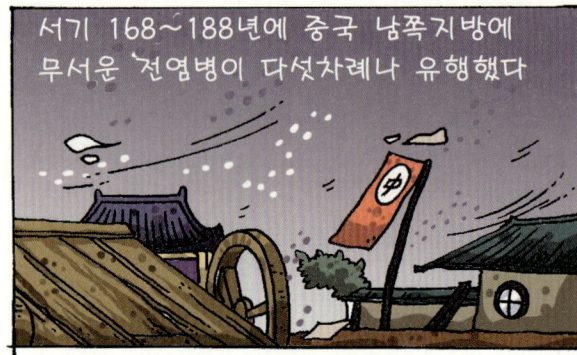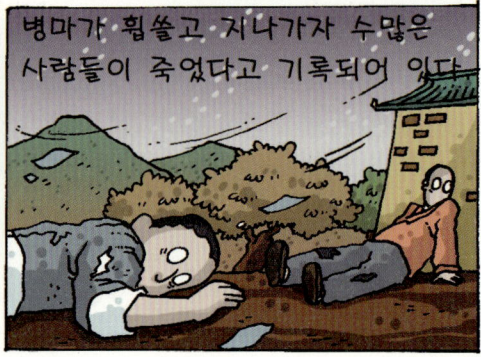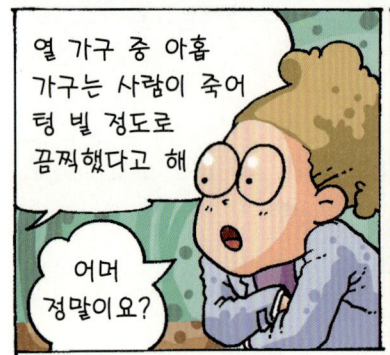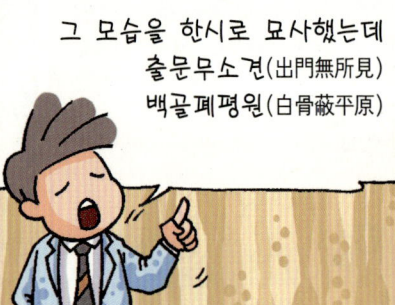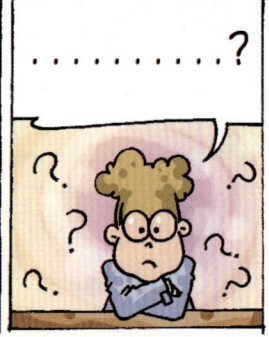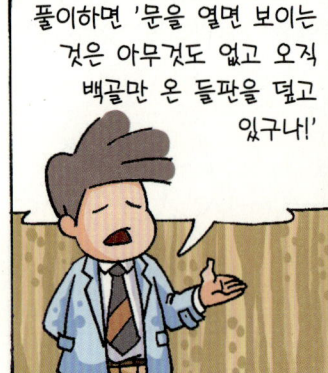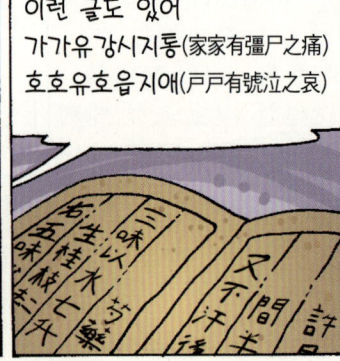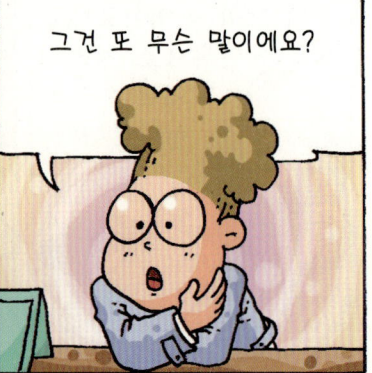

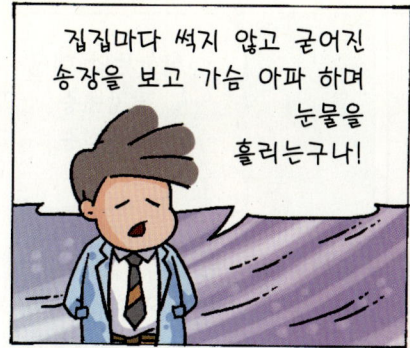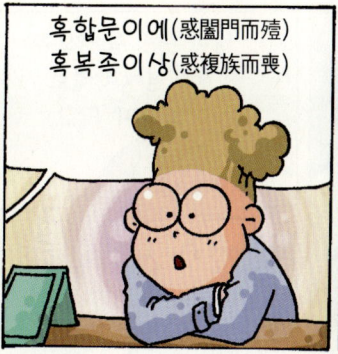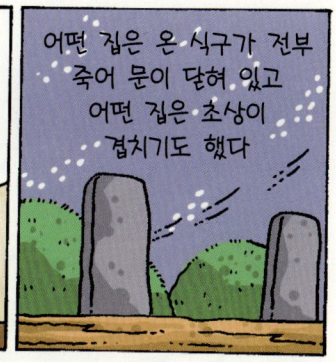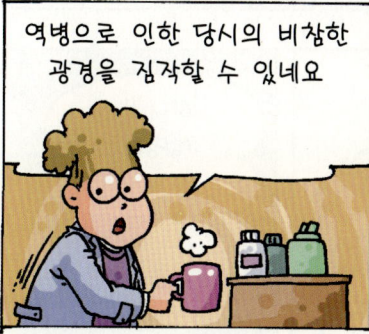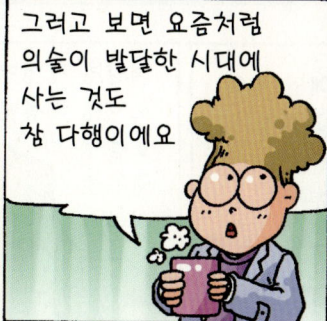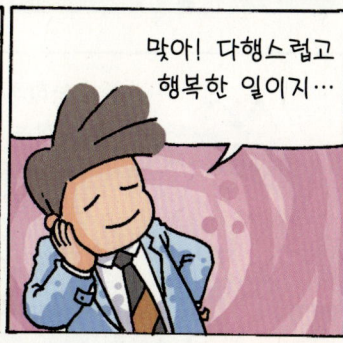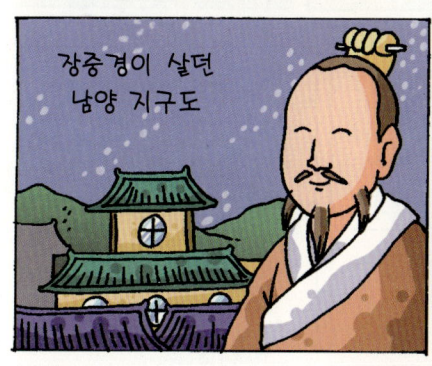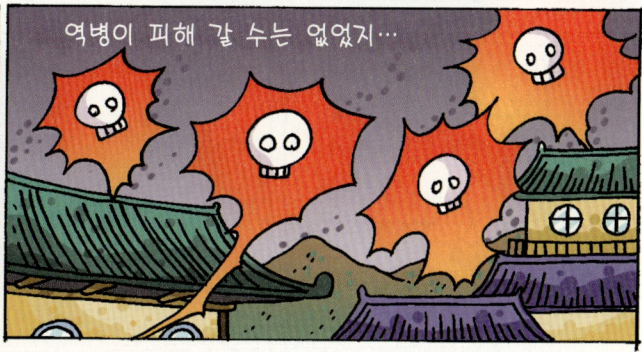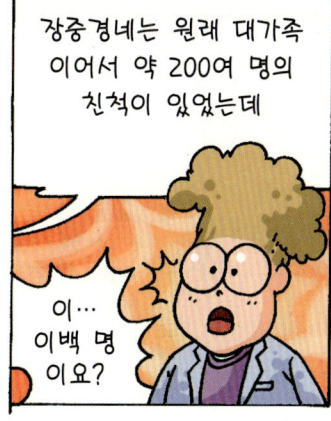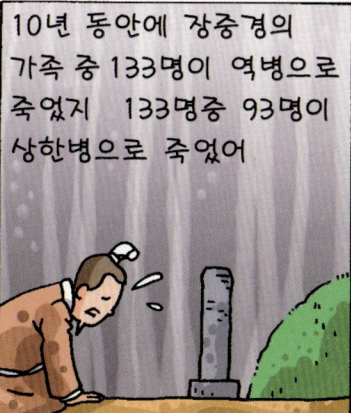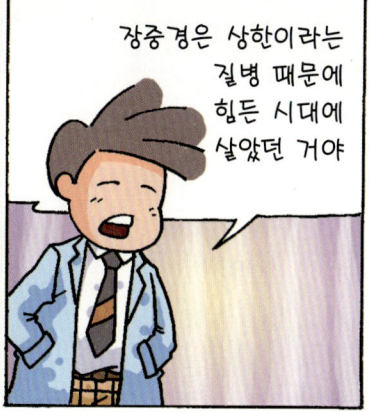

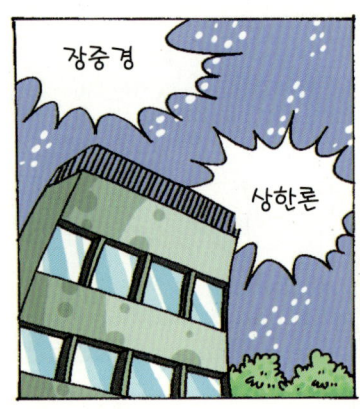
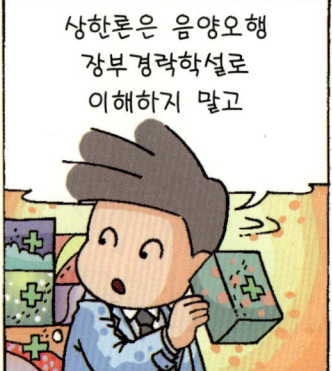
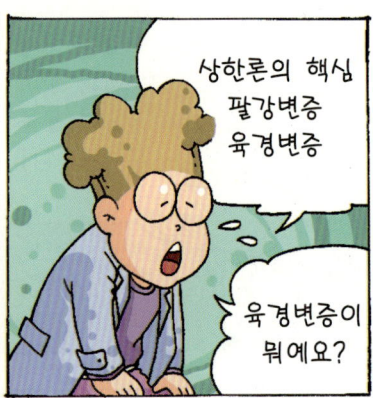
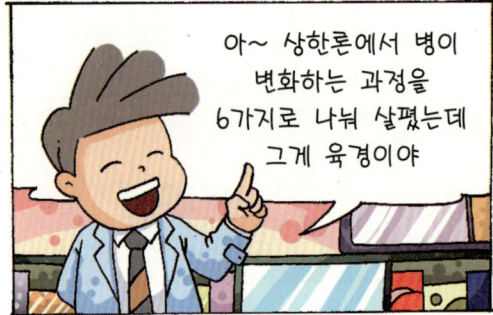
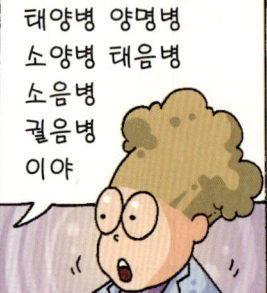
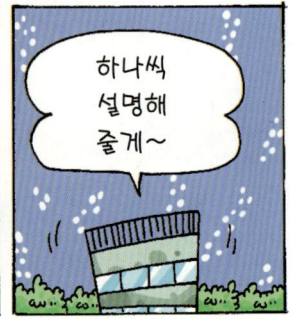
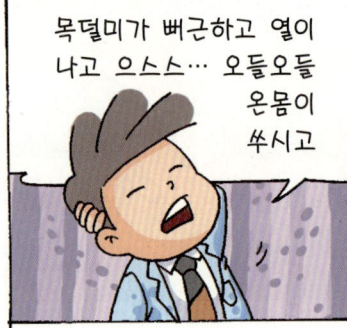
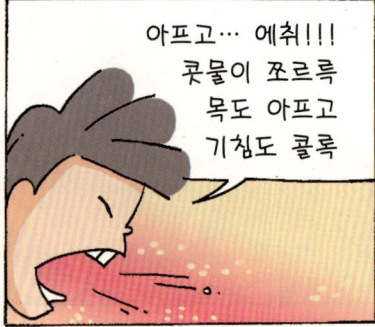
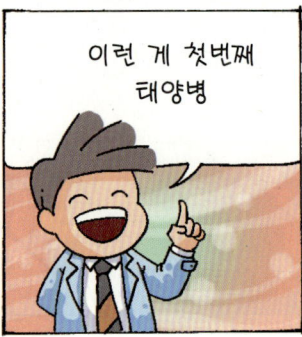
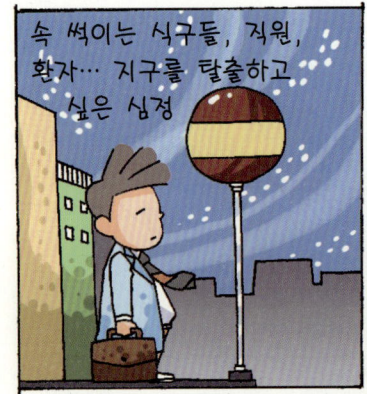
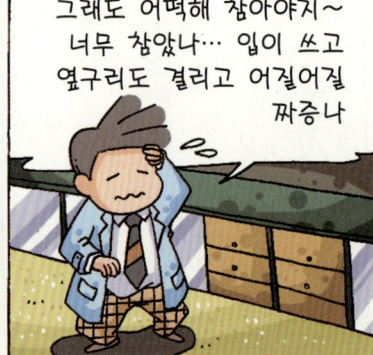
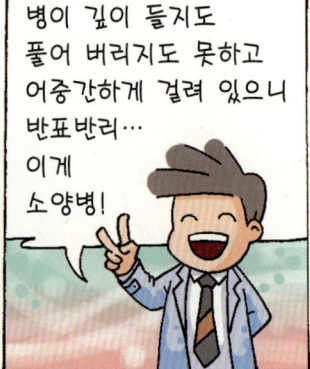

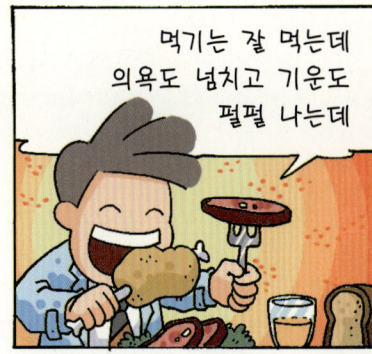
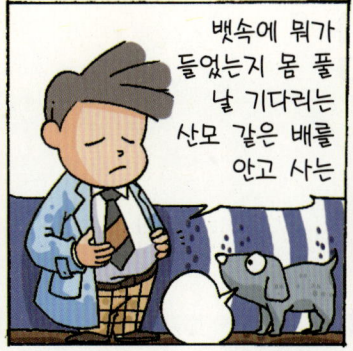
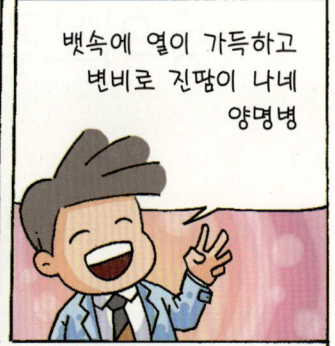
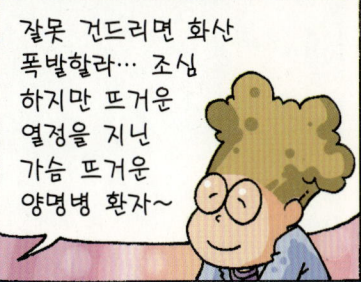
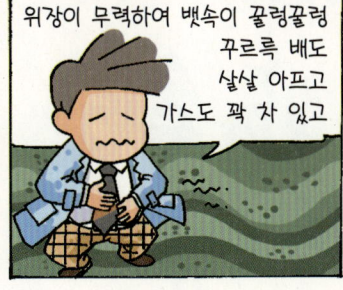
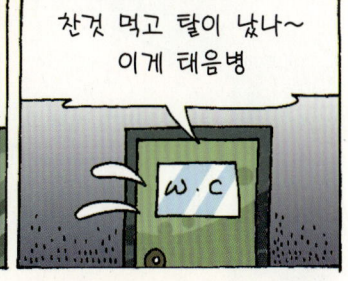
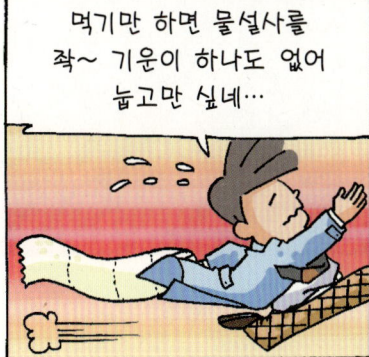
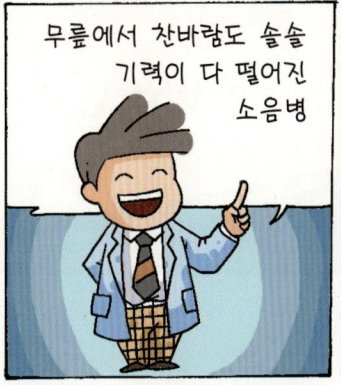
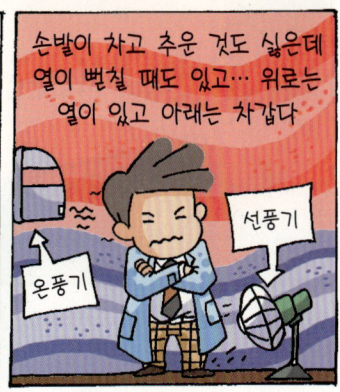
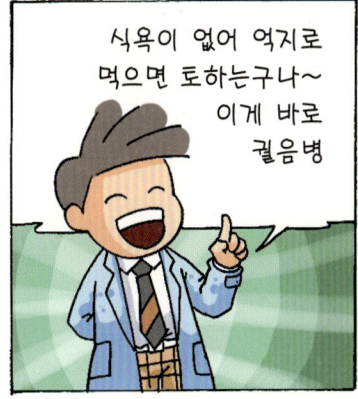
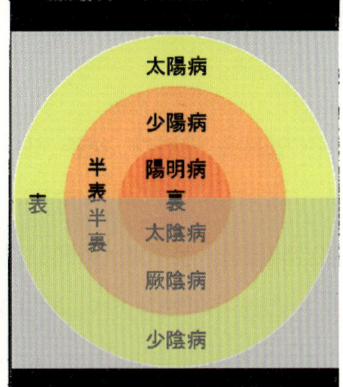
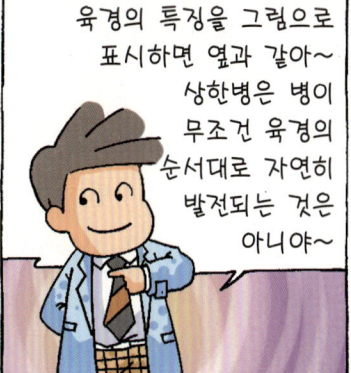

동의보감[59]
東醫寶鑑

허준이 지은 조선 최고의 의학서적

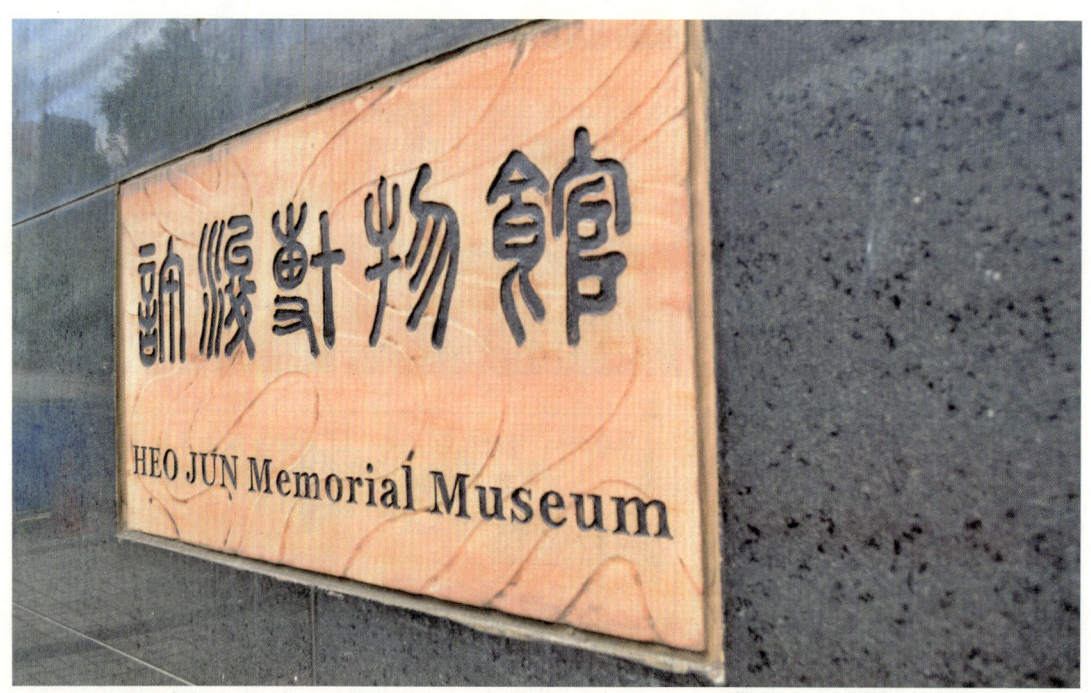

허준박물관
서울 등촌동에 자리잡은 허준박물관을 찾았다. 입구에는 허준의 모습이 커다랗게 새겨져 있다.

허준은 우리나라 한의학 역사에 큰 업적을 남겼다. 허준 하면 『동의보감』, 『동의보감』 하면 허준이다. 드라마를 통하여, 수많은 매체를 통하여 『동의보감』은 보물처럼 취급되었다. 더구나 『동의보감』이 유네스코 문화유산에 등재되자 너도 나도 『동의보감』만이 최고라고 여기게 되었다. 그러나 허준과 『동의보감』에만 너무 의존할 결과, 한의학 발전을 막는 일도 나타났다. 오죽하면 '허준이 죽어야 한의학이 산다'고 했을까?

『동의보감』에는 간혹 말도 안 되는 내용도 있다. 그것은 바로 전녀위남법轉女爲男法이다. 도끼를 이불 밑에 놓거나 화살을 가지고 놀거나 하면 잉태된 지 3개월 이하의 여아가 남아로 바뀐다는 것이다.

인체의 모습을 모형으로 나타낸 조형물이 있었다. 『동의보감』에 나오는 신장부도를 입체적으로 만들어놓았다. 해부도 그림으로 봐 주기에는 너무나도 엉뚱하다. 팔다리가 없는 모습이라 이상하게 생긴 괴물처럼 보인다. 서양에서는 레오나르도 다빈치 같은 사람이 인체구조도를 실제와 거의 똑같은 형태로 묘사하고 있는 데 반해 허준의 신장부도는 전혀 다르다. 오장육부를 중심으로 인체의 내부상태를 묘사한 그림이다. 서양의학으로 도무지 이해가 되지 않는 그림이지만, 인체에 적용하면 신기하게 들어맞는 장부론이다.

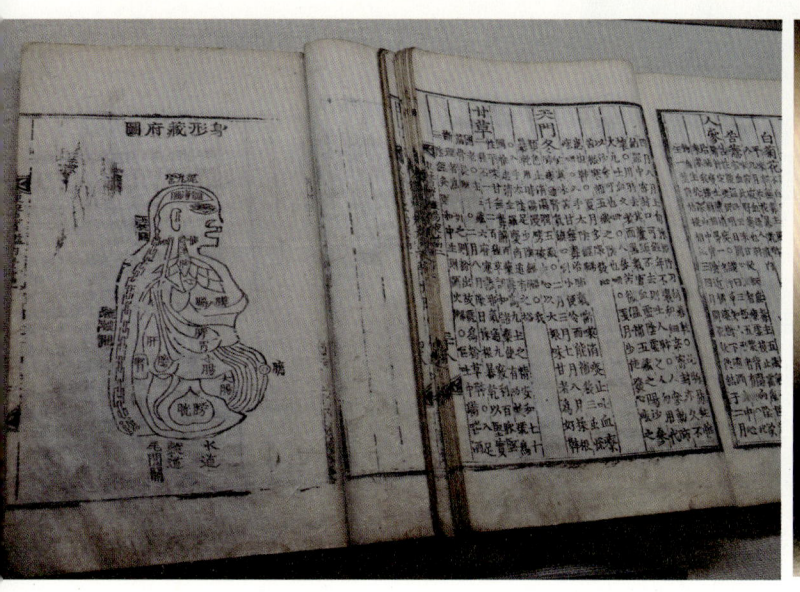
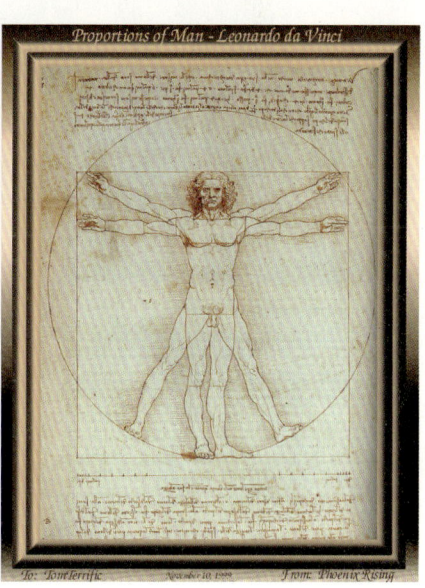

본초강목 60
本草綱目

중국 명나라 때 이시진이 지은 본초의 백과사전

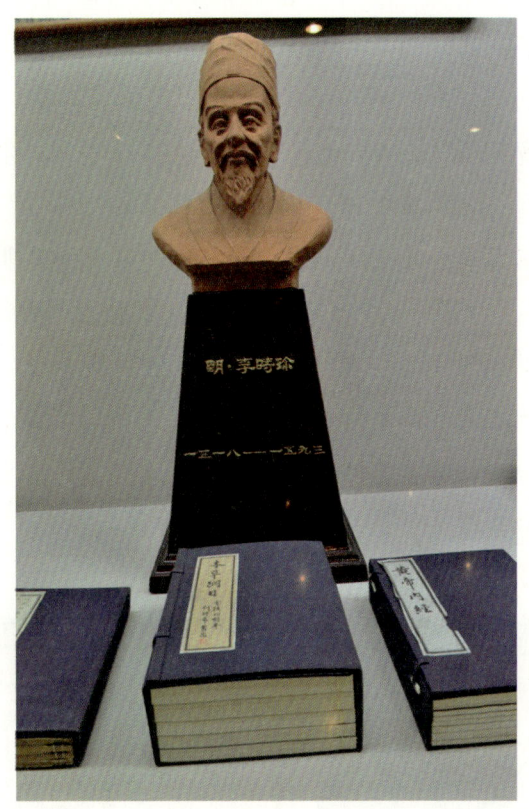

이시진은 누구인가?

이시진의 가장 큰 업적은 『본초강목』을 펴낸 것이다. 『본초강목』은 동식물·광물을 포함한 모든 본초에 대한 백과사전이다. 총 52권으로 편집될 정도로 방대한 내용을 담고 있다. 『본초강목』의 매력은 본초마다 자세히 묘사한 그림이 포함된 것이다. 동양의학에 있어서 본초의 모든 것을 집대성한 것이다. 『본초강목』은 전 세계에 파급효과를 줄 만큼 대단하였다. 우리나라에서는 『동의보감』을 유네스코 문화유산이라고 자랑하지만, 『본초강목』이야말로 세계기록유산으로 당연히 지정될 만하다. 『본초강목』 판본은 1593년 오늘날의 중국 장쑤성江蘇省 난징南京인 금릉金陵에서 호승룡胡承龍이 목판에 새기고 인쇄한(초기 간행물) 것이다.

고전이지만 『본초강목』은 지금도 많은 사랑을 받고 있다. 매스컴에서도 음식에서부터 약초를 소개할 때는 당연히 『본초강목』에서 본초를 표현한 내용을 인용하여 말한다.

본초를 전문으로 하는 필자도 『본초강목』을 무척 갖고 싶었다. 미진하지만 고문사에서 출간된 두꺼운 『본초강목』을 구했다. 본초를 떠올릴 때마다 『본초강목』을 찾아보며 참고로 삼았다. 흑백으로 그려진 삽화였지만 본초의 특징이 잘 묘사되어 있다.

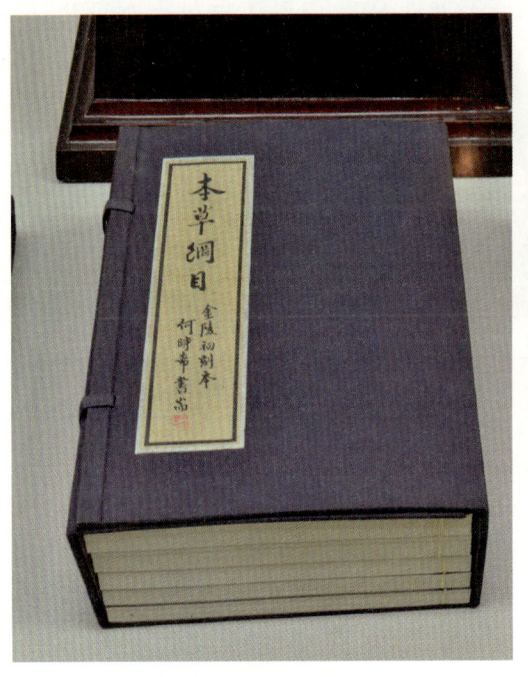
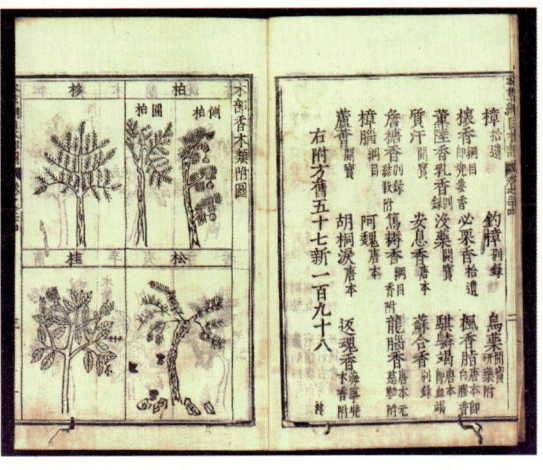

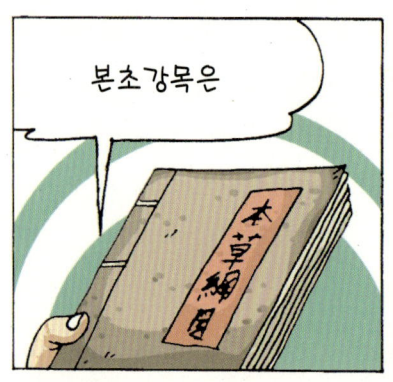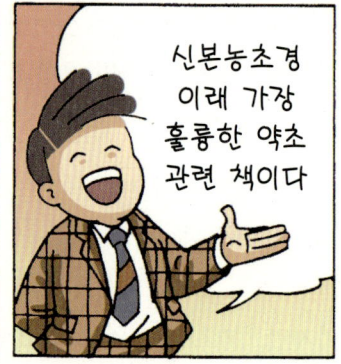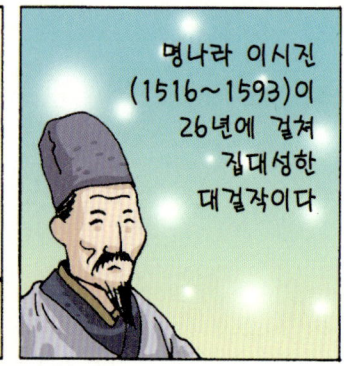
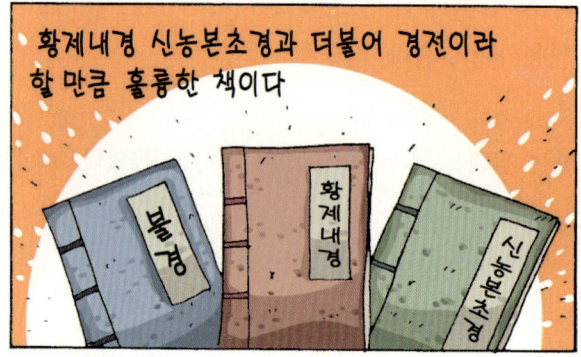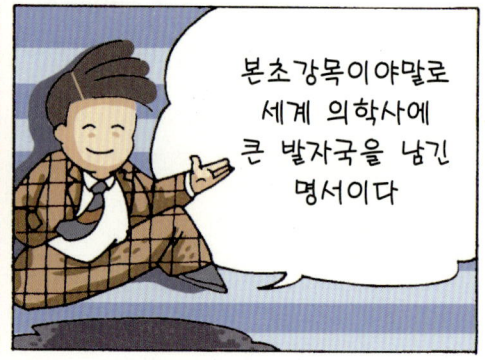
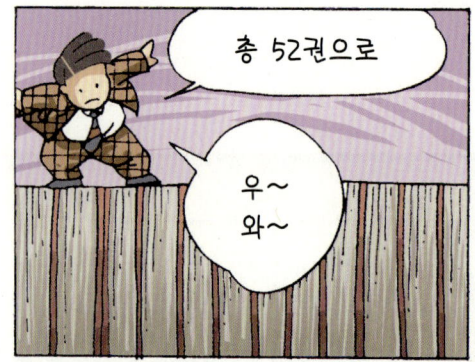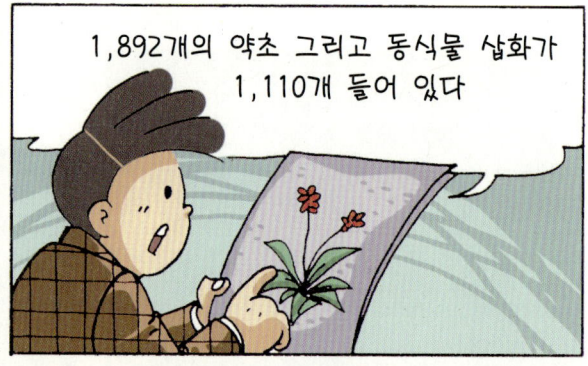
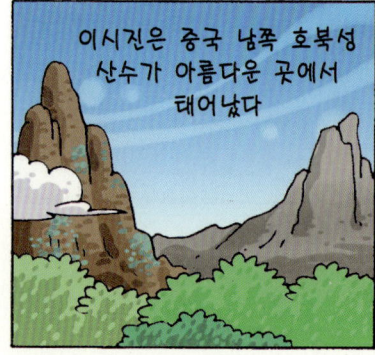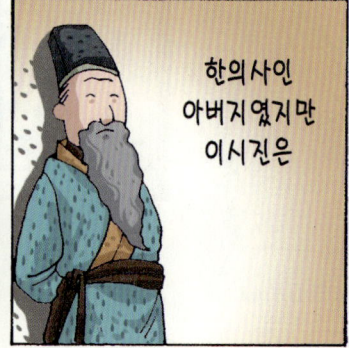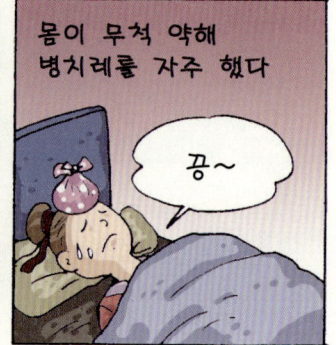

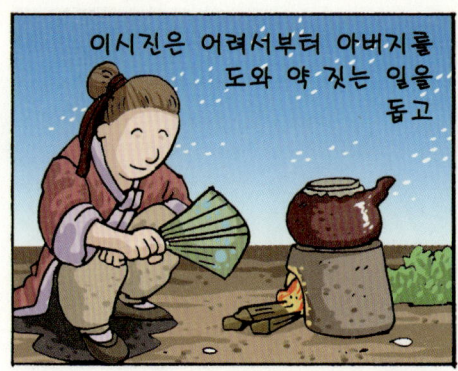
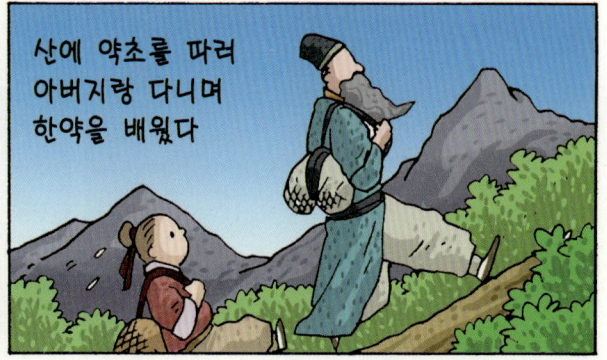
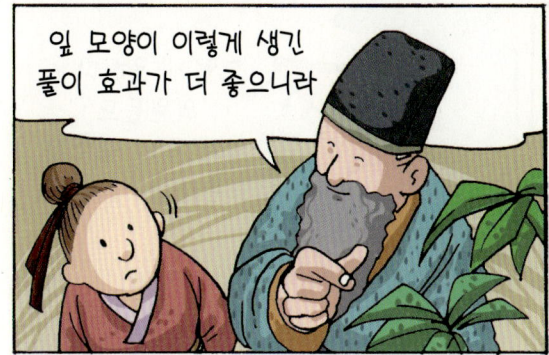
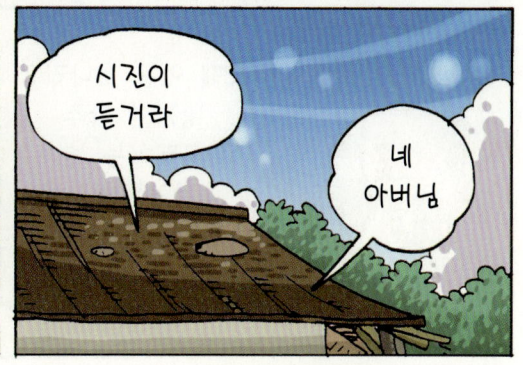
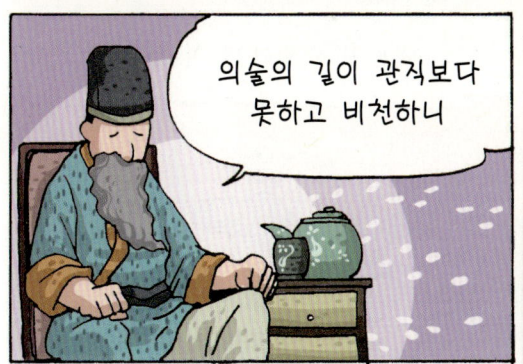
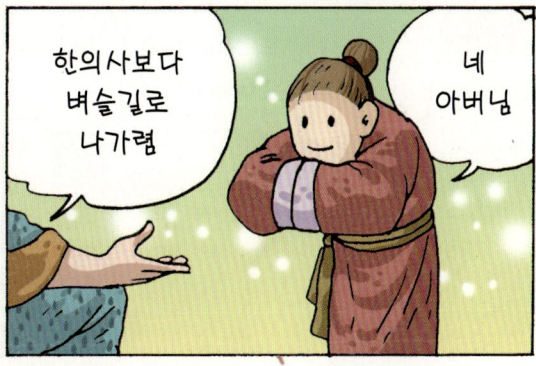
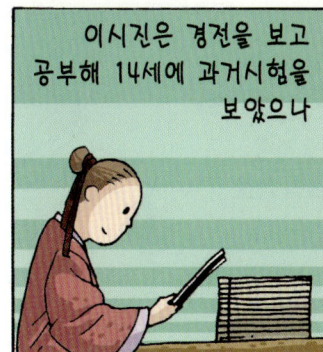
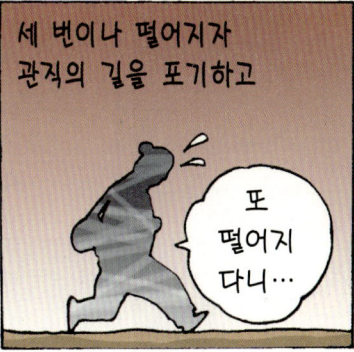
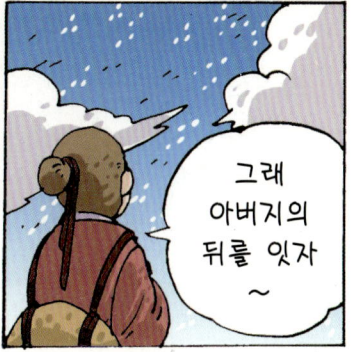

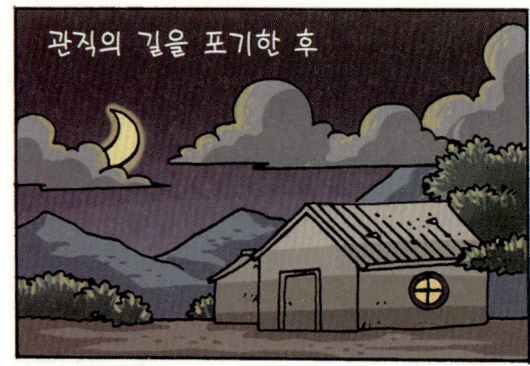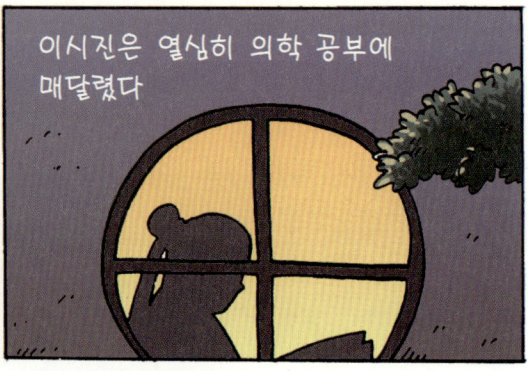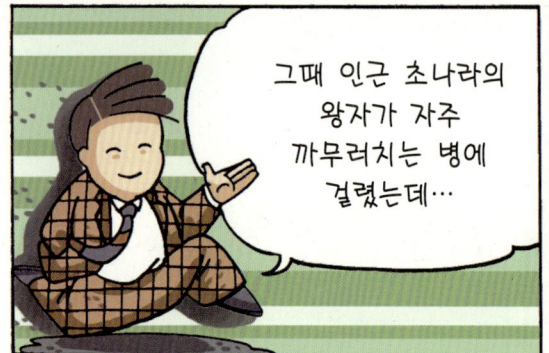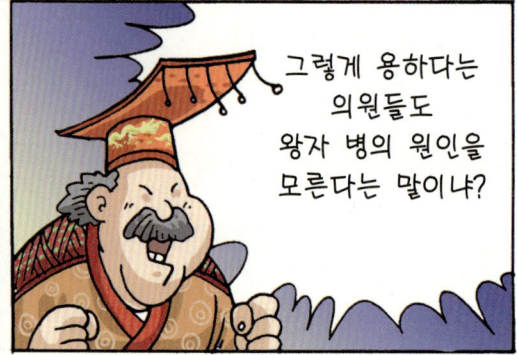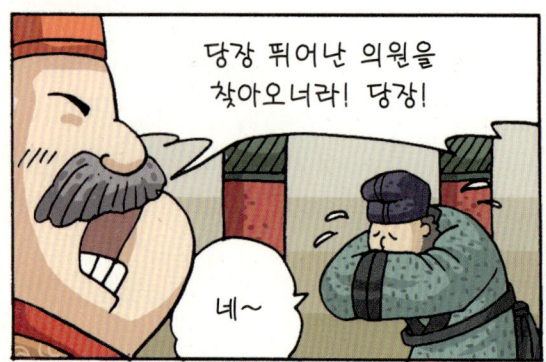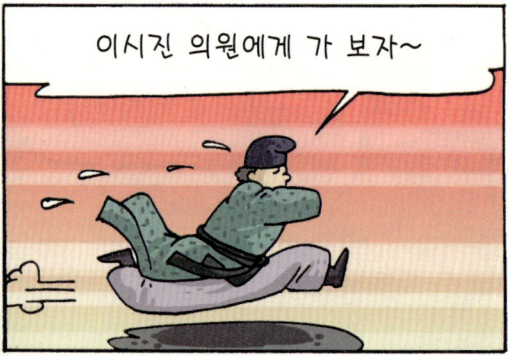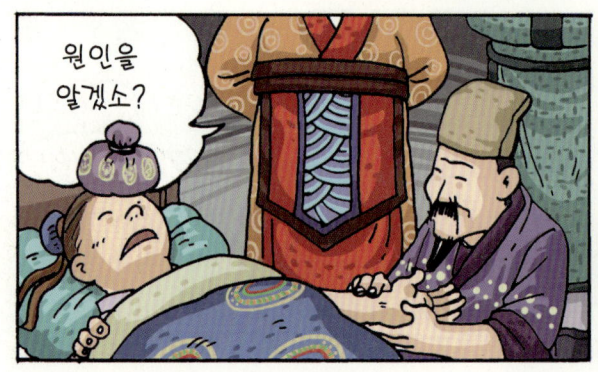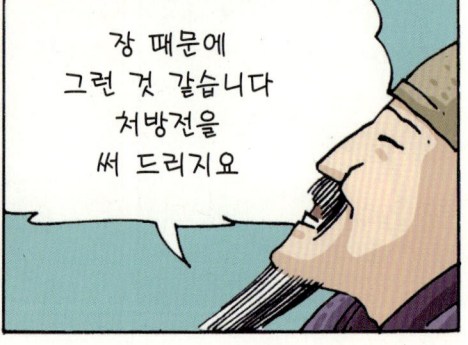

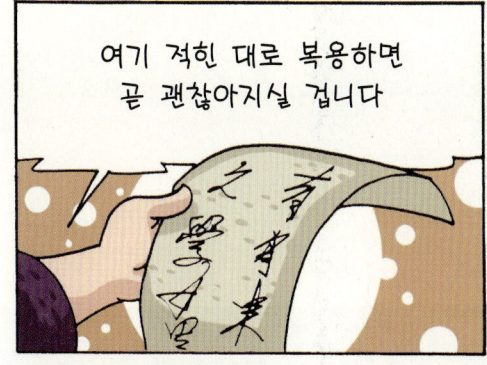
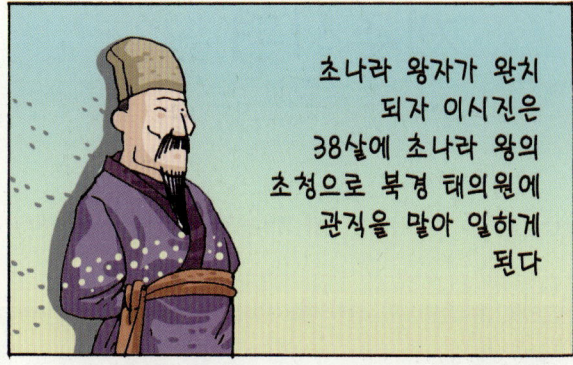
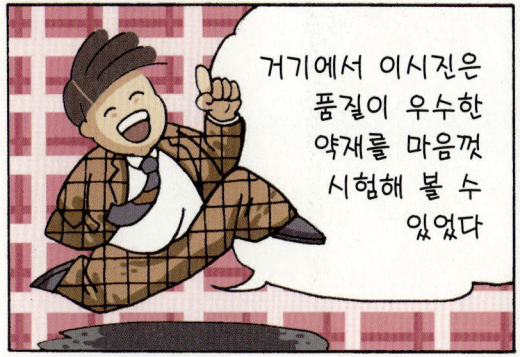
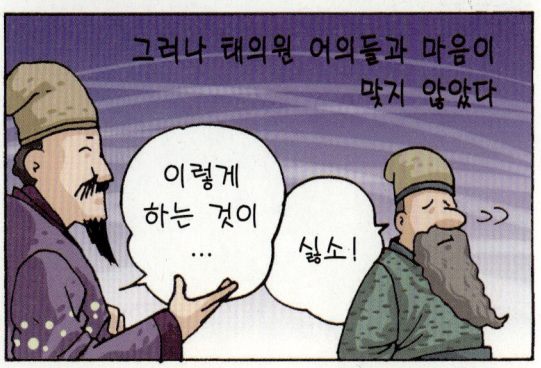
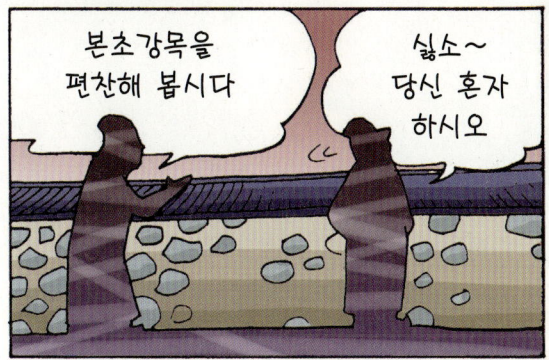
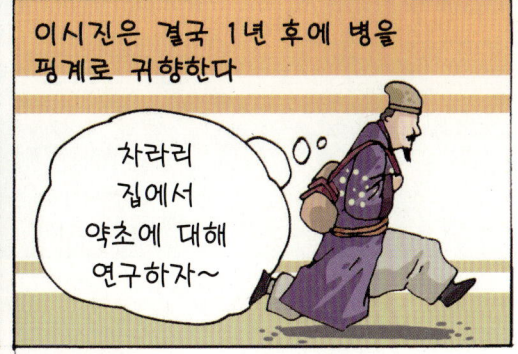
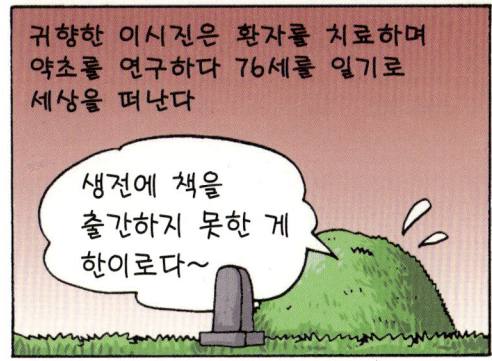
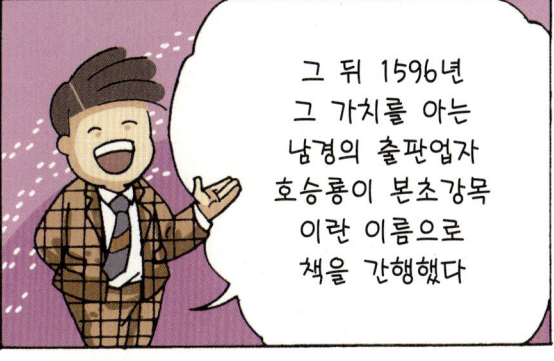

제중신편[61]
濟衆新編

조선 정조 때 강명길이 지은 의학책

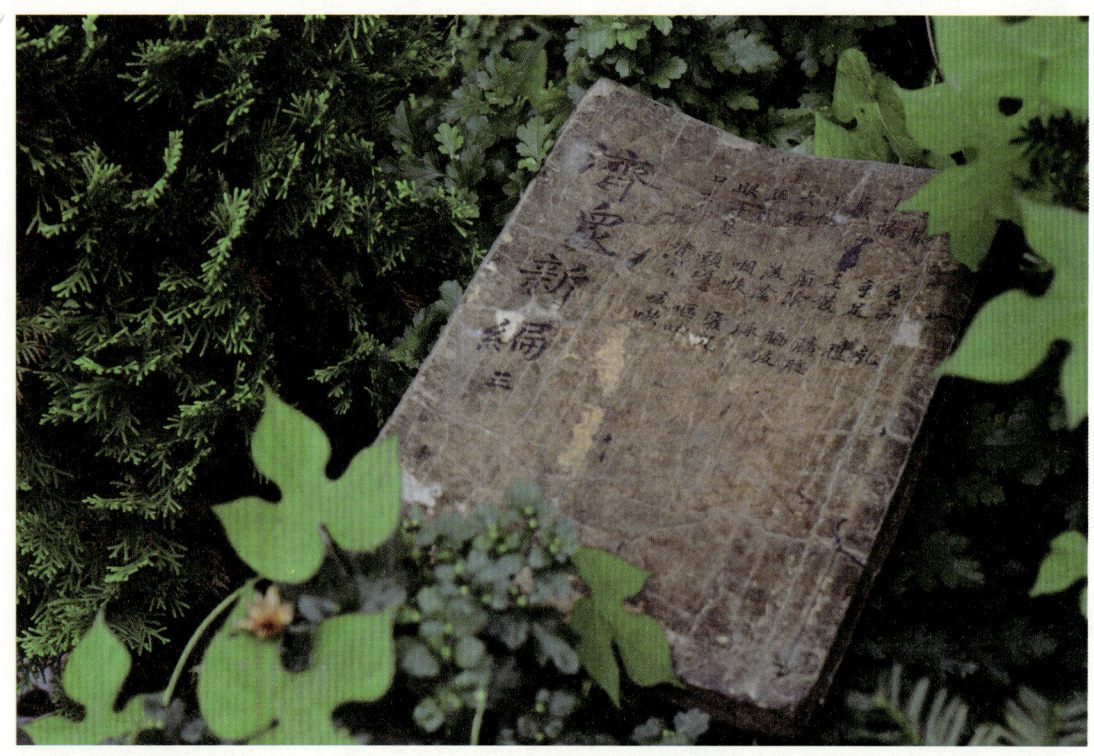

허준의 『동의보감』 인기는 대단하였다. 나온 지 약 200년이 흘렀는데도 모두가 『동의보감』이 최고라고 열광하고 있었다. 그러나 정조는 다른 생각을 했다. 정조는 어느 임금님보다 의술에 상당한 지식이 있었다. 할아버지인 영조가 노쇠하여 질병에 시달릴 때도 직접 약을 선택해 달이고 볶을 만큼 의술이 있었다.
"동의보감은 좋기는 좋은데 내용이 너무 방대하고 어렵단 말이야…"
정조가 중얼거렸다.

어느 날 정조는 총애하던 의관 강명길康命吉을 불러 『동의보감』보다 쉬운 의술책을 펴내라고 명을 내린다. 그러면서 편집 목표는 '산번보루刪繁補漏'임을 명심하라고 한다. '번잡한 것을 제거하고 부족한 부분을 보충한다'는 말이다. 즉, '동의보감에서 너무 번잡한 것은 취하지 말고, 동의보감에서 잘못된 것은 수정하고, 동의보감에 없는 것은 새로 보충하되 아주 간략하게 만들라'는 뜻이다.

그렇게 하여 1799년 나온 책이 바로 『제중신편』이다. 특히 『제중신편』 마지막 권에는 약재의 성질을 노래한 약성가가 있다. 『제중신편』은 머리부터 발끝까지 신체 각 부위별 질병에 대해 주변에서 쉽게 구할 수 있는 약재로 구성된 처방을 정리한 의서이다. 전문가가 아닌 일반인도 간편하게 읽을 수 있게 편집되었다.

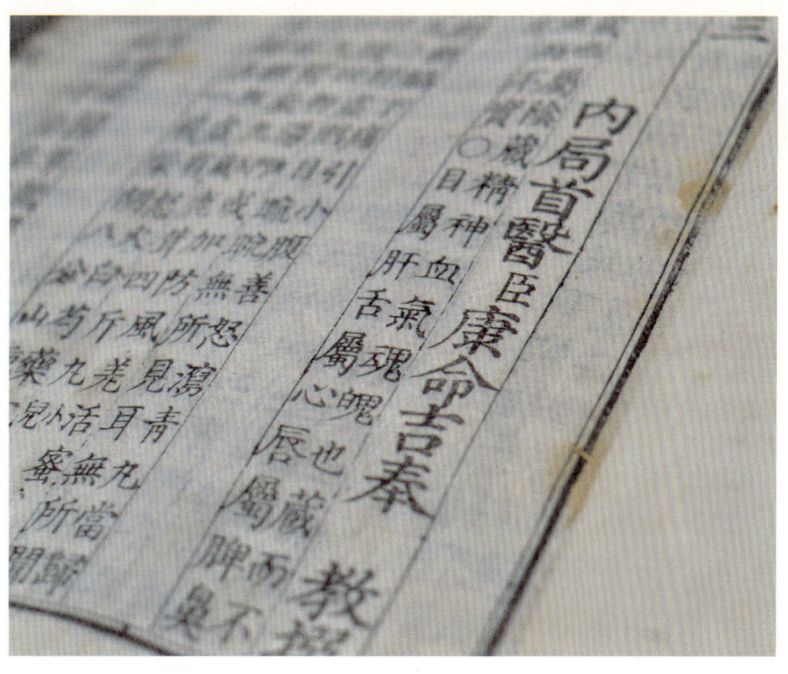

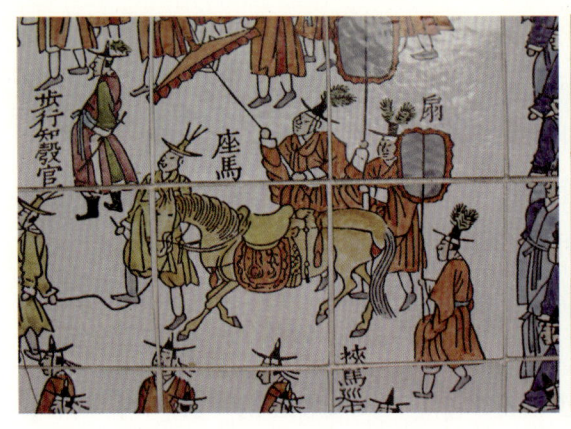
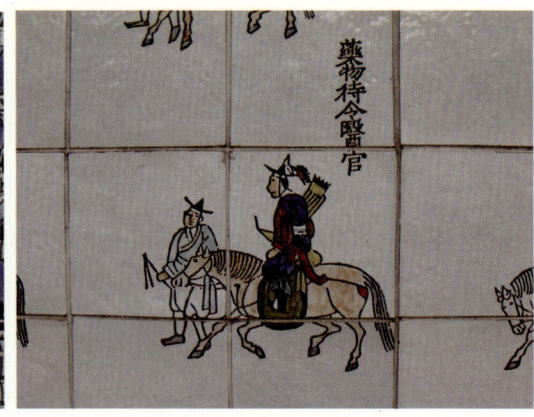

인사동 고서점에서 『제중신편』을 구입하다

서울 중심에 자리잡은 인사동은 언제나 관광객들로 인산인해를 이룬다. 우리나라 전통문화가 꿈틀거리고 볼거리, 먹거리가 넘치는 관광명소이다. 얼마 전 고서점을 기웃거리다 세월의 흔적이 겹겹이 묻어 있는 책을 발견했다. 조선시대 후기 정조 때 목판목으로 찍어내 전통방식으로 제본된 책이었다. 그 책이 바로 『제중신편』이다.

그동안 가슴에 담아두었는데 꼭 소장하고 싶었던 고서였다. 우선 책 표지를 카메라로 찰카닥 찍고는 바로 집으로 돌아왔다. 며칠 후 자금을 준비한 후 다시 그 고서점을 찾았다. 흥정을 시작하자 주인장은 요지부동으로 자기가 부른 가격을 고수한다. 하는 수 없이 거금을 들여 『제중신편』을 구입하고는 보물처럼 집에 모셔왔다. 들떴던 흥분을 가라앉히고 첫 장을 조심스럽게 넘겨보았다. '제중신편'이라는 제목과 '강명길'의 이름이 클로즈업된다.

한 장 한 장 넘기다가, 갑자기 수년 전 청계천에서 본 반차도班次圖가 생각났다. 필자는 효심이 깊은 정조에 대해 누구보다 많은 관심이 있었다. 화성을 건축할 때의 내용을 상세히 기록한 『화성성역의궤華城城役儀軌』, 1795년 정조의 화성행차길을 기록한 『원행을묘정리의궤園行乙卯整理儀軌』, 좀 어렵지만 무척 재미나고 실감나게 읽었던 귀한 책들이었다.

수년 전 이명박 전 대통령이 서울 시장일 때 청계천을 뜯어 고쳤다. 지저분하였던 청계천을 맑은 물이 흐르는 개울로 새롭게 고치고 하천 벽에는 정조의 반차도 행렬 타일을 붙여 멋지게 꾸몄다. 세월이 흐르면 오염되어 지저분해질 것이라는 생각에 그 모든 타일에 그려진 그림을 한장 한장 카메라에 담아두었다. 임금님 얼굴을 감히 그릴 수 없어 정조의 모습은 비어 있었다. 그 행렬을 살피던 중 약물대령의관藥物待令醫官에 눈길이 멈추었다. 옷차림새며 갖고 있는 보따리며 행렬하는 모습을 자세히 살펴보았다. 약물대령의관이었으니 한약재들을 품고 따라갔겠지. 혹시 그가 『제중신편』을 지은 강명길이 아닐까?

『제중신편』이 편찬된 다음 해인 1800년 6월 정조는 세상을 떠났다. 『조선왕조실록』에 의하면, 사망 원인은 정조의 머리와 등에 생긴 종기였다. 계속 번지고 덧나 큼직한 벼루만한 종기가 등 전체로 퍼져 서너 되의 피고름이 나올 정도로 심해져 고생하다가, 결국 발병 20일 만에 생애를 마쳤다.

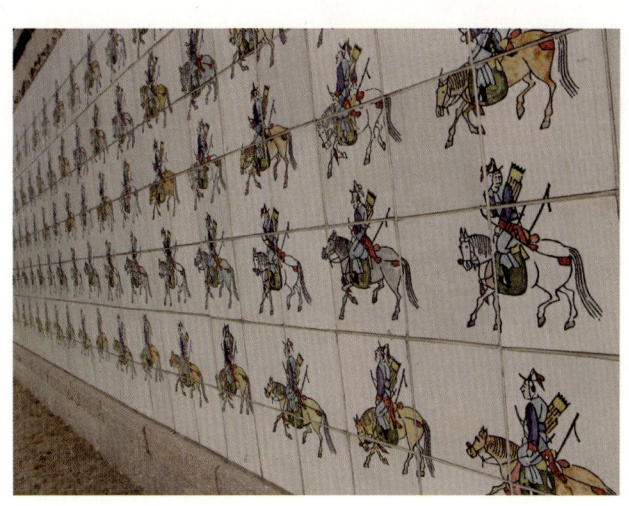

종기 때문에 목숨을 잃다니… 아무리 생각해도 이해가 되지 않는다. 정조가 49세로 승하하자, 의관의 책임을 물어 강명길도 1800년 7월 13일 죽임을 당하였다.
아, 슬프도다!

방약합편 [62]
方藥合編

조선시대 황도연이 임상적 처방에 따라 엮은 의학책

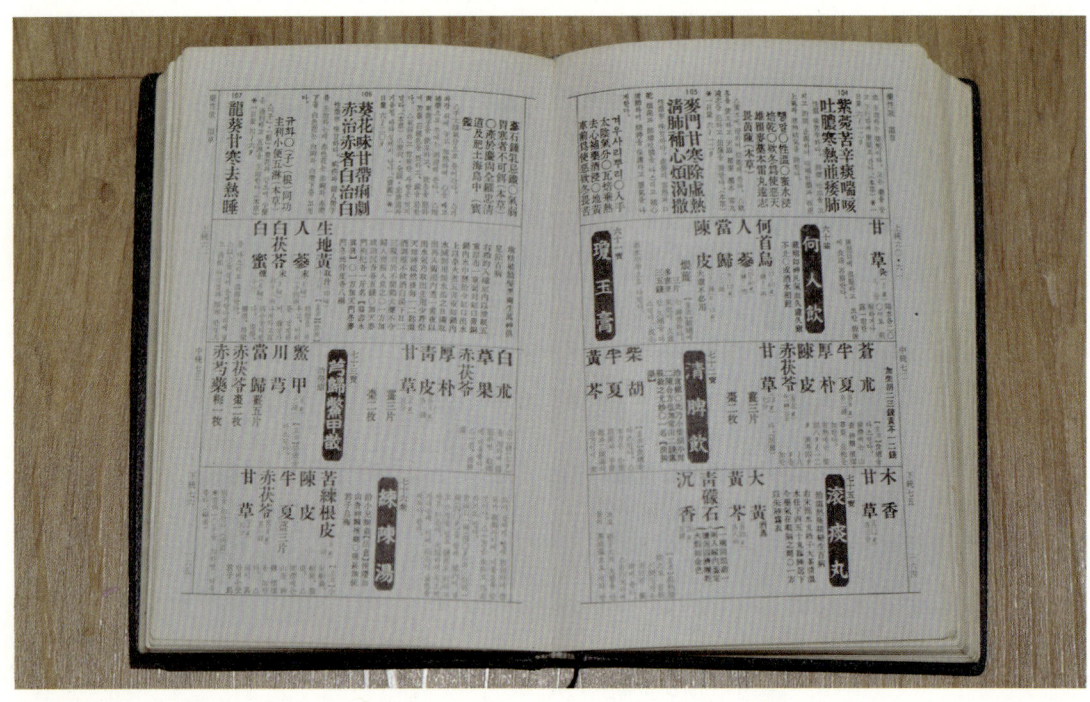

조선 말기에 대단한 한의사 황도연黃度淵이 등장한다. 황도연은 그동안 편찬된 의서를 종합하고 연구한다. 허준의 『동의보감』, 강명길의 『제중신편』 등 의서를 섭렵하고는 『의종손익』과 『의방활투』라는 책을 저술한다. 역시 일반인이 보기에 어려운 내용이다. 그래서 황도연은 새로운 의서 『방약합편』을 구상한다. 임상적으로 가장 많이 사용하는 처방들만 선별한다. 또 본초의 성질을 기억하기 쉽게 노래한 약성가를 포함시켰다. 약성가를 페이지 제일 상단에 편집한 것을 보면 본초를 정확히 아는 것이 가장 중요하다고 여긴 모양이다.

『방약합편』은 이전의 의서와는 전혀 다른 편집 형태로 구성했다. 그러다가 갑자기 황도연이 질병으로 사망하자, 그 아들 황필수黃必秀가 이를 엮어 『방약합편』을 펴낸다. 이렇게 탄생한 『방약합편』이 등장하자 그 영향력은 대단하였다. 한약 관련 종사자들은 누구나 『방약합편』을 갖추었다. 얼마나 편리하게 만들어졌던지 『방약합편』 때문에 무면허 돌팔이가 늘어났다.

황필수가 기록한 『방약합편』의 서문을 읽어 보자. 『방약합편』이 만들어지게 된 사연이 잘 표현되어 있다.

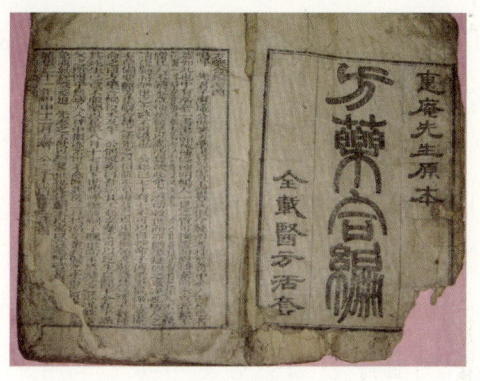

-서문-

오호라, 스스로 지으신 한약 처방책이 매우 많이 있었으나 돌아가신 선친 혜암공(황도연)께서는 모두 이름을 남기지 않으셨다. 단지 의술을 행하는 자로 하여금 신기하게 고치도록 하였을 뿐이니, 이는 자기를 잊고 남에게 공평하게 하시려던 뜻이 그와 같다고 할 것이다.

지으신 저서 중 『의방활투』는 글귀가 간단명료하고 조리가 해박해

한번 읽으면 누구나 곧 증세를 따라 병을 치료할 수 있으므로 의술을 하지 않은 사람도 이 책 한 권은 갖고자 하였으나, 인쇄하여 보급하지 못함이 한스러웠다.

이에 향리 사람들이 의논하여 인쇄를 하고자 책을 갖고 와서 공에게 고하였더니, 공이 이르시기를 "책이란 본시 전하거나 활용함에 있어 사람에게 달렸으니 반드시 널리 펴는 일이 필요하지는 않다. 본초책을 읽지 아니하고 함부로 방약하는 법만 따른다면 어찌 활투를 다했다고 하겠는가? 나의 뜻은 세상을 구제하는 것이지만, 특히 유사한 증상을 두고 잘못 치료할 것이 두렵다"고 하셨다.

그러나 향리 사람들의 청이 간절하니, 그렇듯 세상에 보답할 뜻을 끝내 막을 수는 없었다.

공의 연세가 이미 77세여서 몸소 책의 초록을 잡으실 수 없으므로 아들인 나에게 명하시어, 서례를 왕인암의 『본초비요』와 『의방집해』를 합편한 것을 본뜨되, 본초를 가장 먼저 빼고 더한 다음, 용약강령을 더하고 응급·금기 등 십수 종을 더하여 그 이름을 『방약합편』이라 지으라고 하셨다.

그런데 이 일이 채 반도 미치지 못하였을 때 갑자기 공께서 우연히 병을 얻으시더니 "내 병은 회복될 병이 아니다. 약으로도 그 목숨을 연장할 수 없다. 완전하고 훌륭한 의사란 그 생사를 잘 알아내는 데 있다"고 하시고는 끝내 약을 복용하지 않으시더니, 올 8월 17일에 돌아가셨다.

아하, 슬프도다!

자식 된 도리로 세업을 계승함에 있어 아직도 그 책을 다 읽지 못하였는데, 하물며 아버지께서 전하신 바를 감히 계속하여 초잡을 수 있겠는가?

그러나 향리 사람들이 시작한 판각이 중단되는 것을 또한 염려하지 않을 수 없어, 장례를 치른 지 두 달 만에 눈물을 닦으며 일을 끝냈다. 다소 잘못된 데가 있음을 면하기 어려울 것이다. 또한 관지款識를 없이 한 것은 선친의 뜻을 좇아서 의명醫名을 세상에 알리고자 하지 않기 때문이다.

이상으로 책의 전말을 간단히 줄여 이야기하였고, 이에 대한 감회를 말하였다.

오호라, 이 책을 읽으시는 분은 공의 노파심을 헤아려 생각해 주시기 바란다.

현재 임금님(고종) 즉위 21년인 갑신년(1884년) 11월 상순에 공의 아들 불초자 황필수는 피눈물을 흘리며 삼가 쓰다.

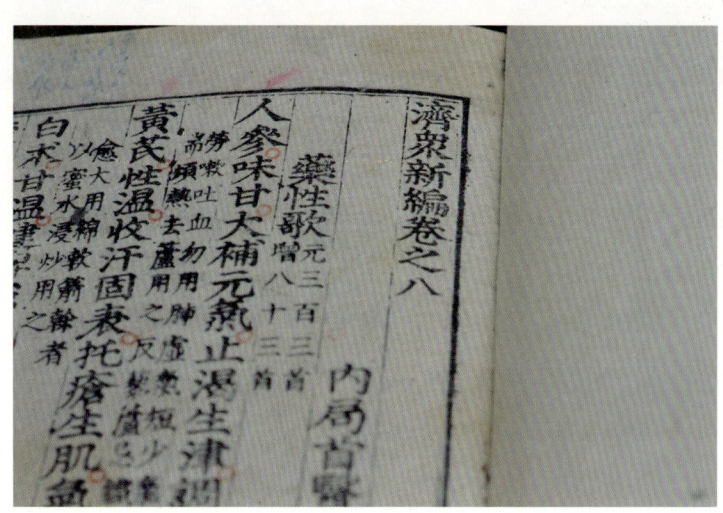

약성가

한독의약박물관 [63]
韓獨醫藥博物館

우리나라 최초의 전통 의약학 전문박물관

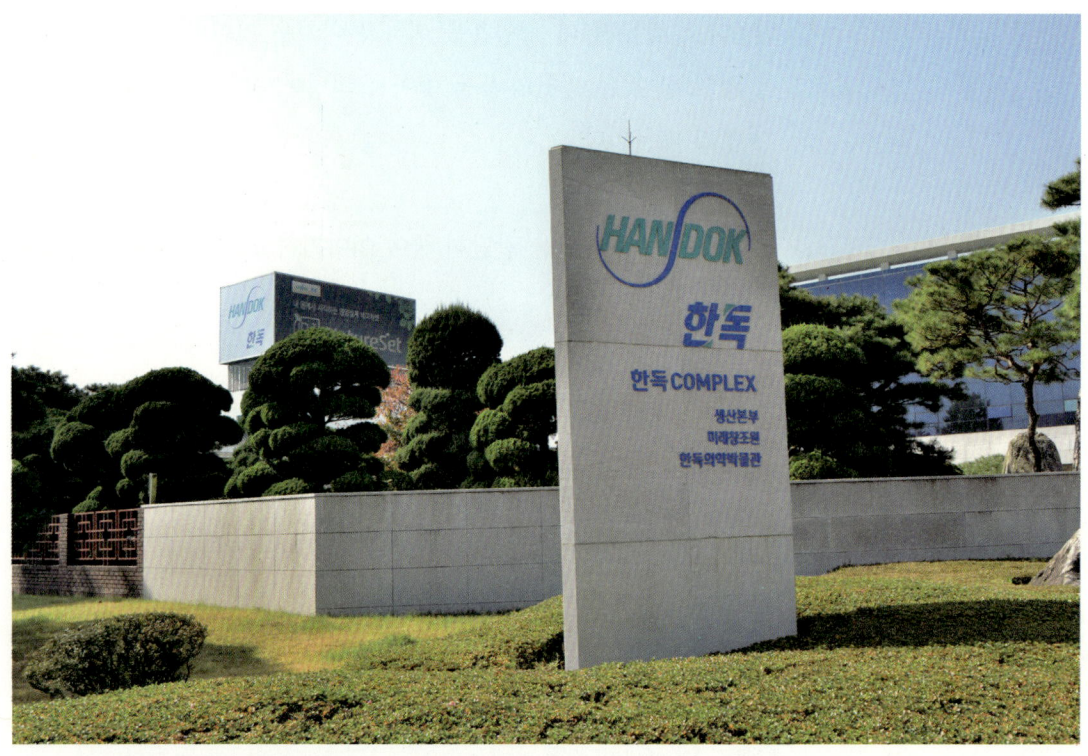

지난 가을 충북 음성에 자리잡은 한독의약박물관을 방문했다. 훼스탈 소화제로 명성이 높은 한독약품이 세운 기업박물관이다. 제약회사답게 뜰에는 약을 찧는 커다란 약연 조형물이 보인다. 일요일은 휴무였지만 박물관장님의 배려로 관람할 수 있었다. 이층으로 건축된 박물관에는 진귀한 유물들이 가득했다. 동서양의 의약 관련 유물뿐 아니라 일반 보물급 유물도 있었다.

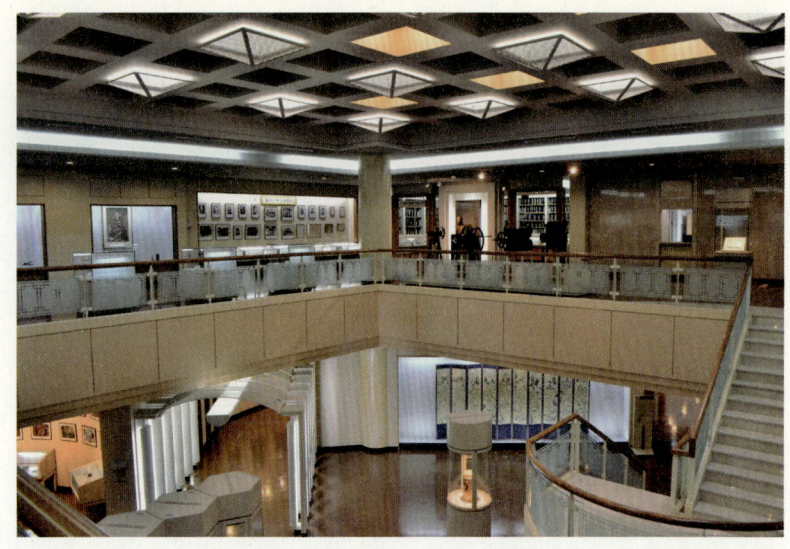

왕실용 놋쇠 약연, 돌로 만든 석제 약연, 쇠붙이로 만든 철제 약연, 거북형 약맷돌, 청동 약솥, 오동나무 한약장, 휴대용 약상자, 청자와 백자 등 도자기류도 생각보다 많았다. 특히 청자음각음용문상감상약국명합은 귀한 보물이다. '상약국'이라는 글자가 상감으로 새겨진 뚜껑 있는 청자이다.

추사 김정희가 붓글씨로 기록한 한약 처방문도 있었다. 삼출건비탕 蔘朮健脾湯을 처방한 내용을 명필로 멋지게 휘갈겼다. 삼출건비탕은 소화제 처방이다. 인삼 3돈, 별갑 1돈반, 백출, 복령, 진피, 산사육 각각 1돈, 신곡, 맥아, 사인, 초과, 감초 각각 5푼, 당귀 7푼… 훼스탈도 소화제, 삼출건비탕도 소화제…

동서양 의학에 관한 조선시대 옛 문헌들도 많았다. 『본초강목』·『동의보감』·『향약제생집성방』·『구급간이방』·『의방유취』… 등등. 그중에서도 관심이 많이 가는 것은 보물 1236호 『구급간이방』이었다. 성종 때 간행된 책으로, 순한글로 쓰여진 서민들을 위한 응급처방이다.

63. 한독의약박물관　331

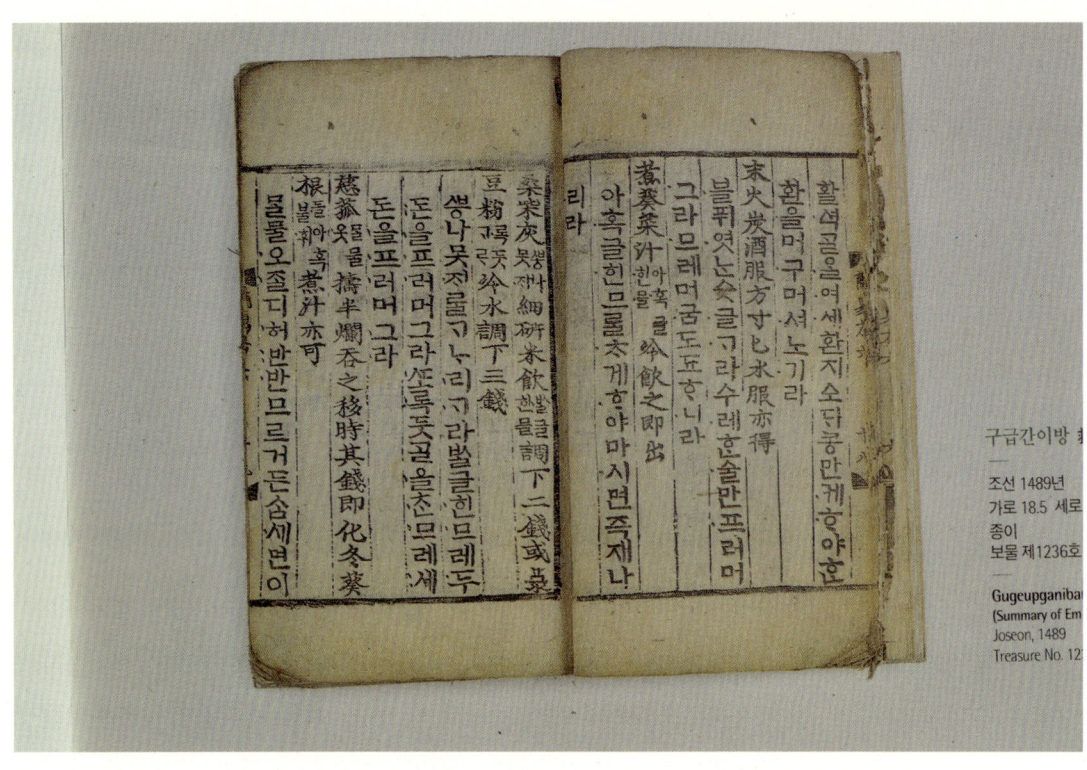

구급간이방
조선 1489년
가로 18.5 세로
종이
보물 제1236호

Gugeupganibang
(Summary of Em
Joseon, 1489
Treasure No. 12

갑자기 몸에 이상이 생겨 위급한 상황이 되면 응급실을 찾거나 119를 부르게 된다. 마찬가지로 옛날에는 어떻게 대처했을까? 나라에서 위급상황에 대처할 수 있도록 구급방이라는 책을 펴내어 보급하였다. 그동안 펴낸 구급방들이 몇 가지 있었다. 지금까지 전해 내려오는 구급방 문헌으로는 고려 고종 때의 『향약구급방』, 세종대왕 때의 『구급방언해』가 있다. 그후 성종 때 발간된 구급방에 관한 책이 『구급간이방』이다. 성종 20년인 1489년 윤호, 임원준, 허종 등 왕실 의원이 옛 의서를 새롭게 정리하여 백성들에게 나눠준 『구급간이방』이 바로 그것이다. 배탈과 감기부터 중풍까지 모두 127가지 질병을 소개하고, 그 응급치료법을 밝혀놓았다.

뱀에 물리거나 벌에 쏘였을 때, 어린아이가 갑자기 동전을 삼키거나

물에 빠져 의식을 잃었을 때, 대개 어쩔 줄 모르고 허둥대게 마련이다.『구급간이방』에는 그럴 때 어떻게 하면 되는지 다 나와 있다.

『구급간이방』은 순한글로 기록된 의서 중 가장 오래된 것이다. 병명과 처방약 이름이 순한글로 되어 있어 한글 연구에도 매우 소중한 자료이다.

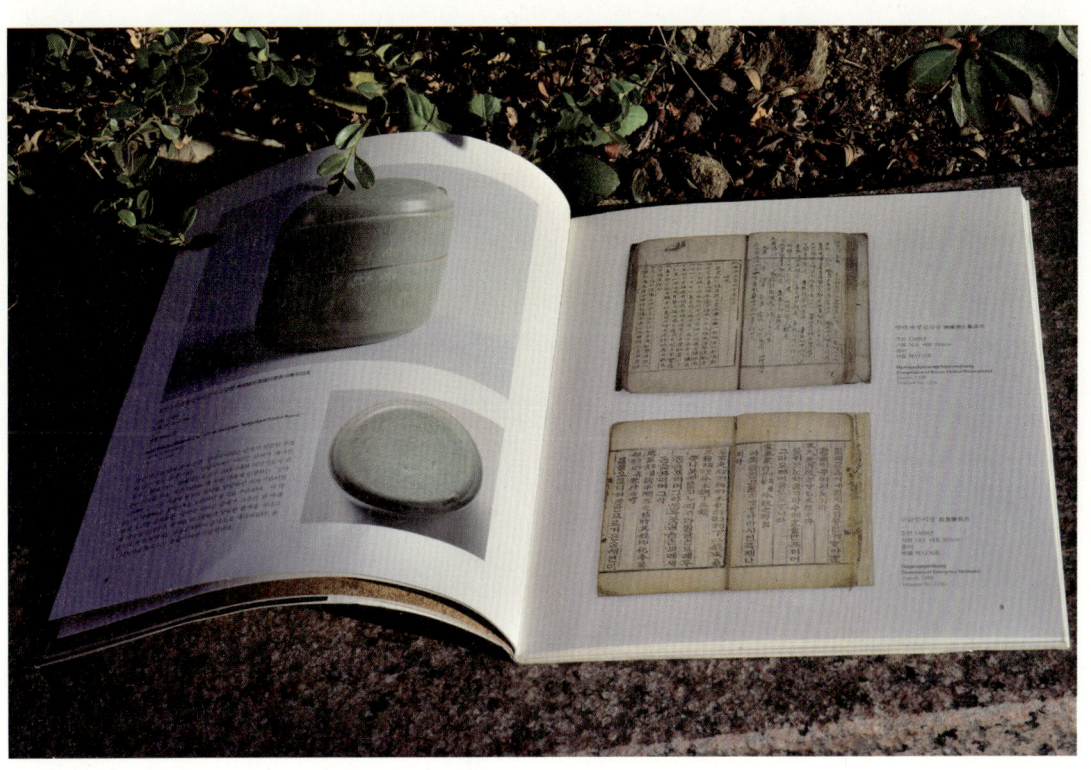

맺음글

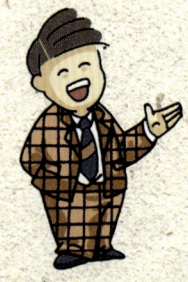

2015년 1월 13일.
본초여행 원고 수정작업에 집중하고 있는데, 갑자기 핸드폰이 진동하면서 메시지가 왔다.

육본약제병 이하재입니다. 혹시 사수 홍 병장님 되시면 문자 부탁드립니다.^^

아이구, 깜짝이야! 이게 웬일이야? 이하재는 나의 조수, 나 홍 병장은 그의 사수였다. 35년 전 같이 군대생활을 했던 후임이 보낸 메시지였다.

너무나 반가워 바로 전화했더니 옛 목소리 그대로였다. 순간 나는 그에게 꼭 물어보고 싶은 것이 한 가지 있었다. 전역할 때 내가 준 시집을 지금도 갖고 있느냐고 물어보았다. 놀랍게도 그는 아주 오래된 그 시집을 아직도 갖고 있단다. 내 손으로 만든 최초의 책이어서 아끼던 것이었다.

타임머신을 타고 20대 군대시절로 돌아가 볼까? 대개 병장이 되면 제대 날짜만 기다리며 지루하게 시간을 보낸다. 난 그렇게 무의미하게 시간을 허비하는 것이 너무나도 싫었다. 군대생활 중 틈틈이 느

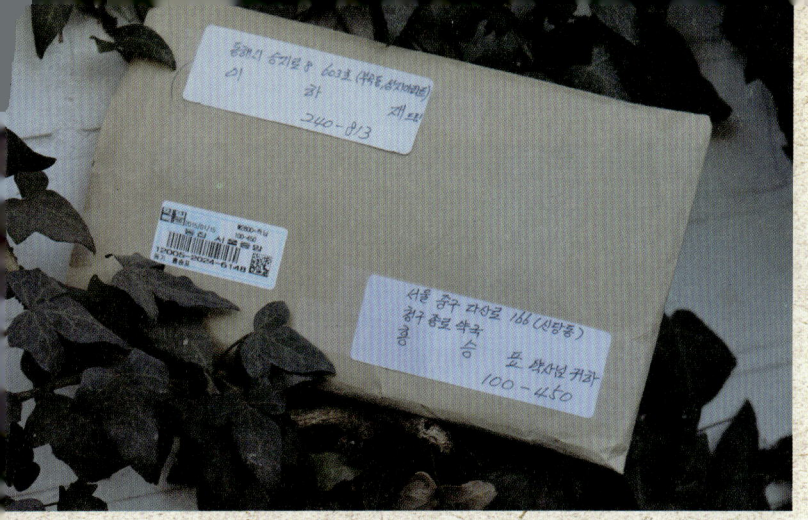

낌과 생각들을 모아 글로 남겨두었다. 타자기를 빌려다가 독수리 타법으로 한 글자 한 글자 적으며, 여백에는 그 내용과 관련된 그림을 볼펜으로 재미있게 그렸다. 그럴듯하게 책처럼 제본하여 시집을 10권쯤 복사해 만들었다. 원본은 내가 갖고 복사본은 후임들에게 나누어주었다.

세월이 수십 년 지나면서 내가 만든 시집 원본은 분실하였는데, 후임은 아직 사본을 간직하고 있다는 사실에 무척 반가웠다. 그 시집이 세월이 지나도 사랑받는 책이었다니 참 기쁘다. 다행히도 그는 내 심정을 헤아려 그 책을 잠깐 빌려주었다. 옛 추억이 담긴 페이지를 넘길 때마다 가슴이 뭉클해졌다.

이번에 출판되는 본초여행 책에 대한 기대 또한 크다. 직접 손과 발로 뛰며 만들었기에 애착이 많이 간다. 세월이 아무리 흘러도 사랑받는 책이었으면 좋겠다.

책이 출판되기도 전에 미리 예약해 주신 분들이 많다. 나를 전적으로 신뢰하고 기다려 주신 분들이다. 그분들에게 정말 깊은 감사를 드린다.

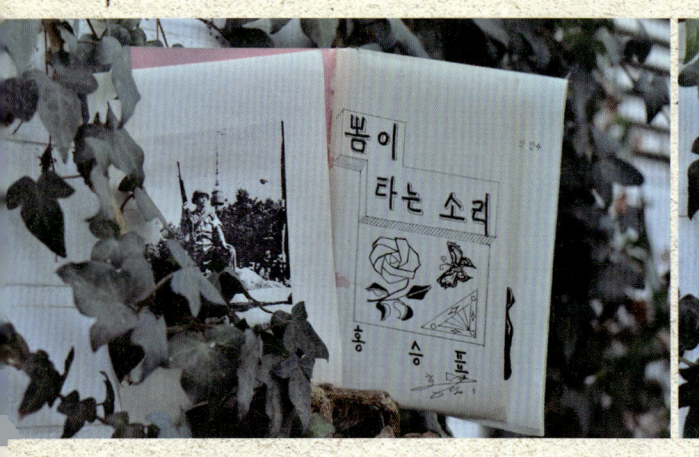
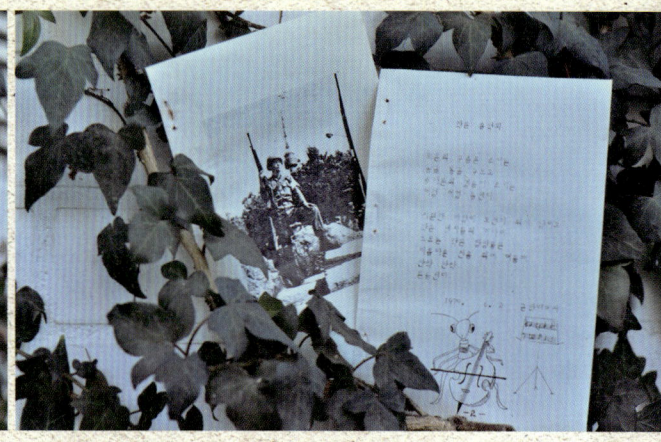

본초여행~
본초여행은 길고도 먼 여행이었다. 대개 여행을 마치면 일상의 생활로 되돌아가는데, 짐을 풀기 무섭게 또 다시 여행을 떠나고 싶다.

본초들이 다시 보고 싶다. 자꾸만 보아도 또 보고 싶은 것~
본초들을 또 만나고 싶다. 이번엔 어떤 본초를 만날까?
다음 편을 기대하시라~

까부리 약사 홍승표

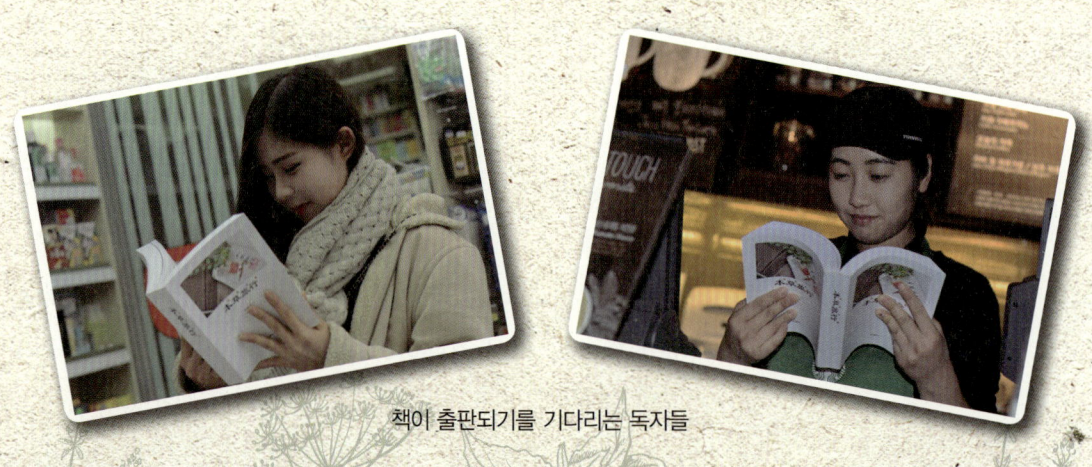

책이 출판되기를 기다리는 독자들